HEINZ DAVID

Submikroskopische Ortho- und Pathomorphologie der Leber

Atlas

Submicroscopic Ortho- and Patho-Morphology of the Liver

Atlas

Субмикроскопическая морфология печени

Атлас

SUBMICROSCOPIC ORTHO- AND PATHO-MORPHOLOGY OF THE LIVER

by
Dozent Dr. med. habil. HEINZ DAVID
Associate Chief Physician, Institute of Pathology,
Head of the Section of Electronmicroscopy,
Rudolf-Virchow-House at the Charité Clinic,
Humboldt University, Berlin.

With an Introduction by
Prof. Dr. L.-HEINZ KETTLER
Director Institute of Pathology,
Rudolf-Virchow-House at the Charité Clinic,
Humboldt University, Berlin.

With 361 illustrations
Atlas

СУБМИКРОСКОПИЧЕСКАЯ МОРФОЛОГИЯ ПЕЧЕНИ

Доцент, д-р мед. наук ХАЙНЦ ДАВИД
Глав. врач патологического института
(дома им. Рудольфа Вирхова в Шарите)
при Берлинском Университете им. Гумбольдта,
руководитель отделения электронной микроскопии

С предисловием
проф. д-ра Л.-ХАЙНЦА КЕТТЛЕРА
Директор патологического института
(дома им. Рудольфа Вирхова в Шарите)
при Берлинском Университете им. Гумбольдта

С 361 иллюстрациями
Атлас

AKADEMIE-VERLAG · BERLIN
1964

SUBMIKROSKOPISCHE ORTHO- UND PATHOMORPHOLOGIE DER LEBER

von

Dozent Dr. med. habil. HEINZ DAVID
Oberarzt am Pathologischen Institut
der Humboldt-Universität Berlin,
dem Rudolf-Virchow-Haus der Charité,
Leiter der Abteilung für Elektronenmikroskopie

Mit einem Geleitwort von

Prof. Dr. L.-HEINZ KETTLER
Direktor des Pathologischen Instituts
der Humboldt-Universität Berlin,
Rudolf-Virchow-Haus der Charité

Mit 361 Abbildungen

ATLAS

AKADEMIE-VERLAG · BERLIN
1964

Übersetzt in die englische Sprache von H. G. EPSTEIN, Oxford

Übersetzt in die russische Sprache von Dipl.-Biol. F. HIEKE, Berlin

Erschienen im Akademie-Verlag GmbH, Berlin W 8, Leipziger Straße 3—4

Lizenznummer: 202 · 100/413/64
Klischees: Sinsel & Co., Leipzig
Satz, Druck und Einband: Druckhaus „Maxim Gorki“, Altenburg
Bestellnummer: 5490 · ES 17 D / 17 E / 17 F

Abbildungen 1—361

Anhang: Allgemeine Zeichenerklärung

Die Leberparenchymzelle
der verschiedenen Arten und des Menschen

Parenchymal cells
of the liver in various animal species and in man

Паренхимная клетка печени
различных видов животных и человека

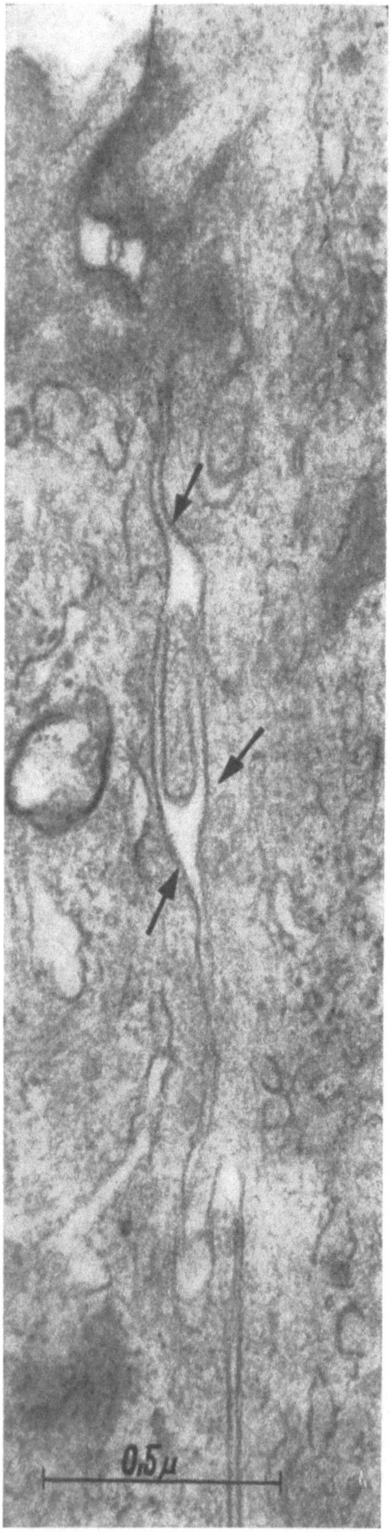
0,5μ

1

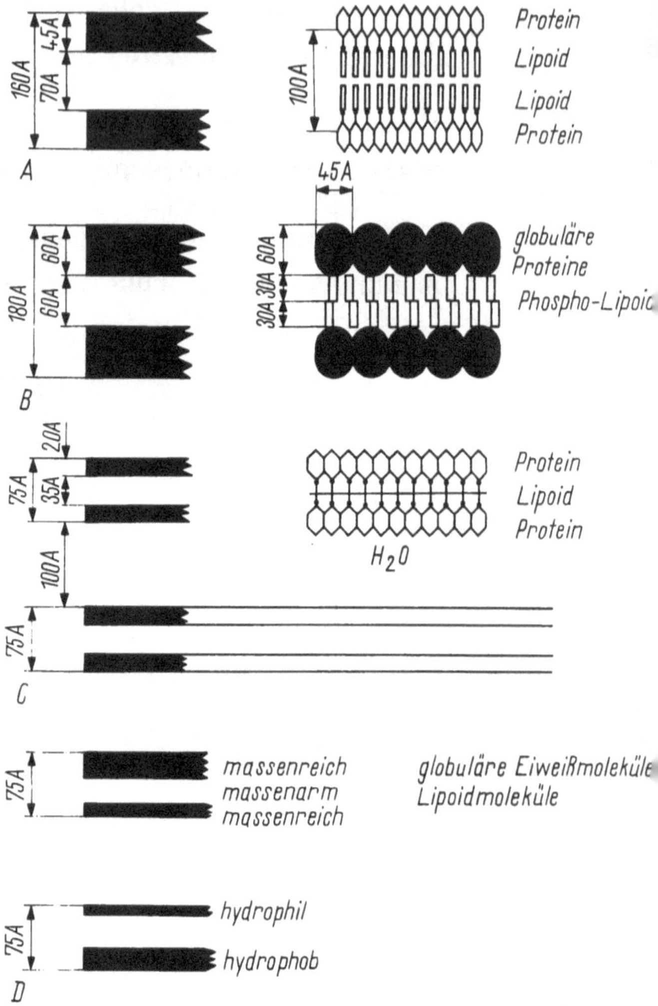
160A
45A
70A
A
100A
Protein
Lipoid
Lipoid
Protein
45A
180A
60A
60A
B
30A 30A 60A
globuläre
Proteine
Phospho-Lipoid
20A
75A
35A
100A
Protein
Lipoid
Protein
H_2O
75A
C
75A
massenreich
massenarm
massenreich
globuläre Eiweißmoleküle
Lipoidmoleküle
75A
hydrophil
hydrophob
D

2

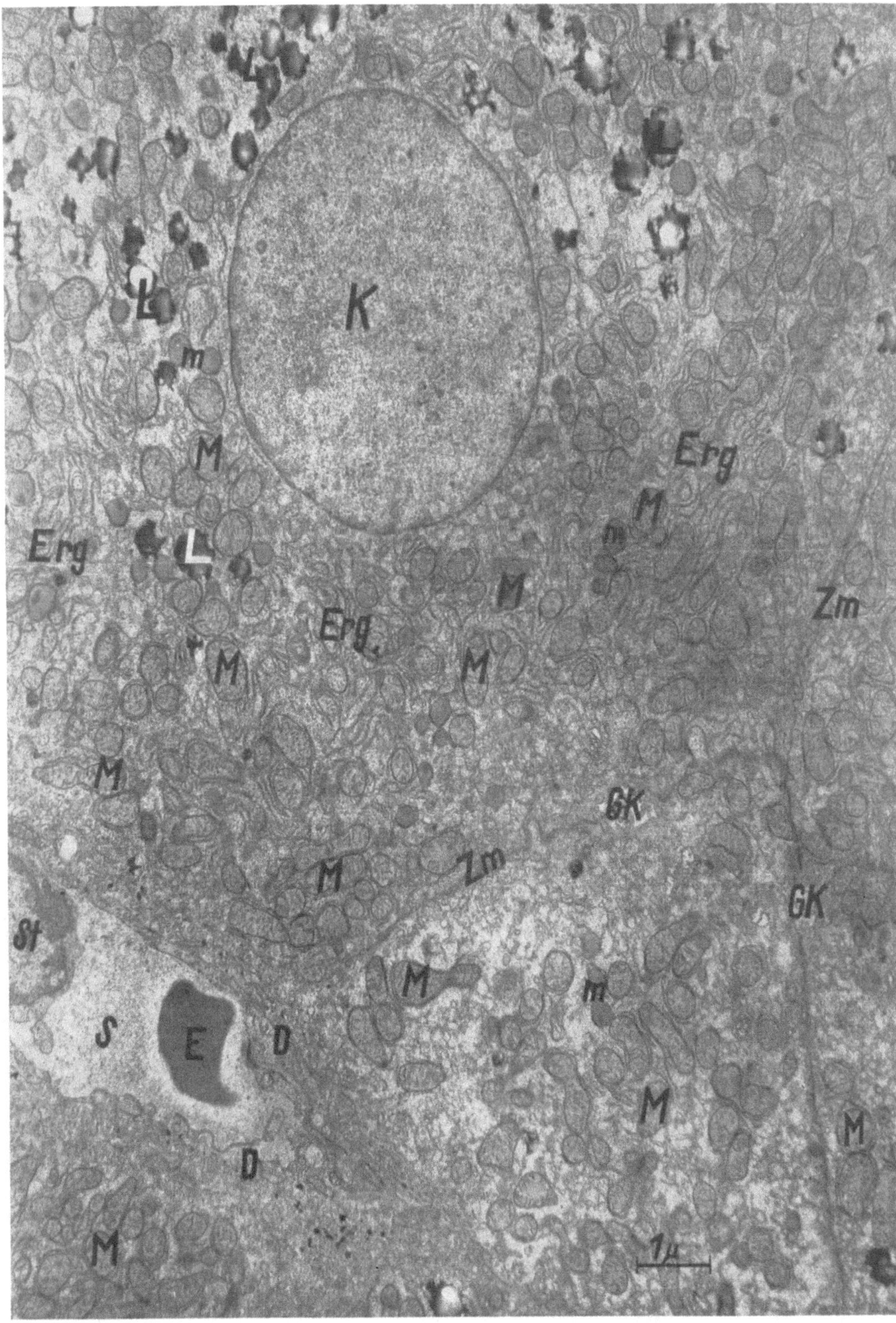

3

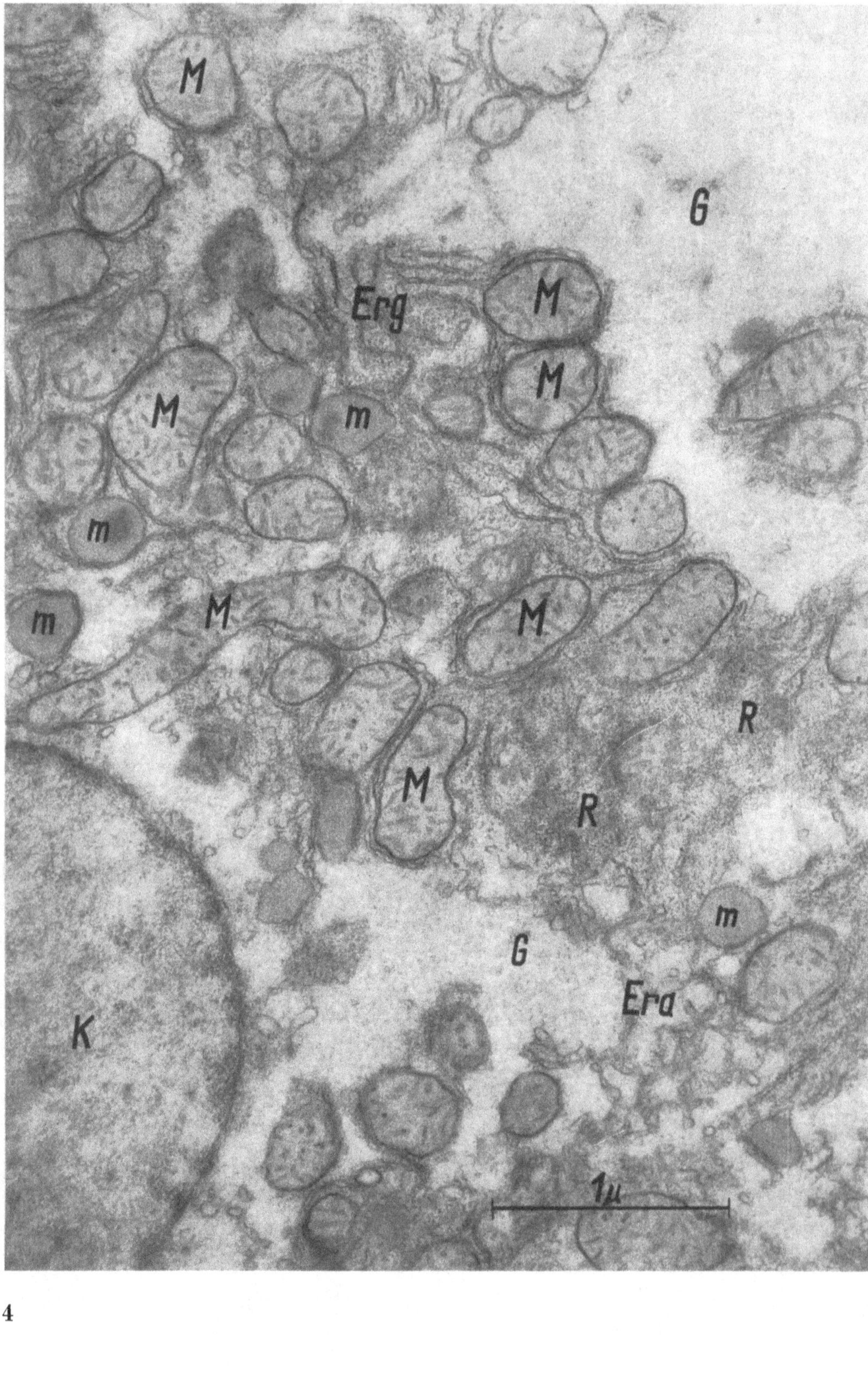

4

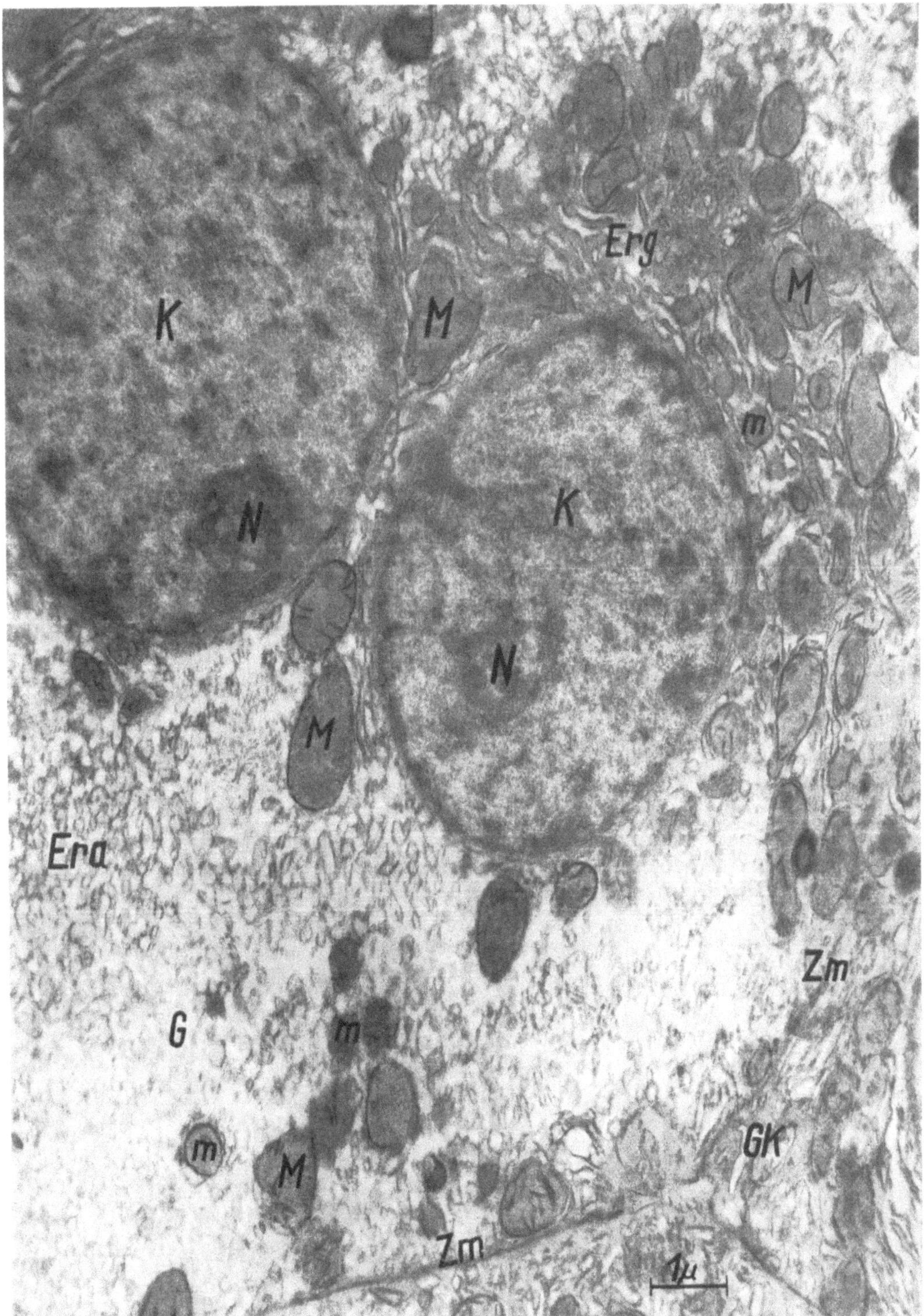

5

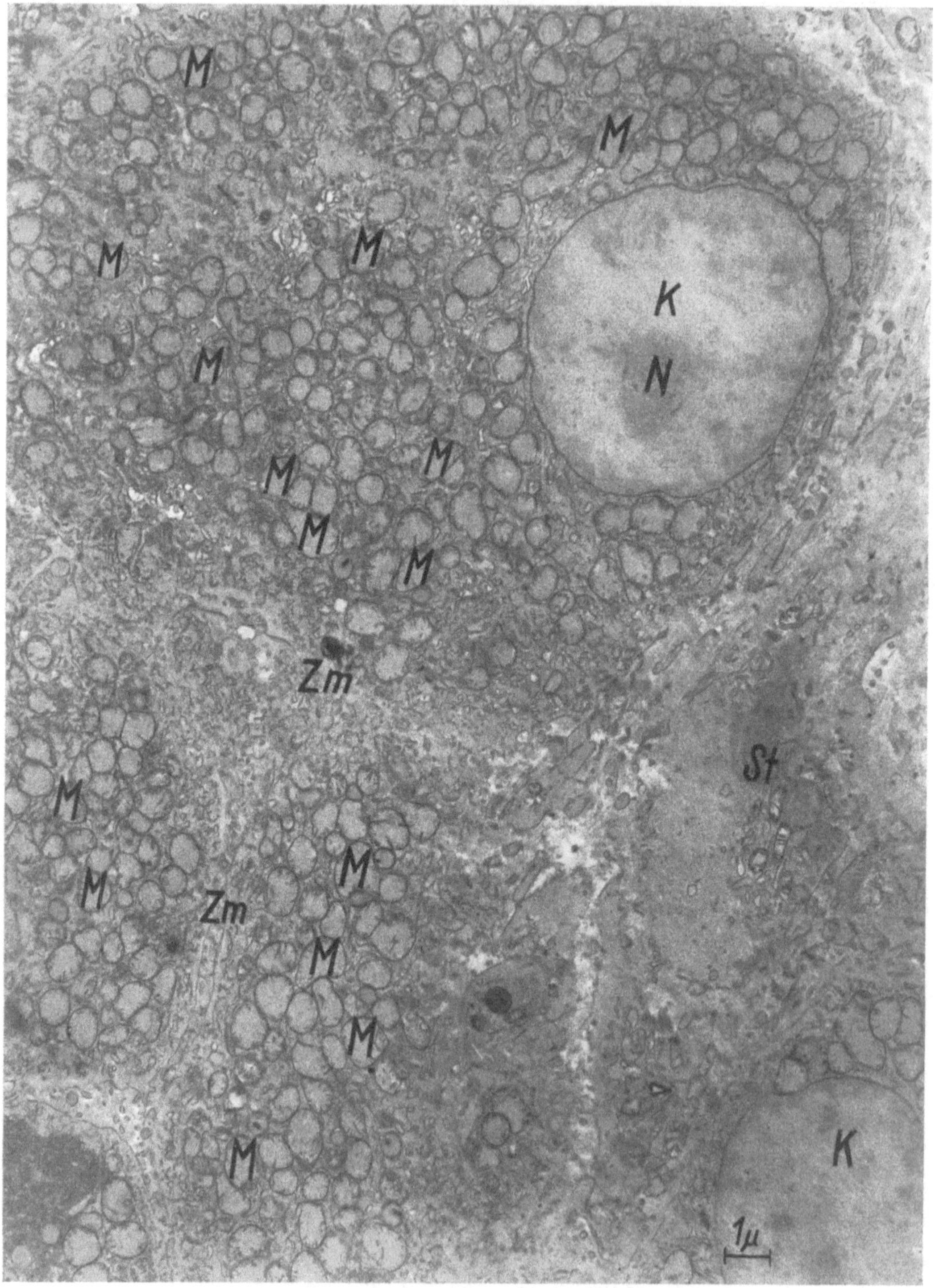
M
M
M
M
K
N
M
M
M
M
M
Zm
St
M
M
Zm
M
M
M
M
K
1μ

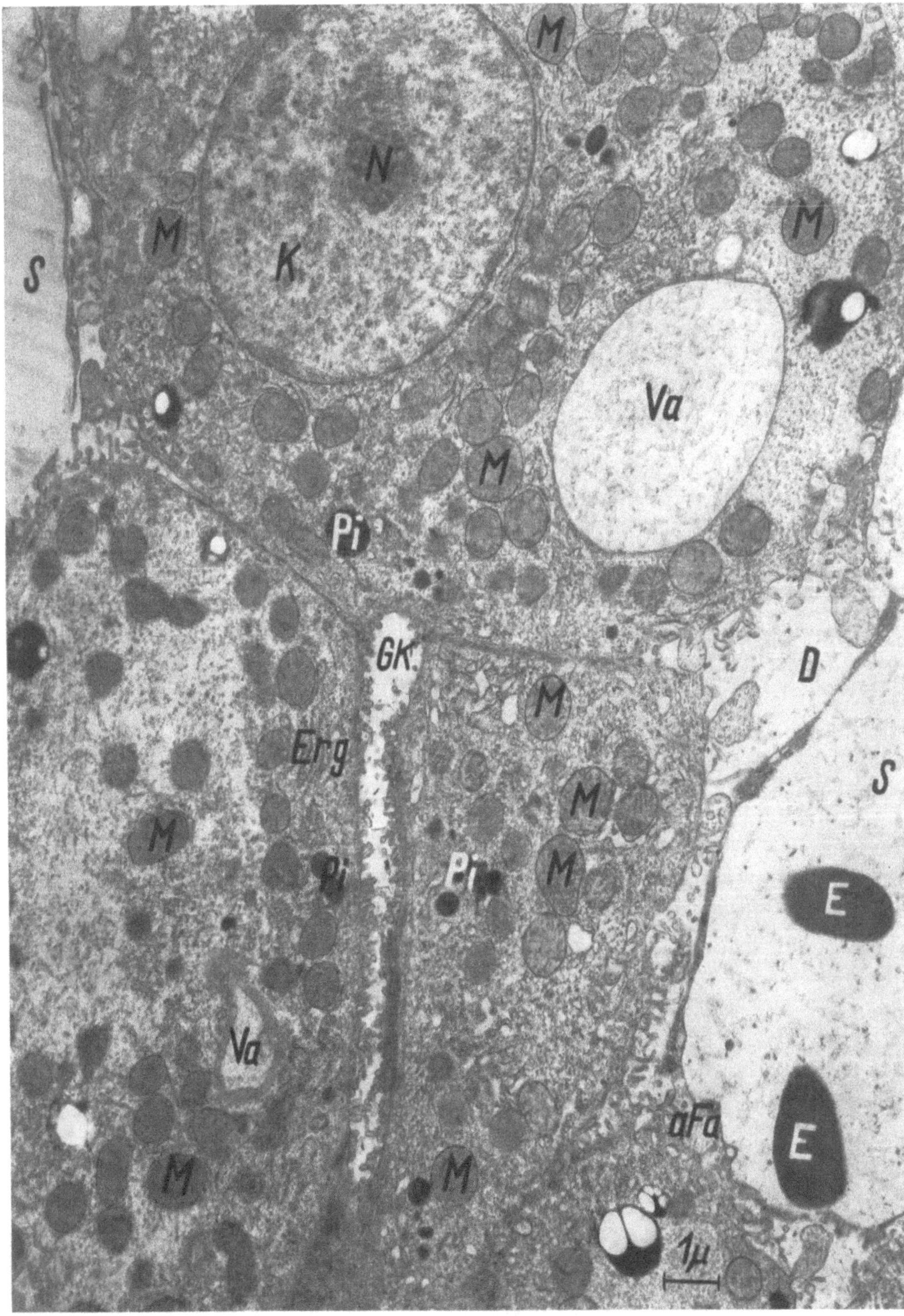

7

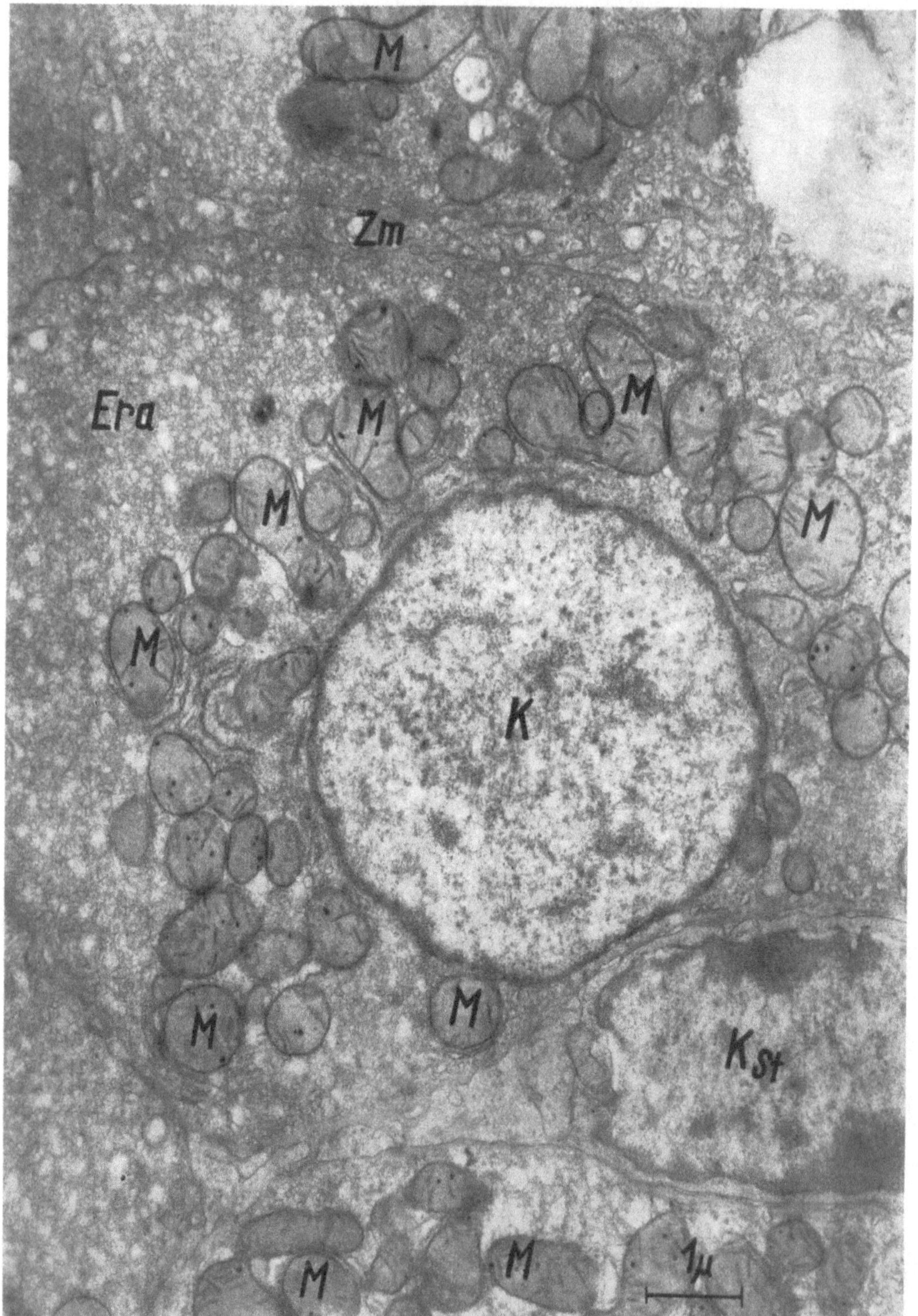

8

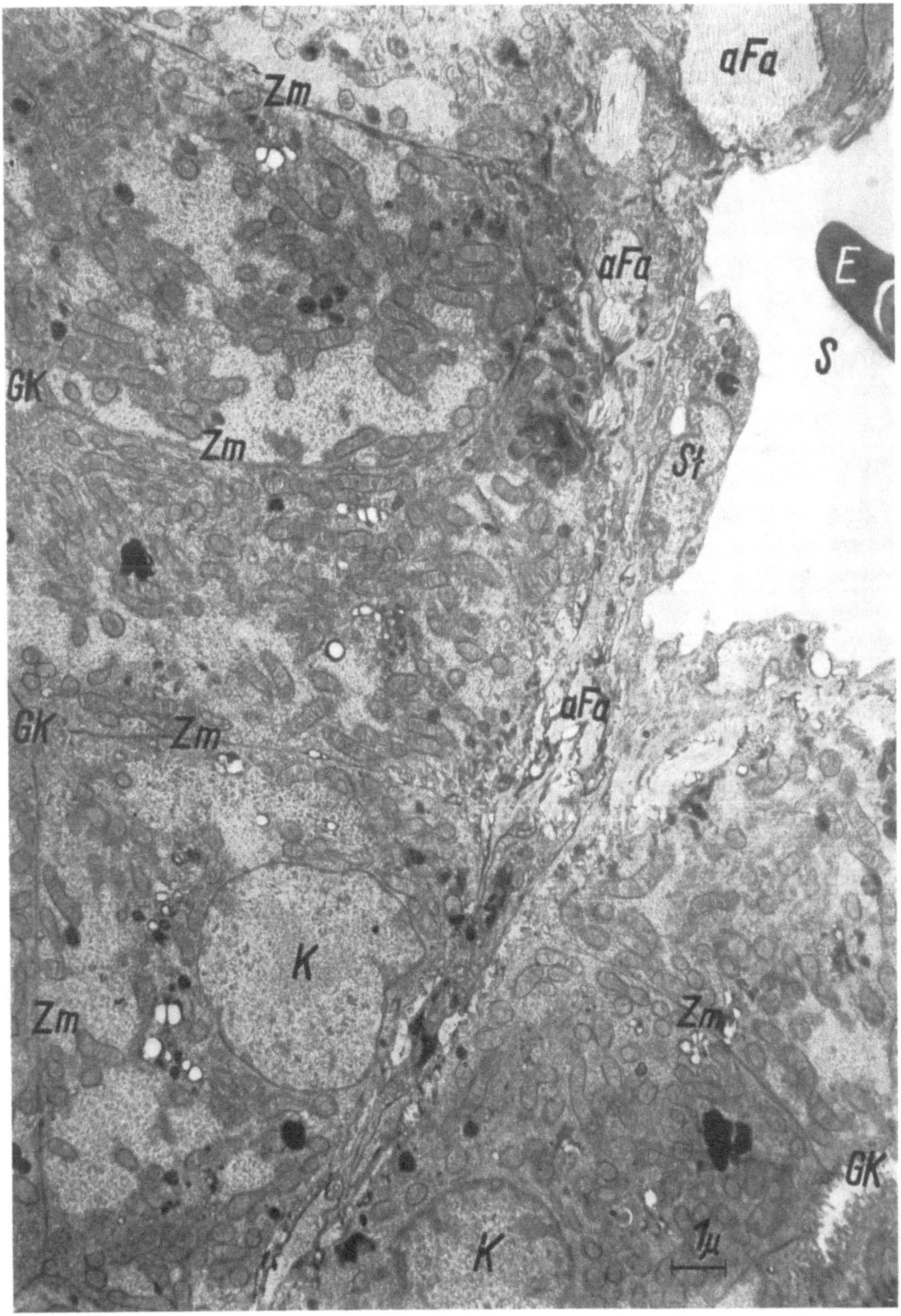

9

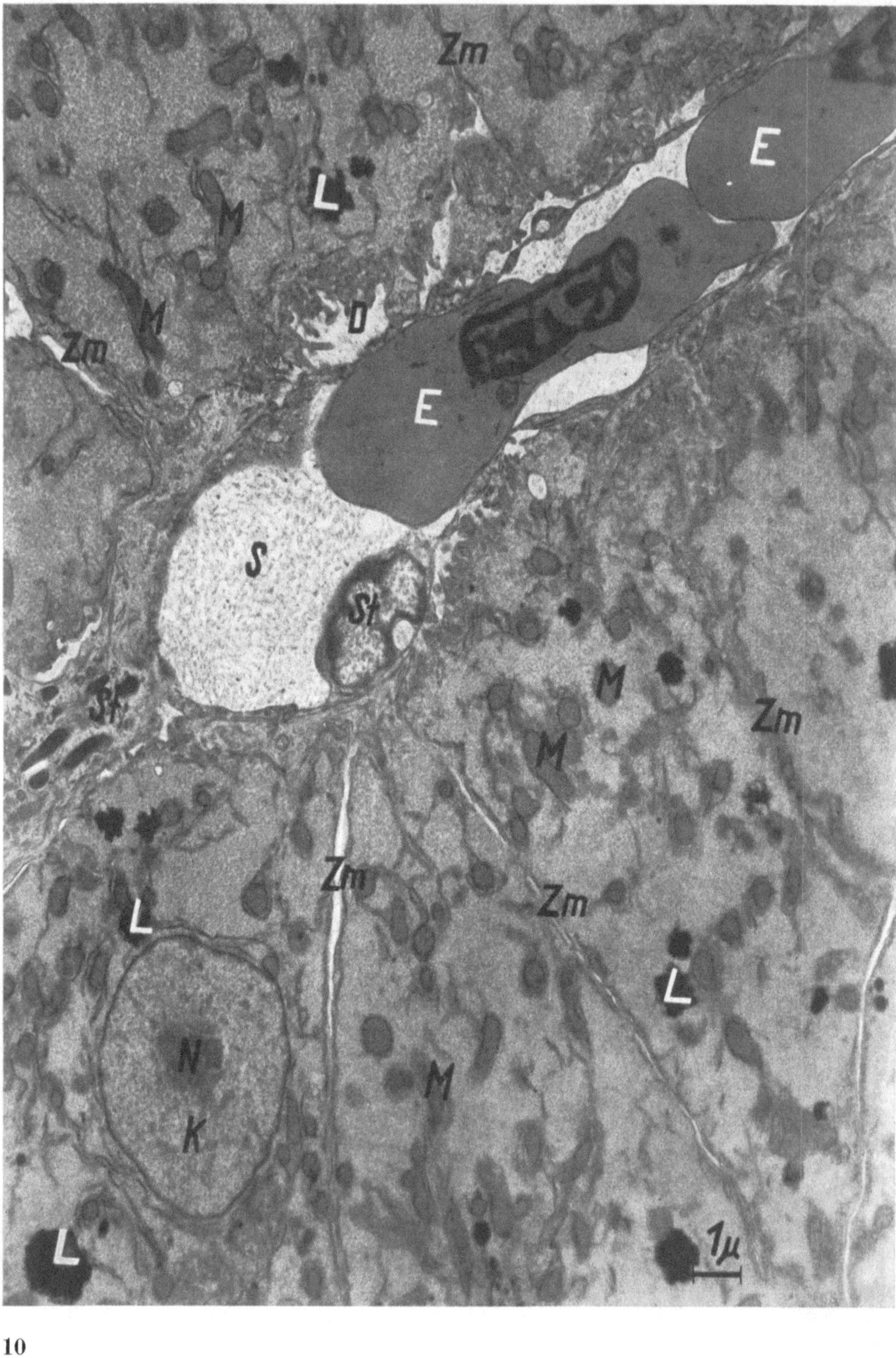

Zm
E
L
M
M
D
Zm
E
S
St
Sf
M
Zm
M
Zm
Zm
L
L
N
K
M
L
1µ

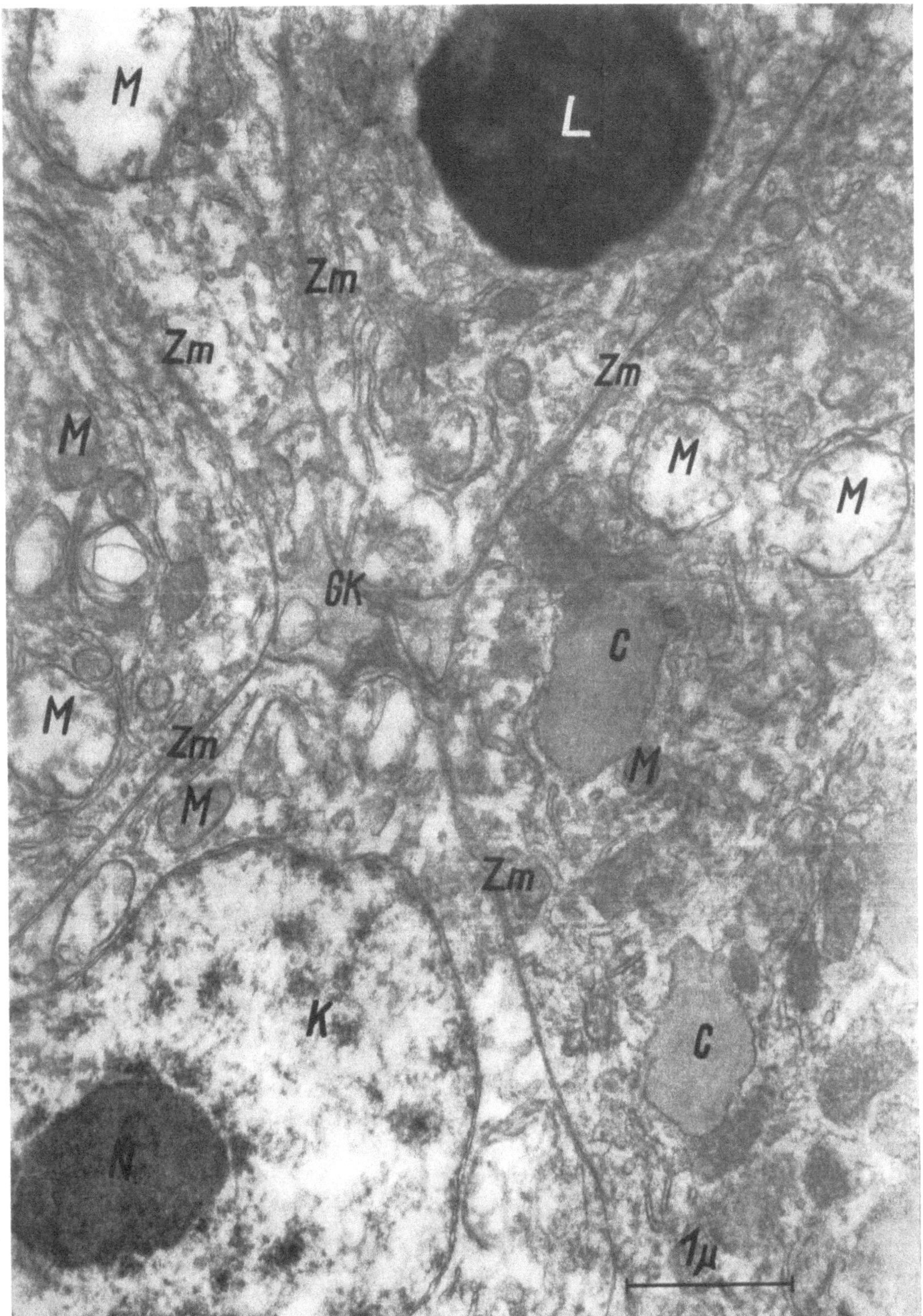

11

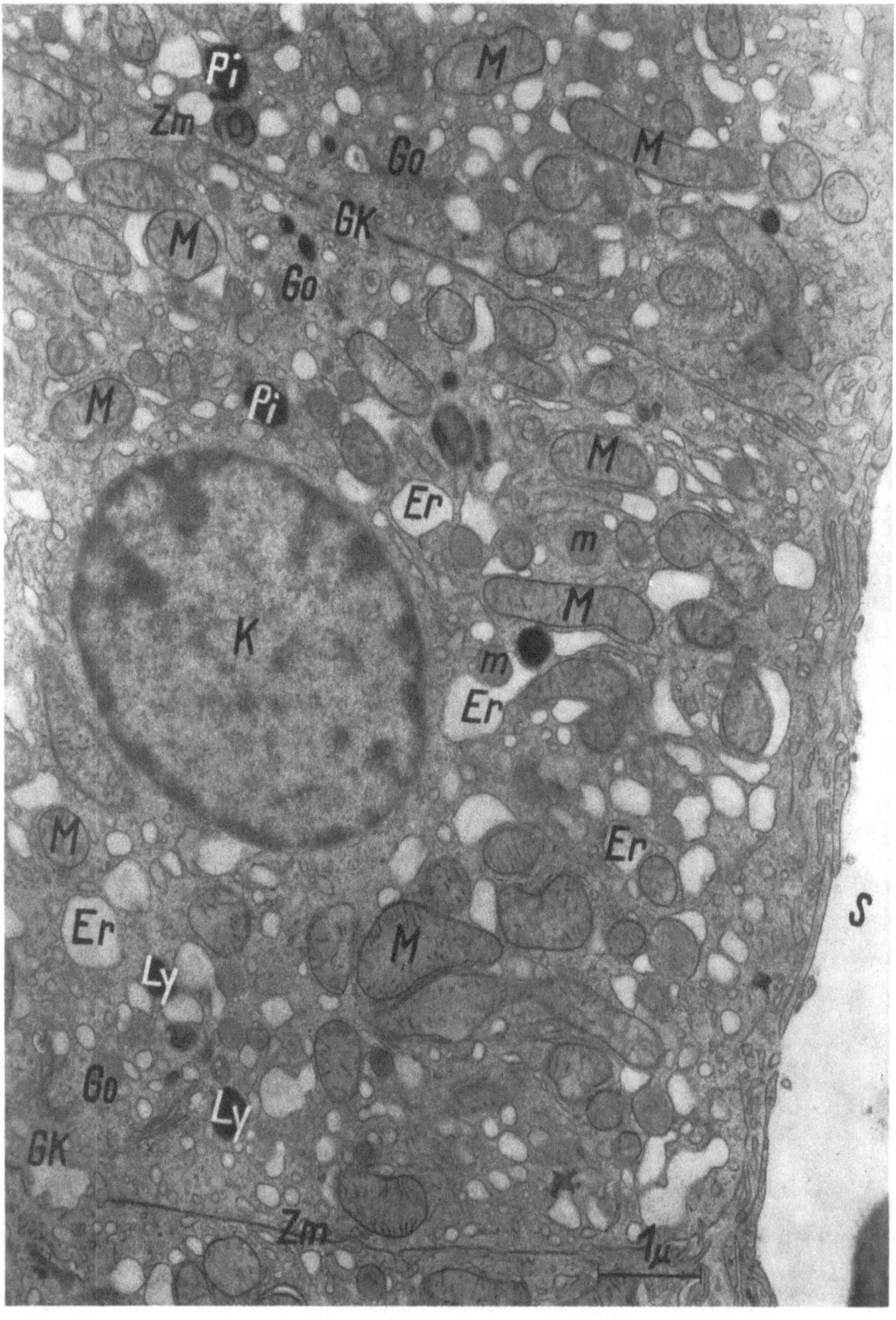
Pi
Zm
M
Go
M
GK
M
Go
M
Pi
M
Er
m
K
M
m
Er
M
Er
Er
S
Ly
M
Go
Ly
GK
Zm
1µ

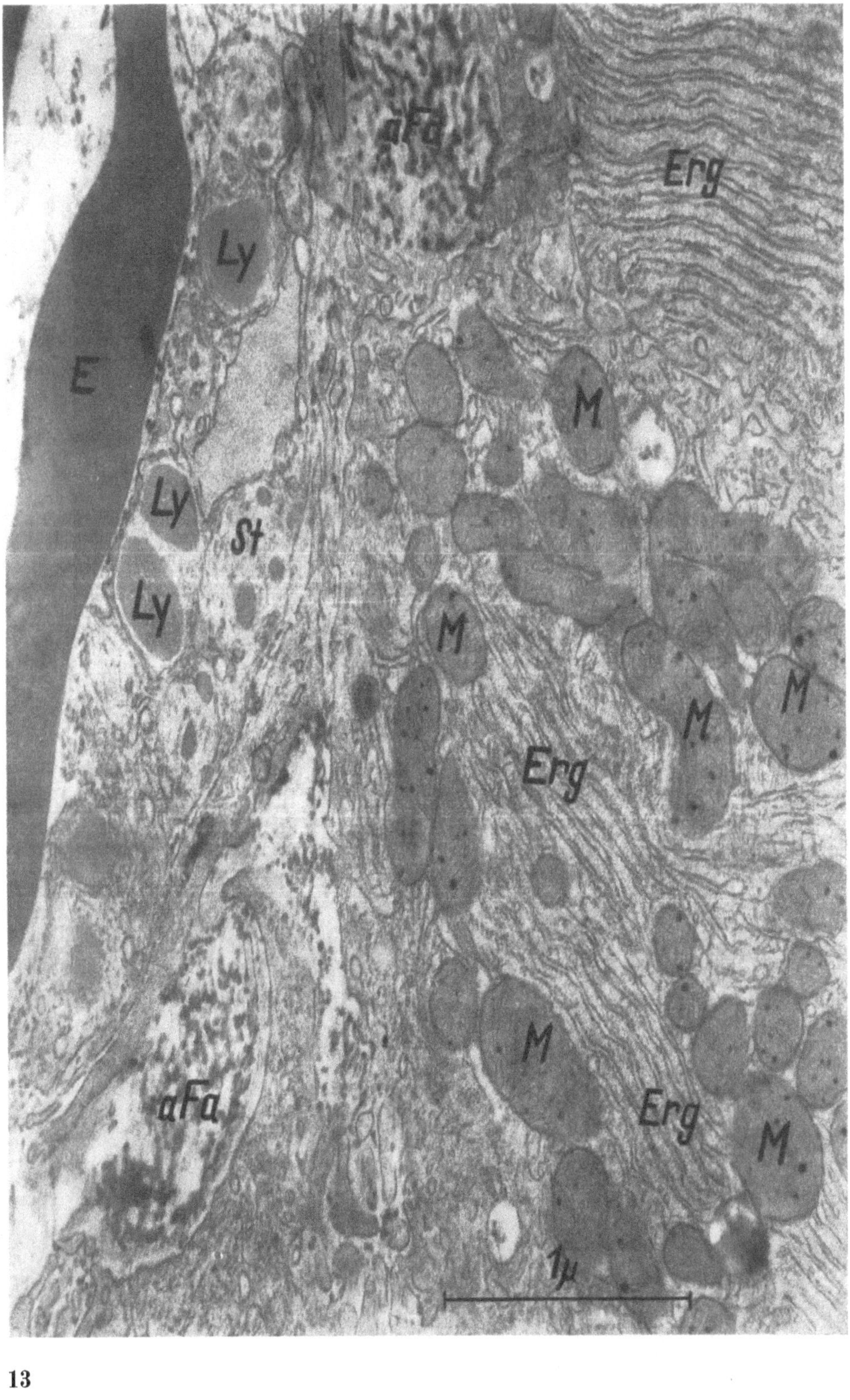

13

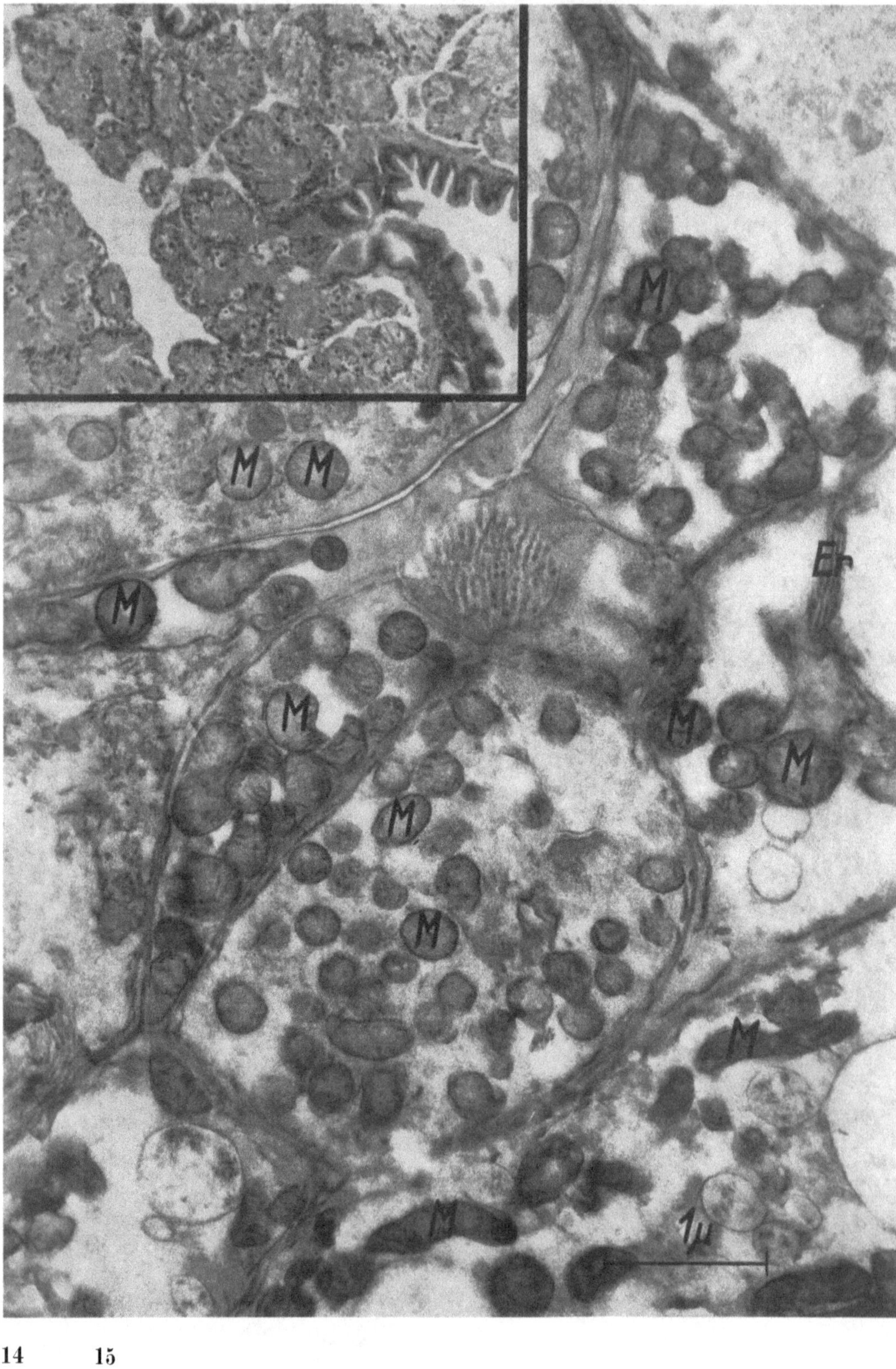

14 15

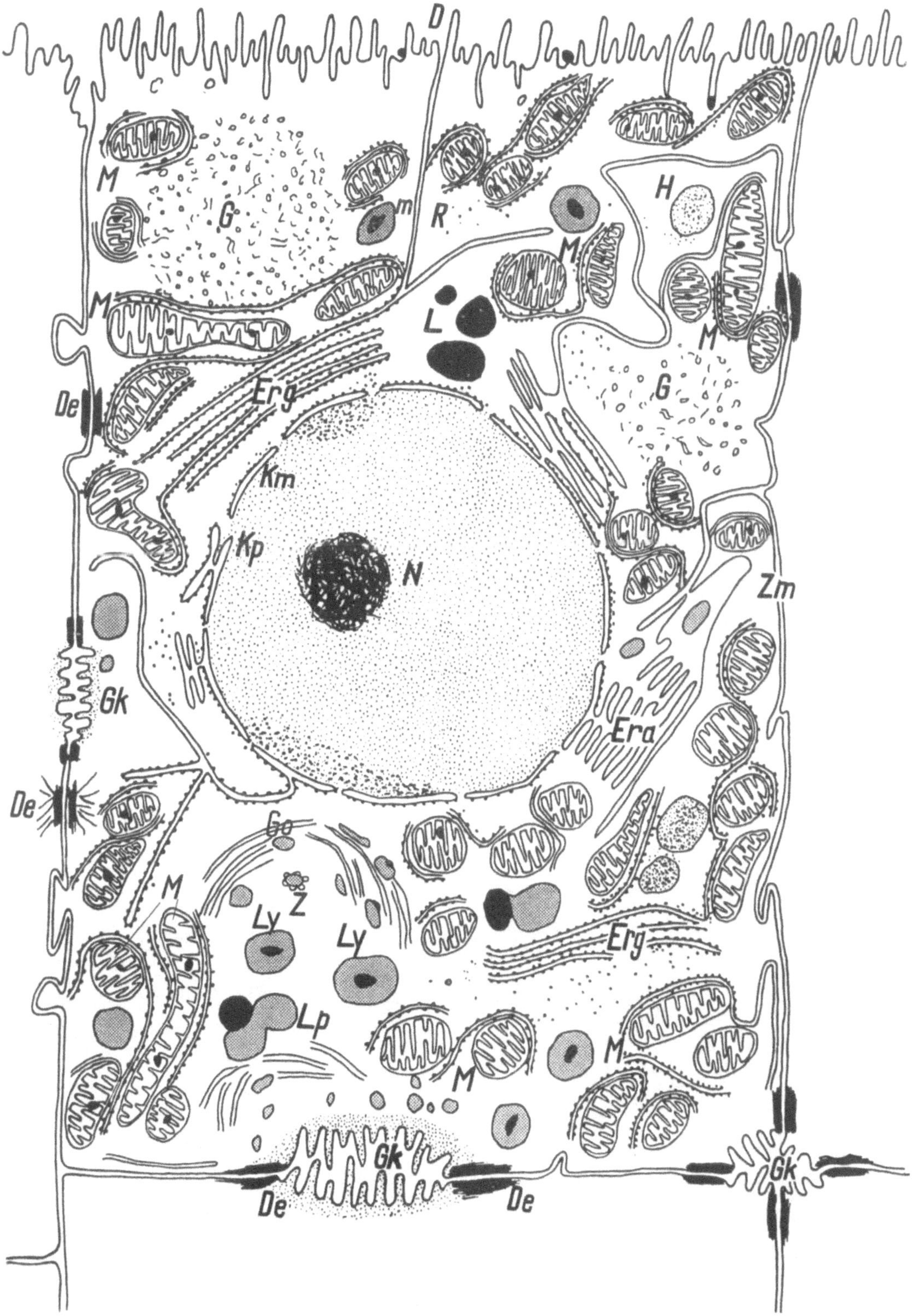
D
M
G
m
R
H
M
M
L
M
G
De
Erg
Km
Kp
N
Zm
Gk
Era
De
Go
Z
M
Ly
Ly
Erg
Lp
M
M
Gk
De
De
Gk

Das Sinusoid und die Sternzellen

The sinusoid and star cells

Синусоид и звездчатые клетки

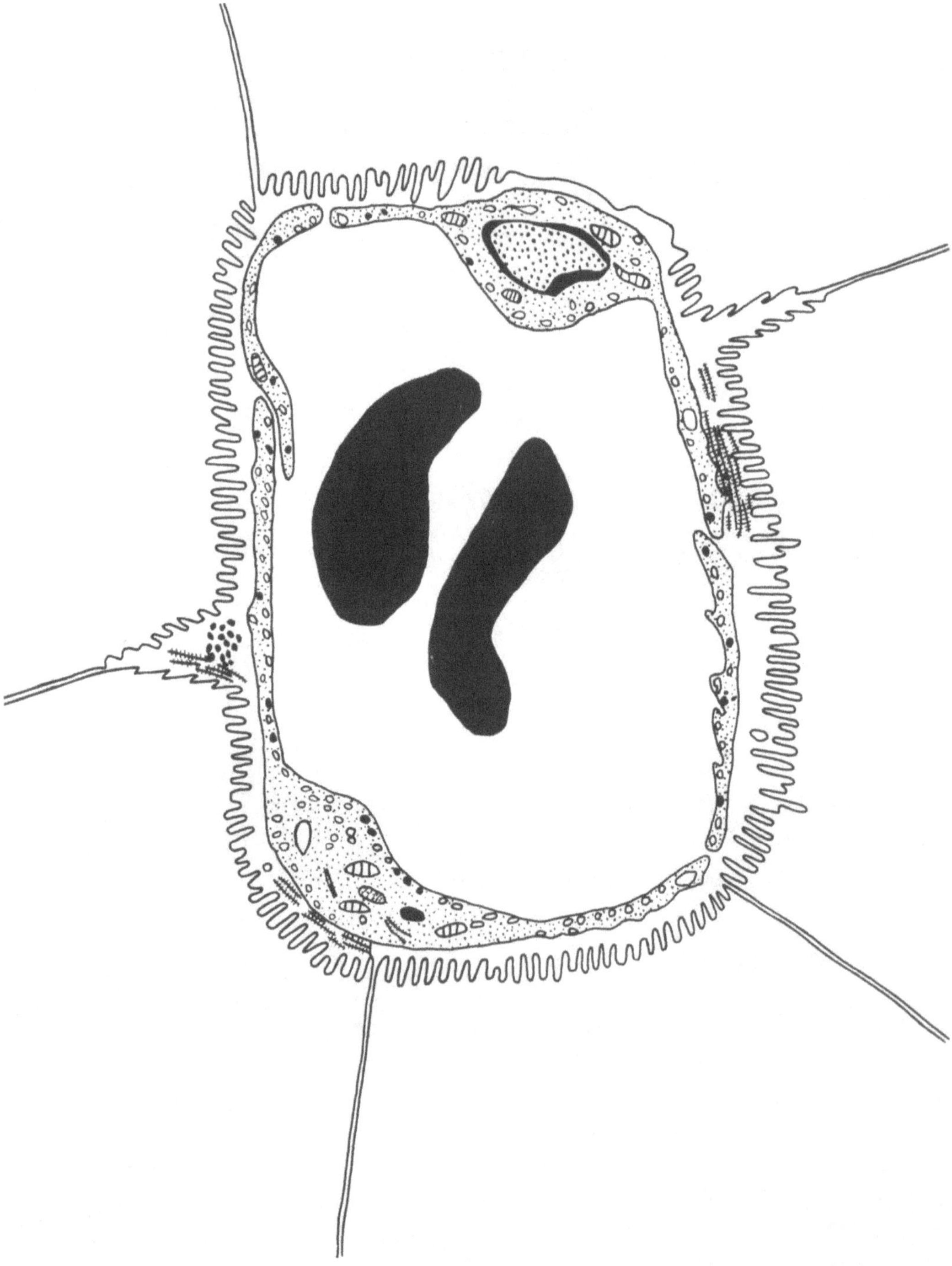

17

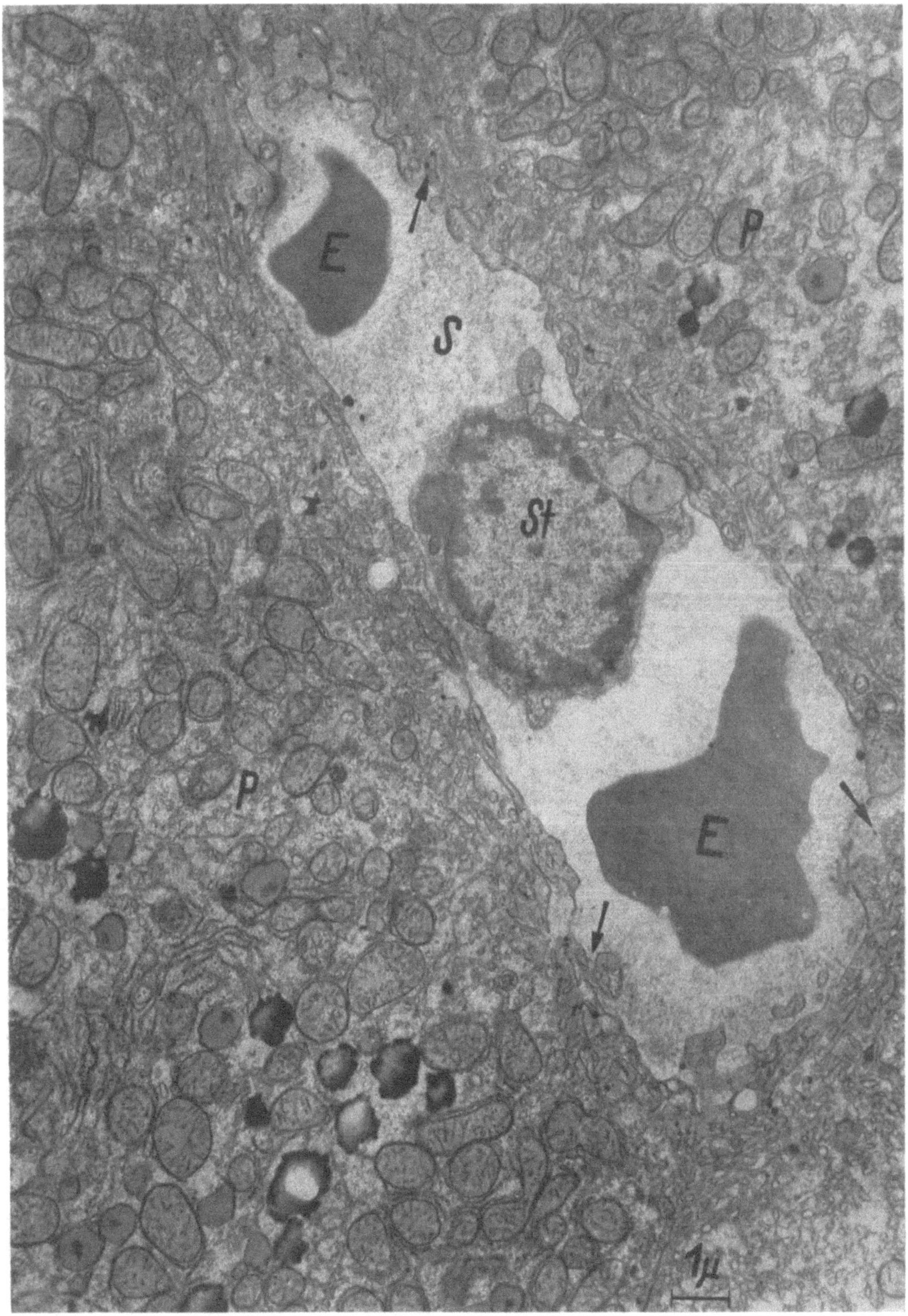
E
S
P
St
P
E
1μ

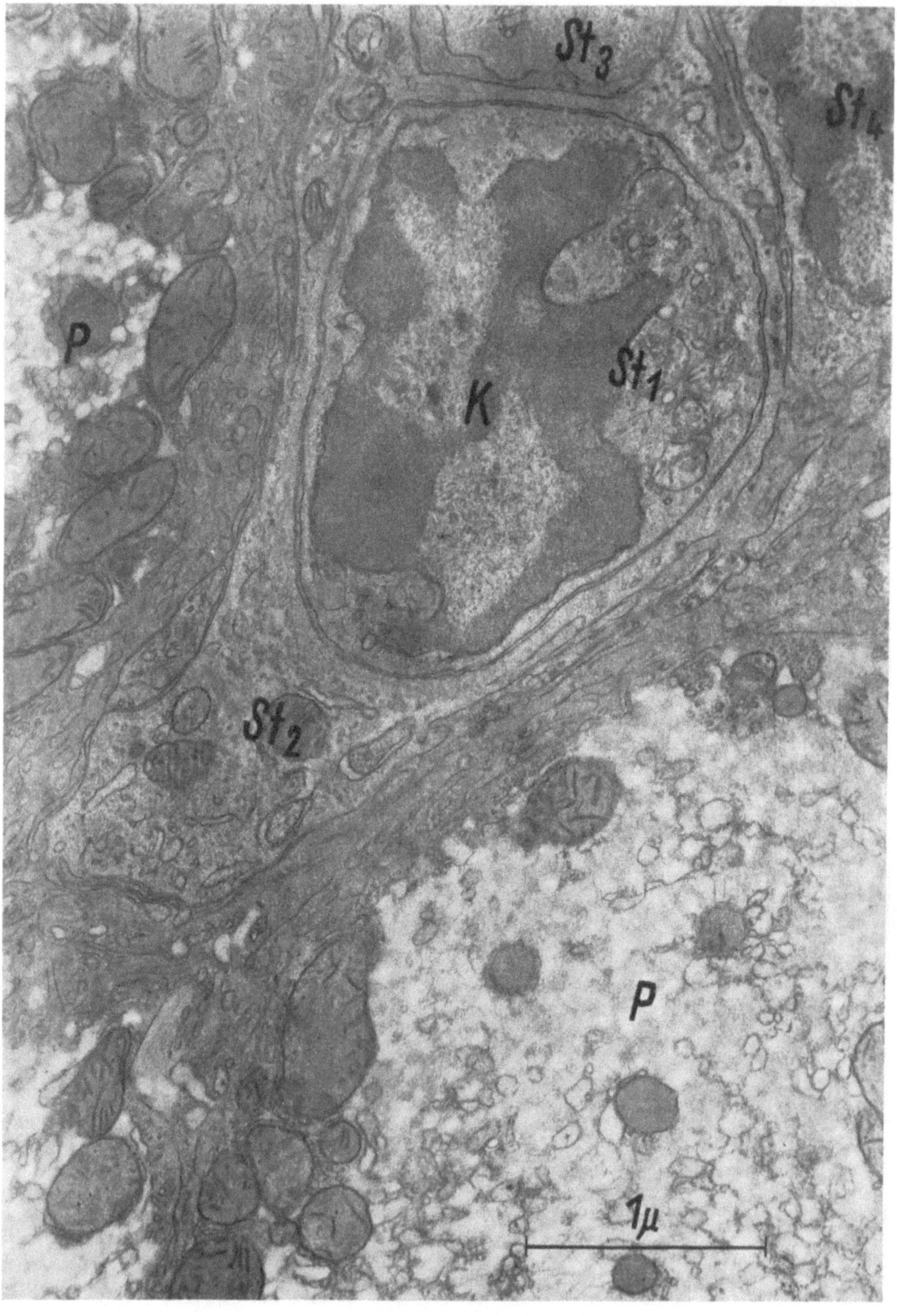

19

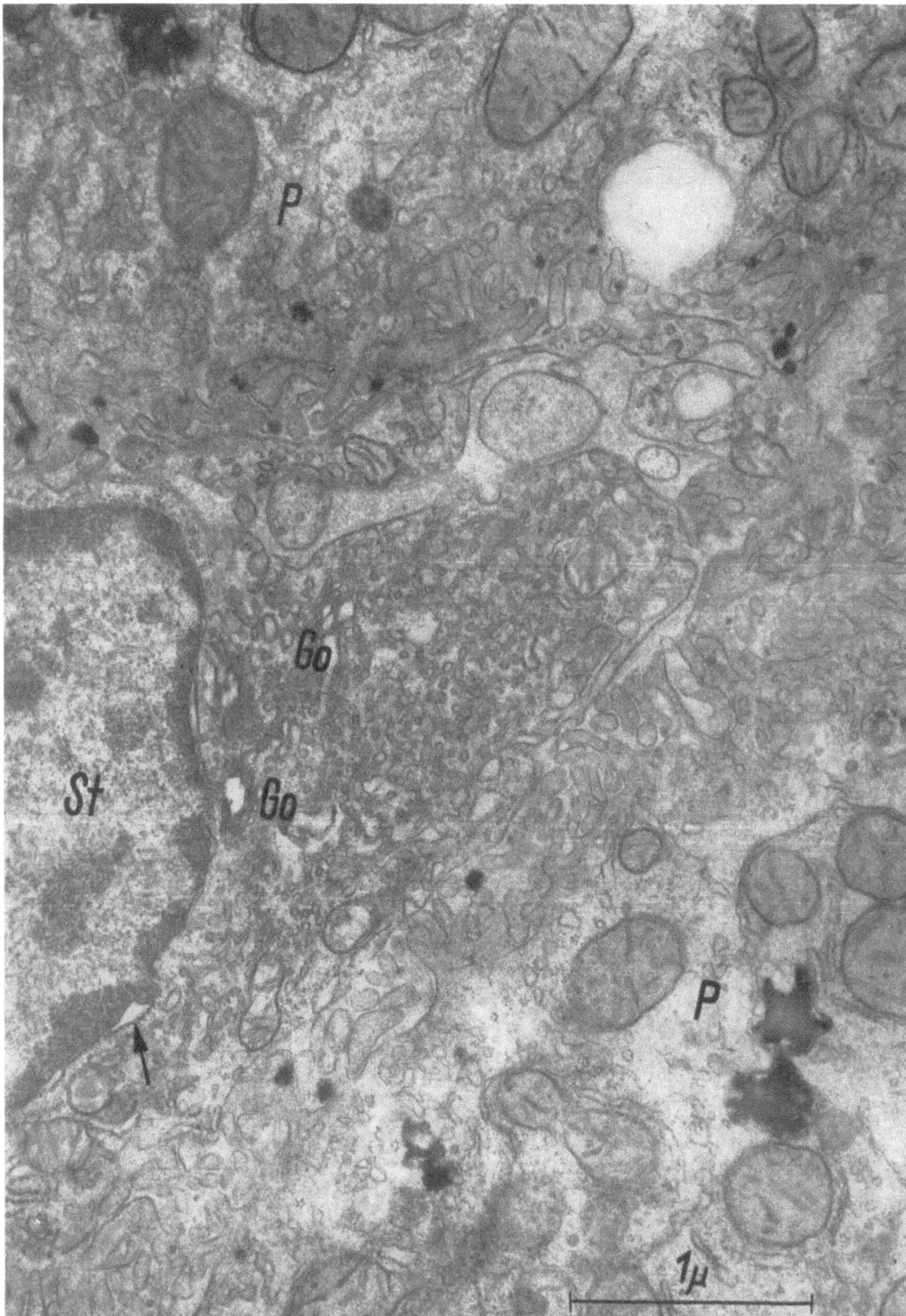
P
Go
Go
St
P
1µ

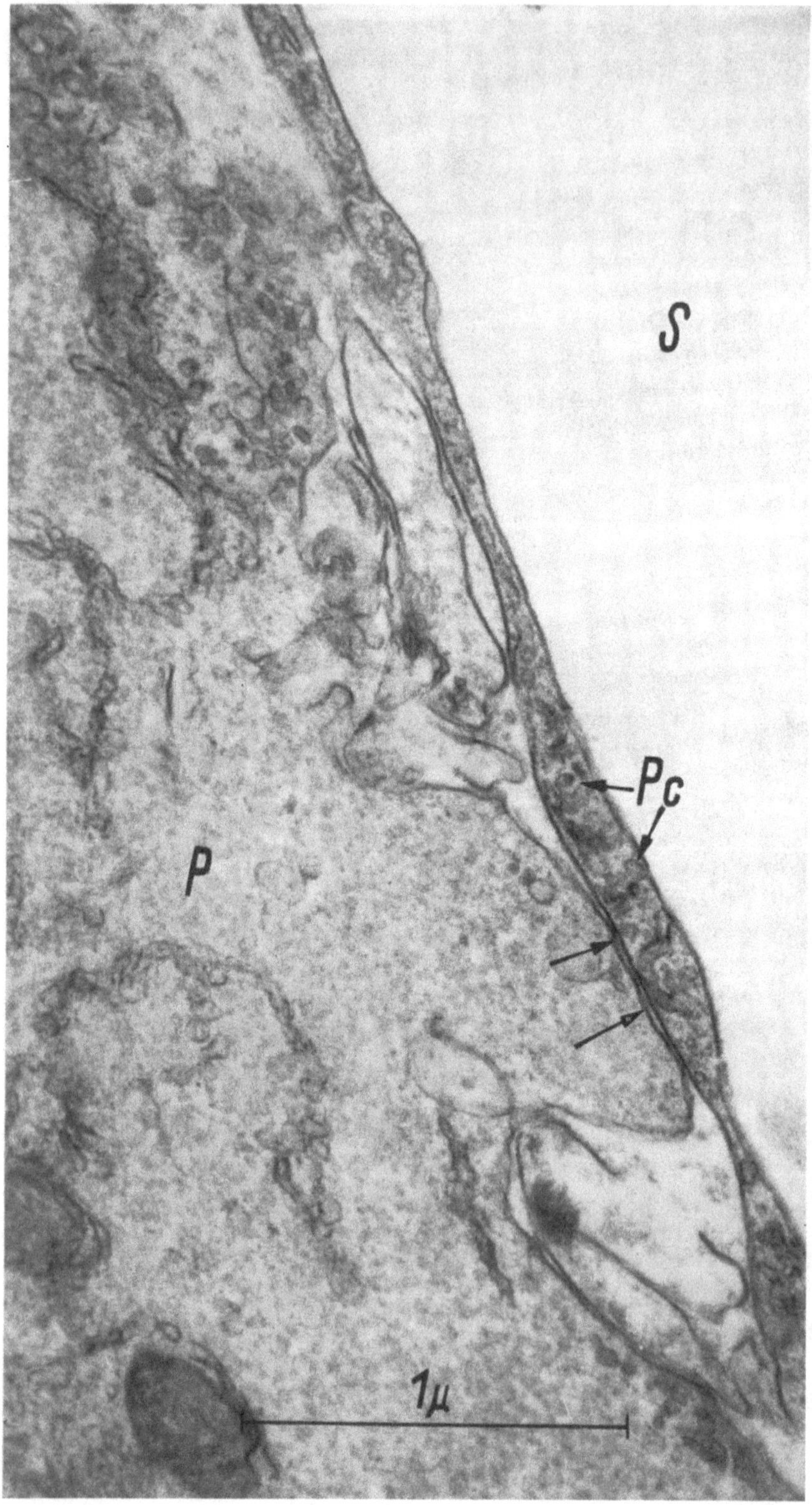

21

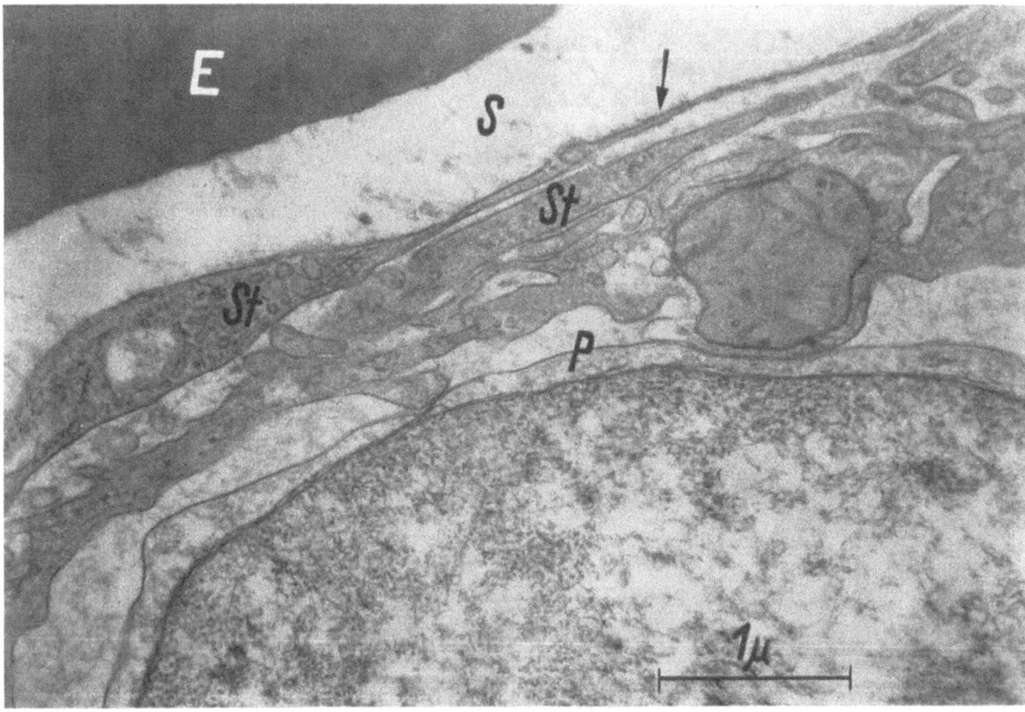

22

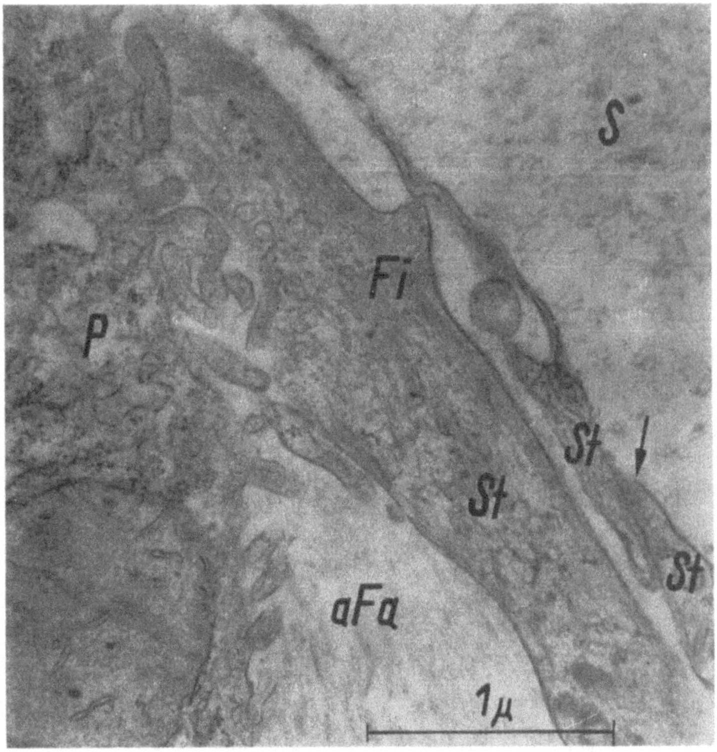

23

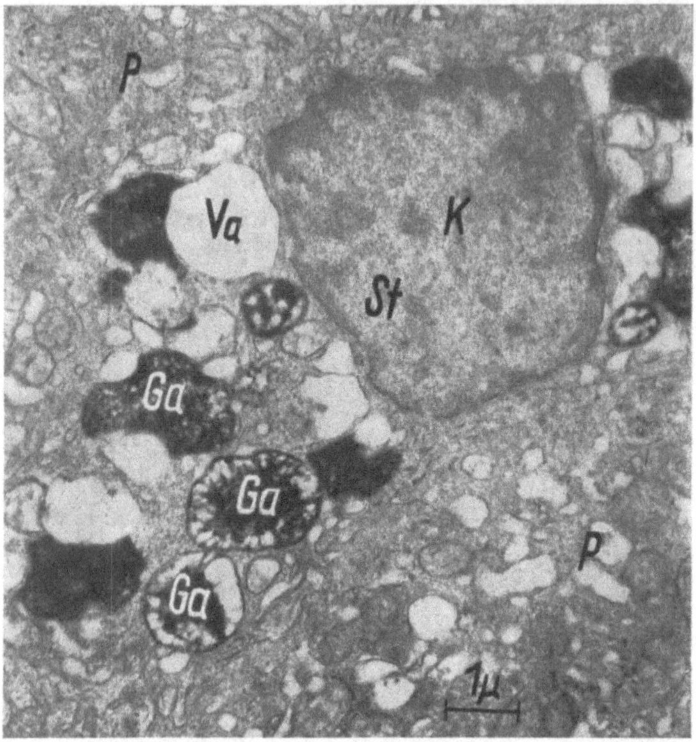

24

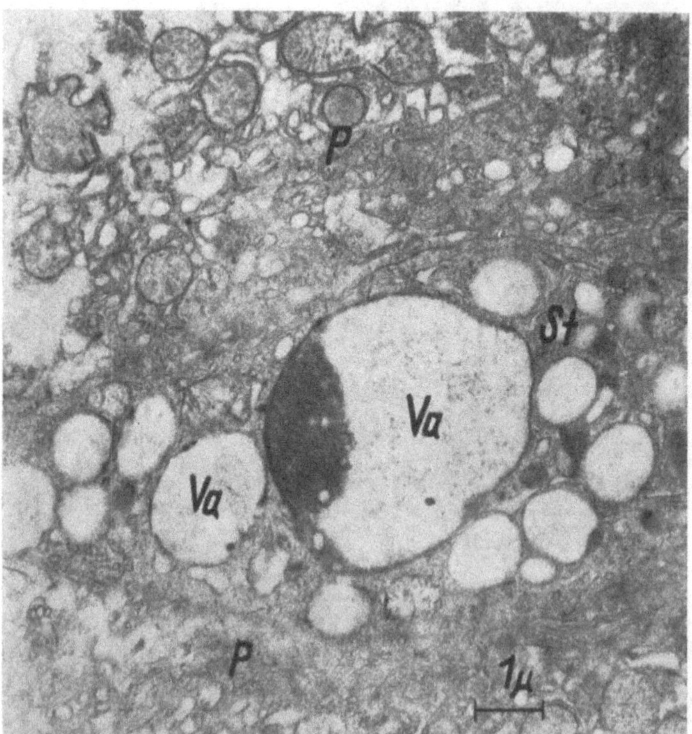

25

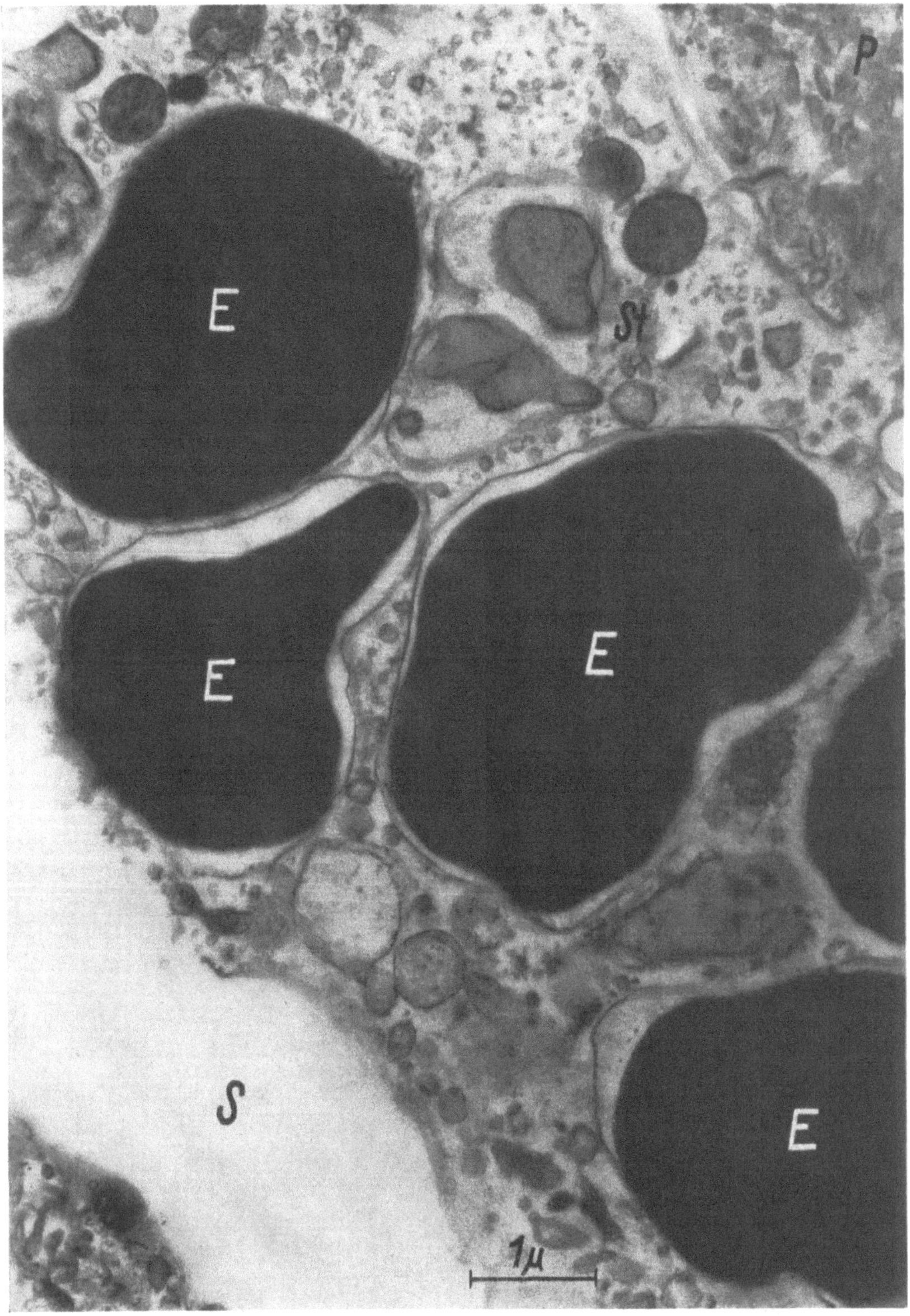
P
E
St
E
E
S
E
1μ

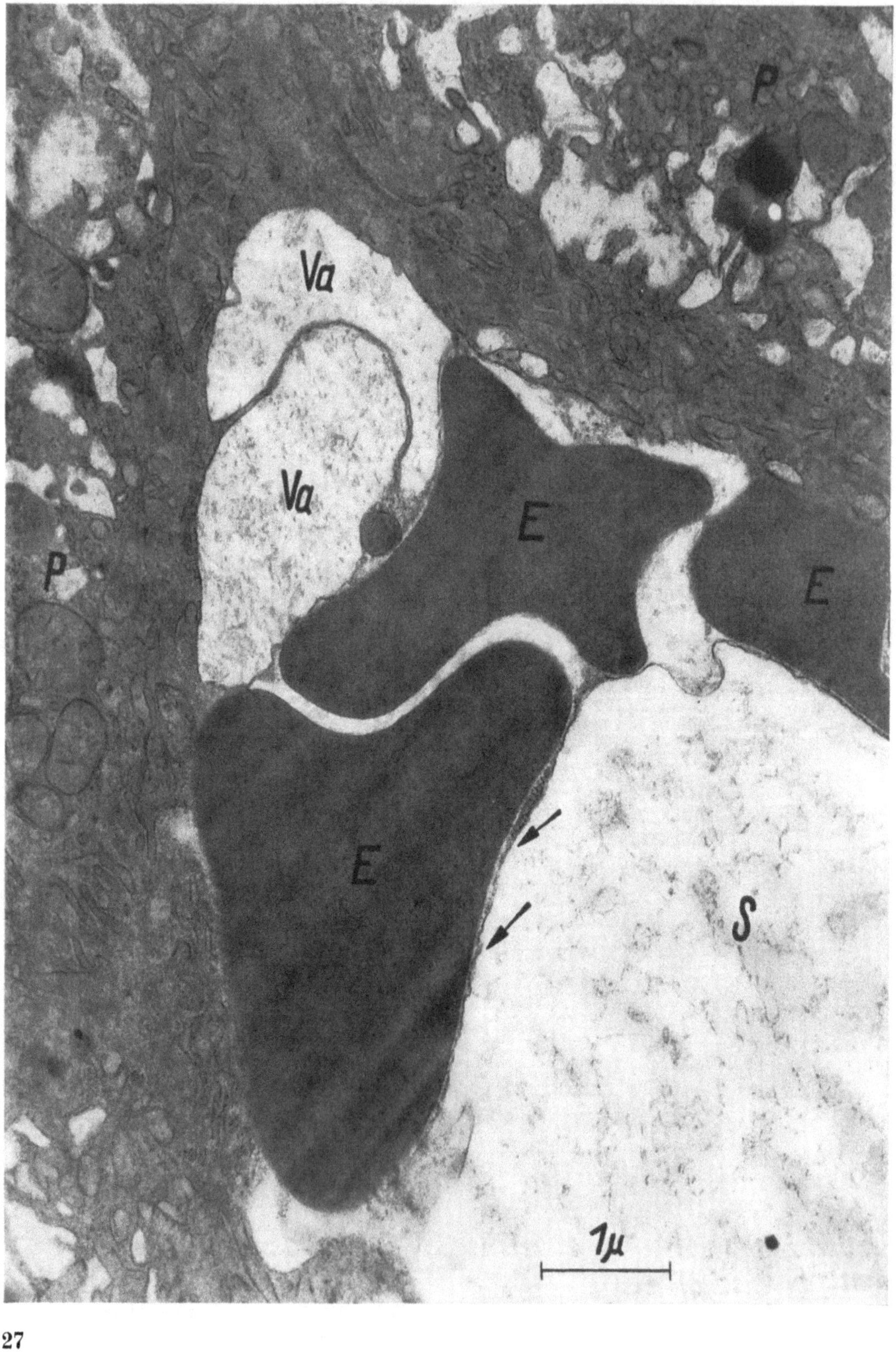

27

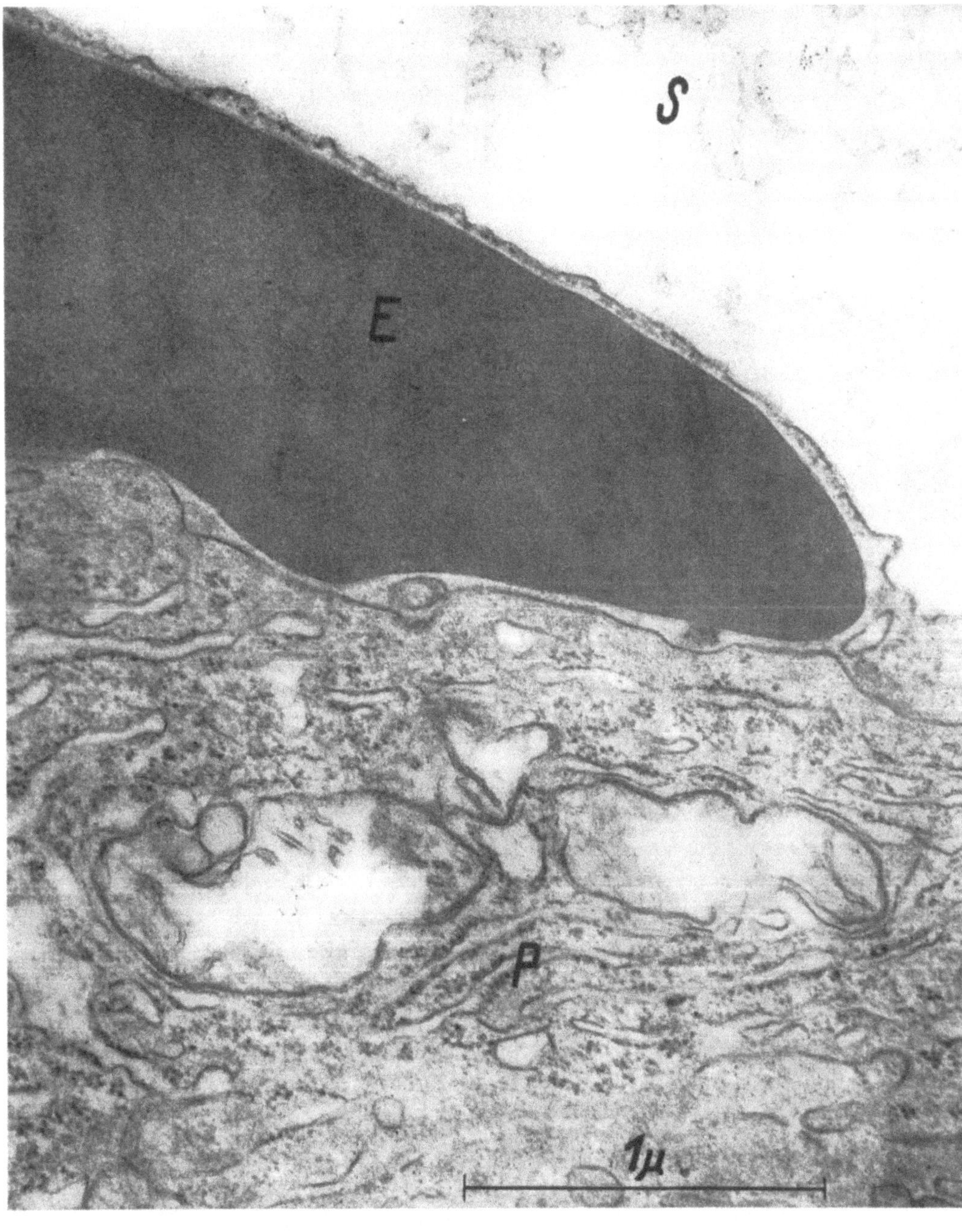
S
E
P
1μ

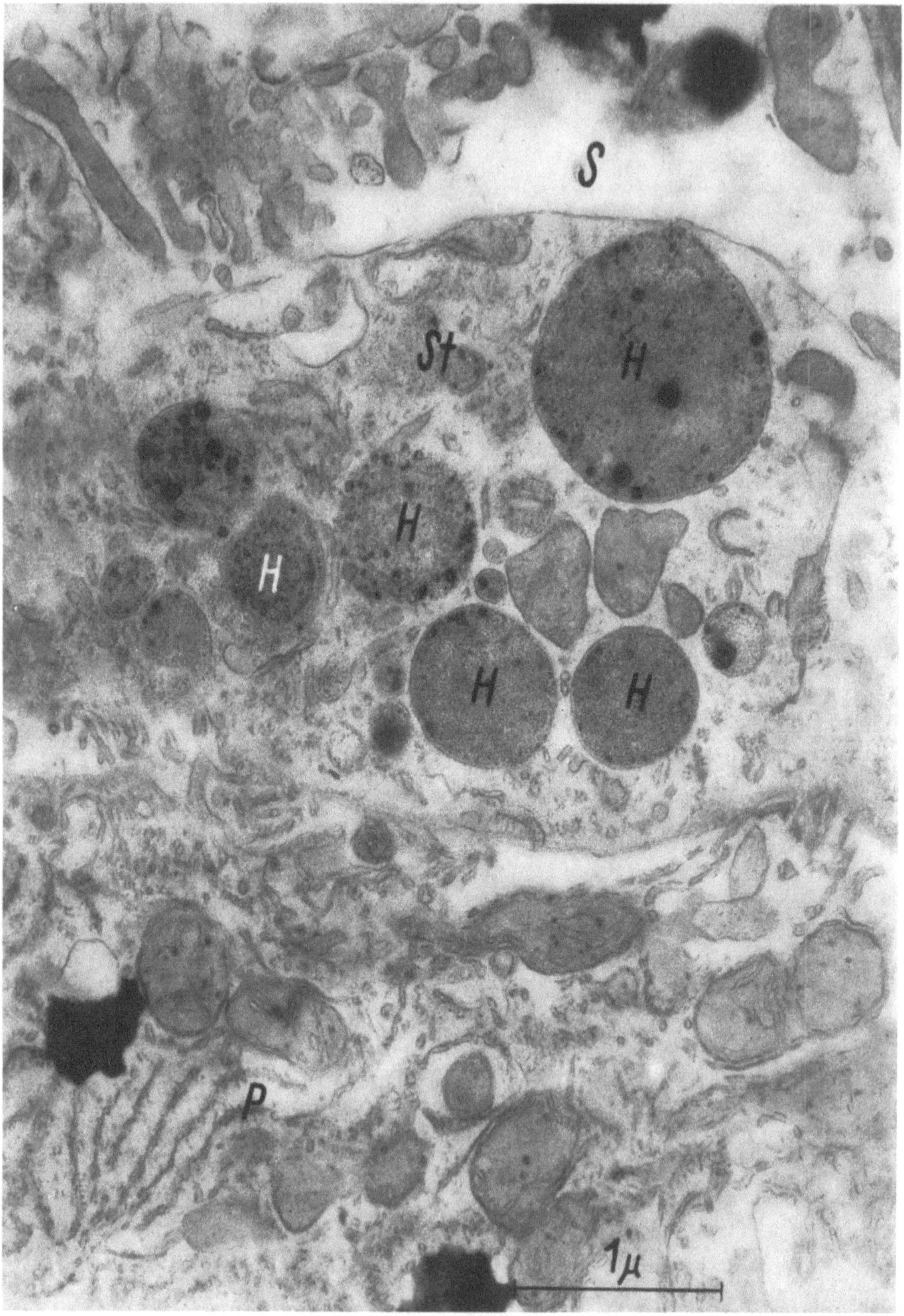

29

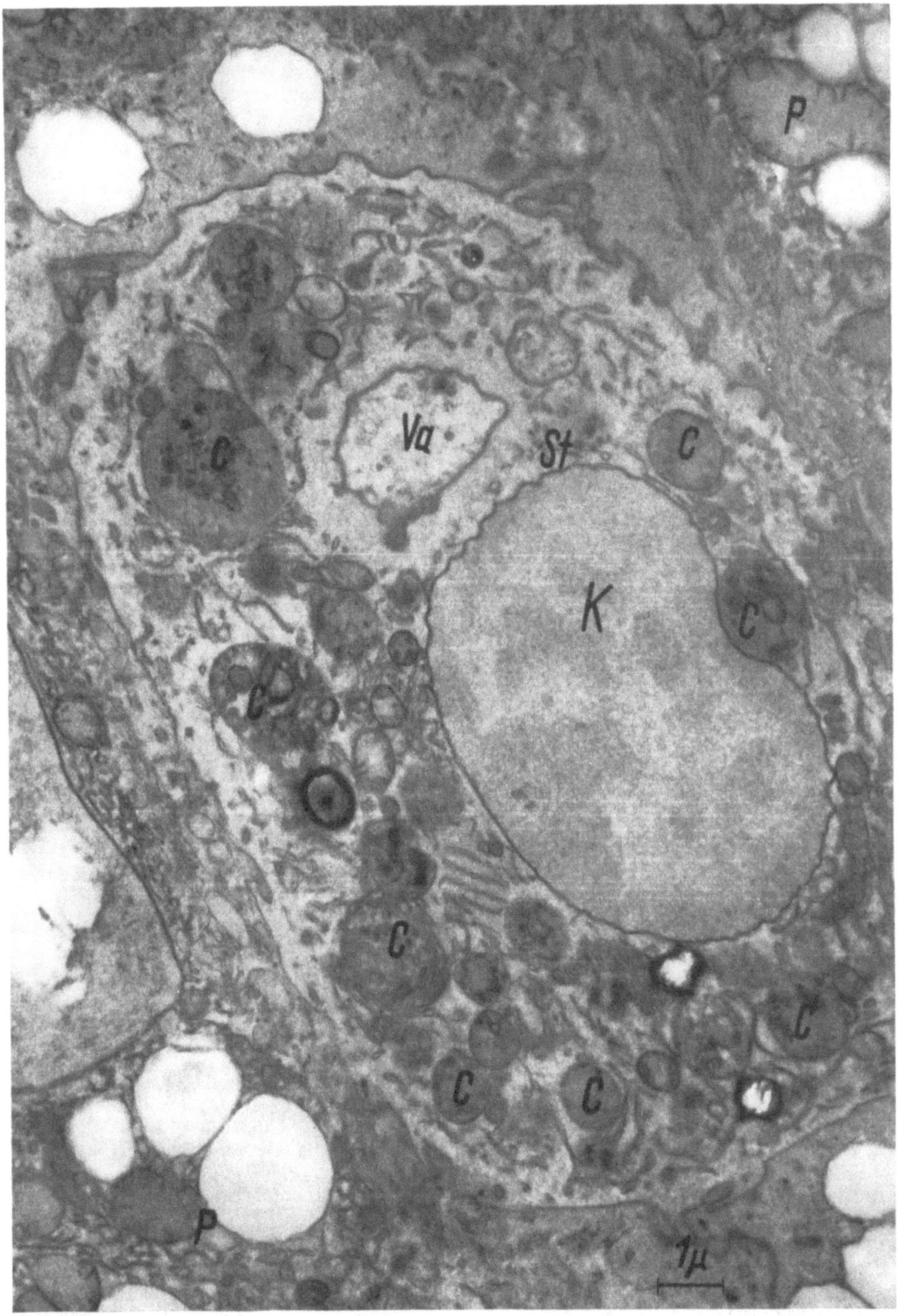
P
Va
St
C
K
C
C
C
C
C
C
C
P
1μ

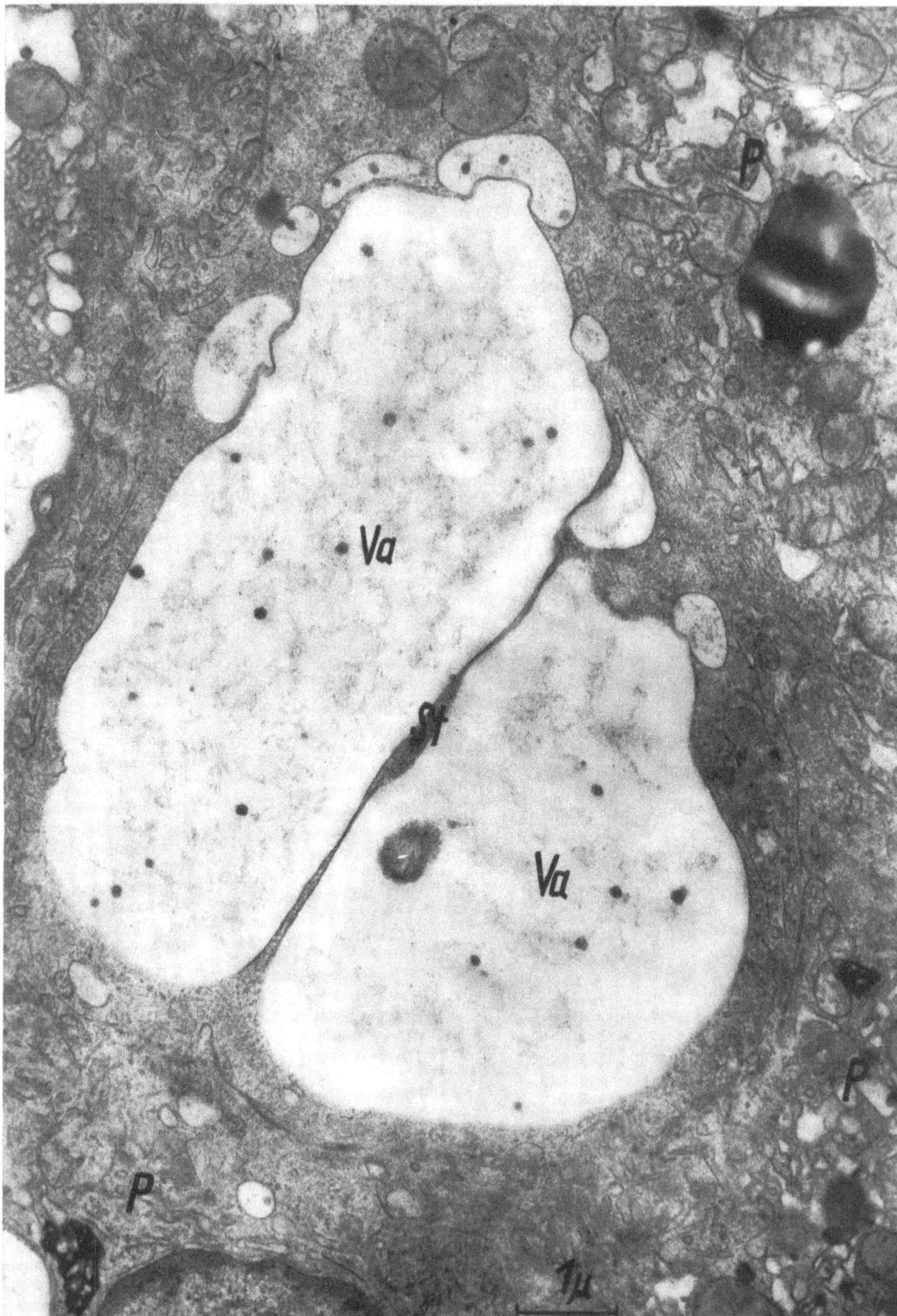

31

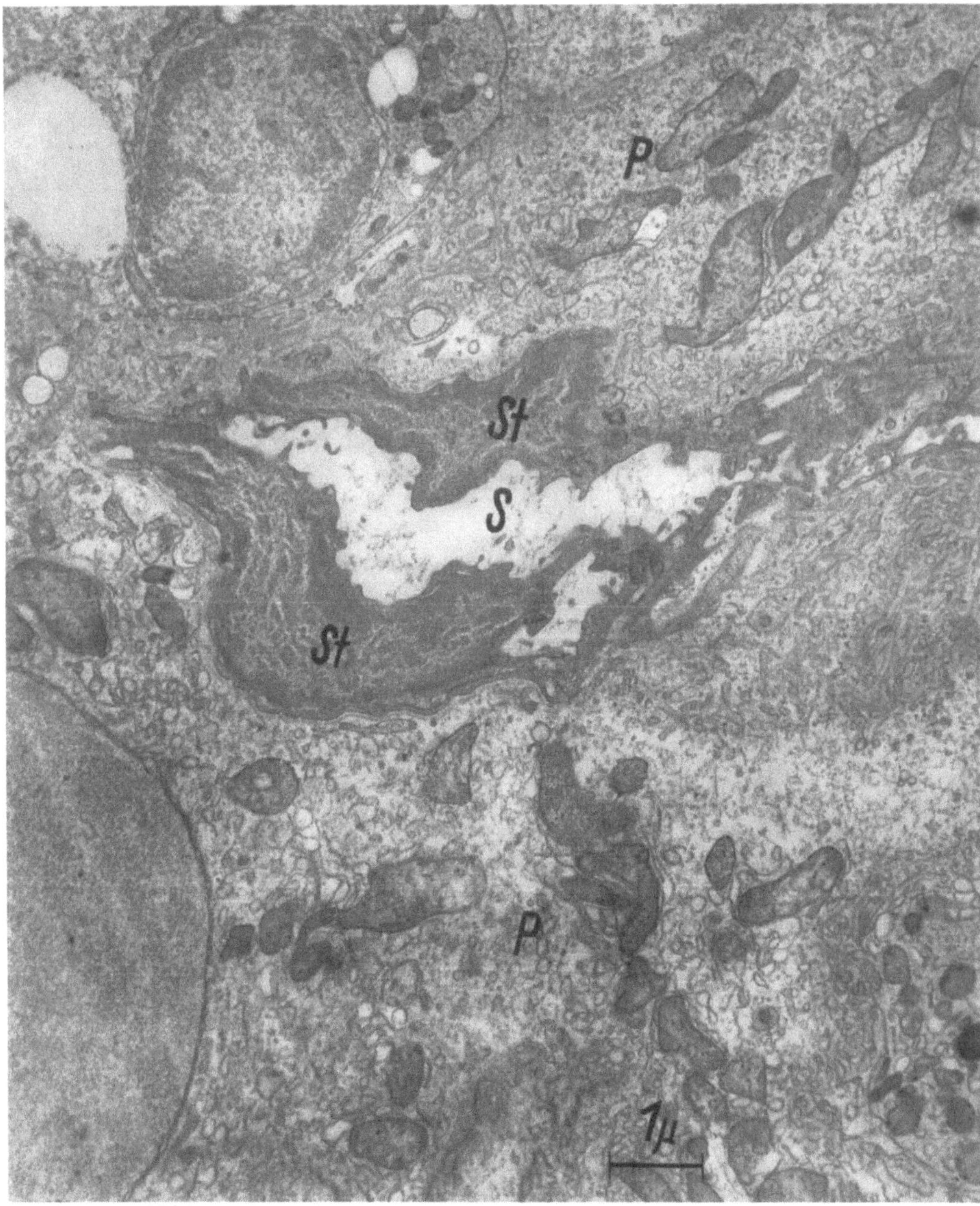

32

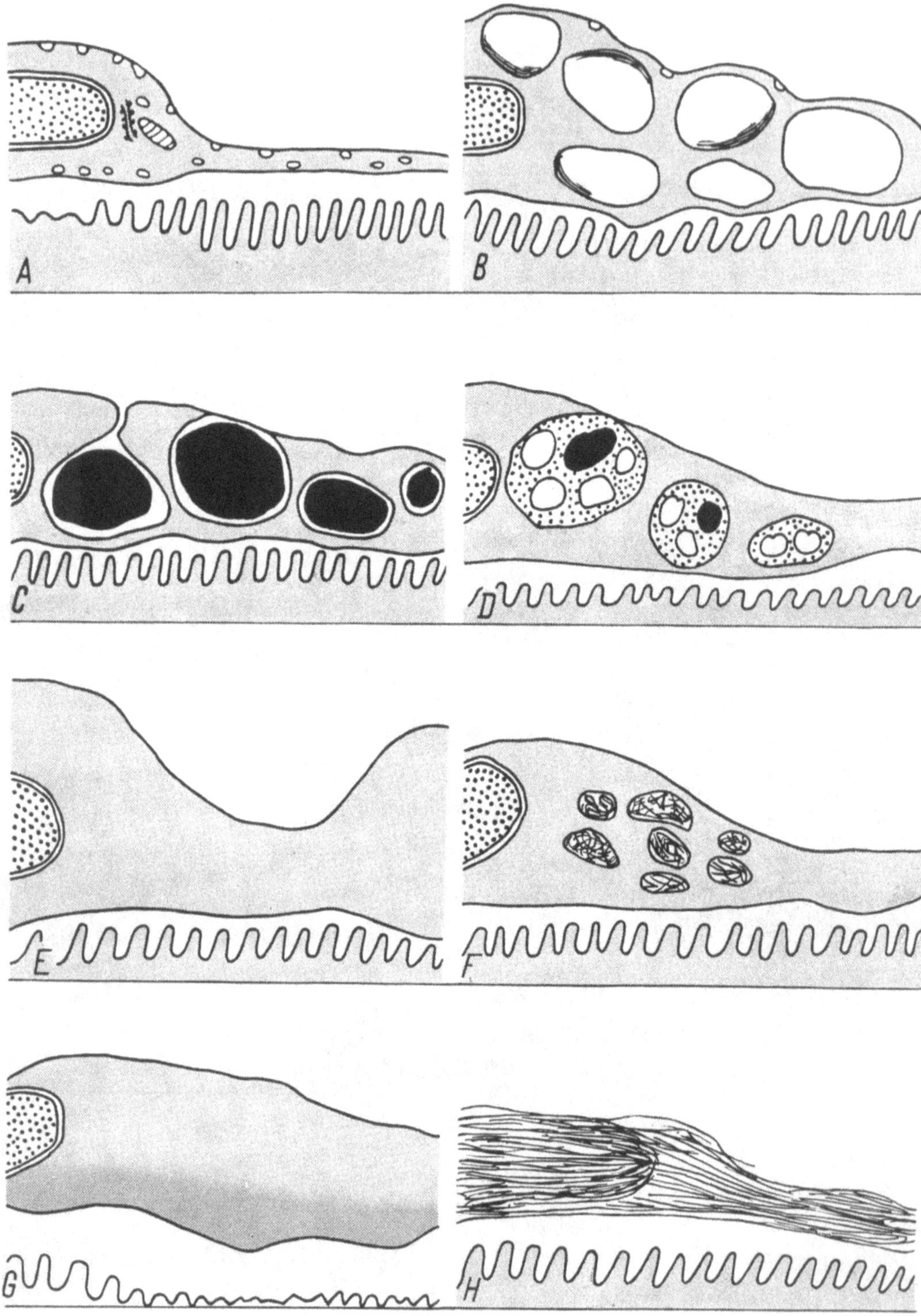
A
B
C
D
E
F
G
H

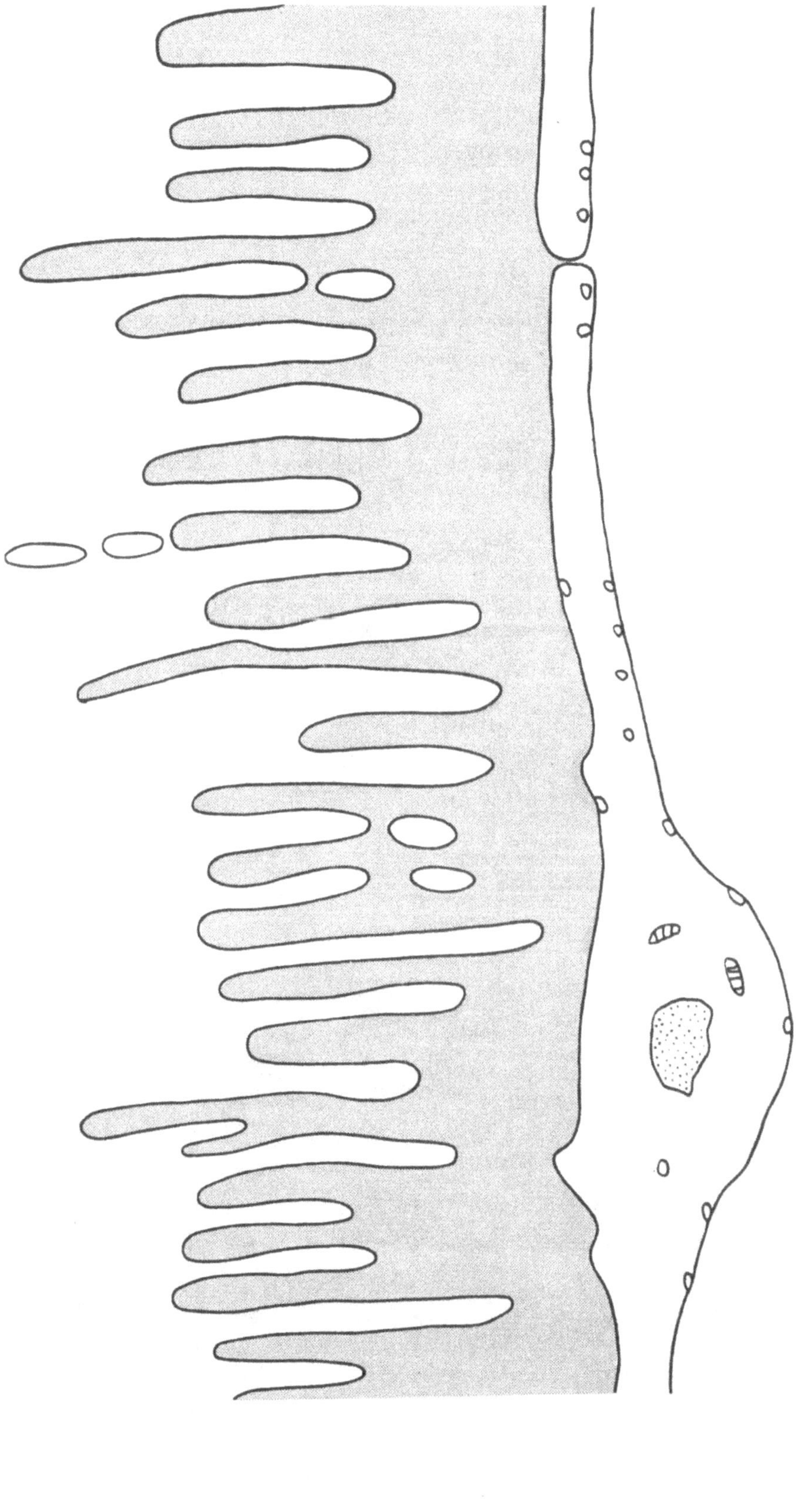

Der Dissésche Raum. Die sinusoidale Leberzelloberfläche und ihre Veränderungen

The Disse space. Sinusoidal boundary of the liver cell and its variations

Пространство Диссе. Граничащая с синусоидом поверхность печени и ее изменения

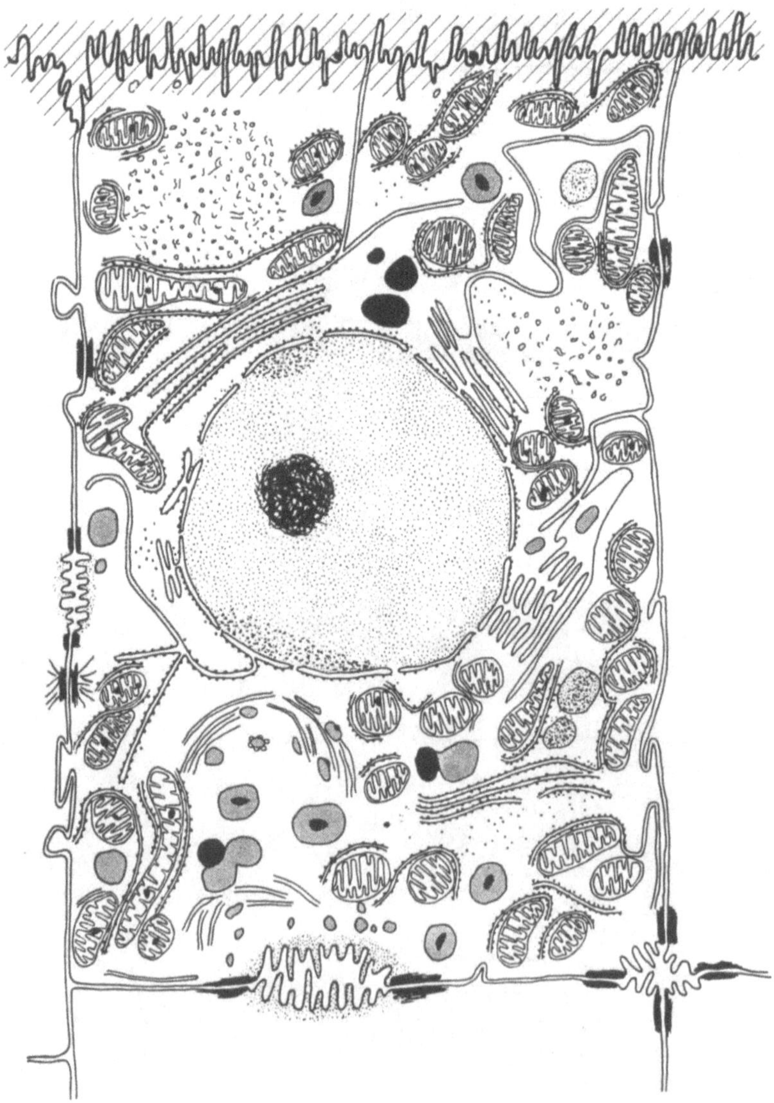

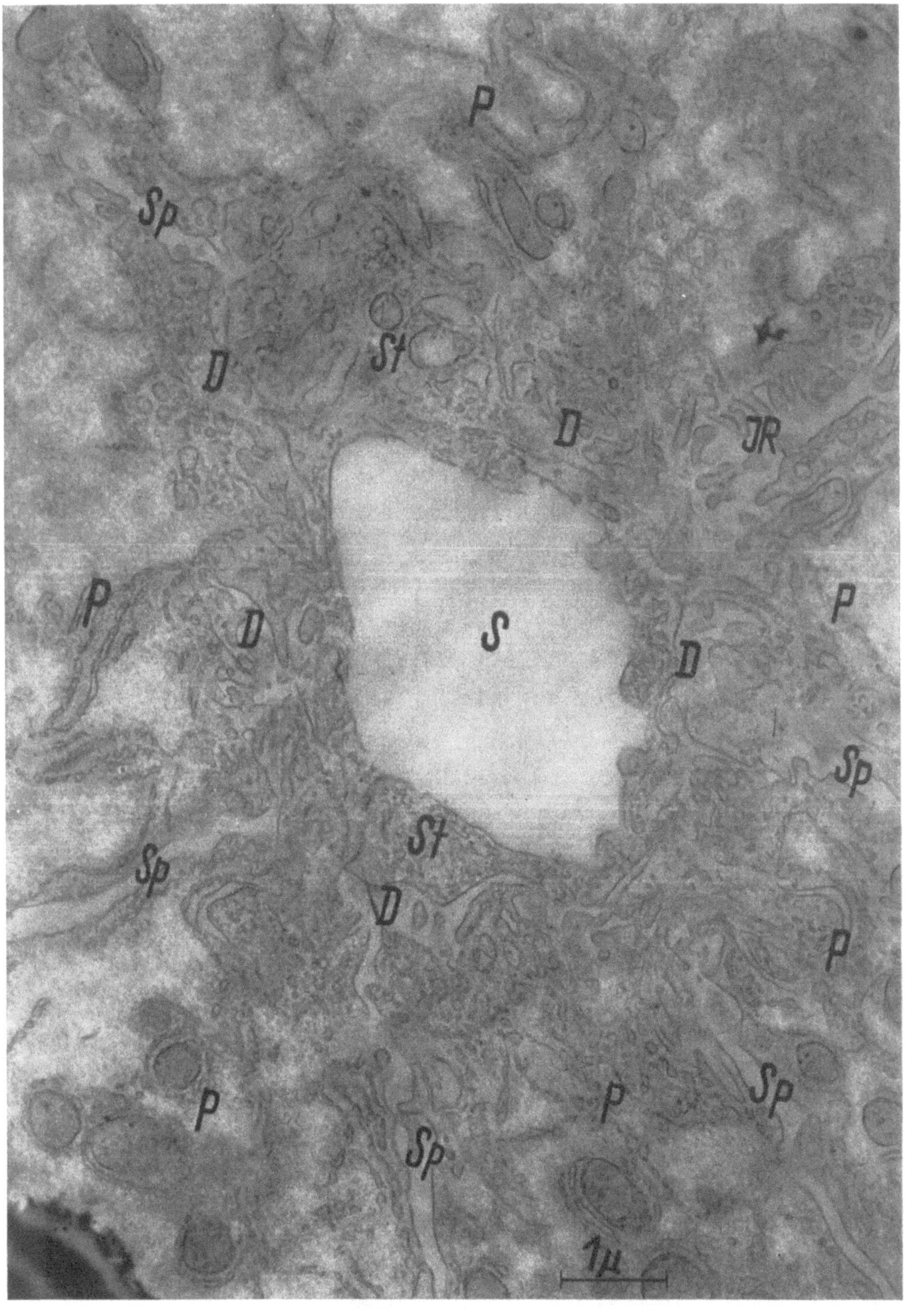

35

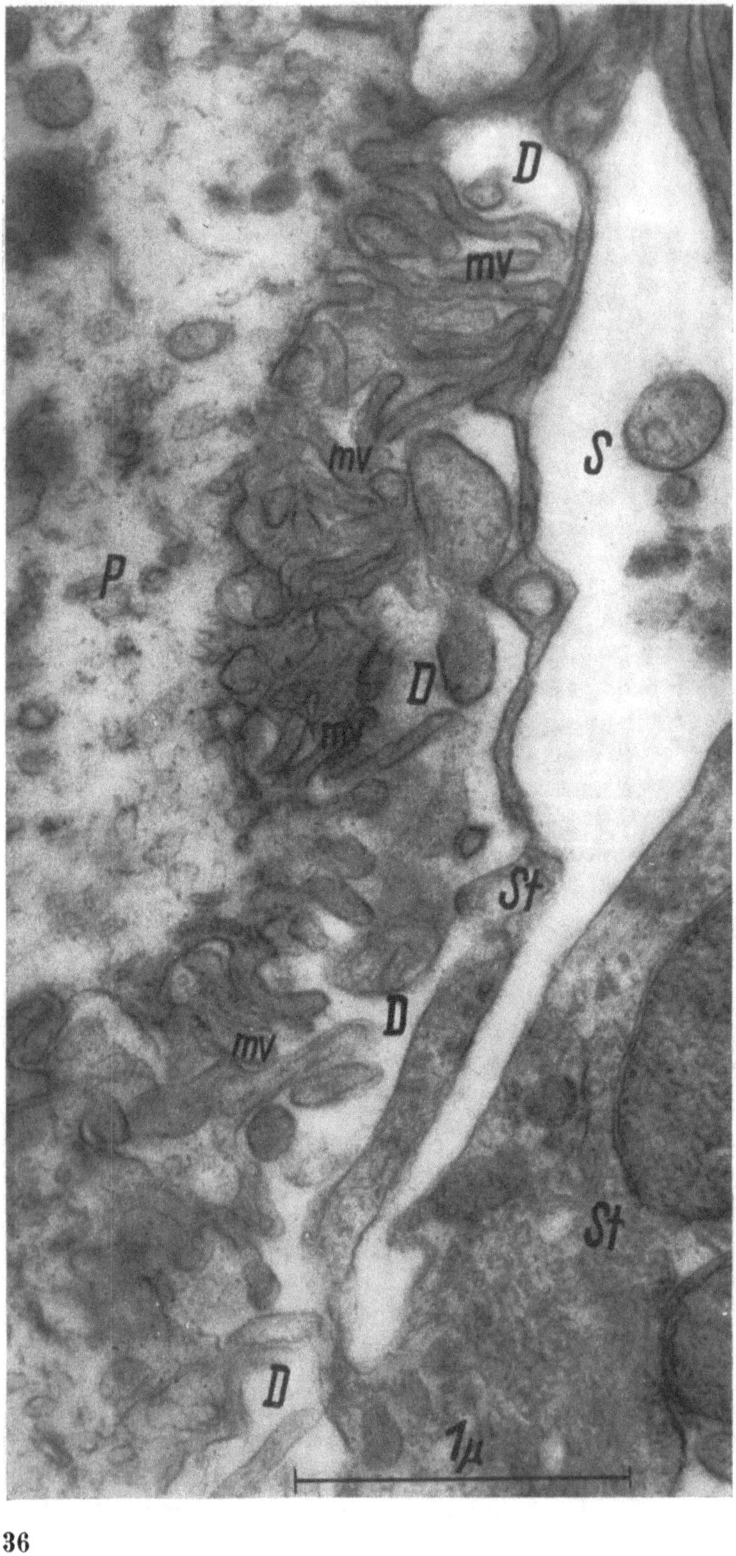
D
mv
S
mv
P
D
mv
St
D
mv
St
D
1μ

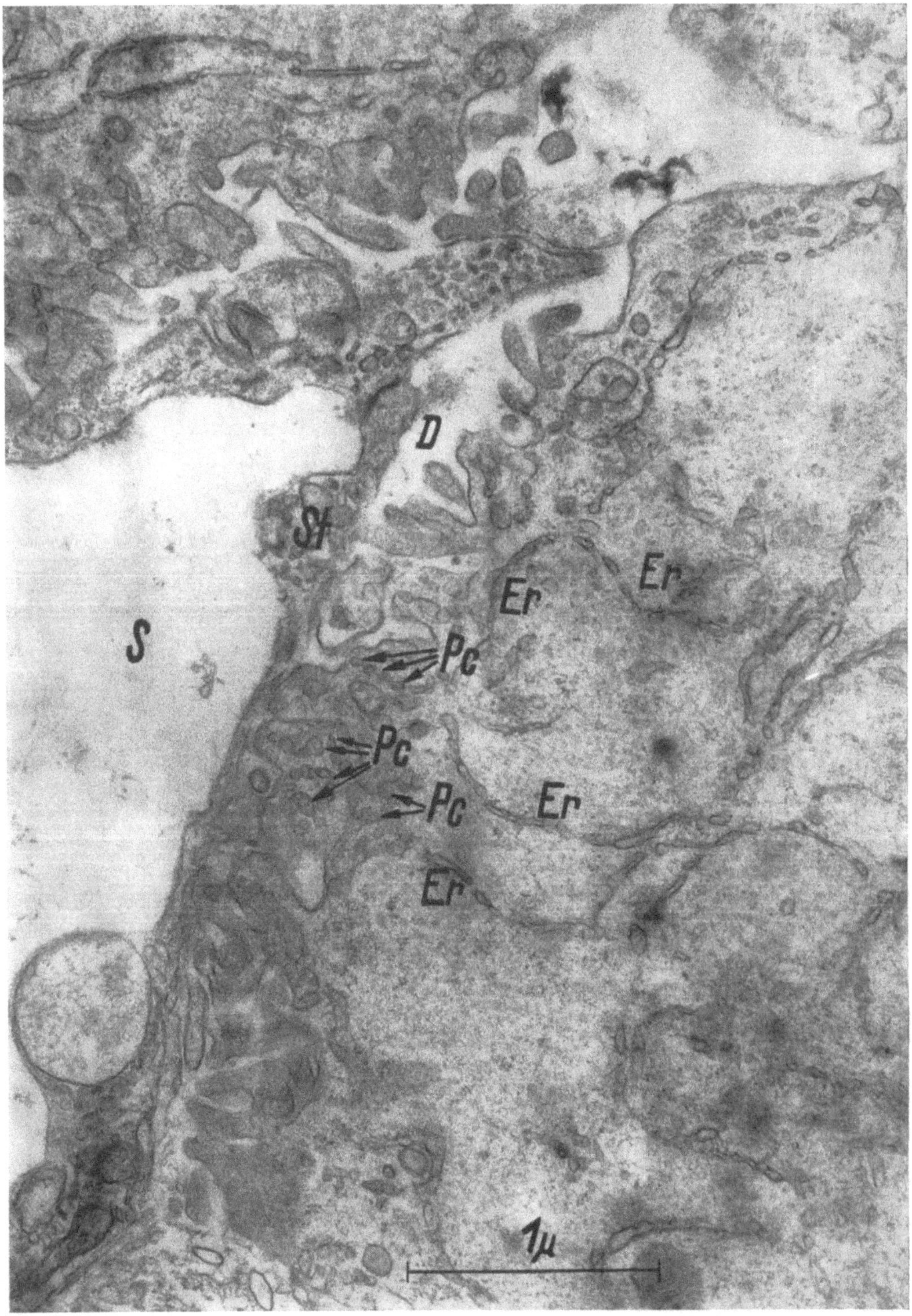

37

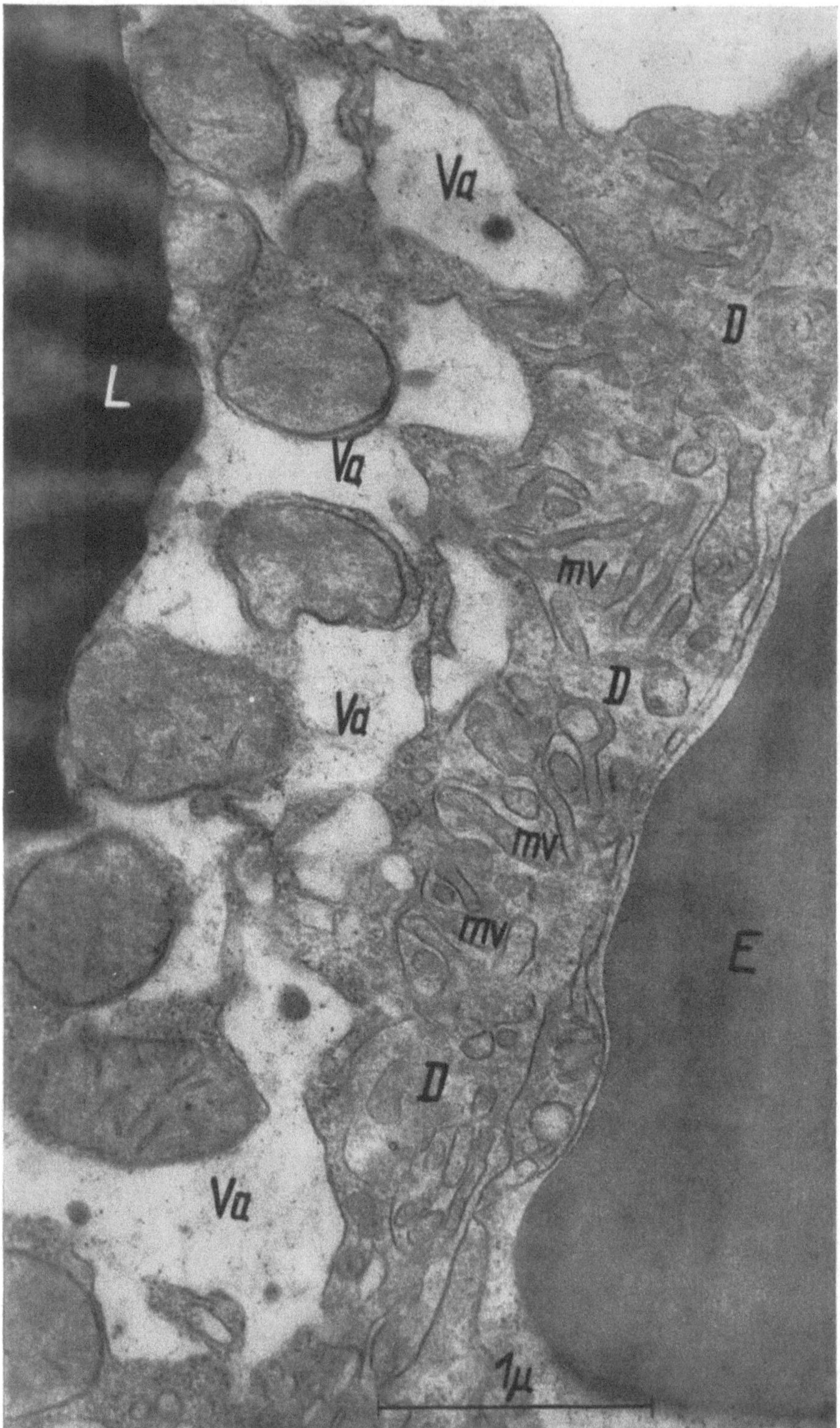
Va
D
L
Va
mv
D
Va
mv
mv
E
D
Va
1μ

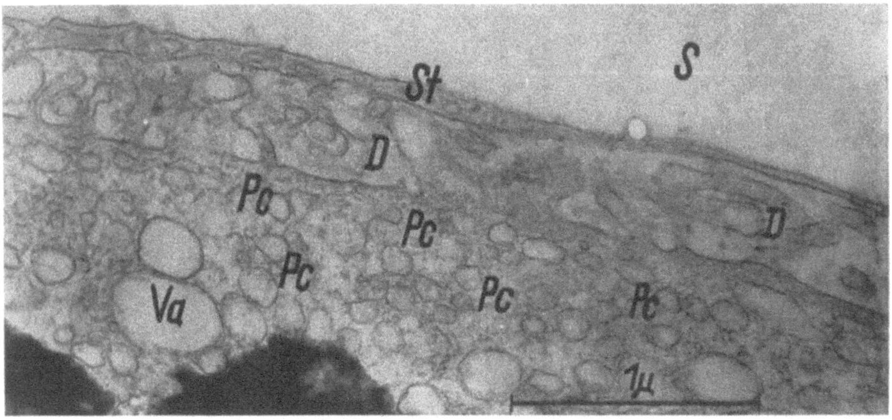

39

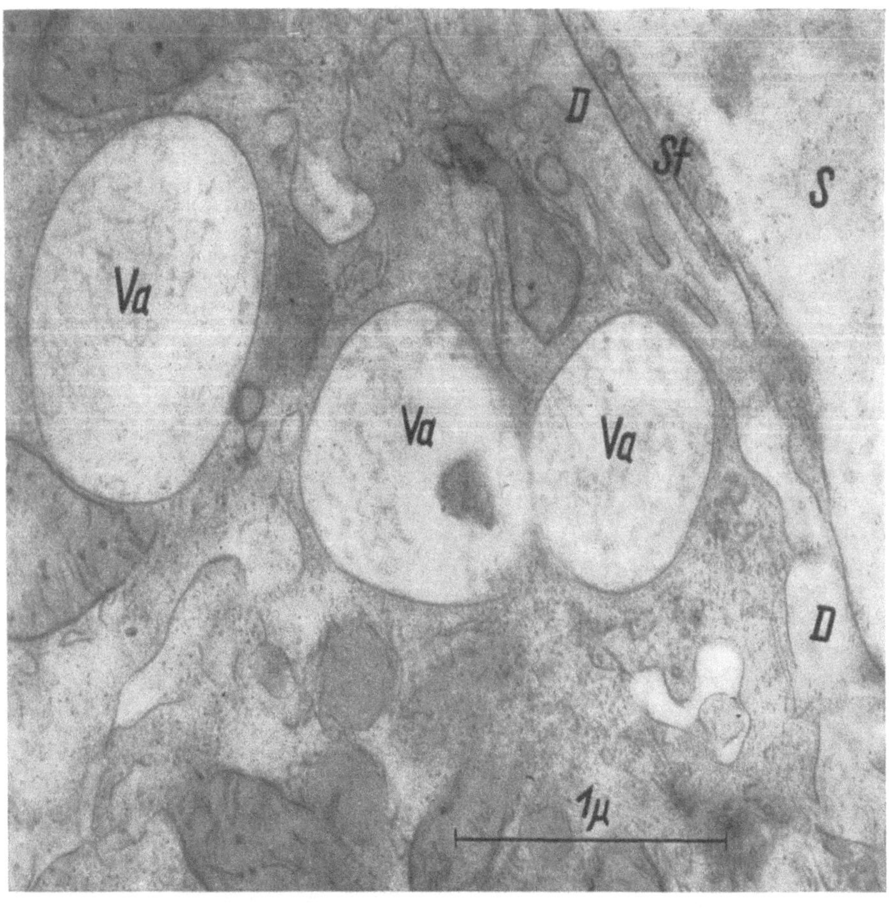

40

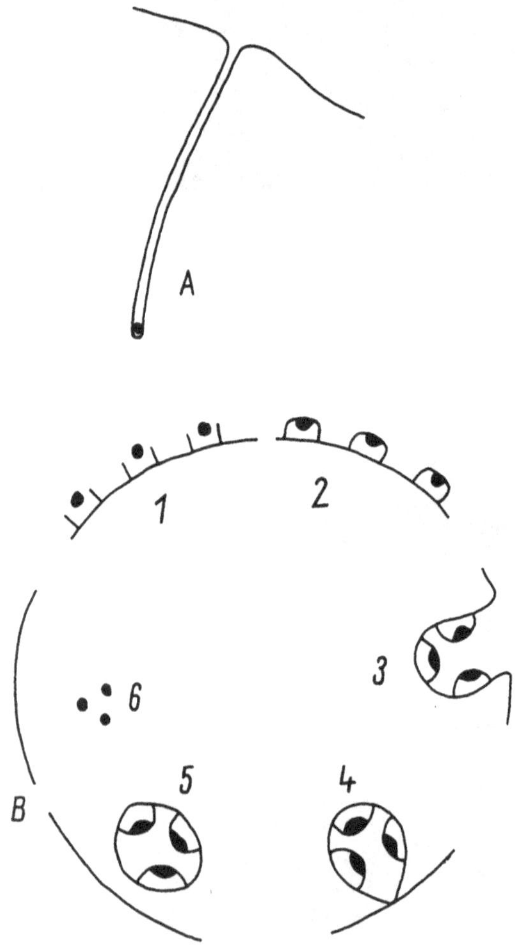

41

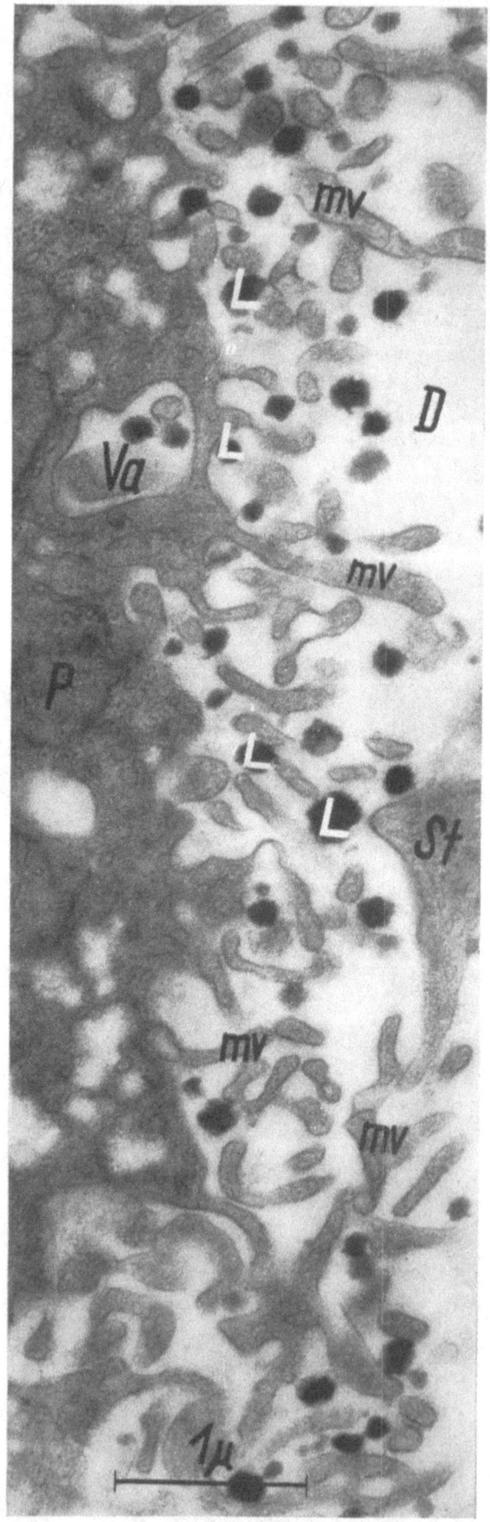

42

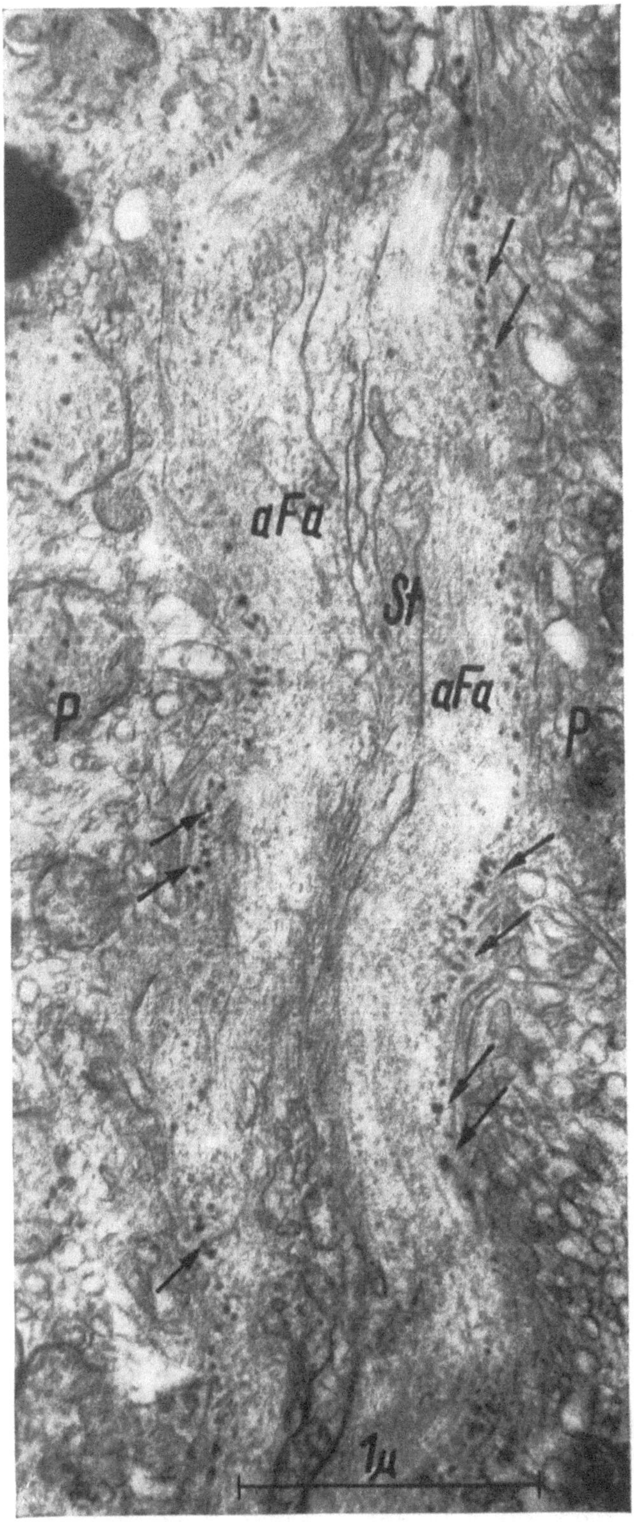

43

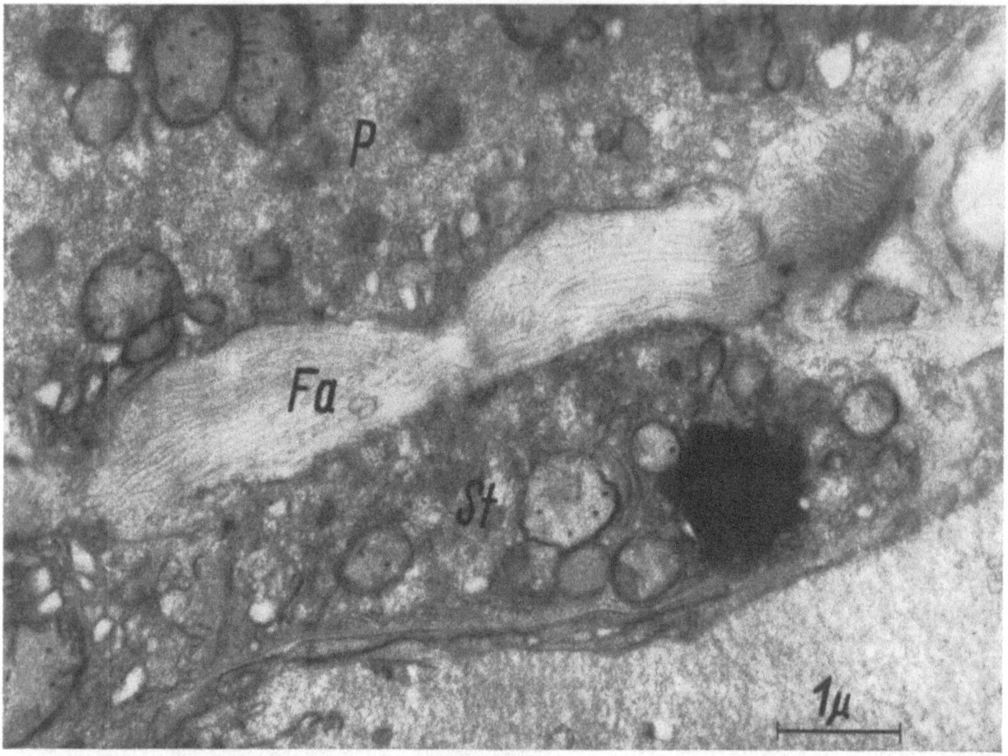

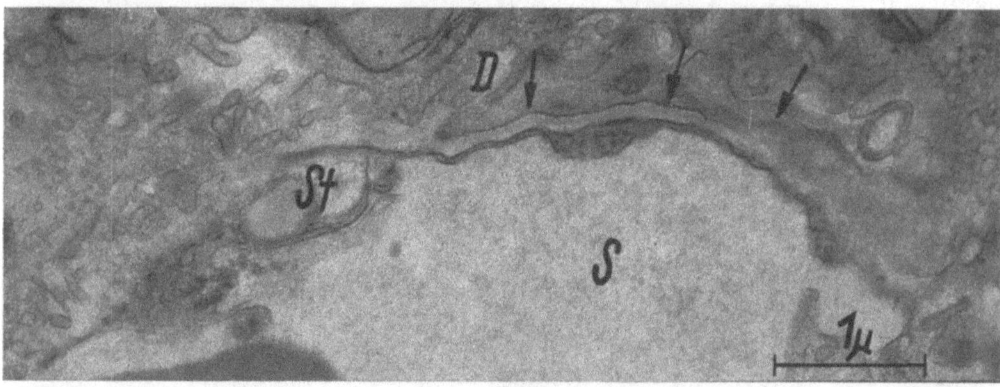

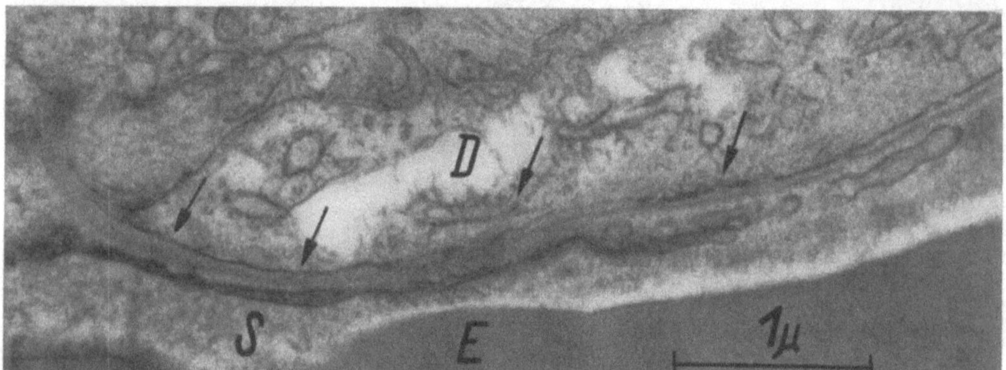

44 45 46

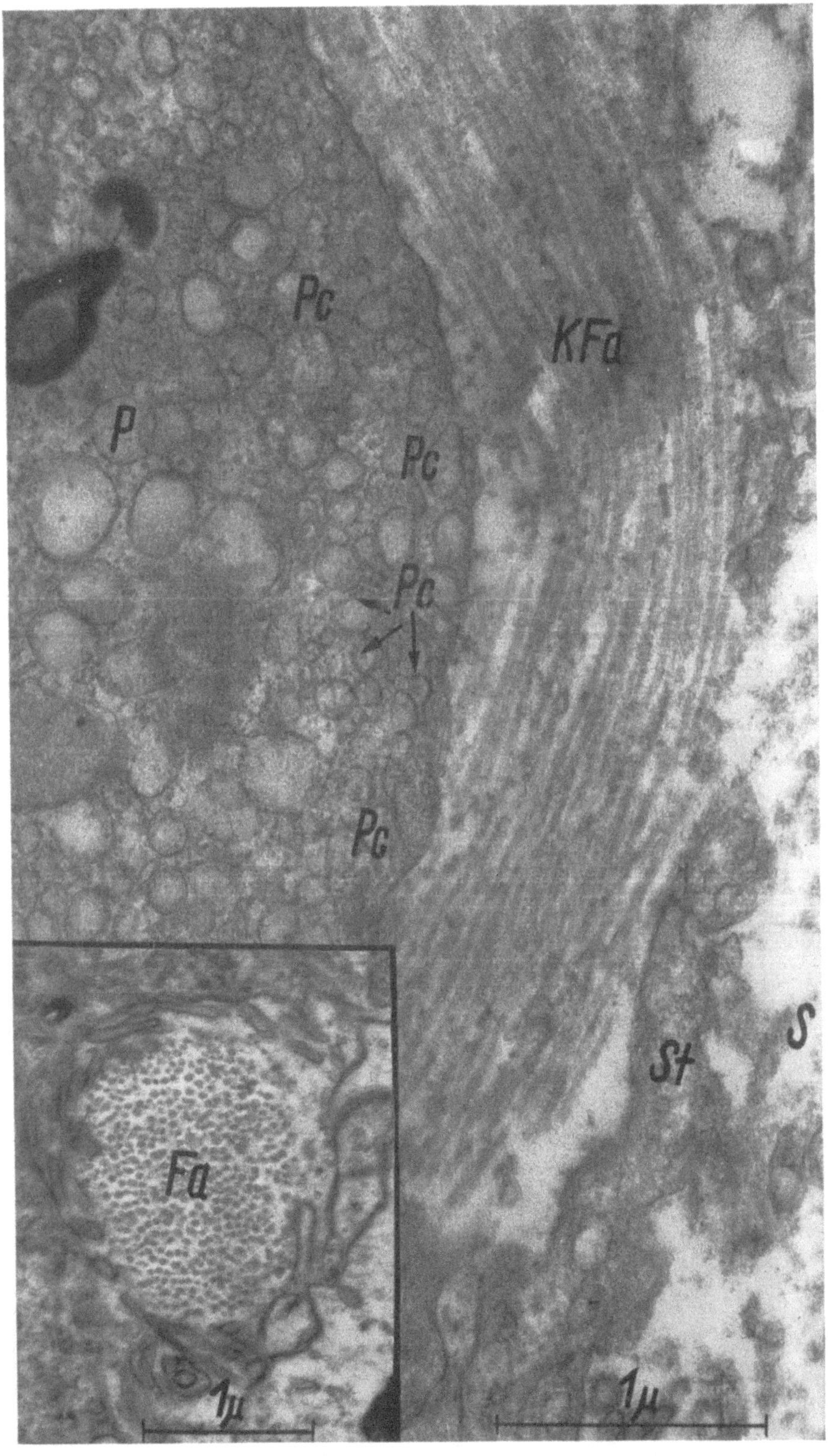

47 48

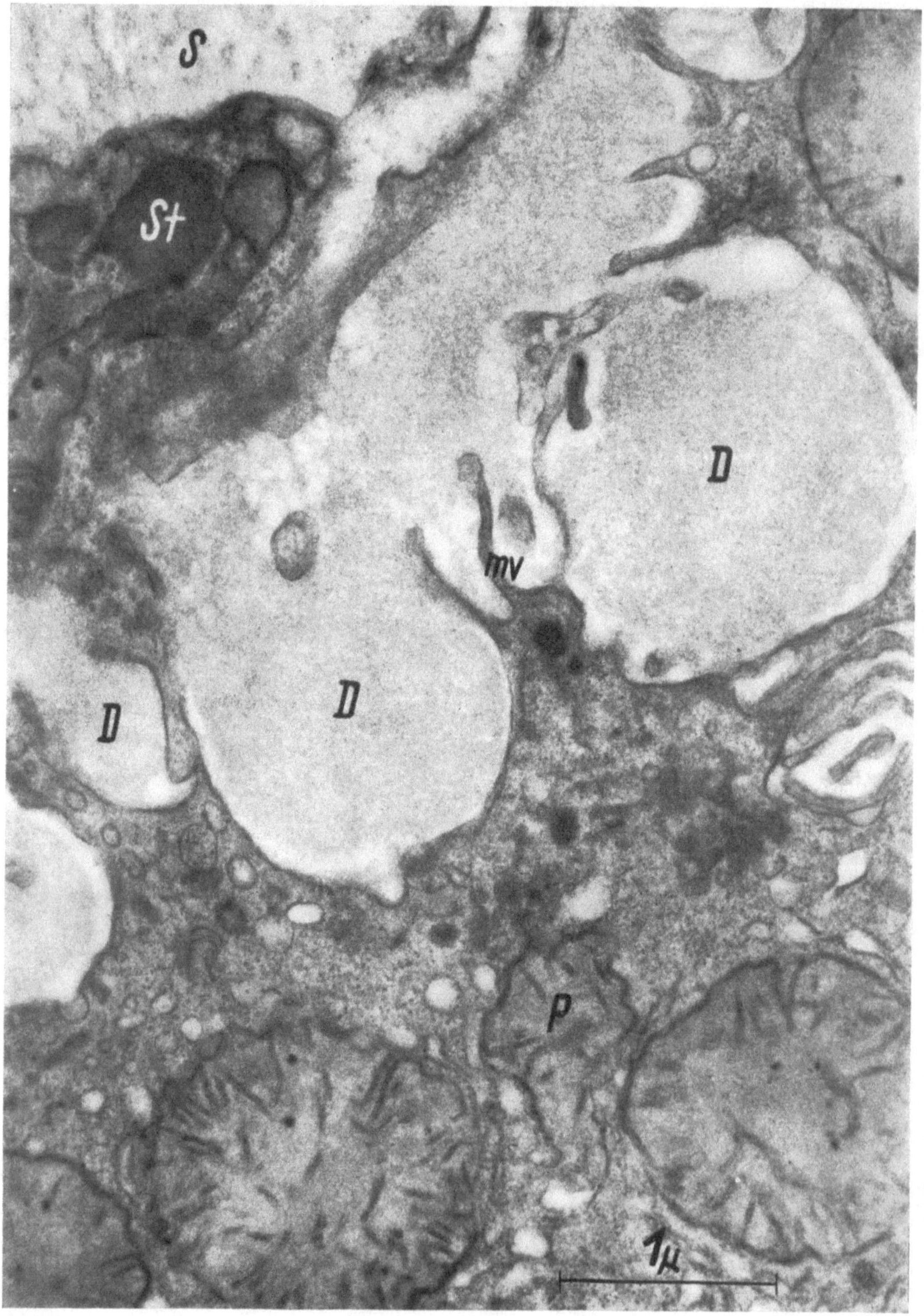

49

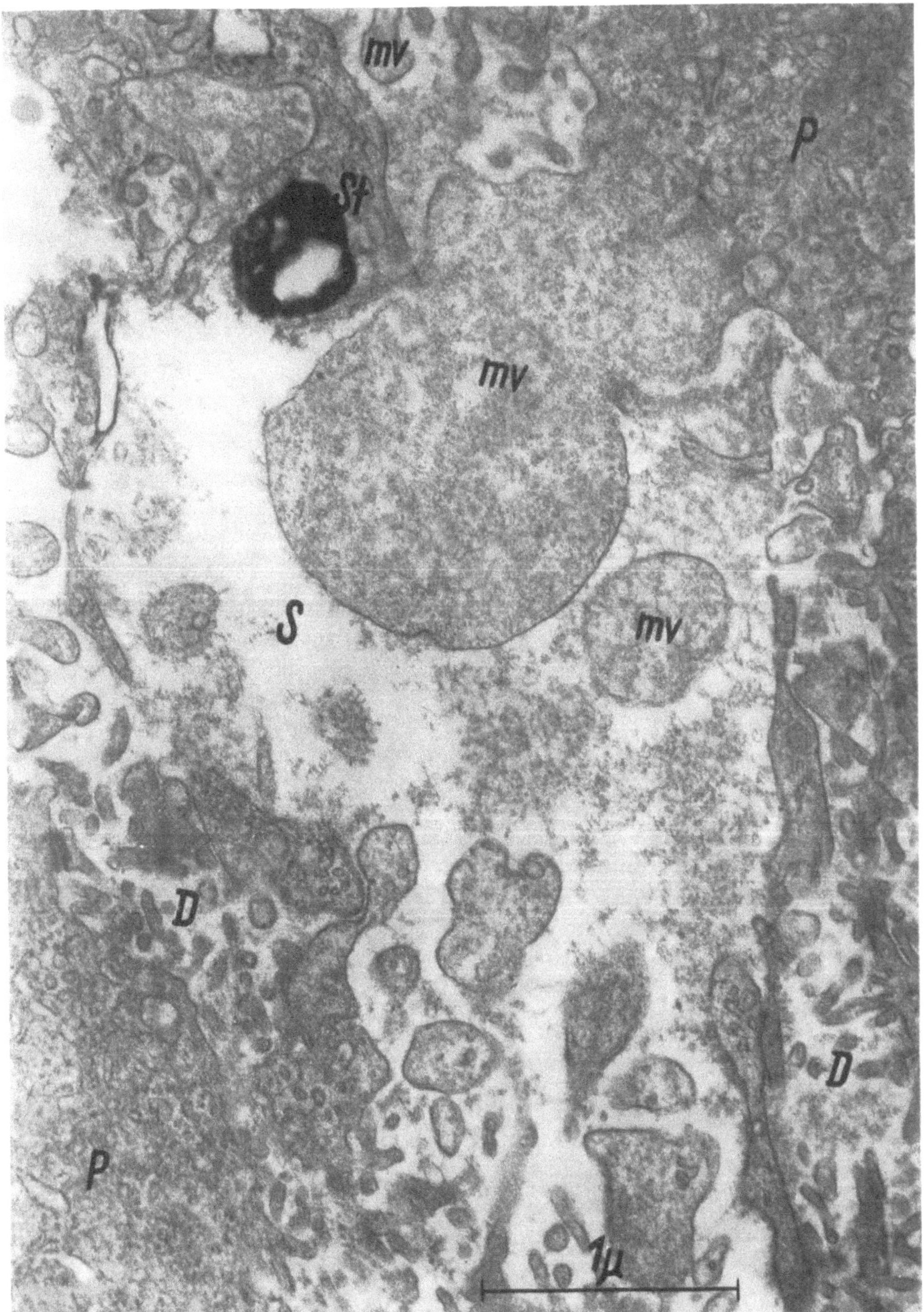
mv
P
St
mv
mv
S
D
D
P
1μ

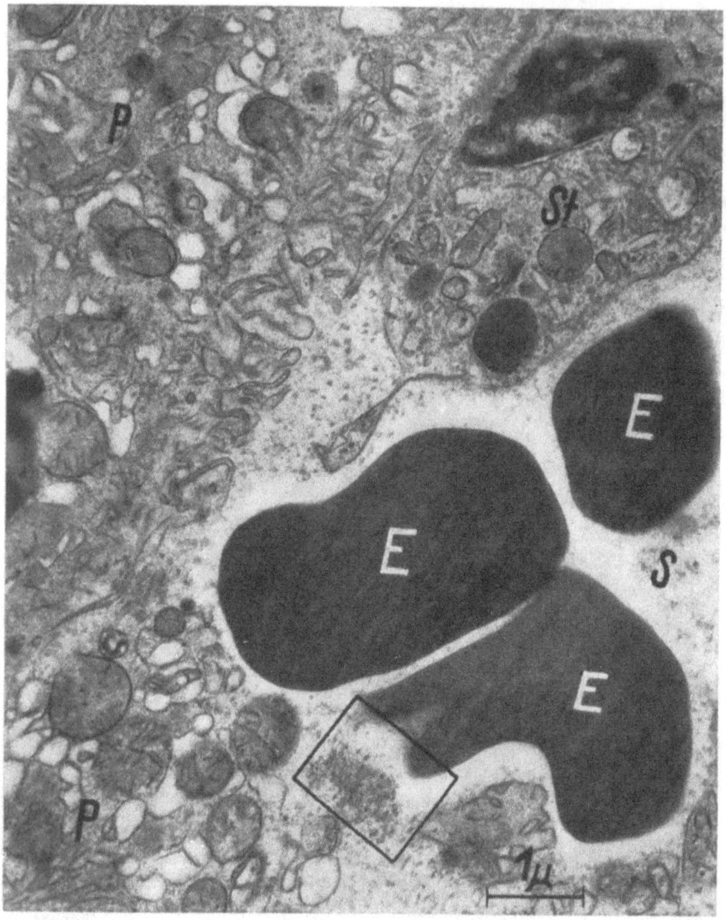

51

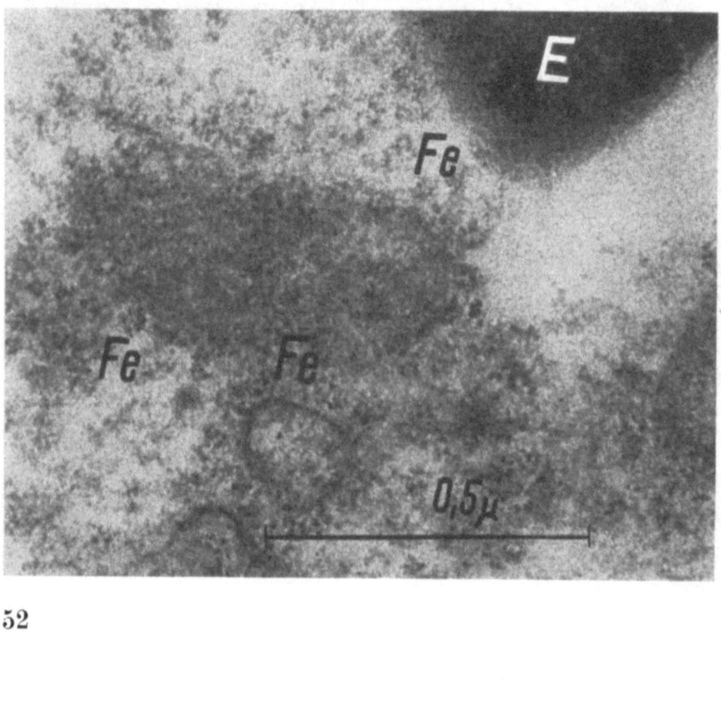

52

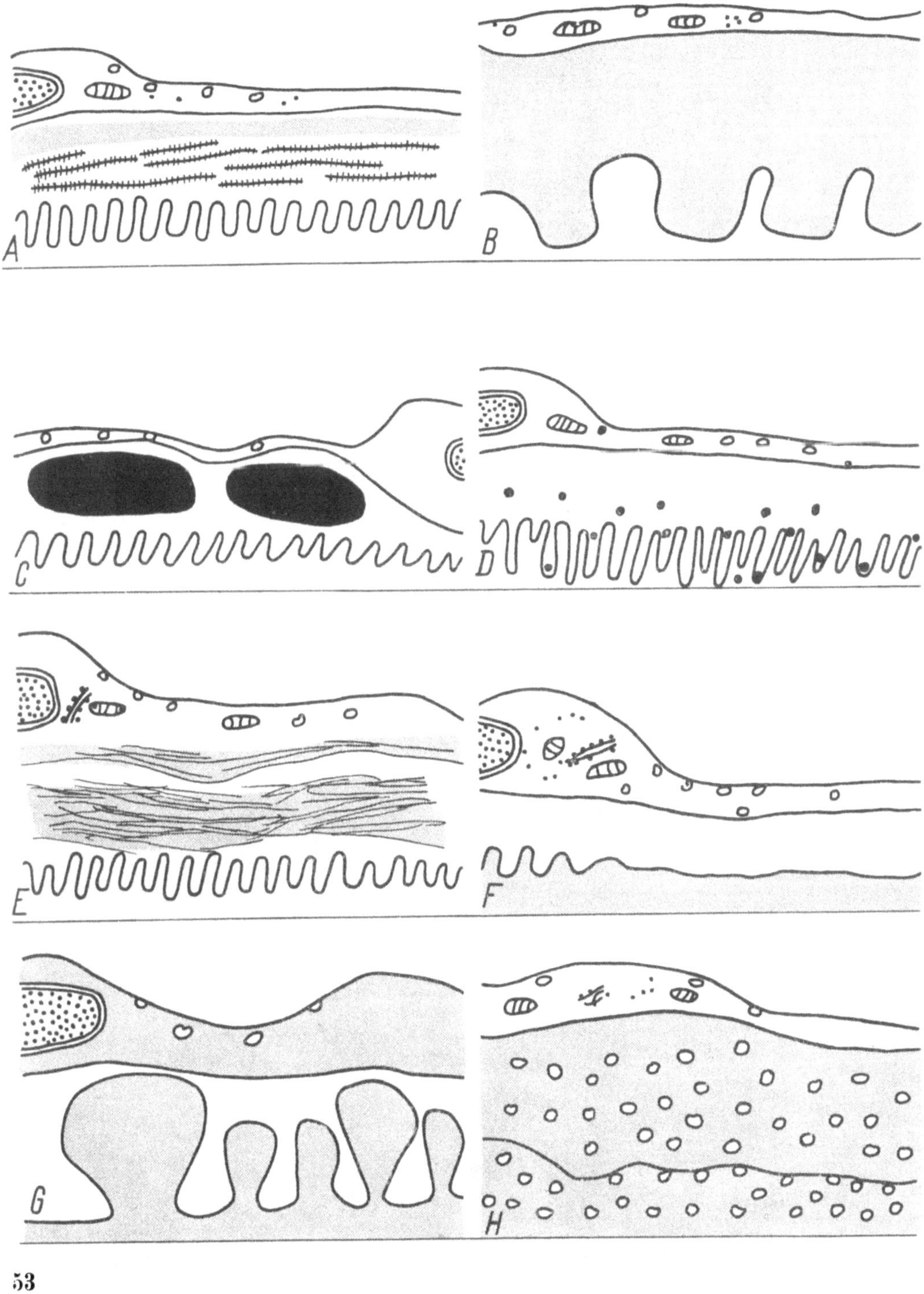
A
B
C
D
E
F
G
H

Die Zellmembran
im Bereich der sich berührenden Leberzellen

The cell membrane in the region of contiguous liver cells

Клеточная мембрана у места
соприкосновения двух печеночных клеток

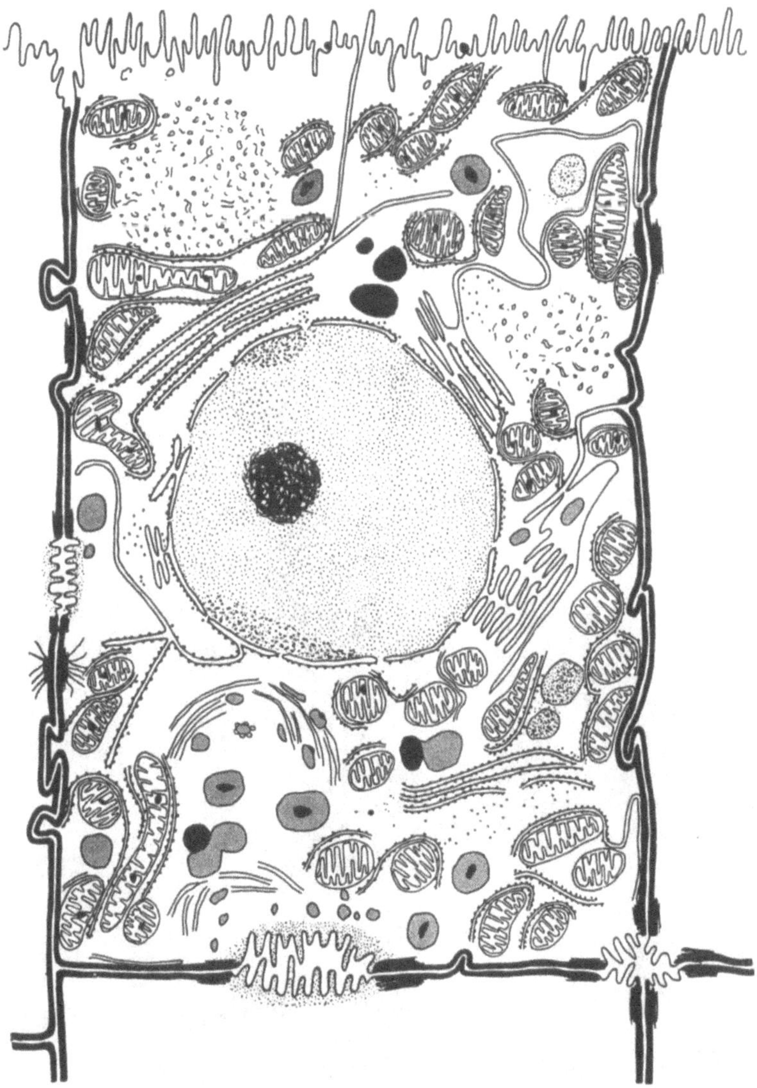

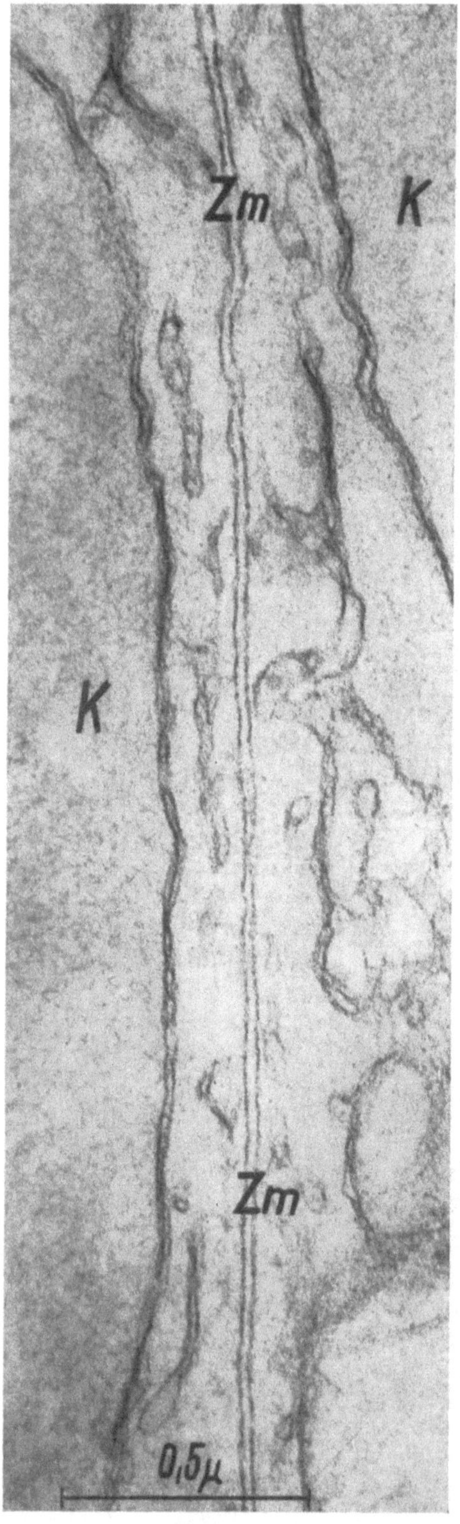

54

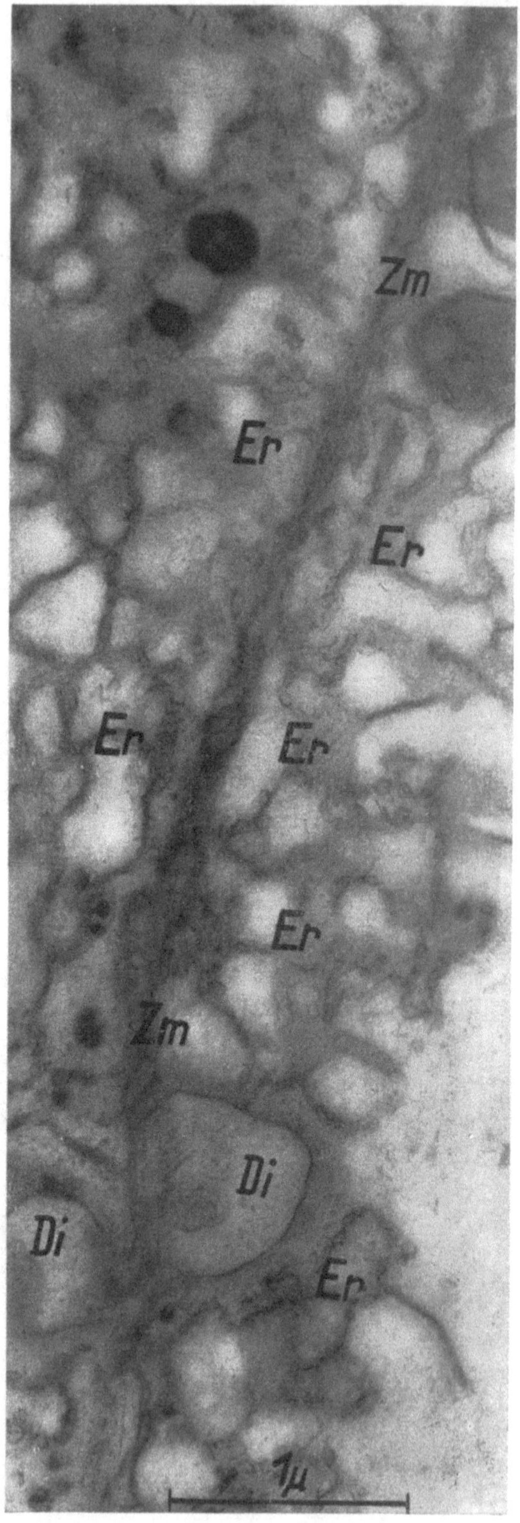

55

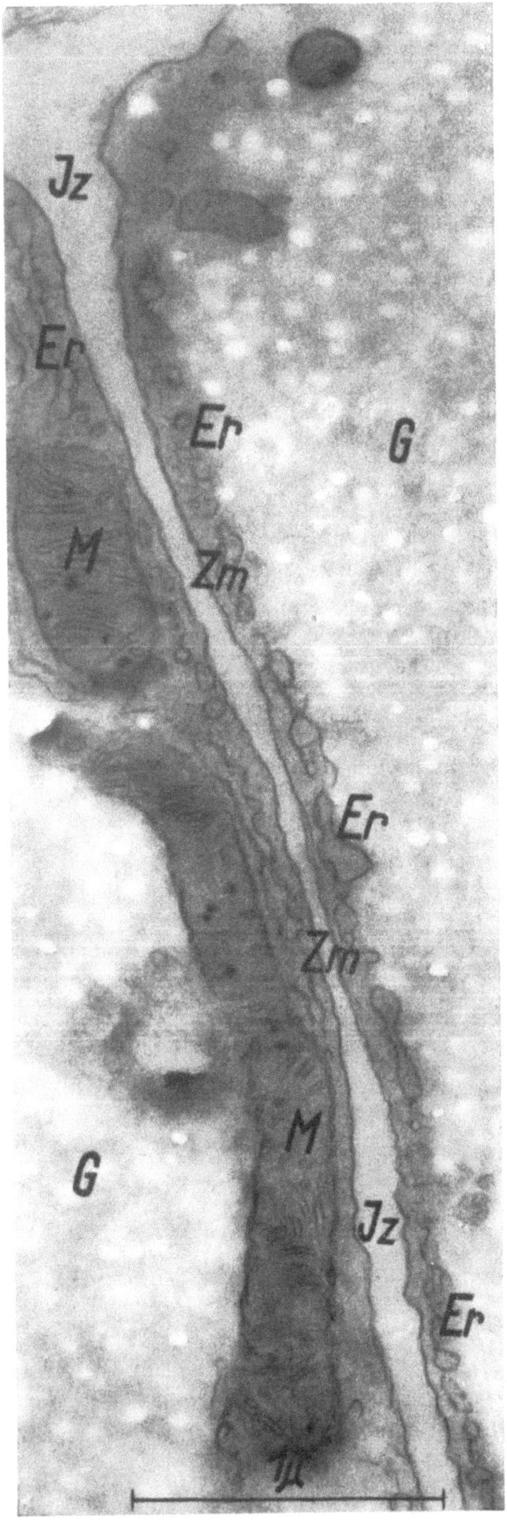

56

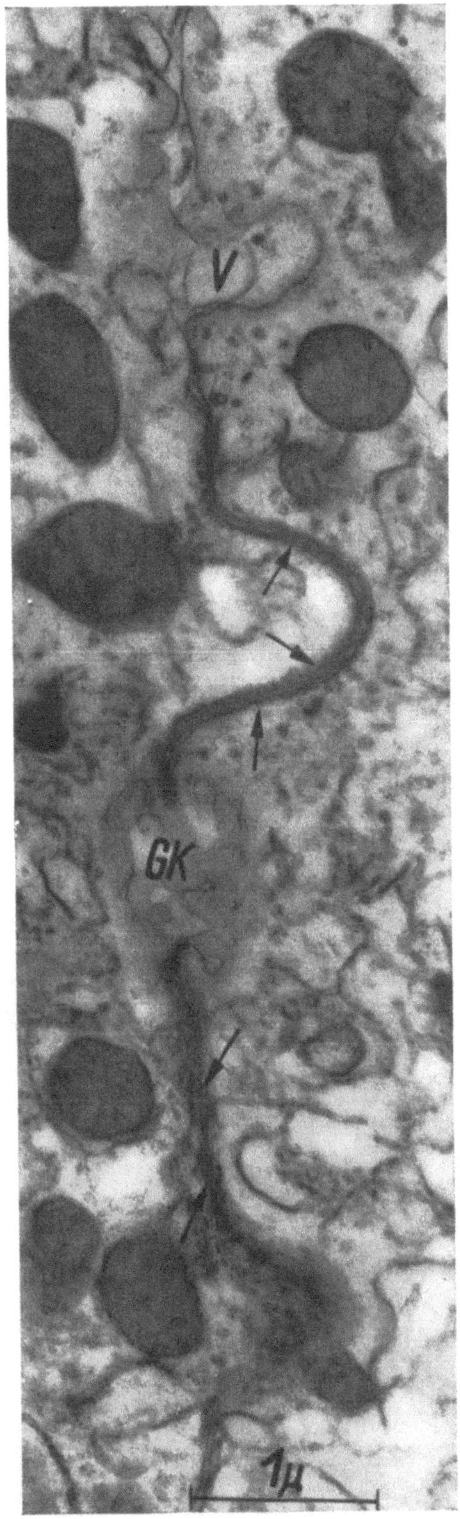

57

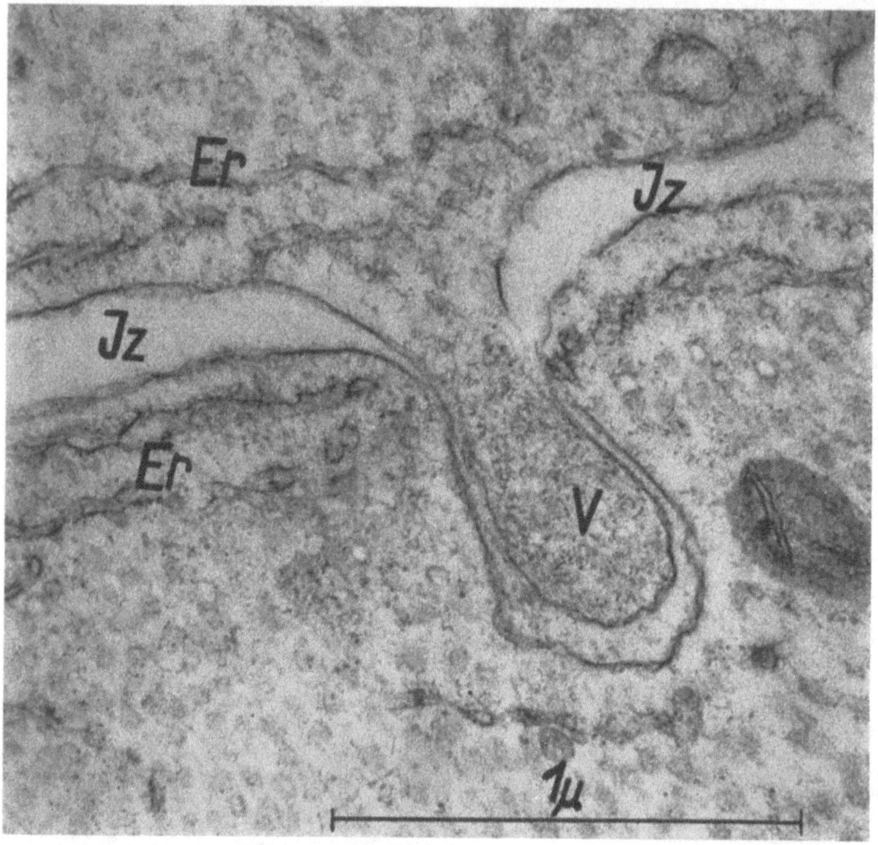

58

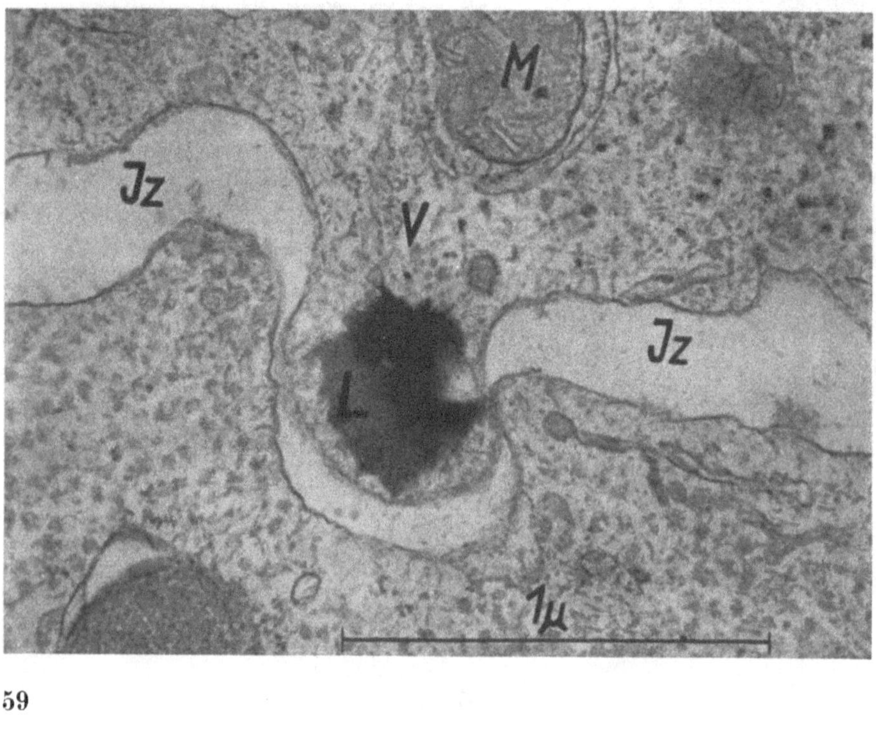

59

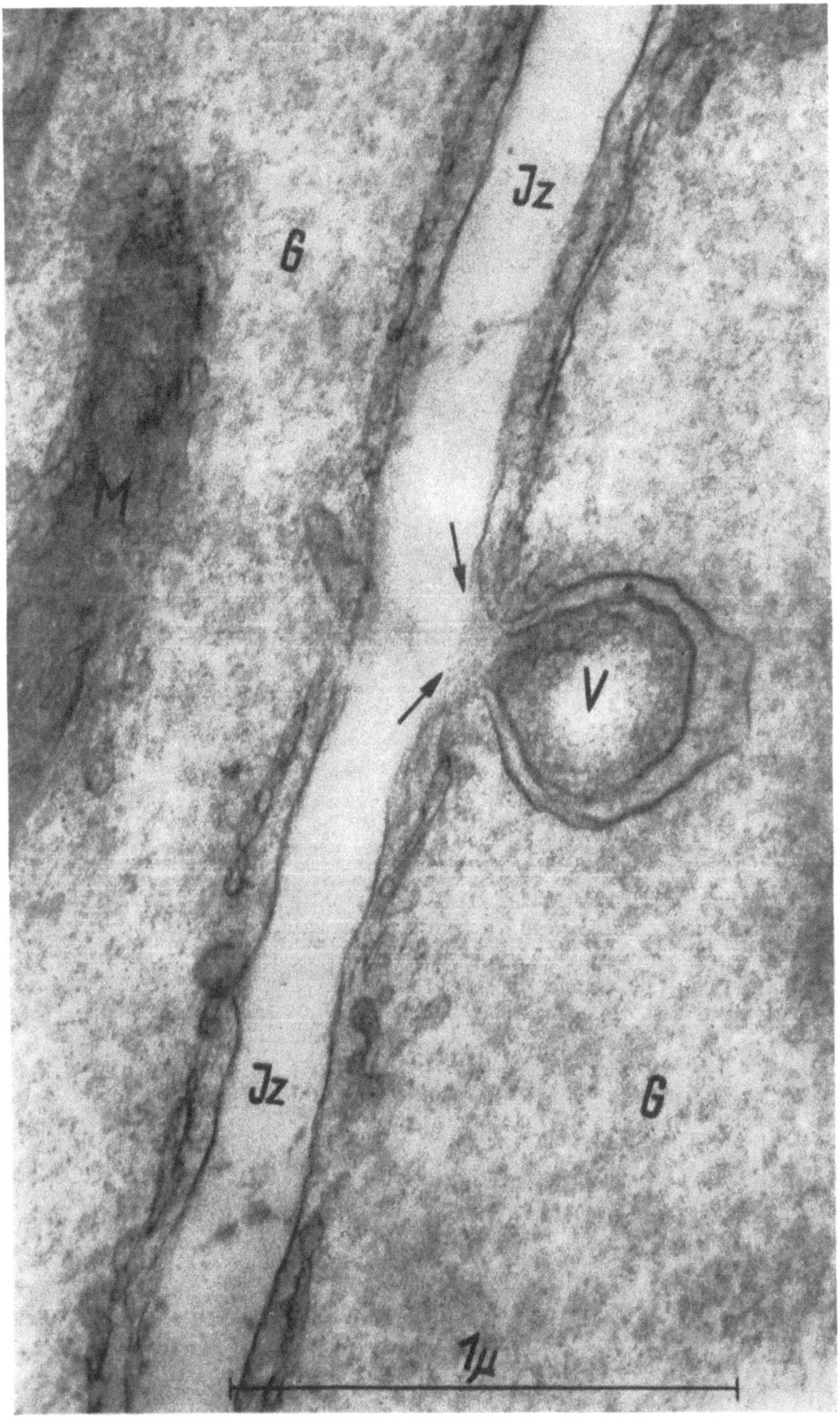
Jz
G
M
V
Jz
G
1µ

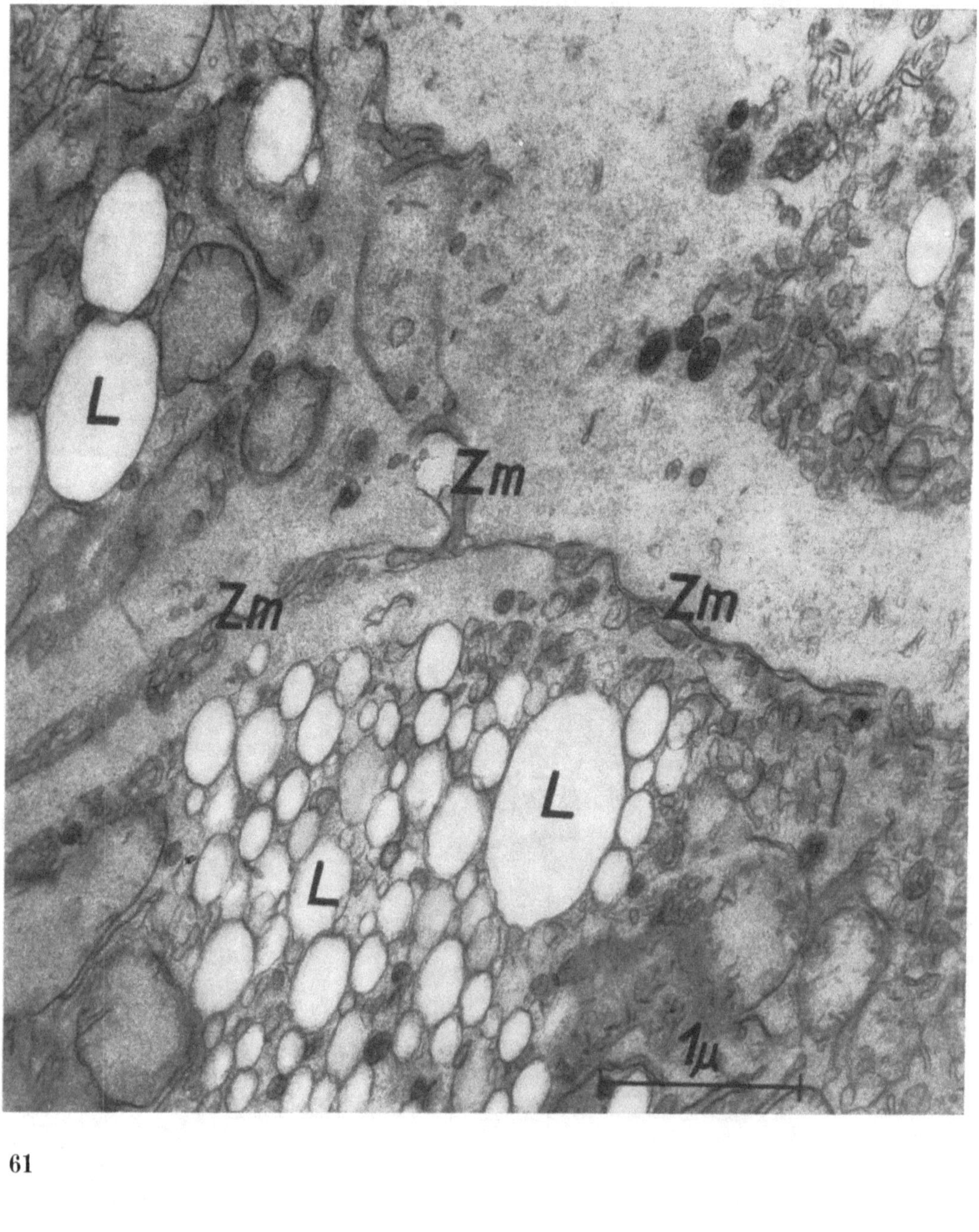

61

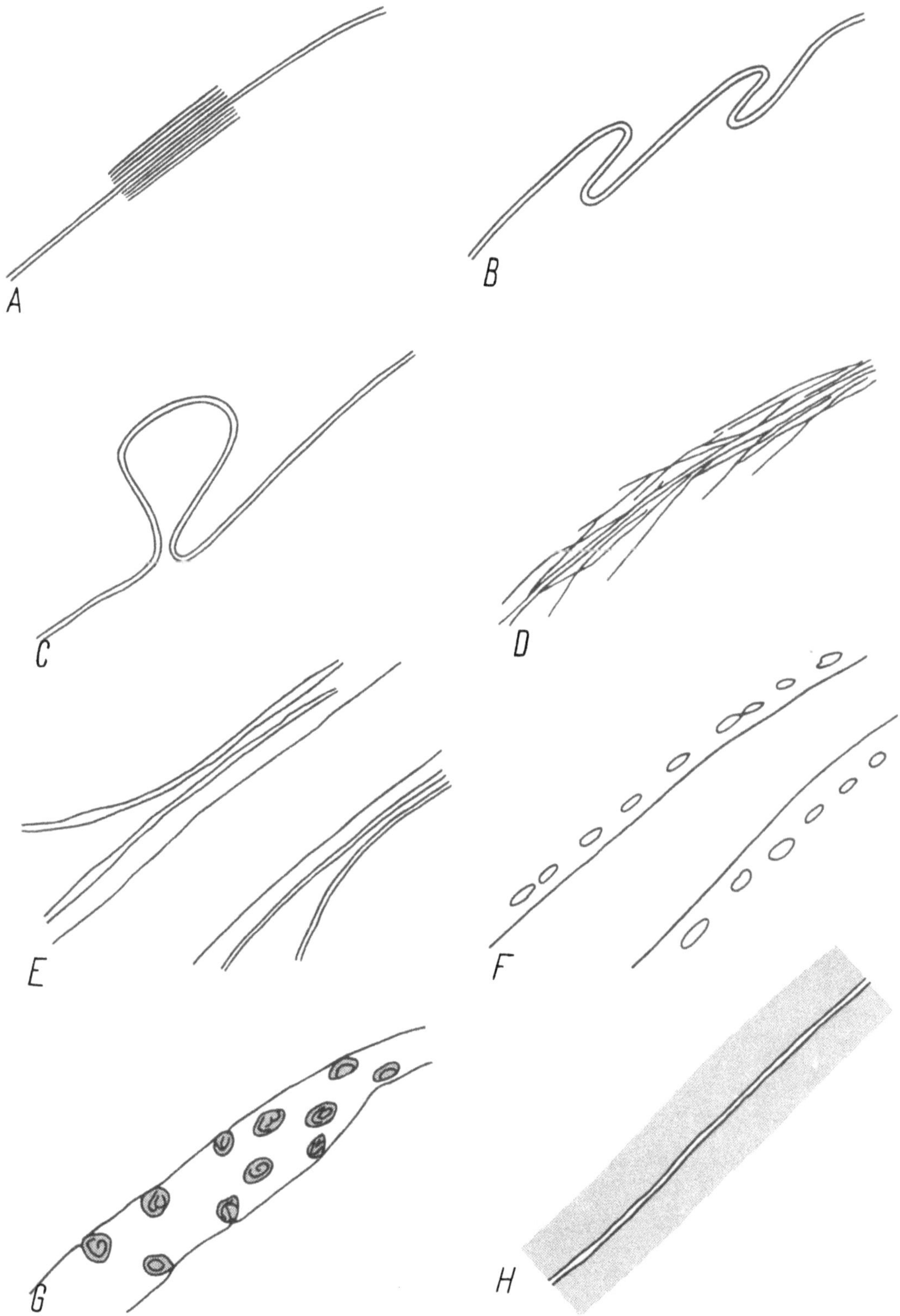
A
B
C
D
E
F
G
H

Das endoplasmatische Reticulum und seine Veränderungen

The endoplasmic reticulum and its changes

Эндоплазматический ретикулум и его изменения

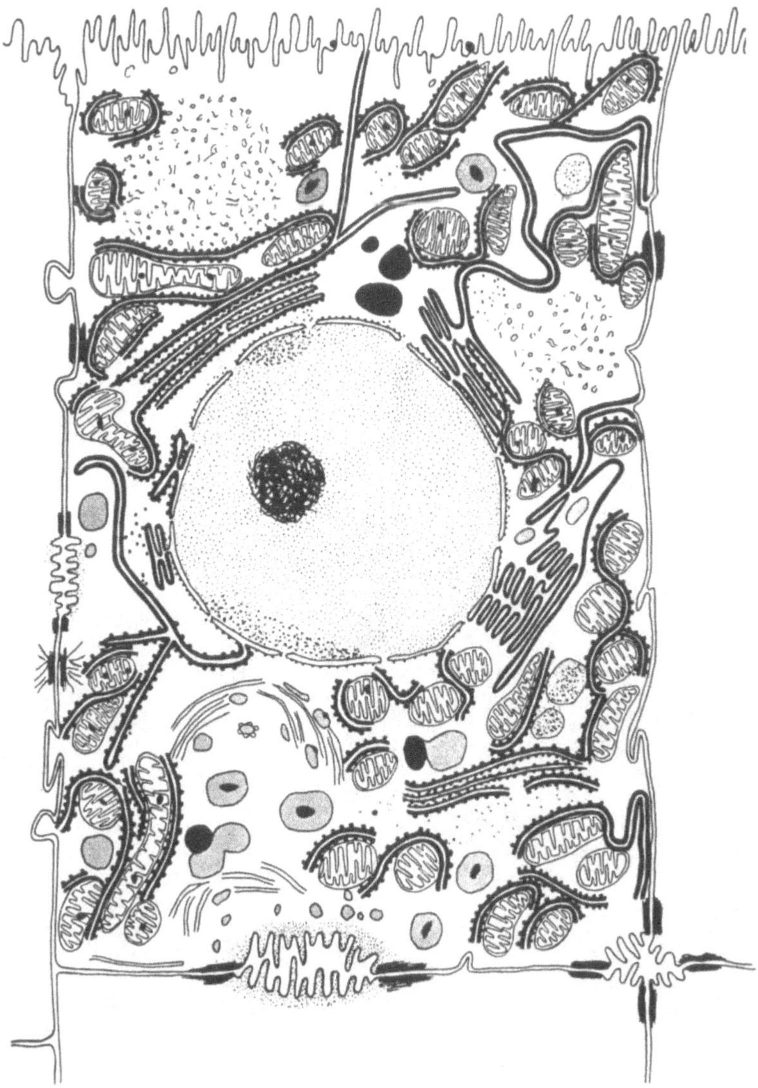

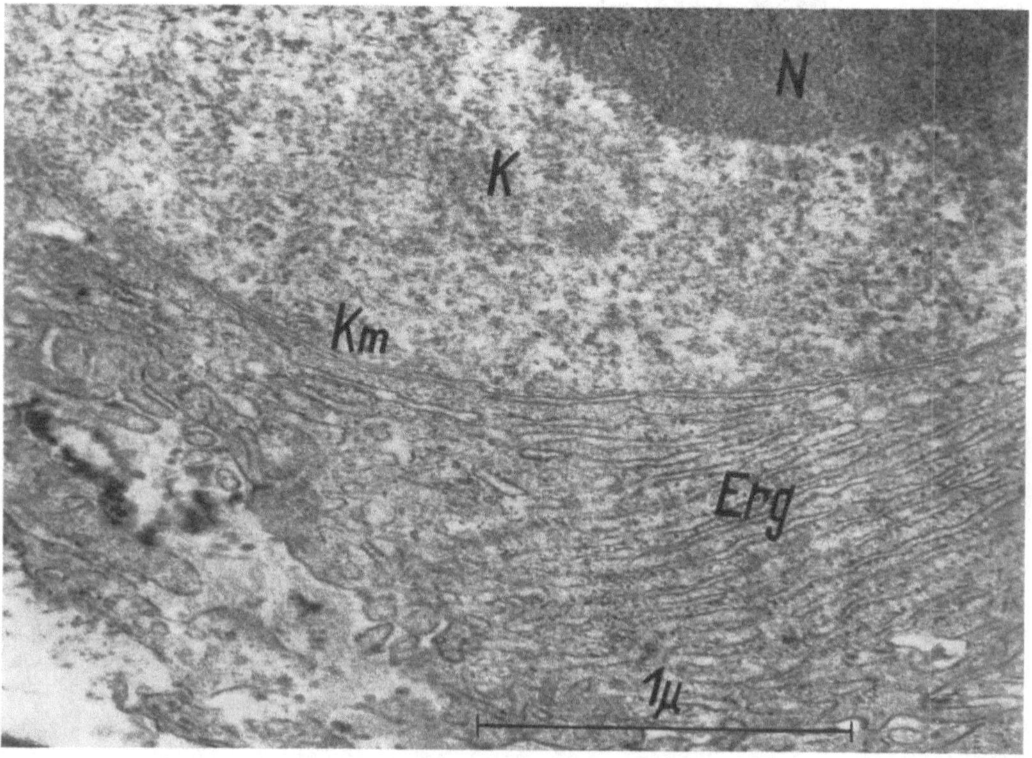

63

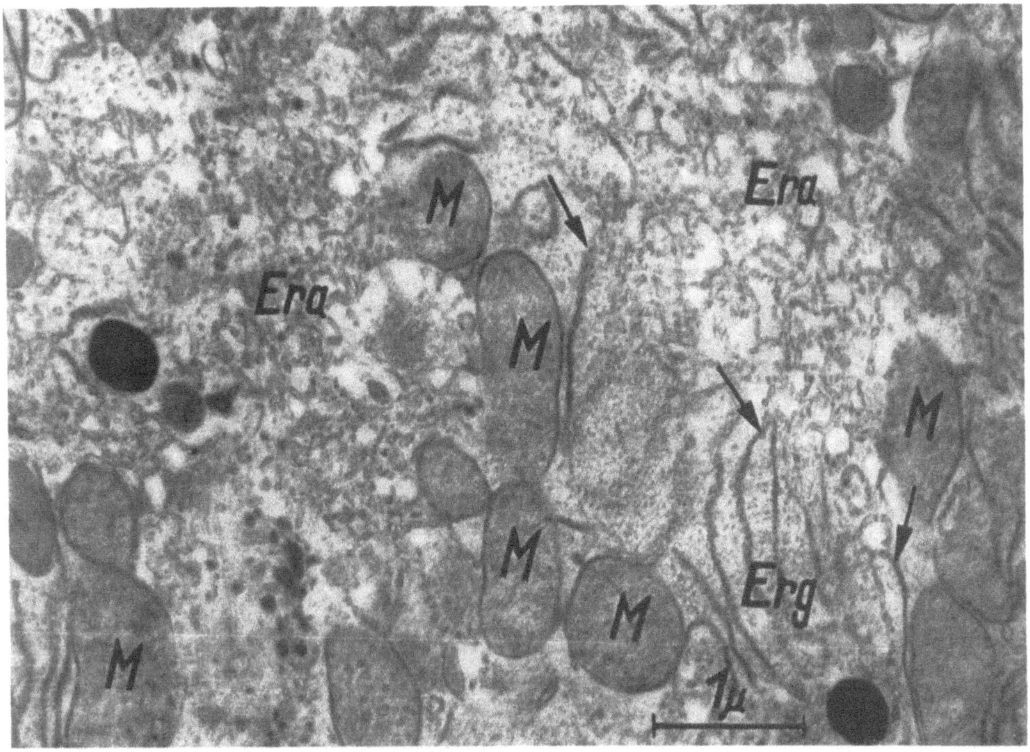

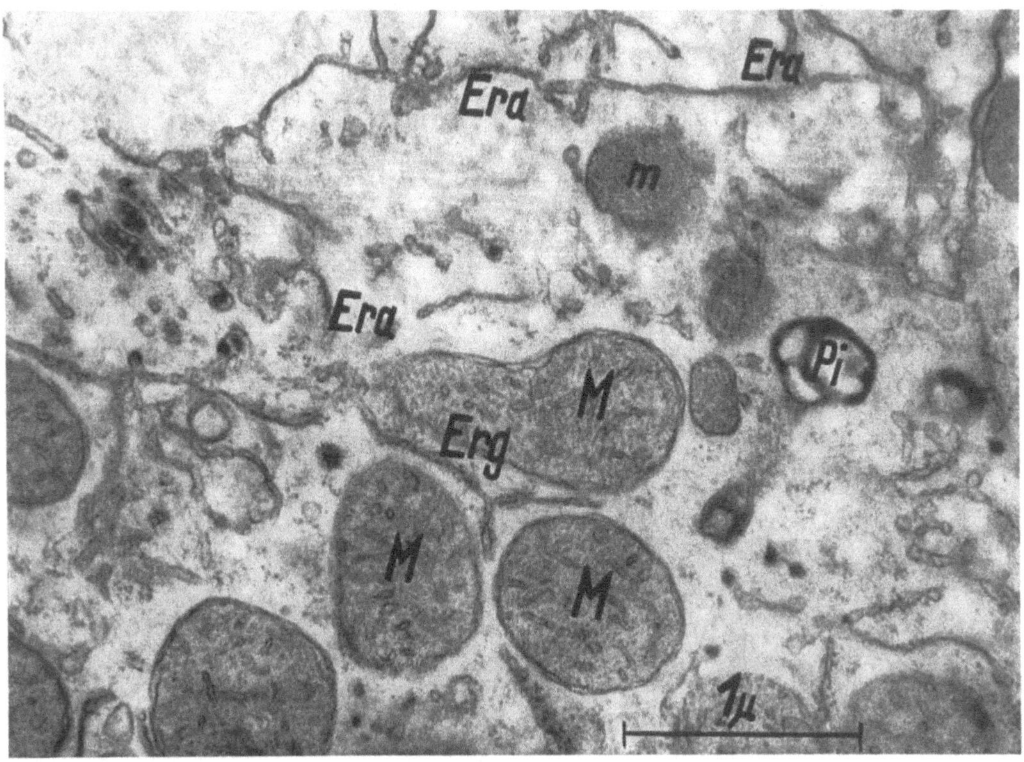

64 65

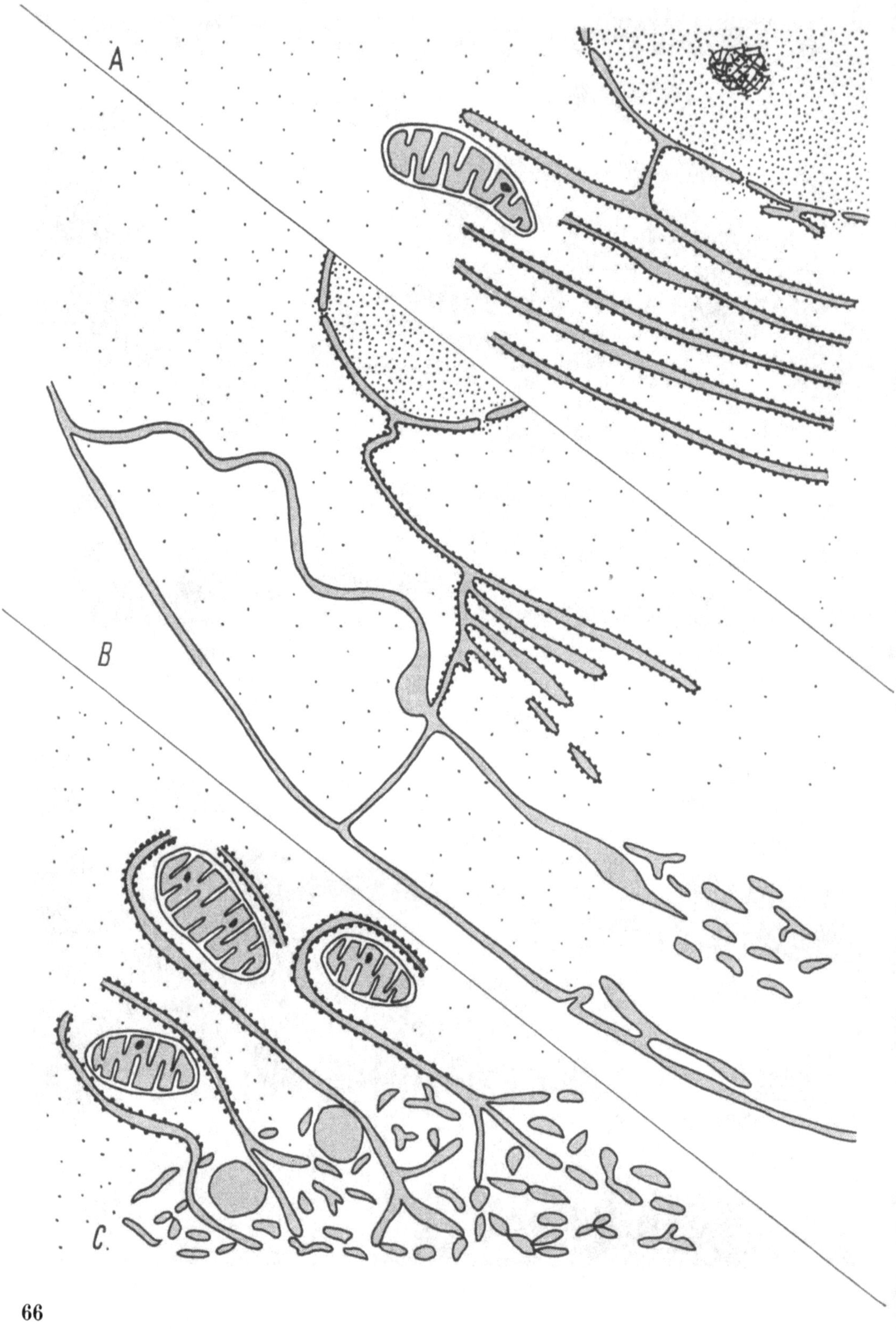
A
B
C

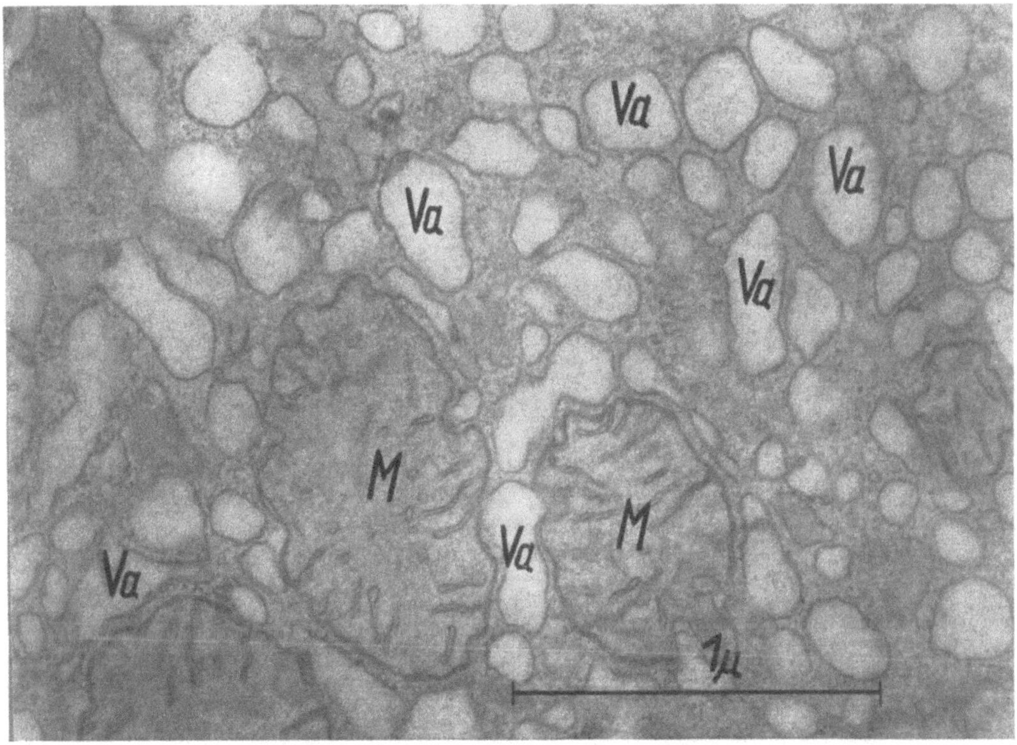

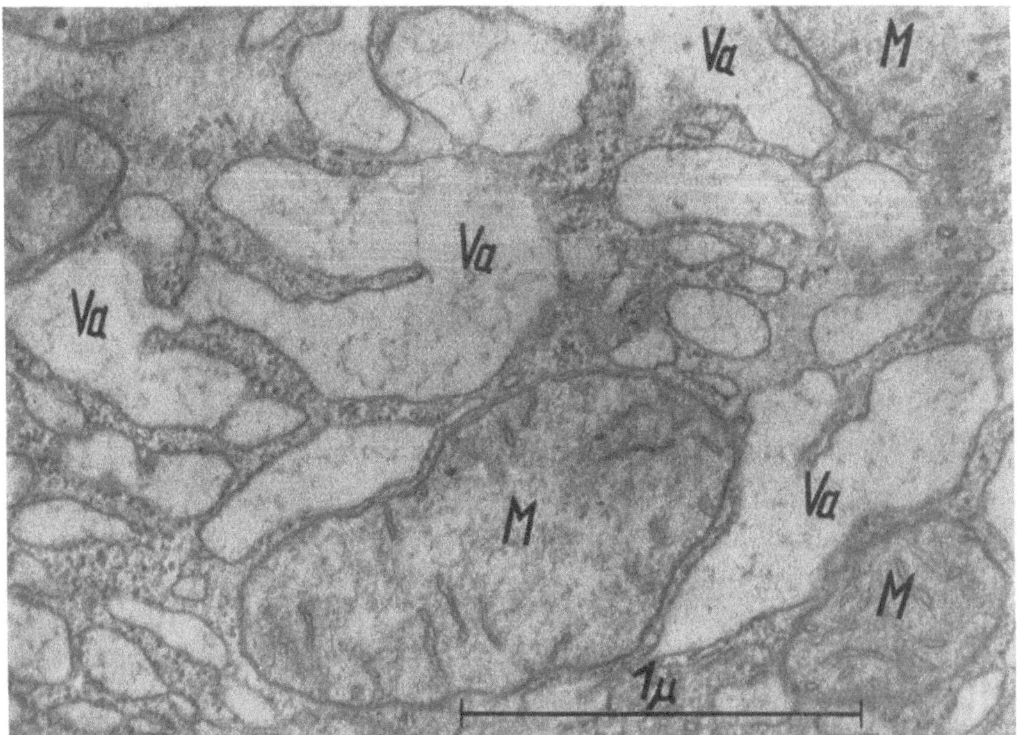

67 68

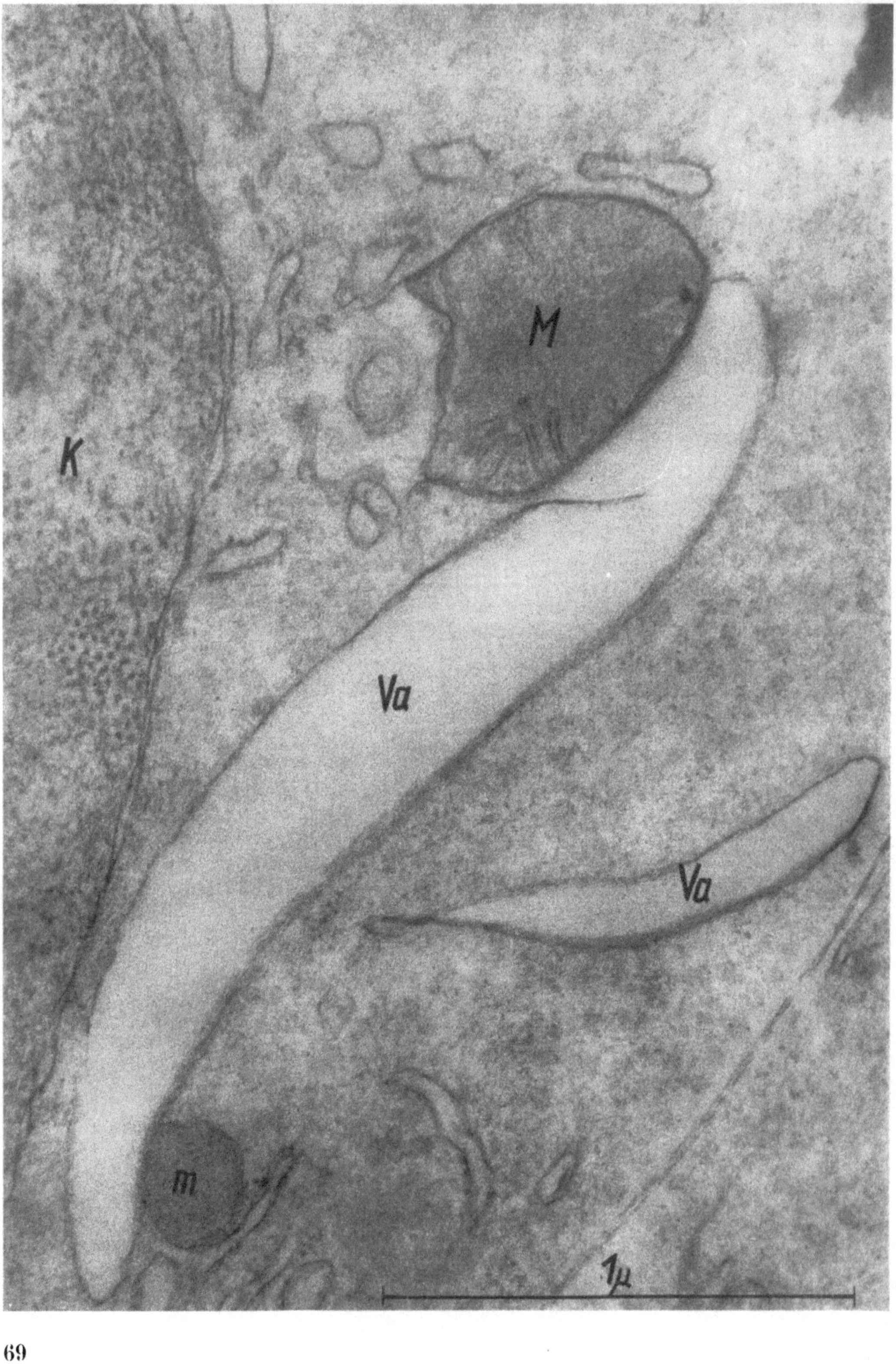

69

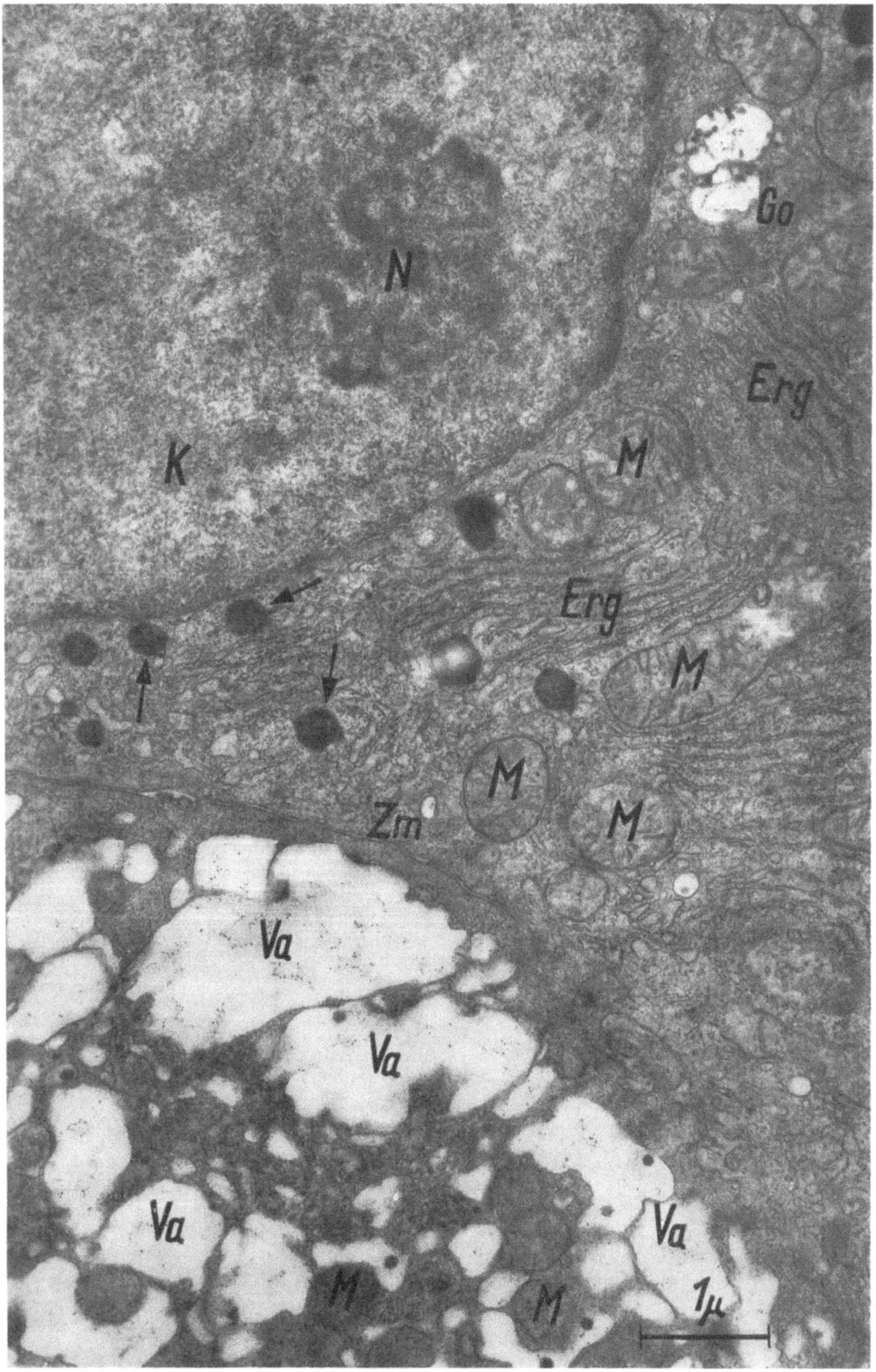

N
Go
Erg
K
M
Erg
M
M
Zm
M
Va
Va
Va
Va
M
M
1μ

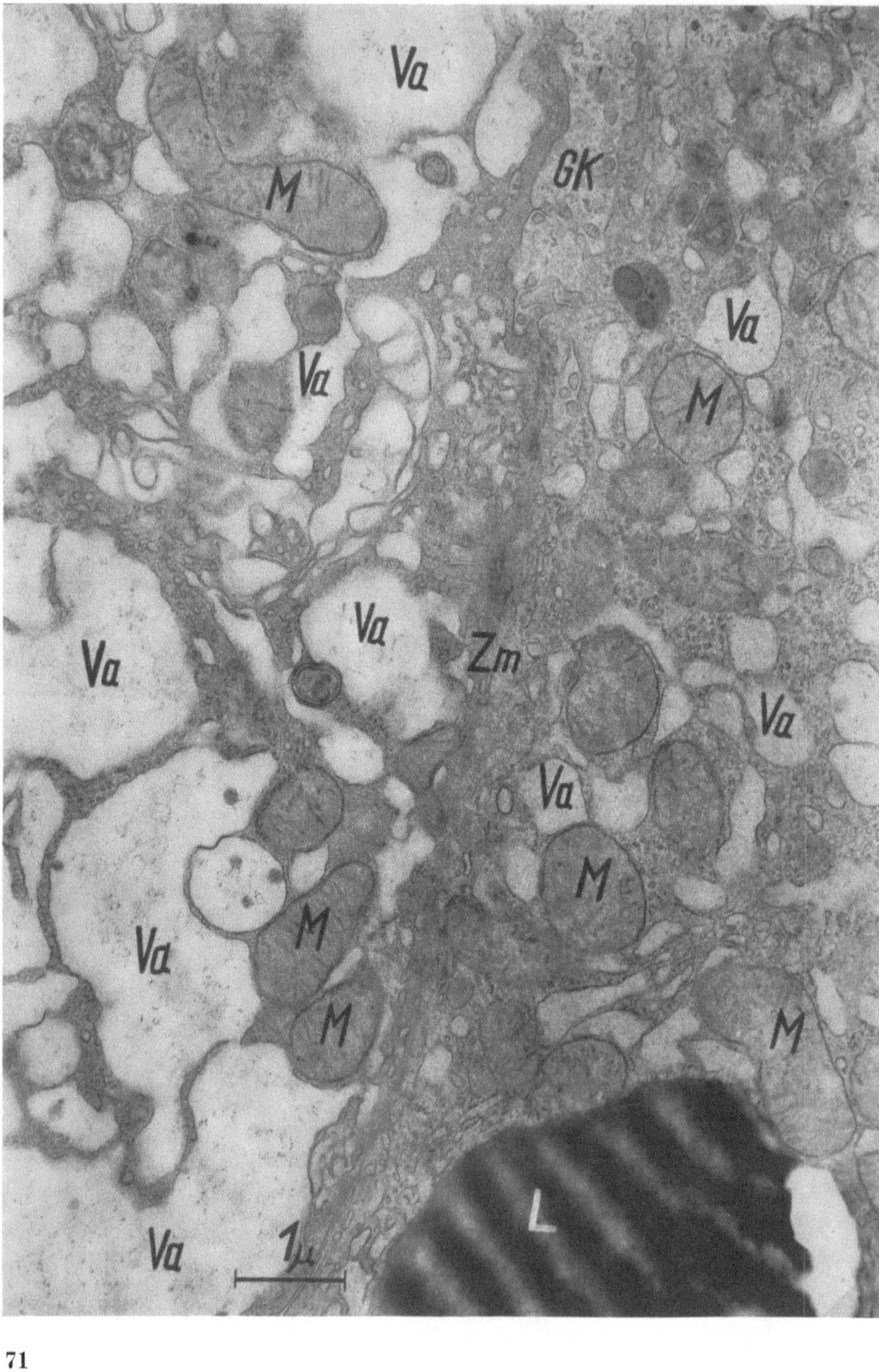
Va
GK
M
Va
Va
M
Va
Zm
Va
Va
Va
M
M
Va
M
M
M
L
Va
1μ

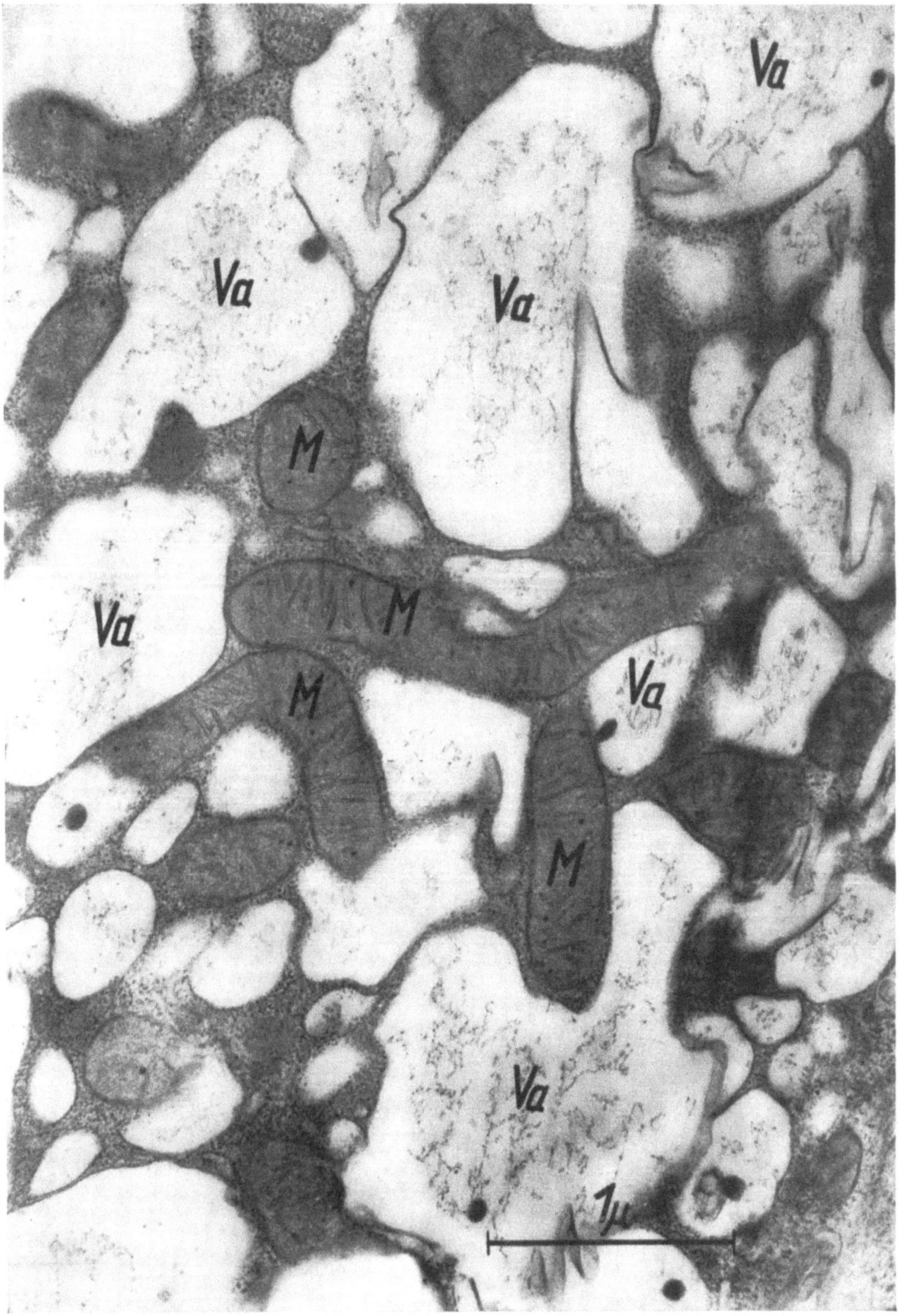
Va
Va
Va
M
Va
M
M
Va
M
Va
1μ

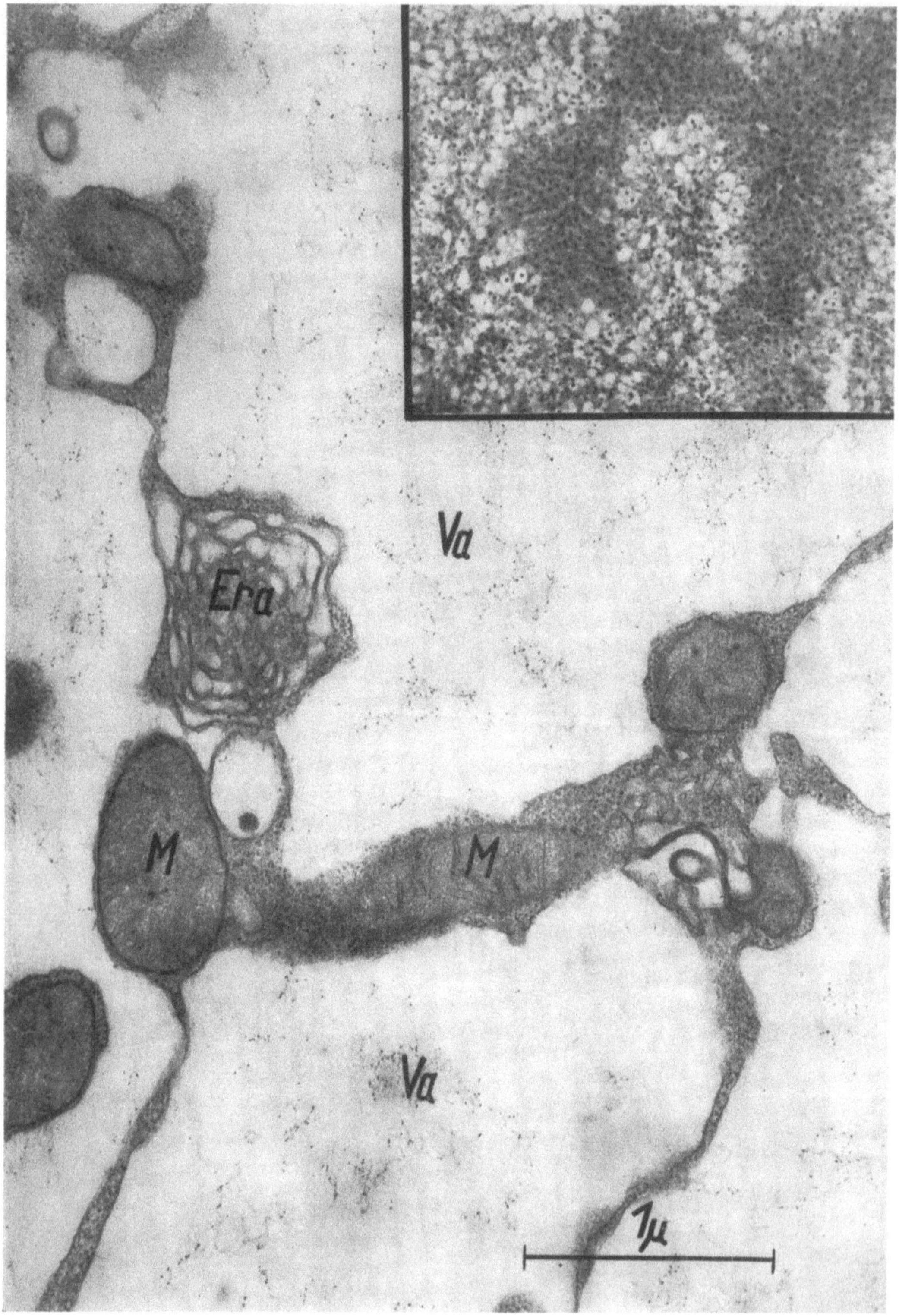

73 74

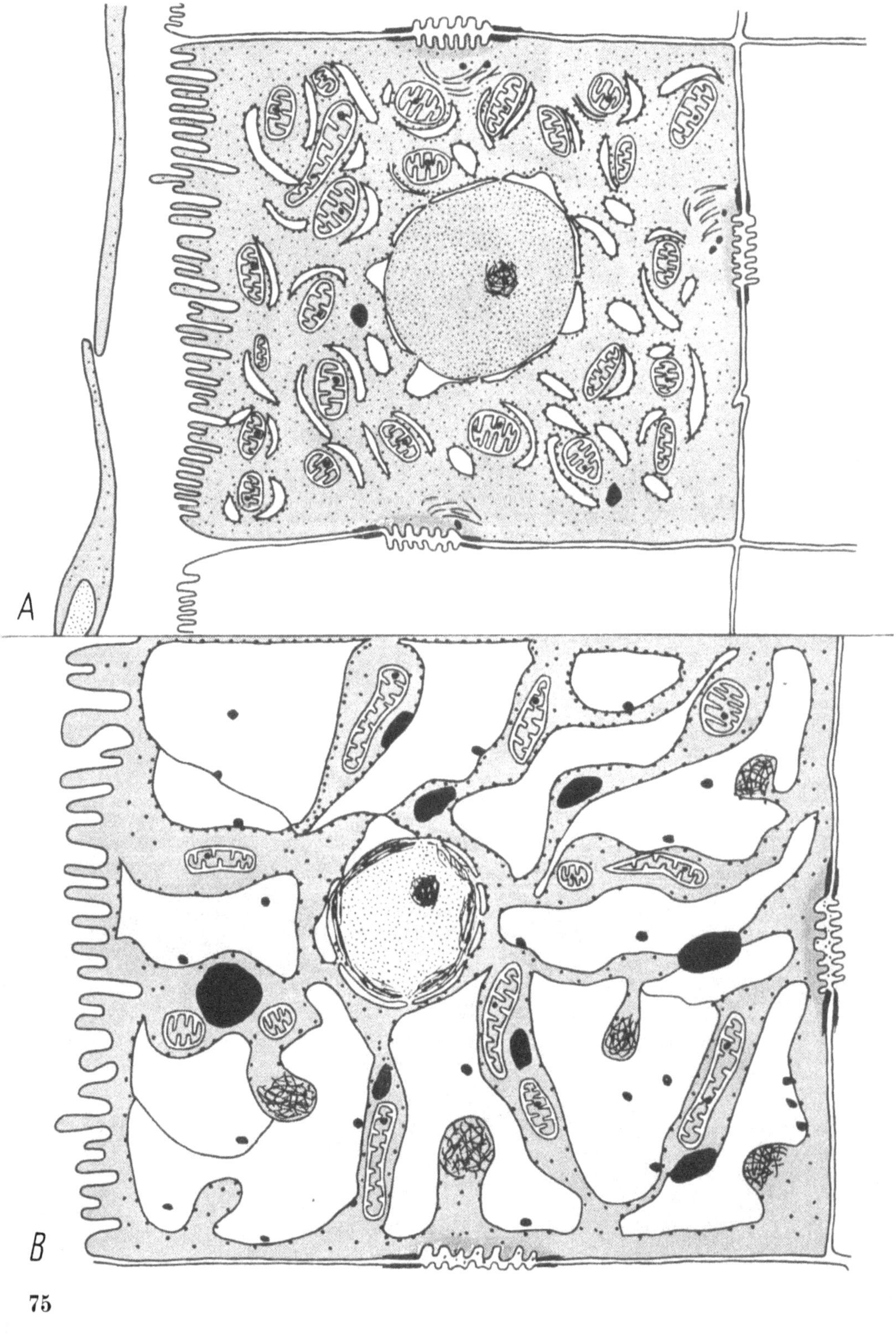
A
B

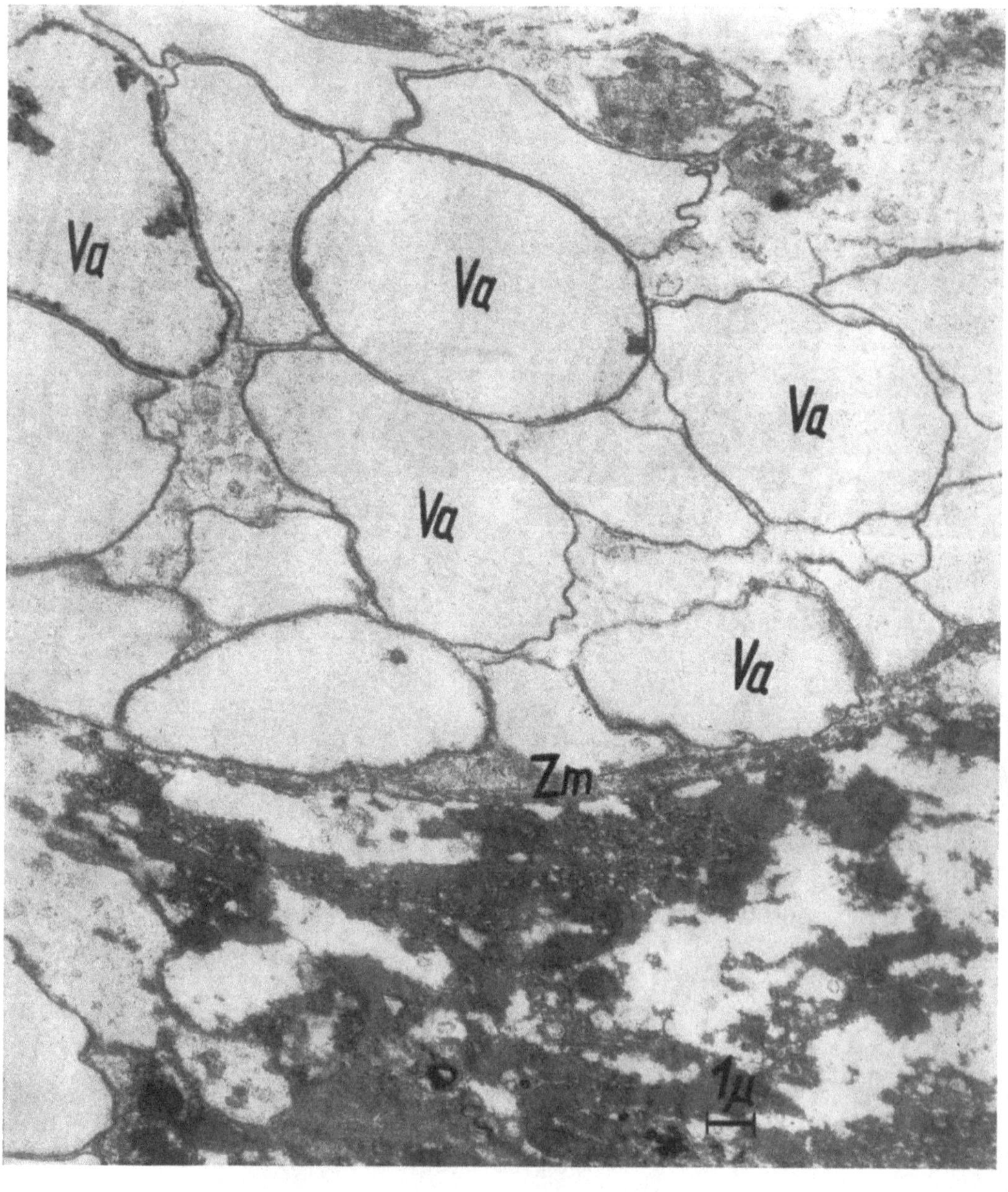
Va
Va
Va
Va
Va
Zm
1μ

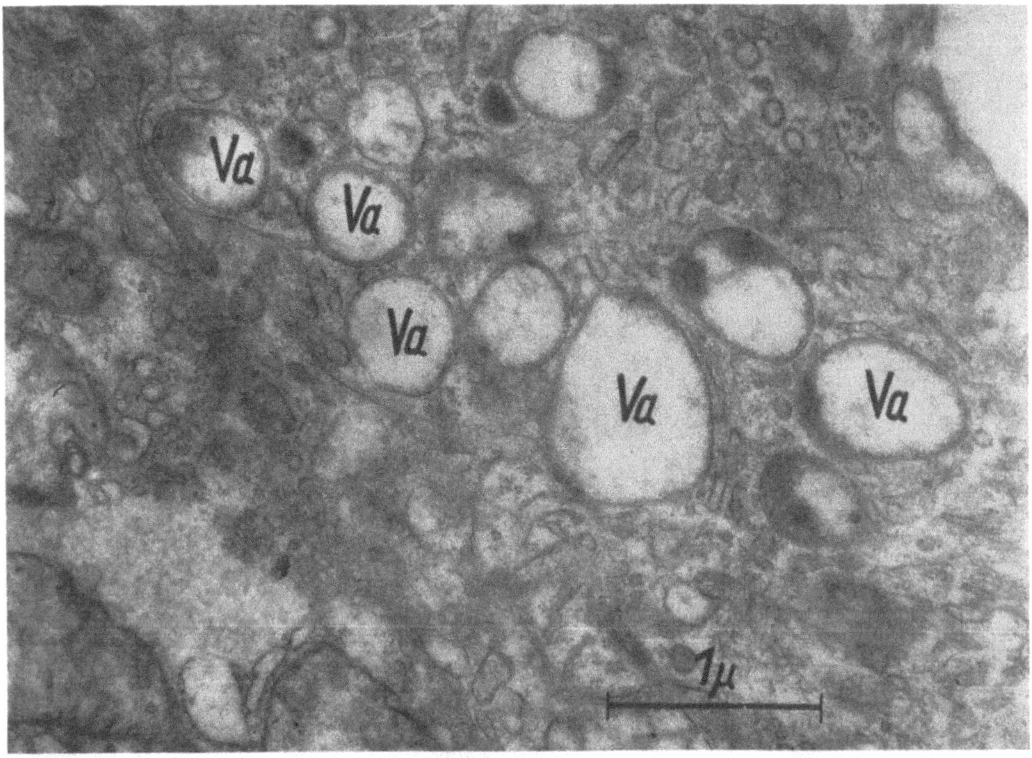

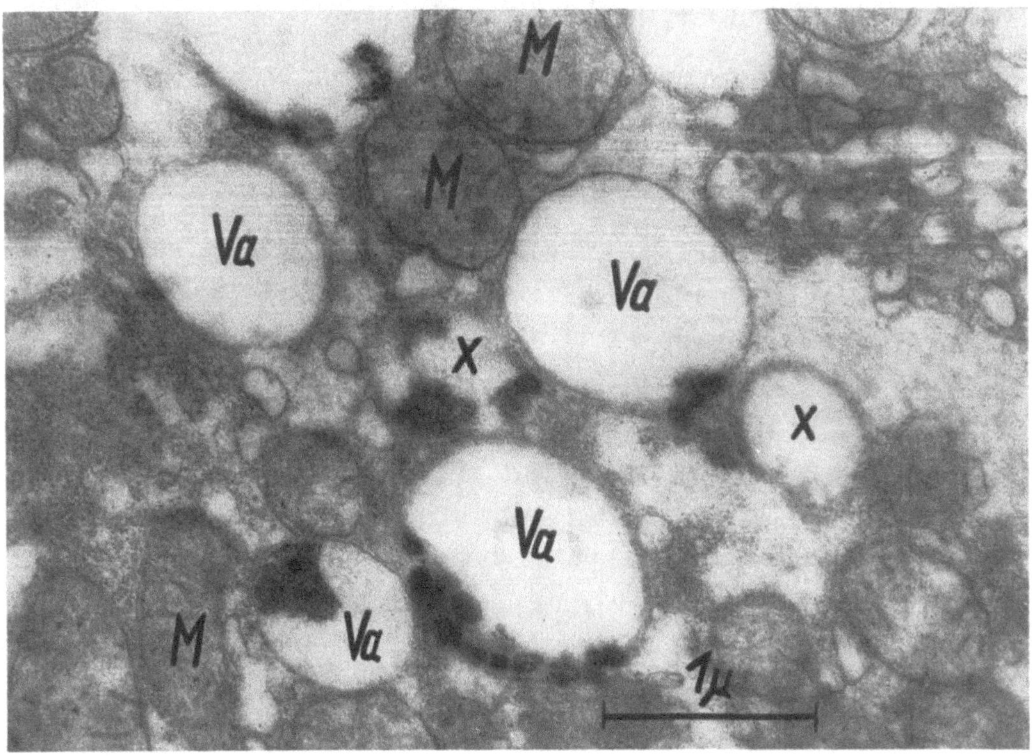

77 78

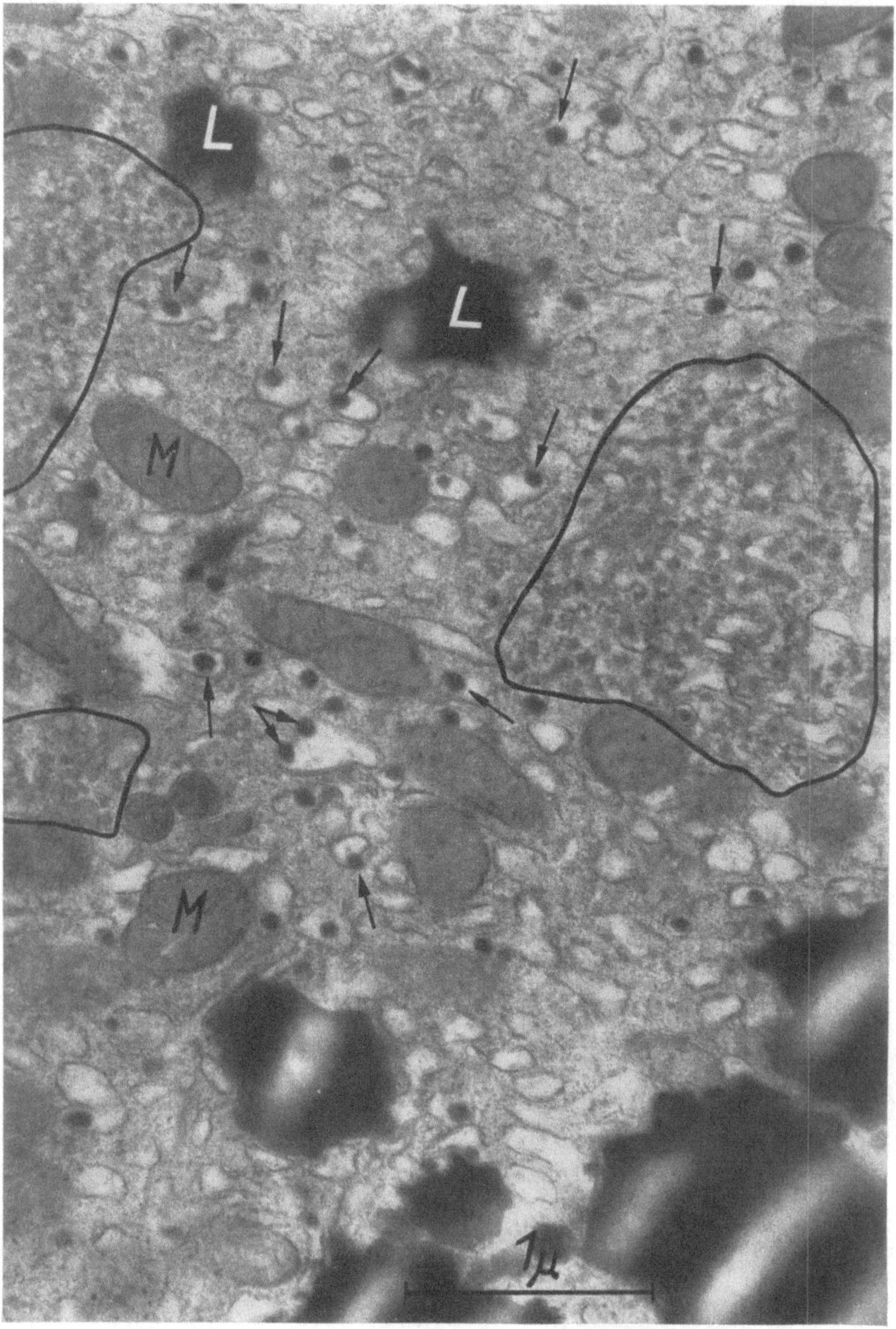

79

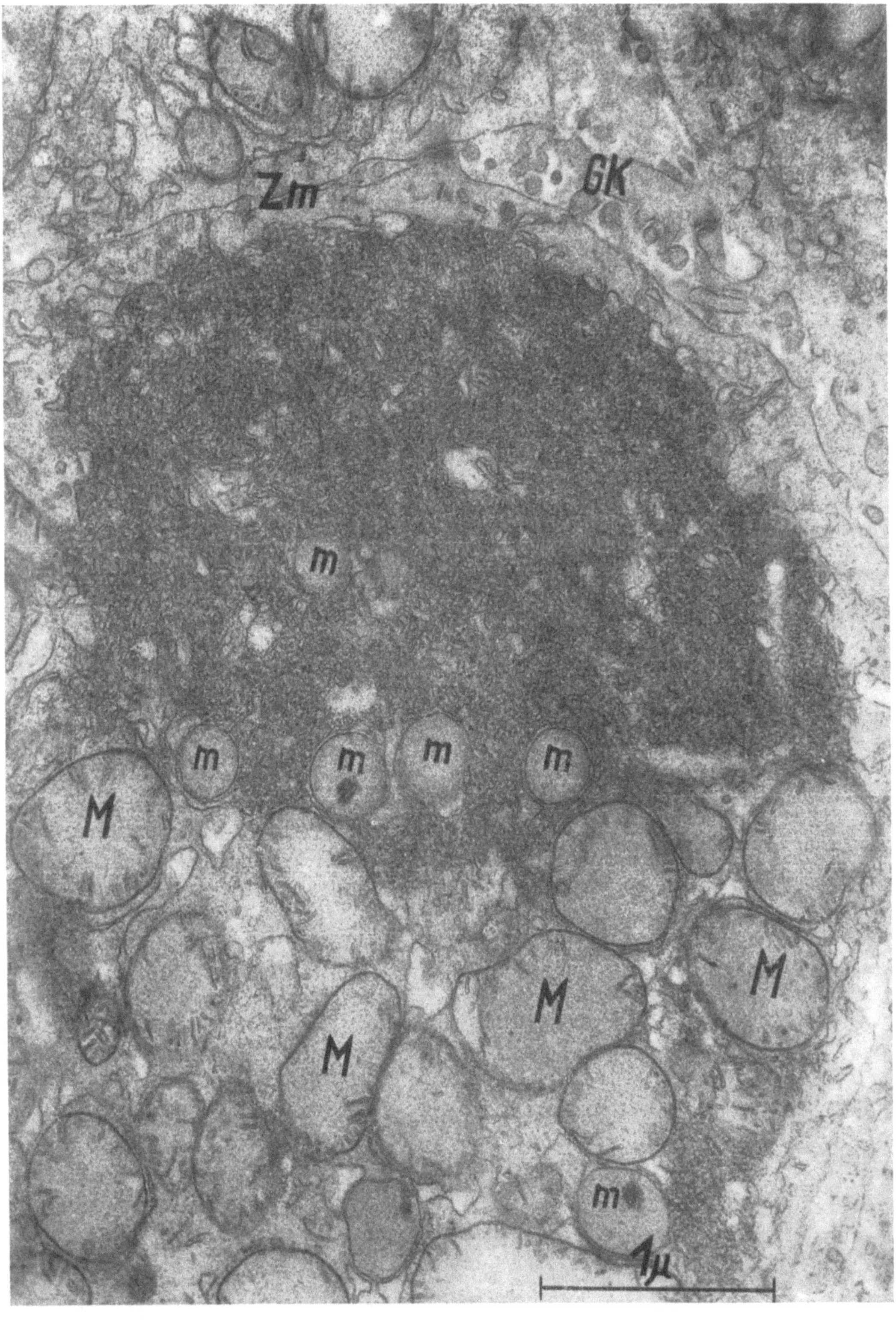
Zm
GK
m
m
m
m
m
M
M
M
M
m
1μ

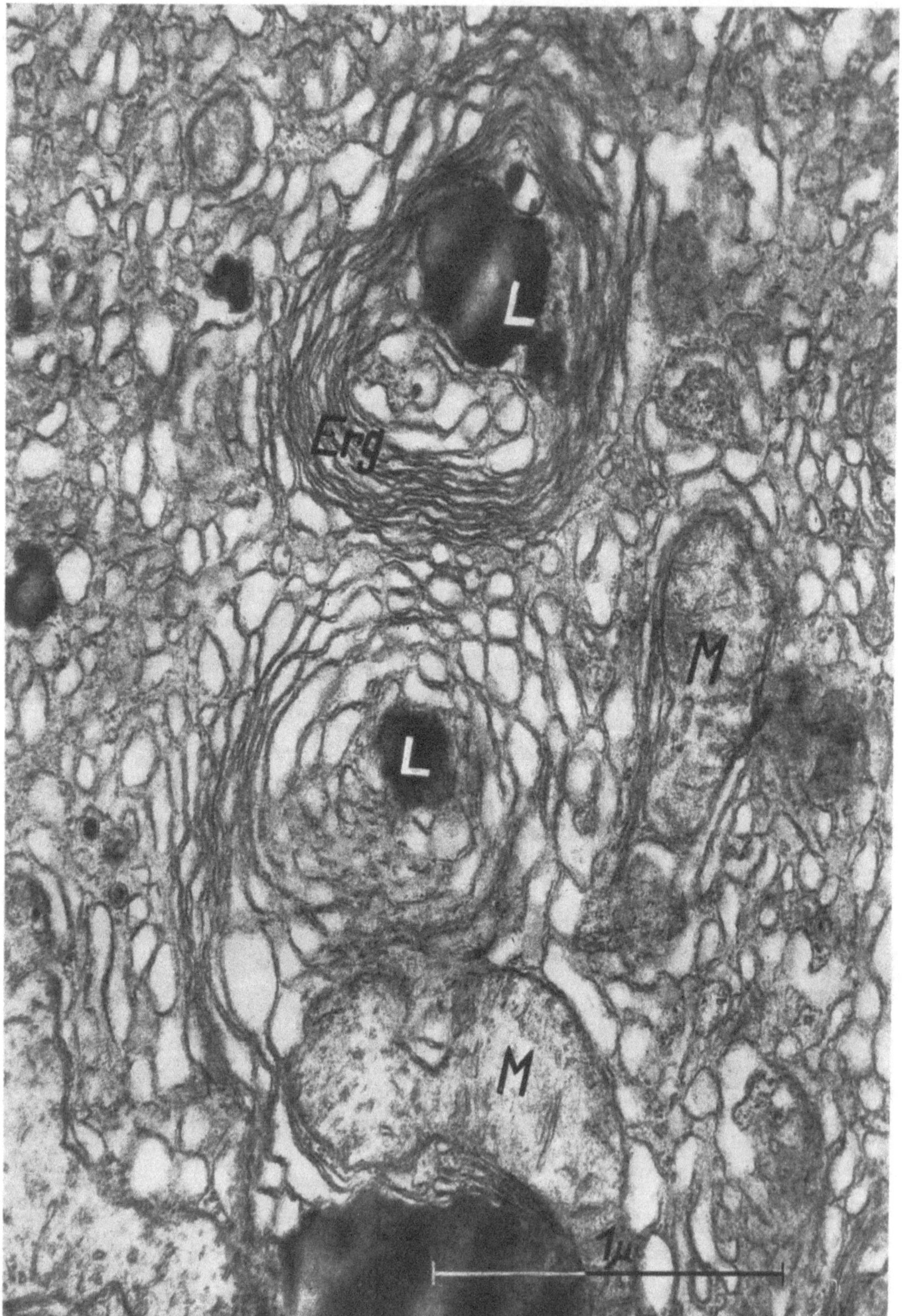
L
Erg
M
L
M
1µ

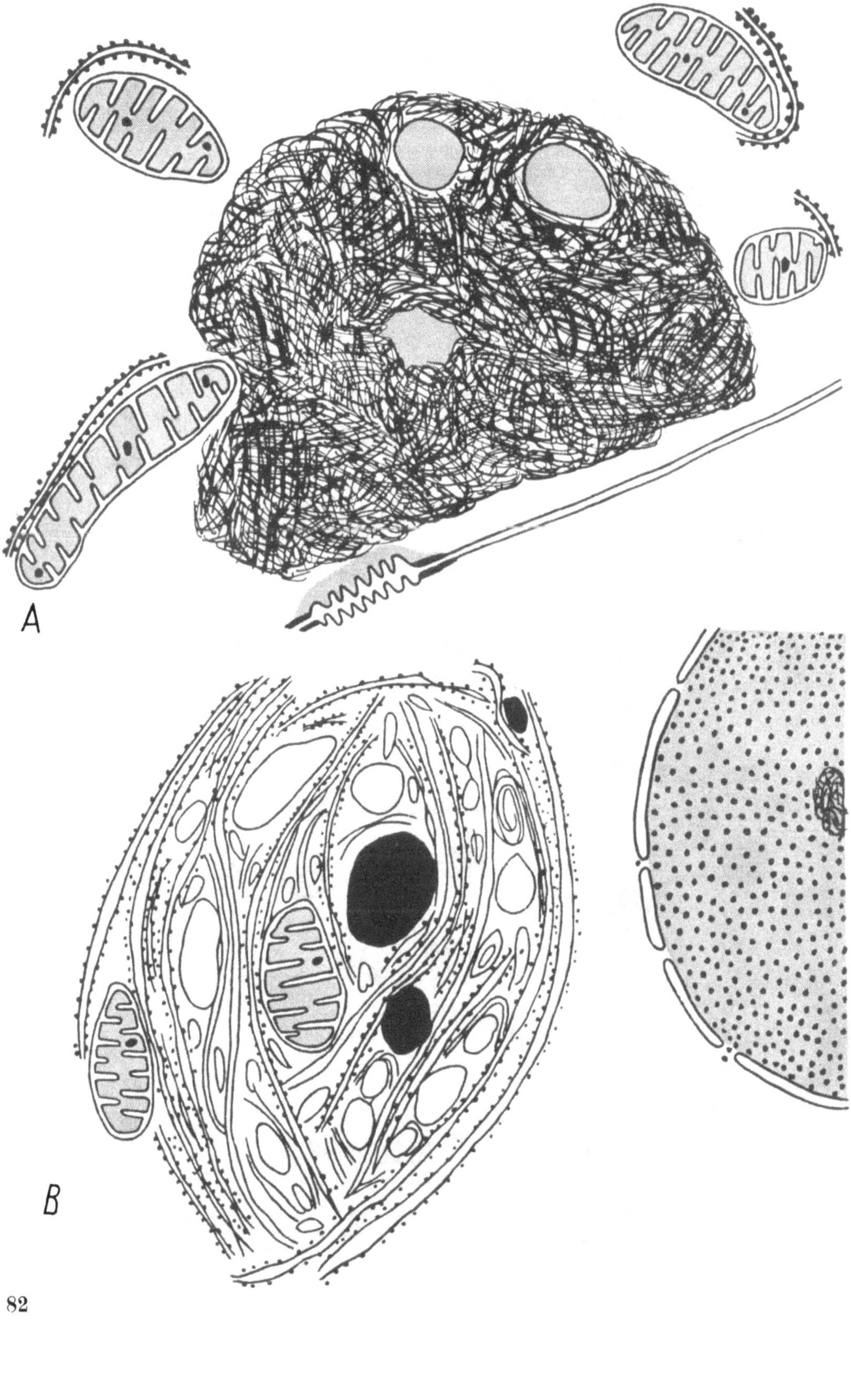
A
B

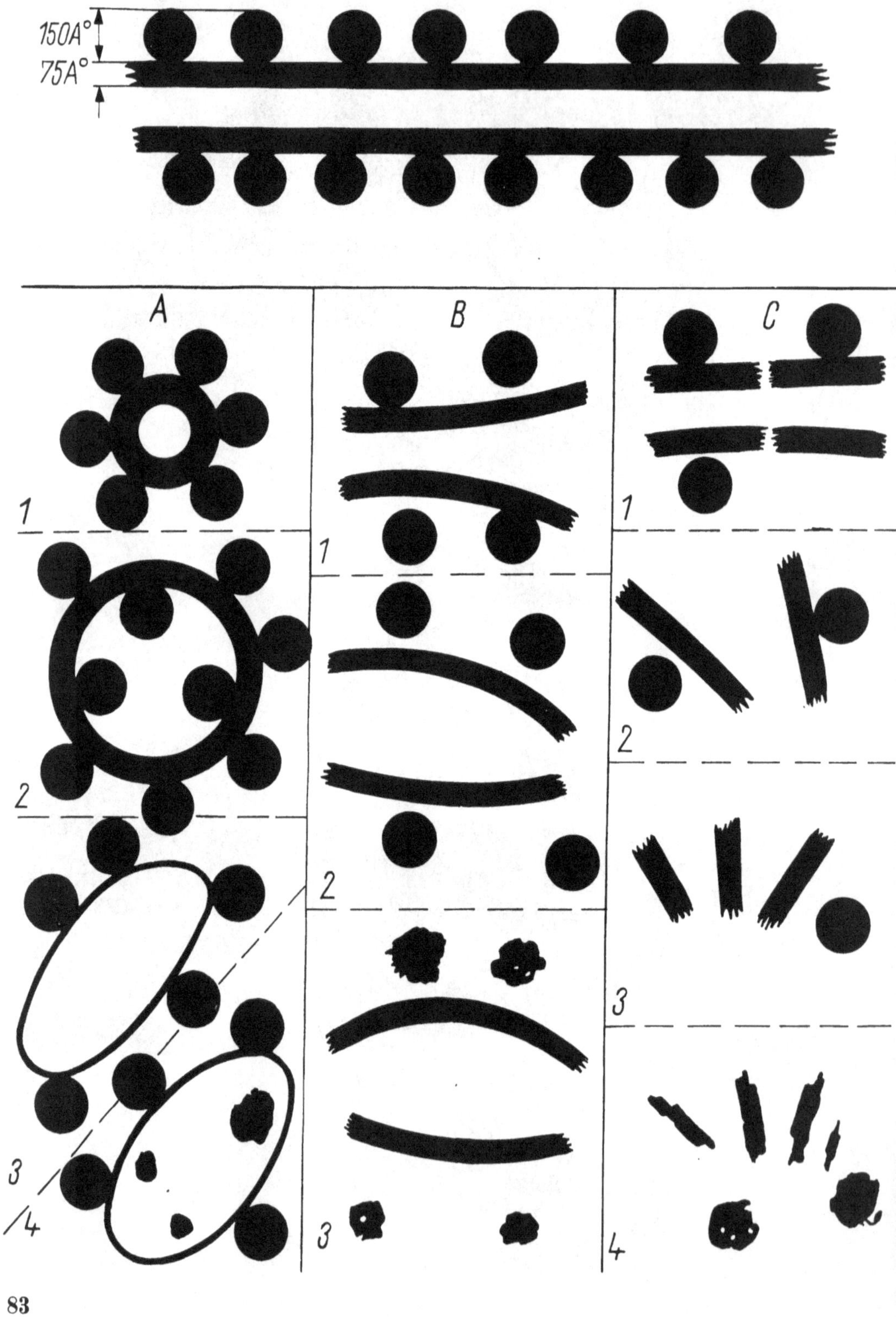
150A°
75A°
A
B
C
1
2
3
4
1
2
3
1
2
3
4

Das Golgi-Feld

The Golgi-field

Поле Гольджи

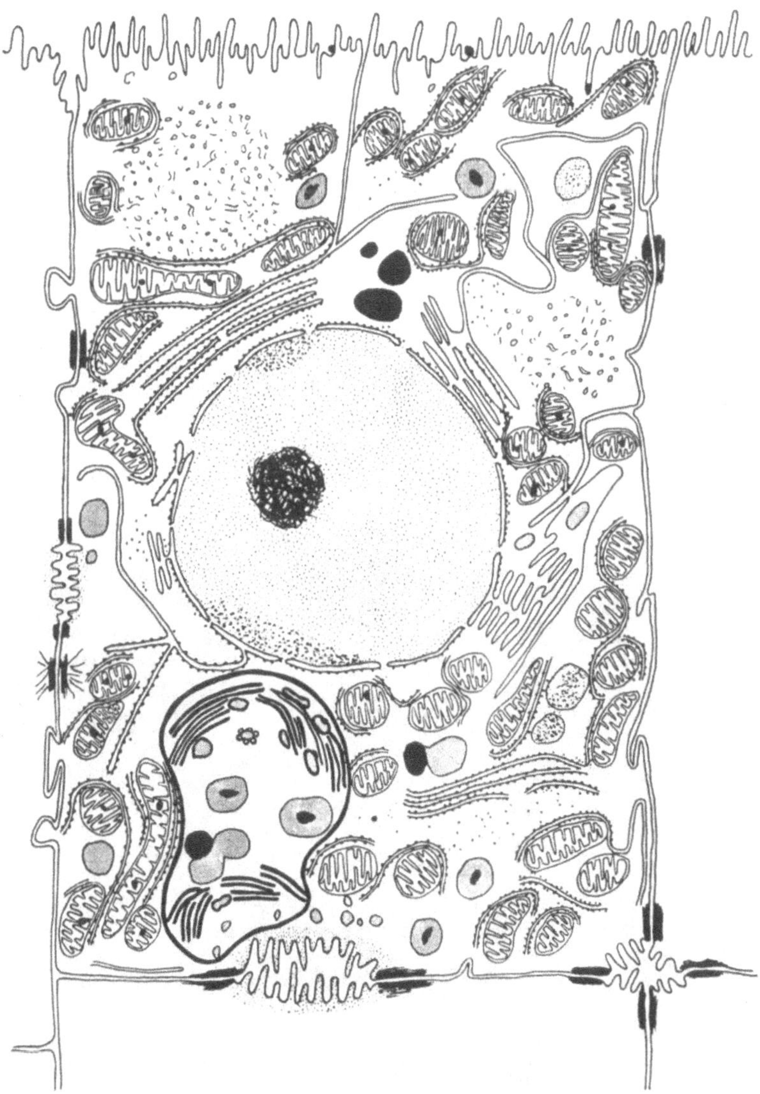

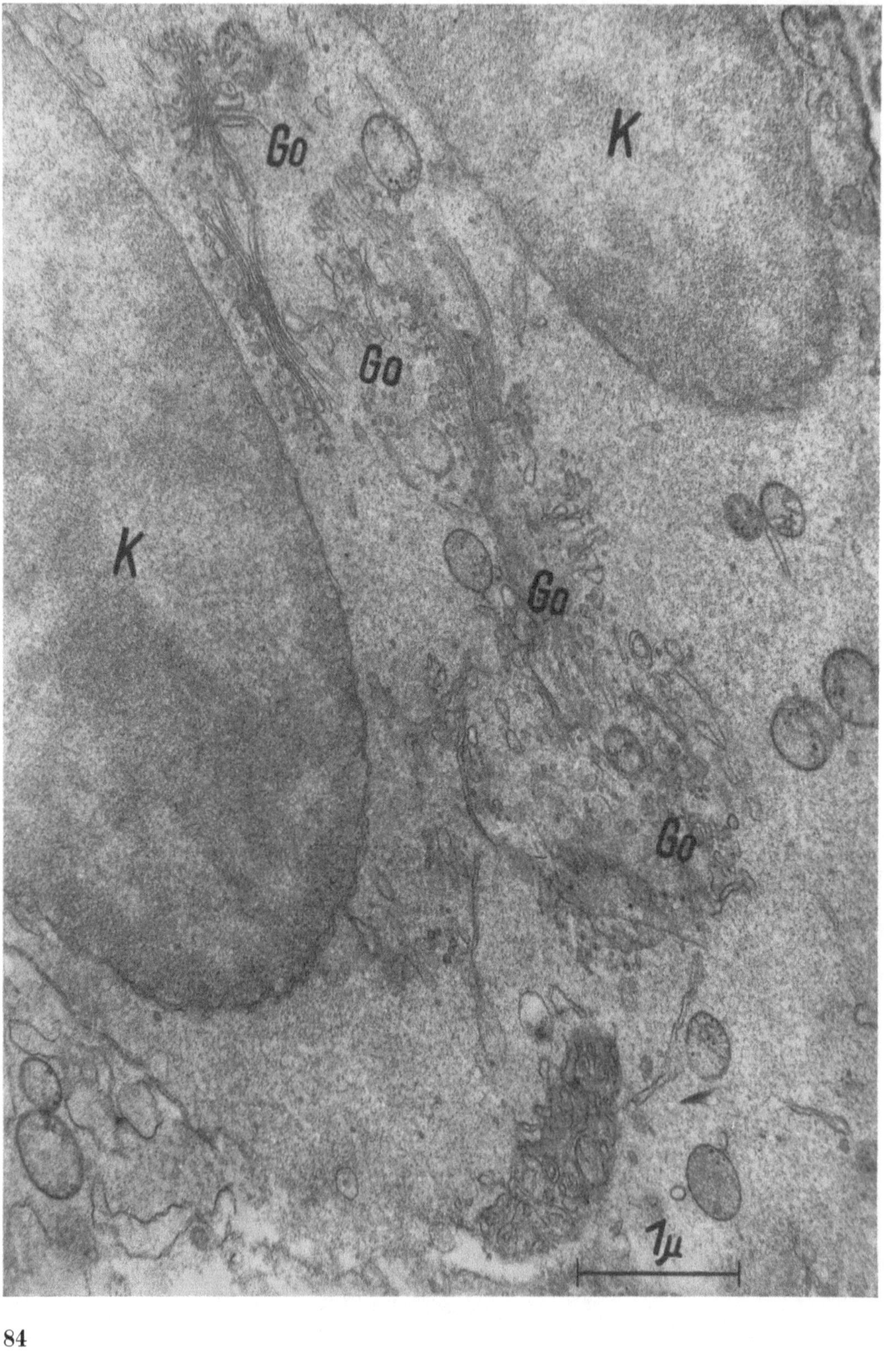
Go
K
Go
K
Go
Go
1µ

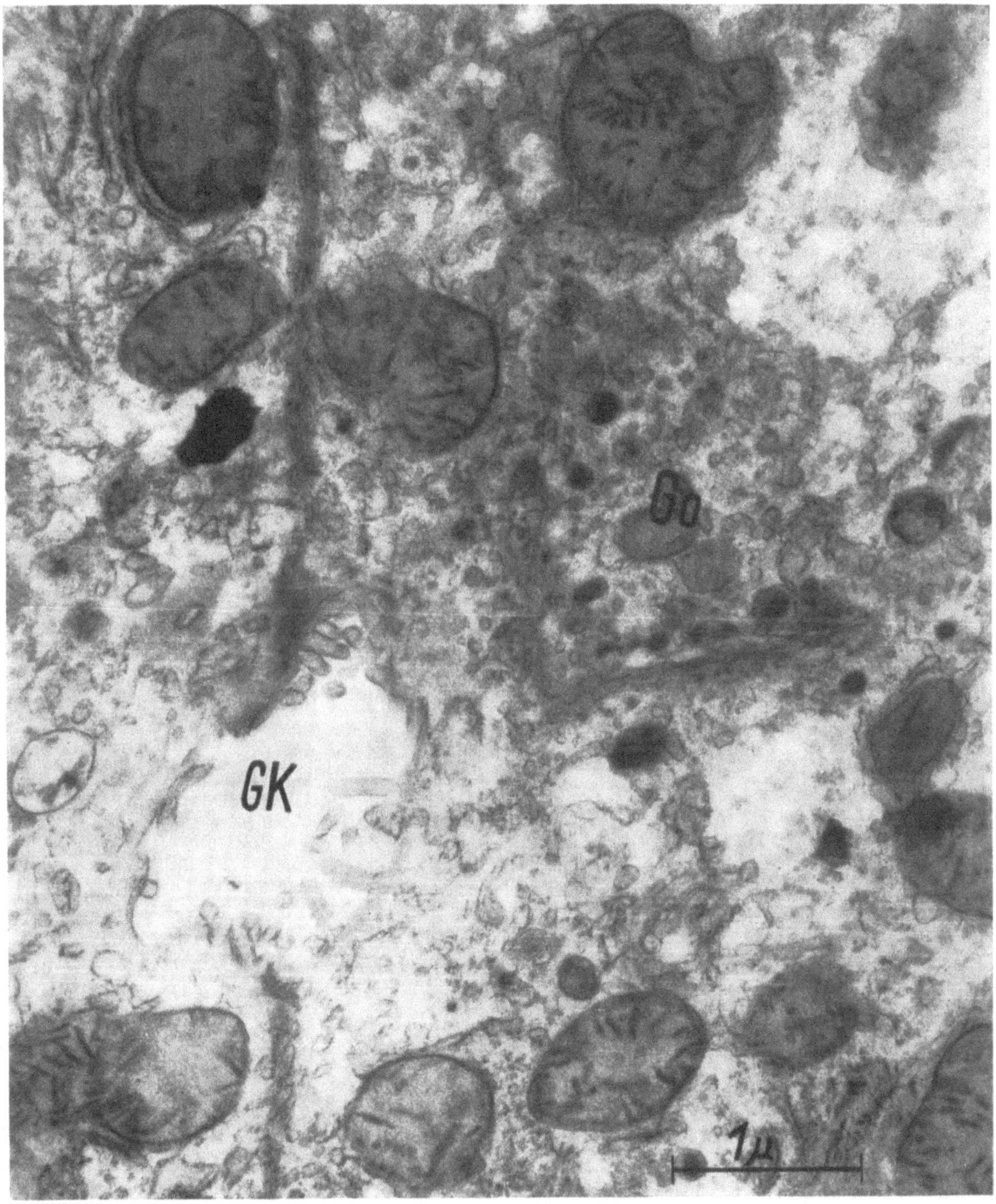

85

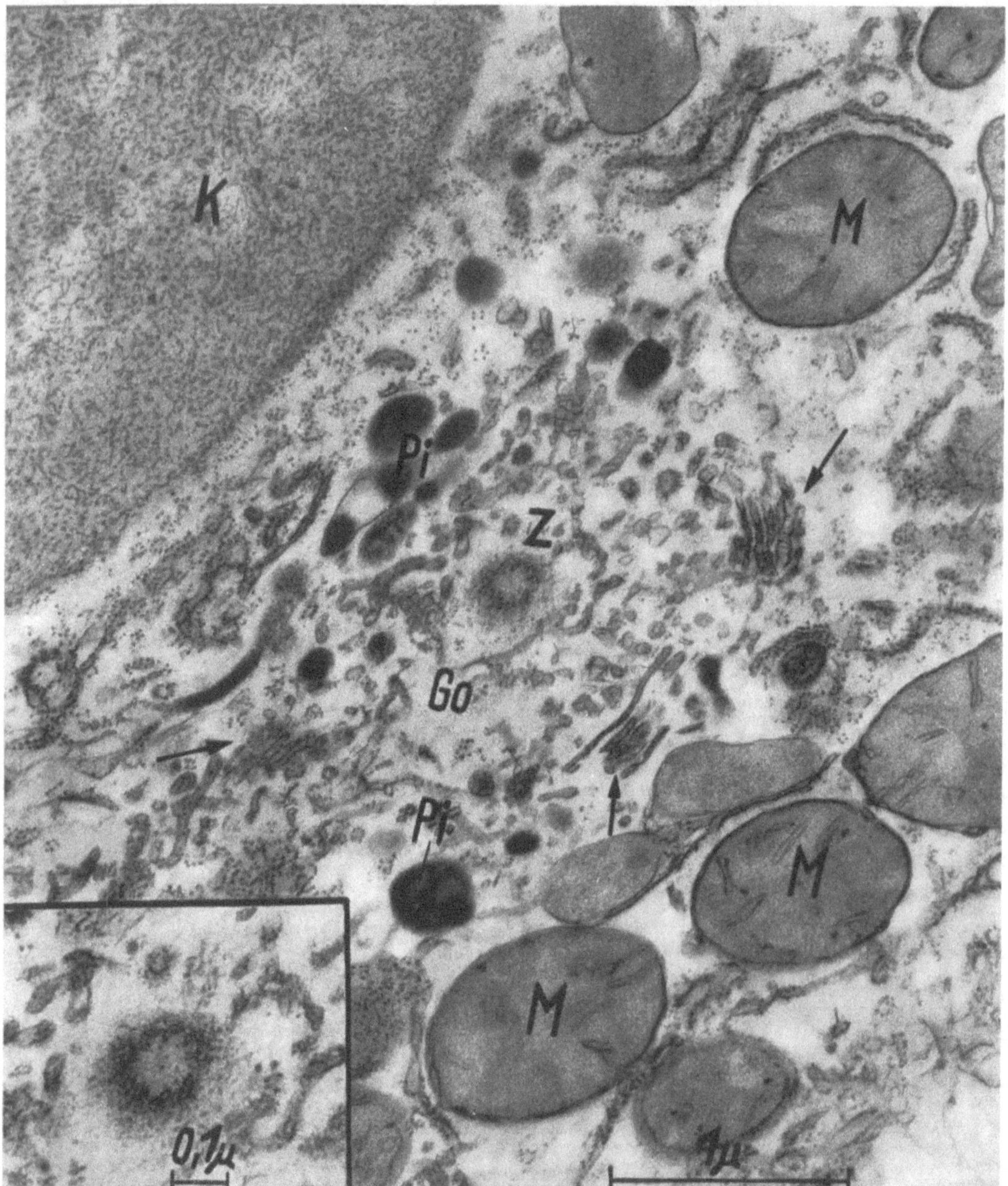
K
M
Pi
Z
Go
Pi
M
M
0,1μ
1μ

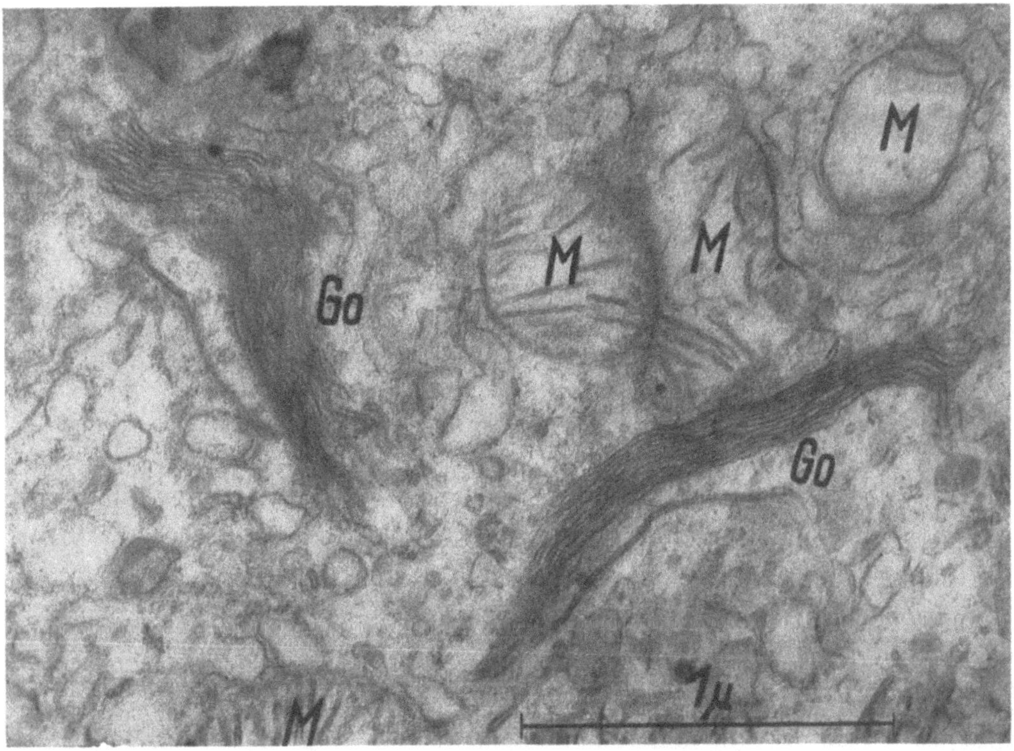

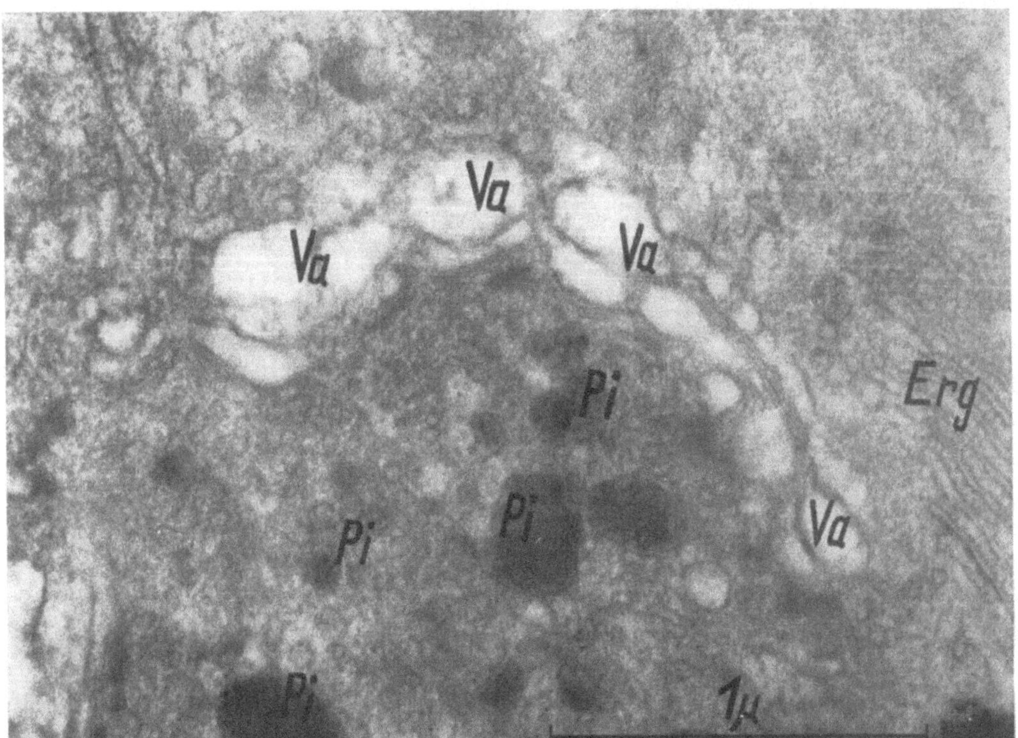

87 88

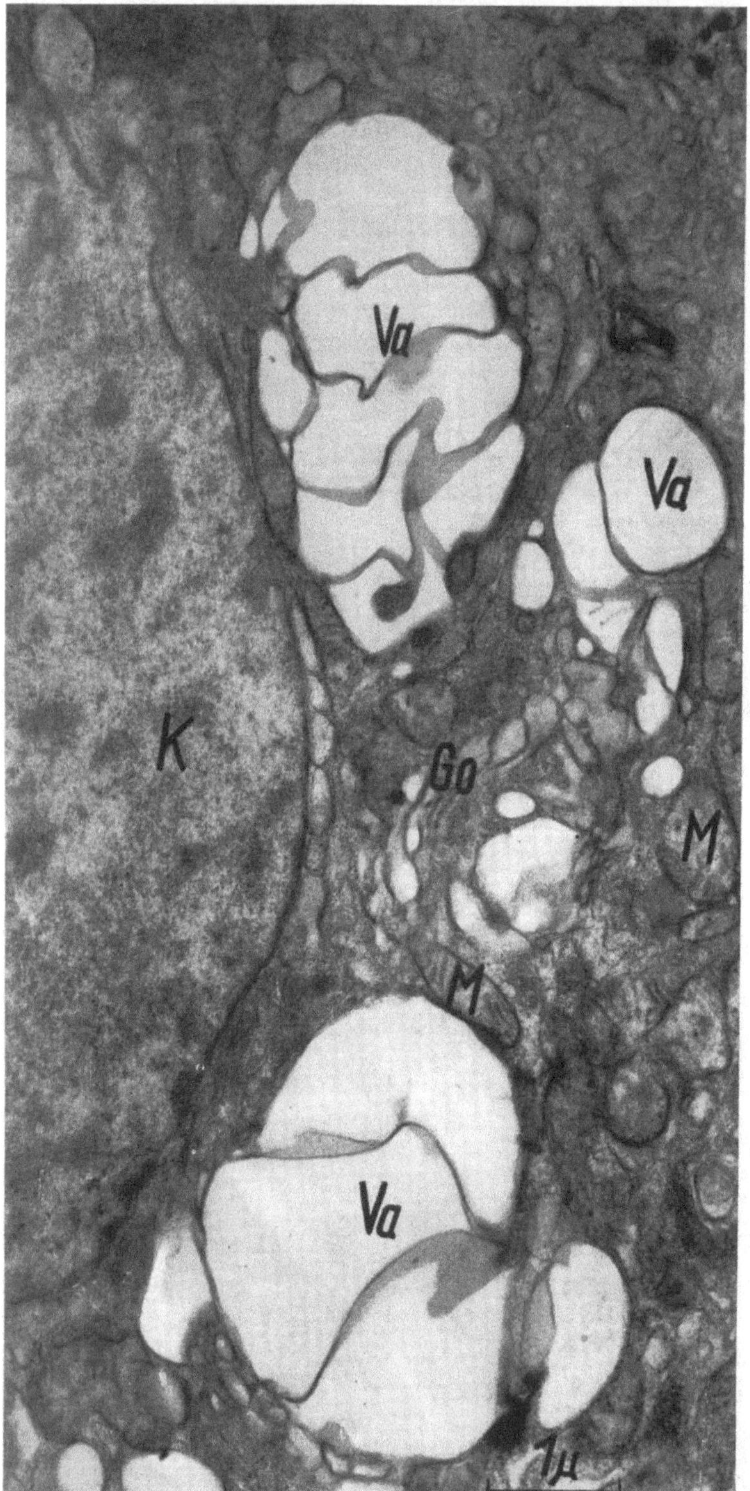
Va
Va
K
Go
M
M
Va
1μ

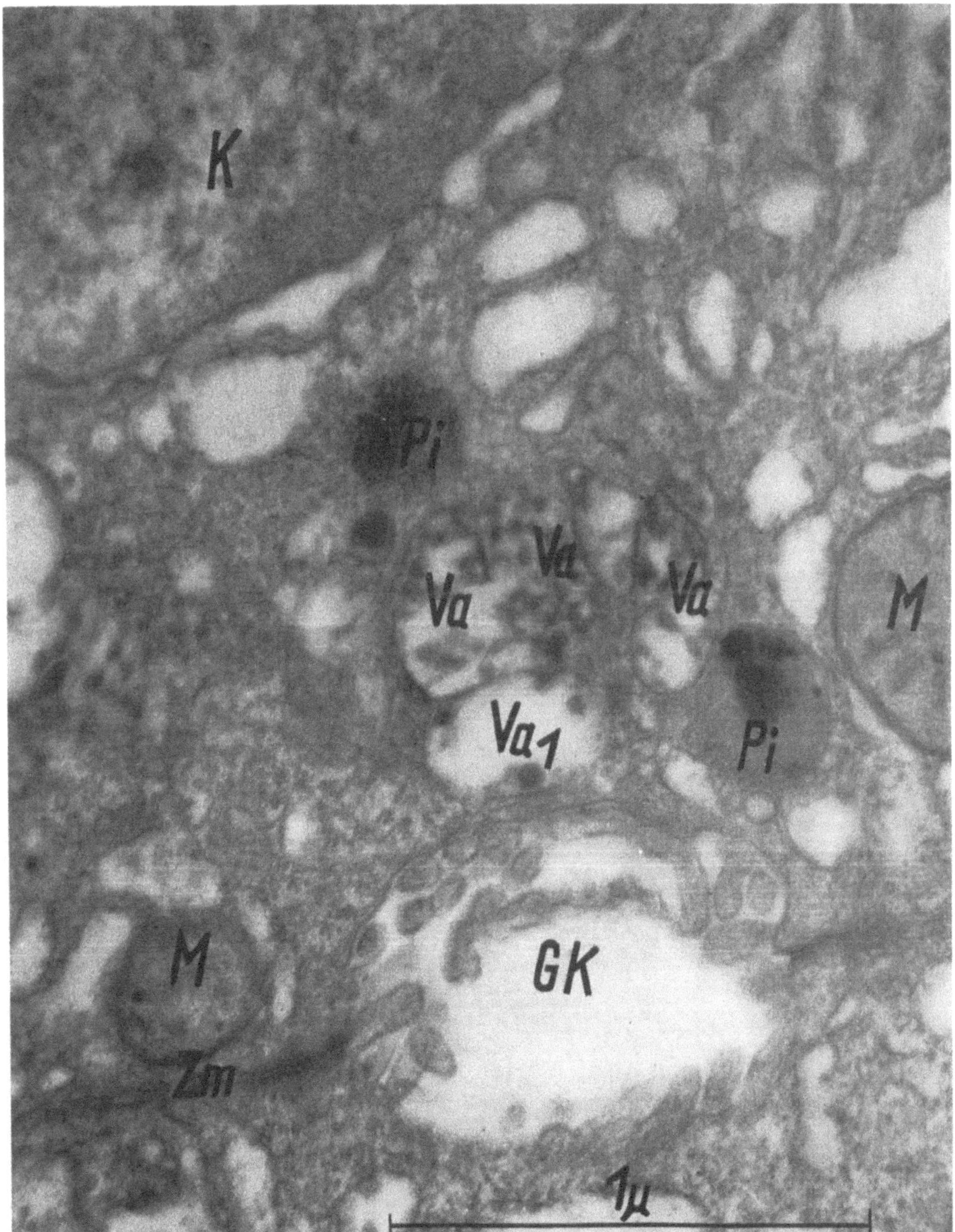
K
Pi
Va
Va
Va
M
Va1
Pi
M
GK
Zm
1μ

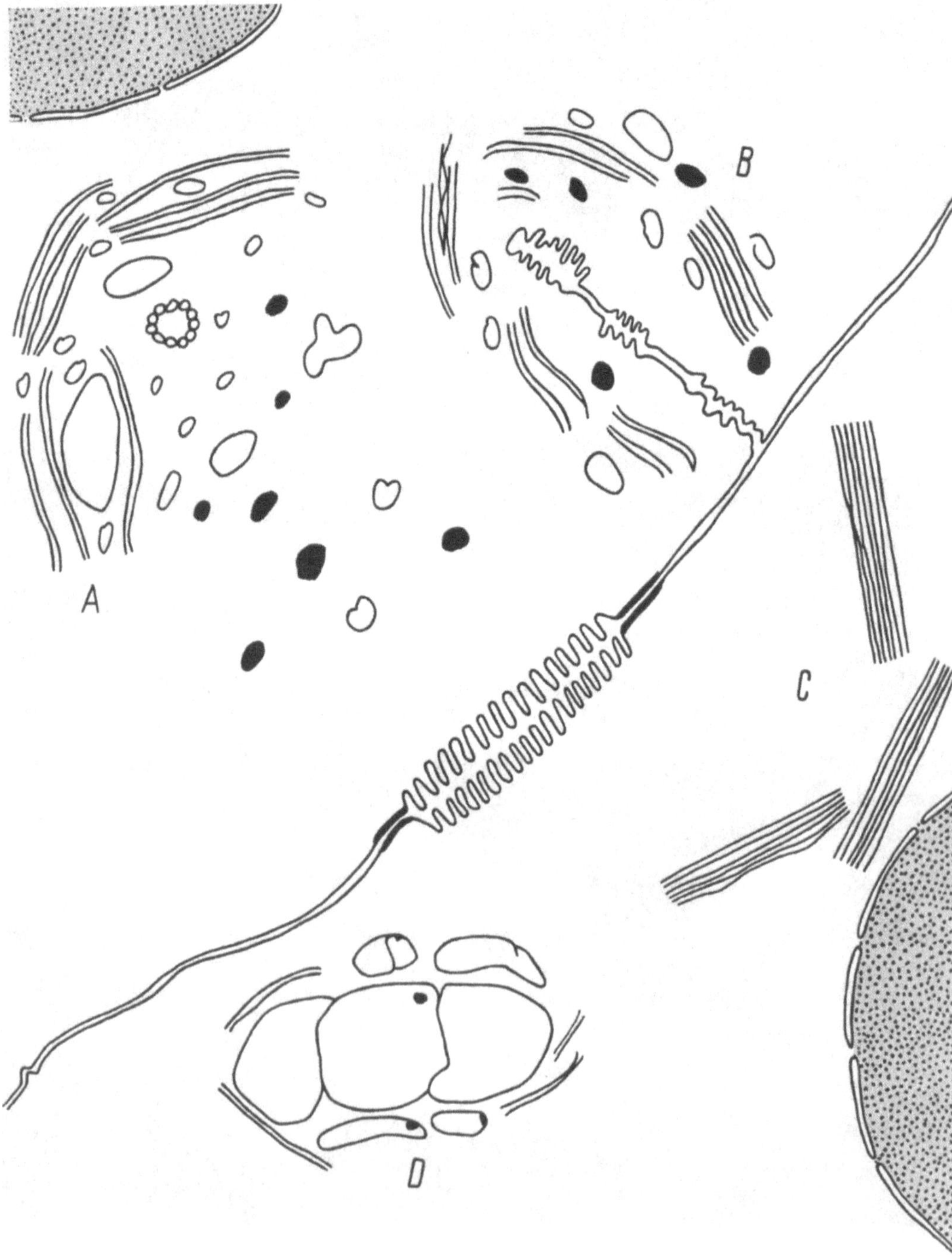
A
B
C
D

Die Mitochondrien und ihre Veränderungen

Mitochondria and their changes

Митохондрии и их изменения

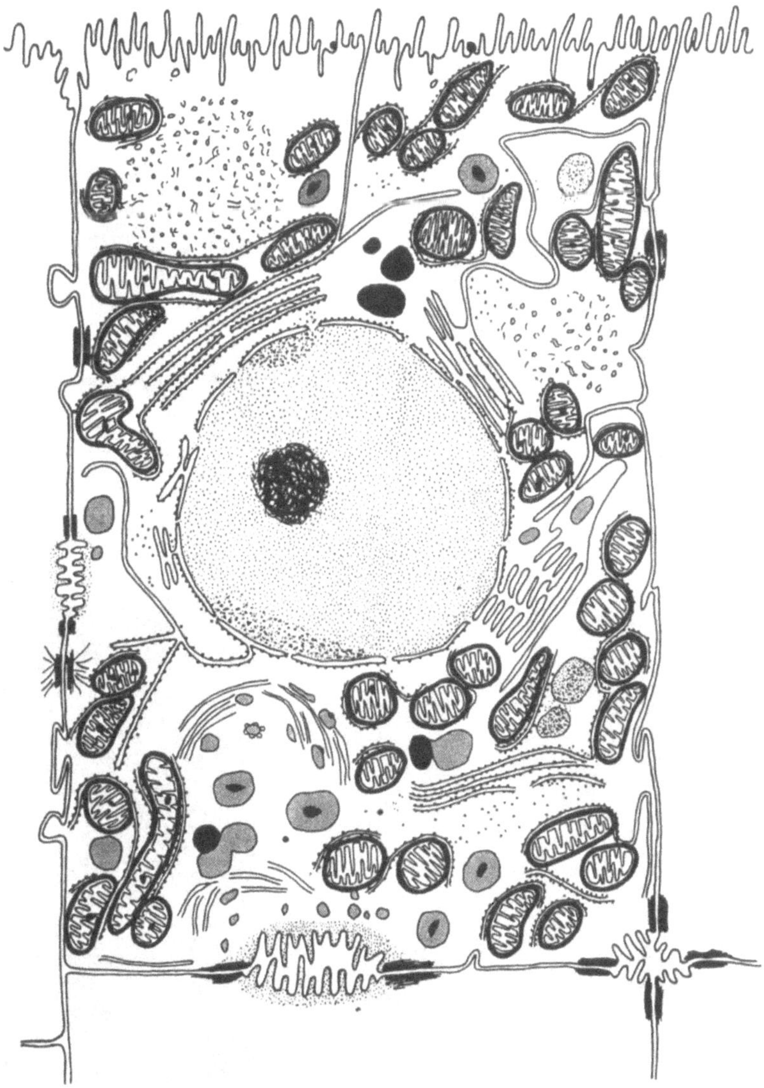

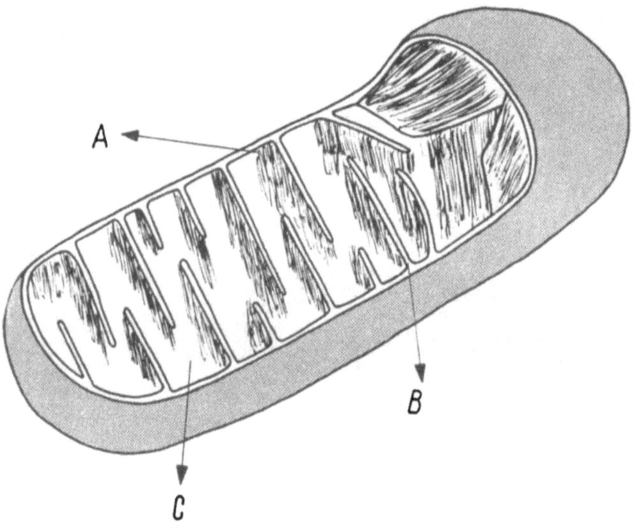

92

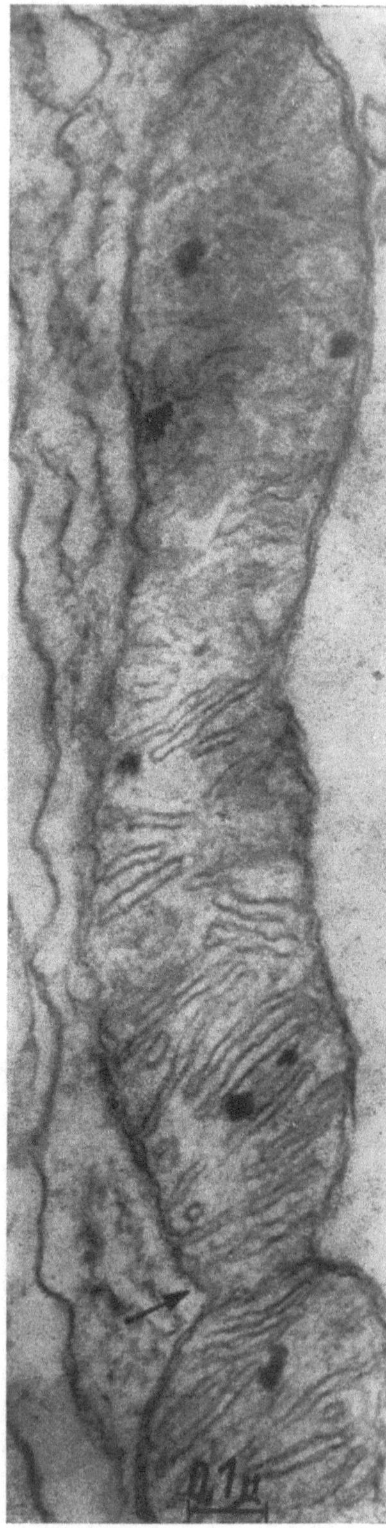

93

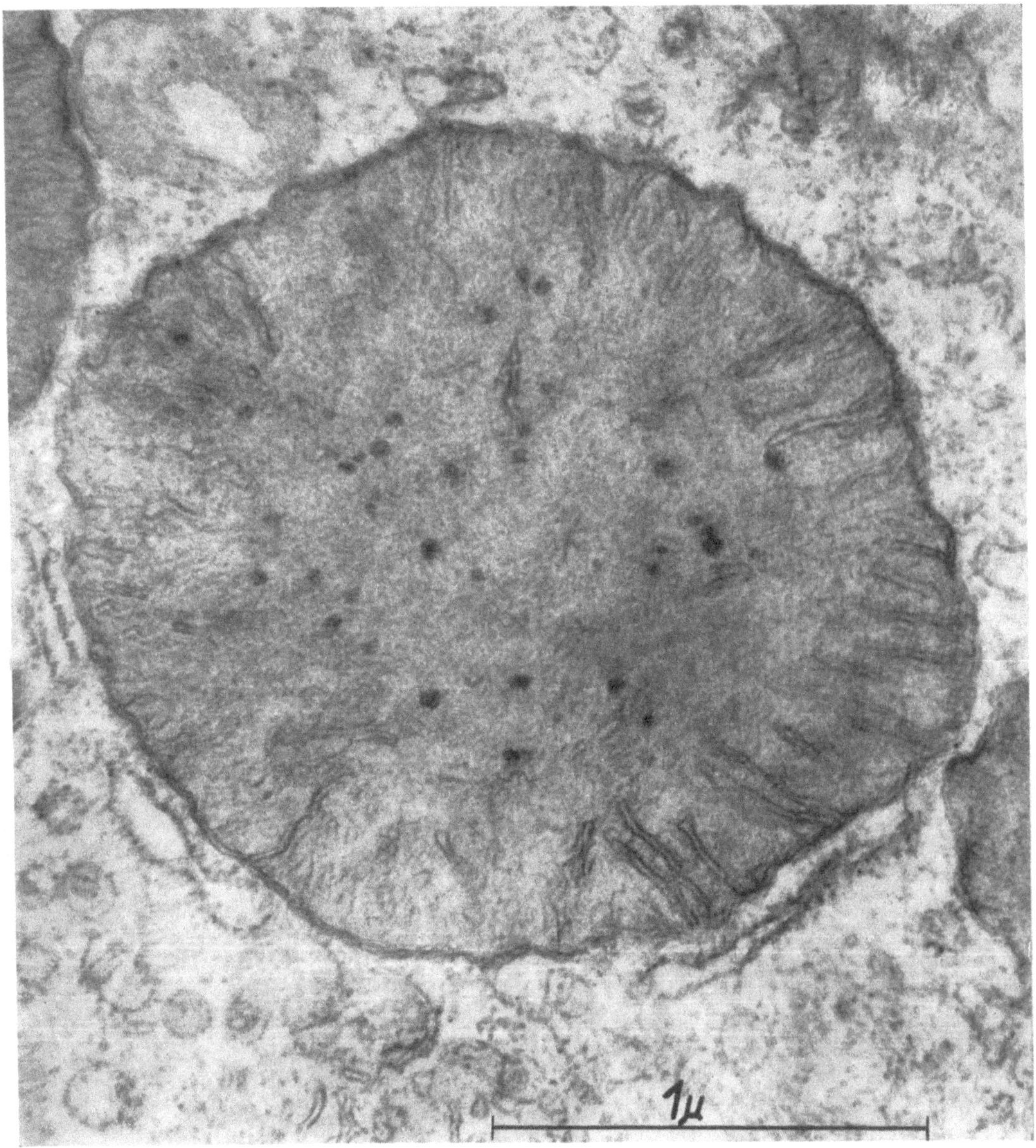
1μ

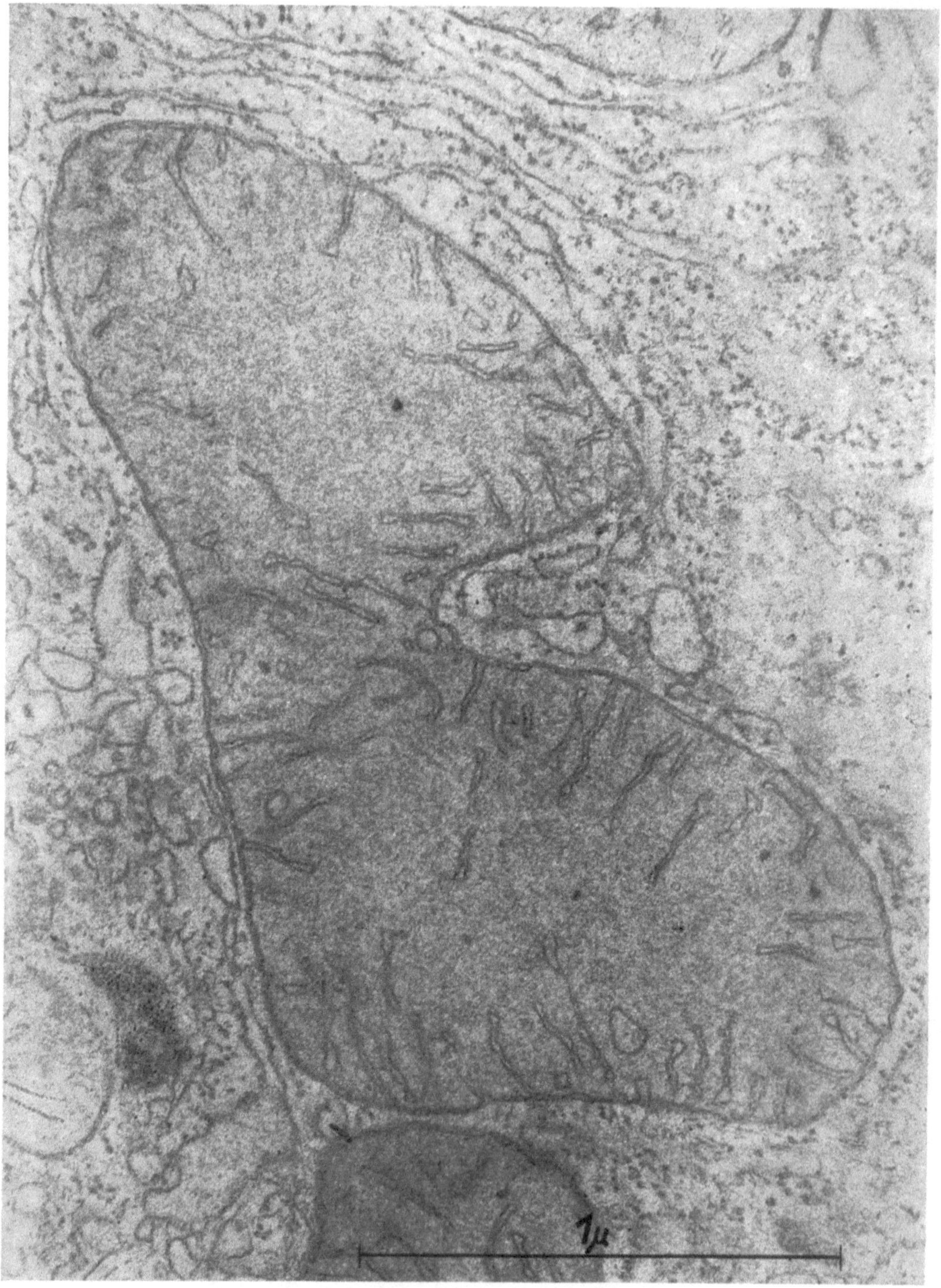

95

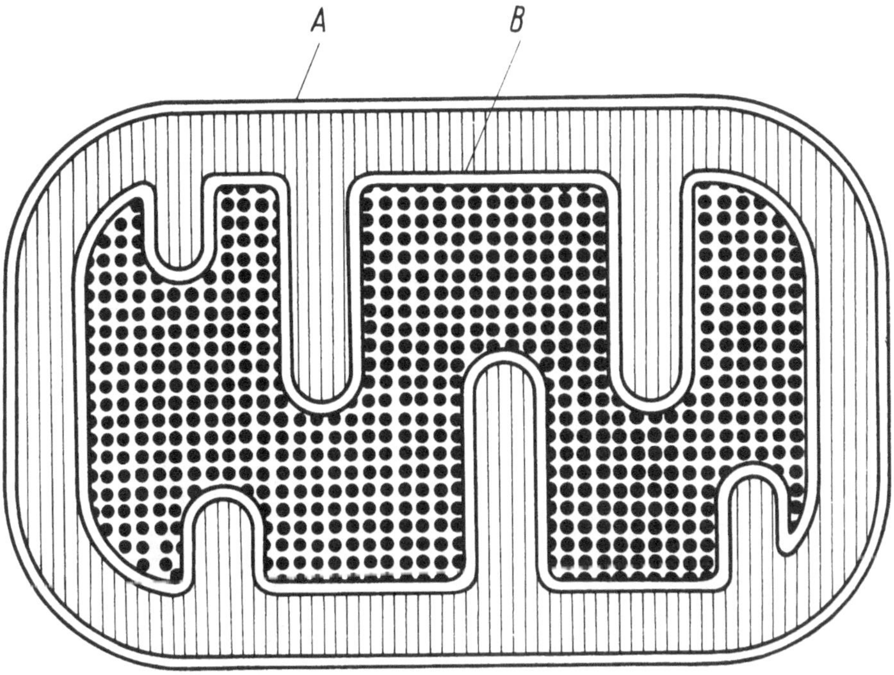

96

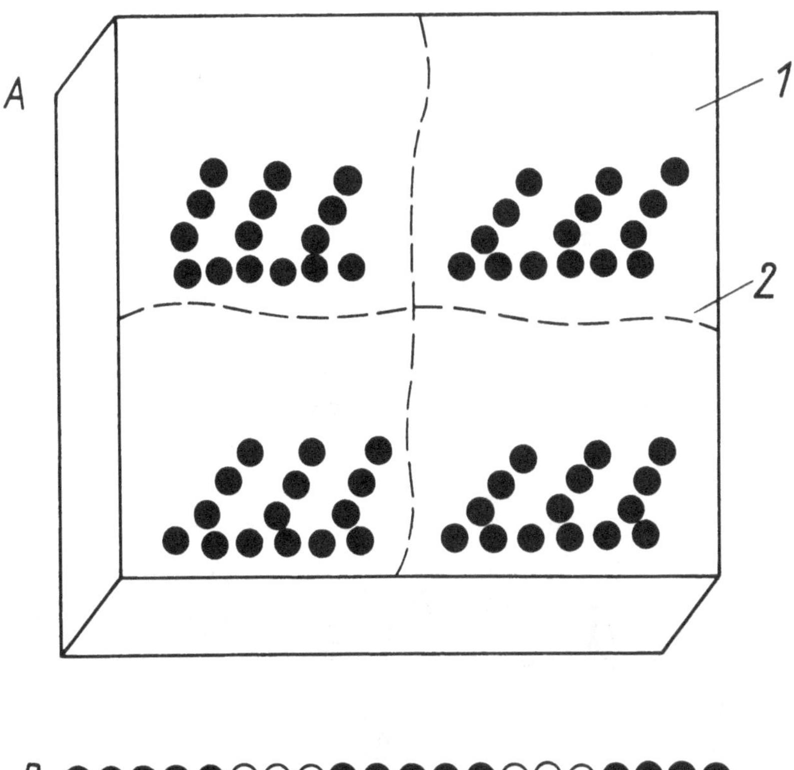

97

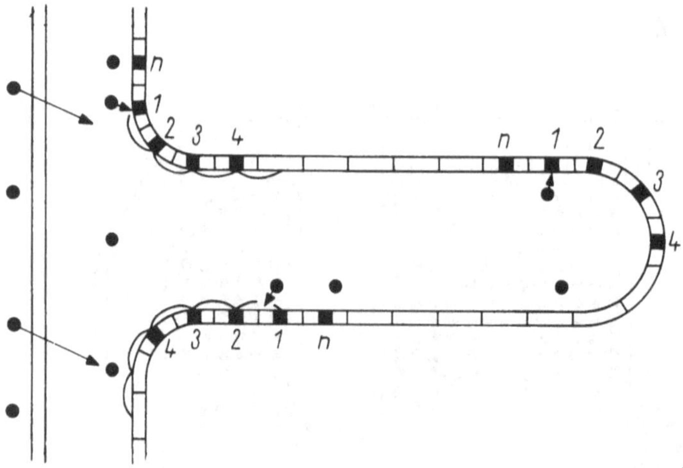

98

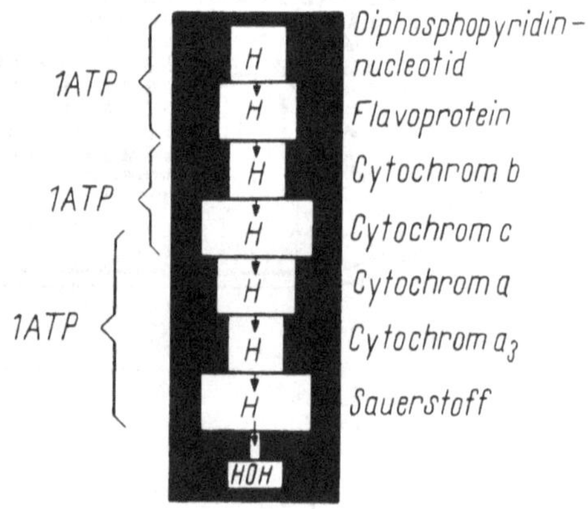

Wasserstoffübertragendes System

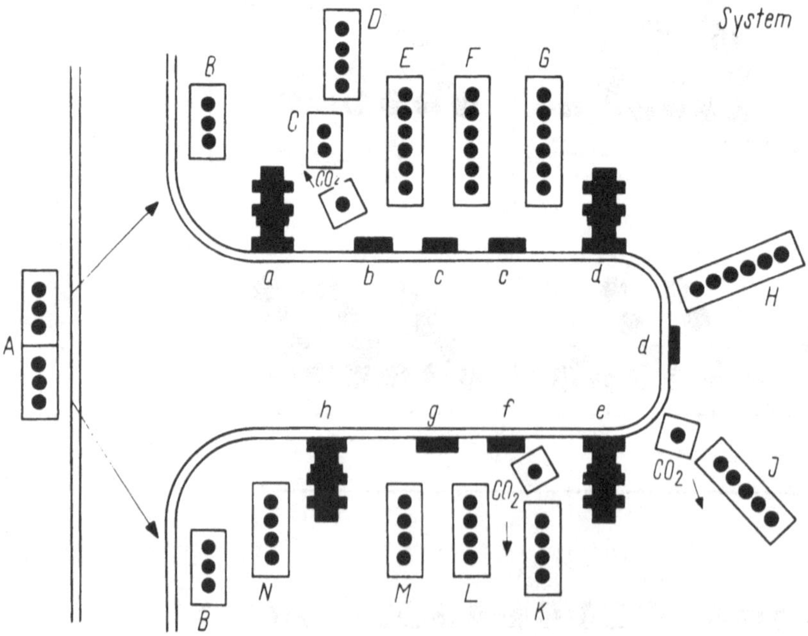

99

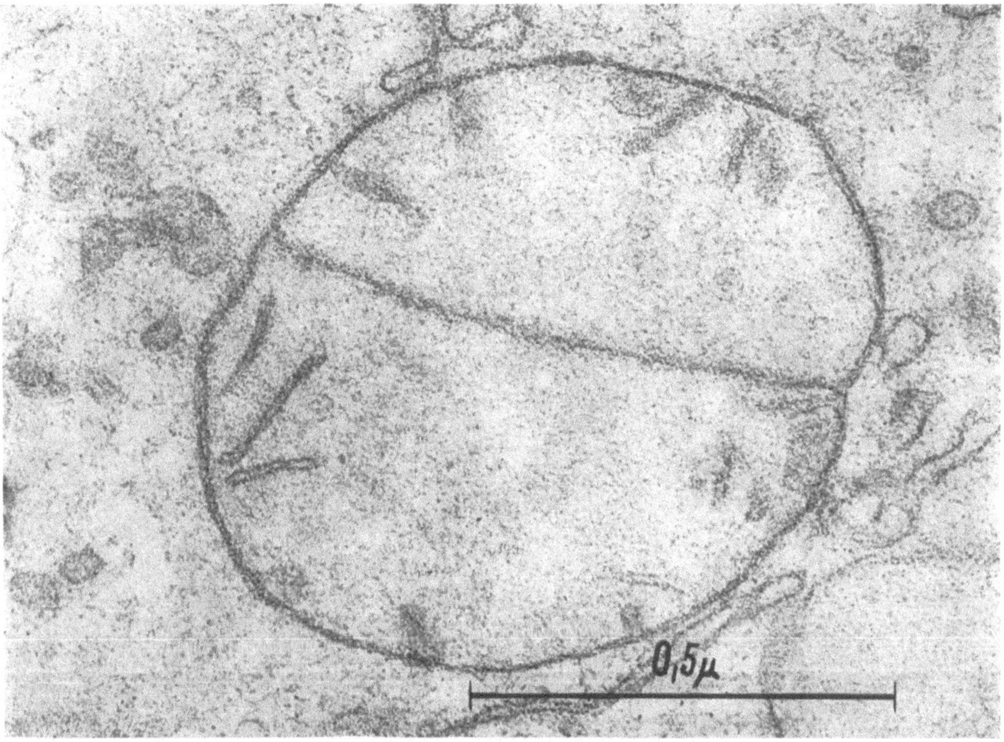

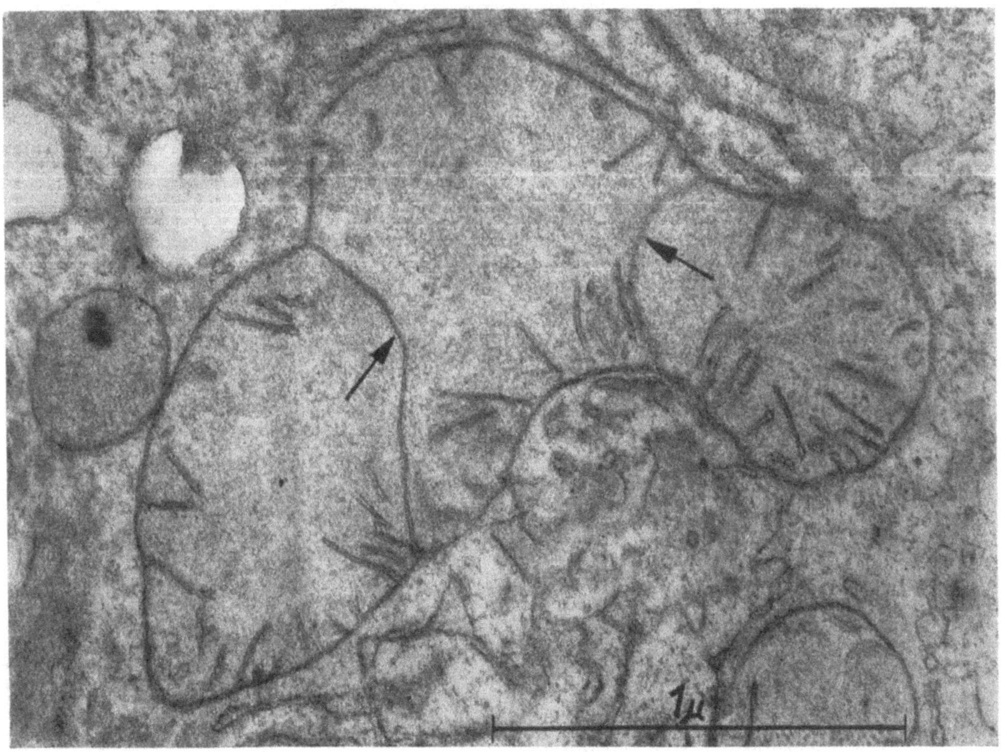

100 101

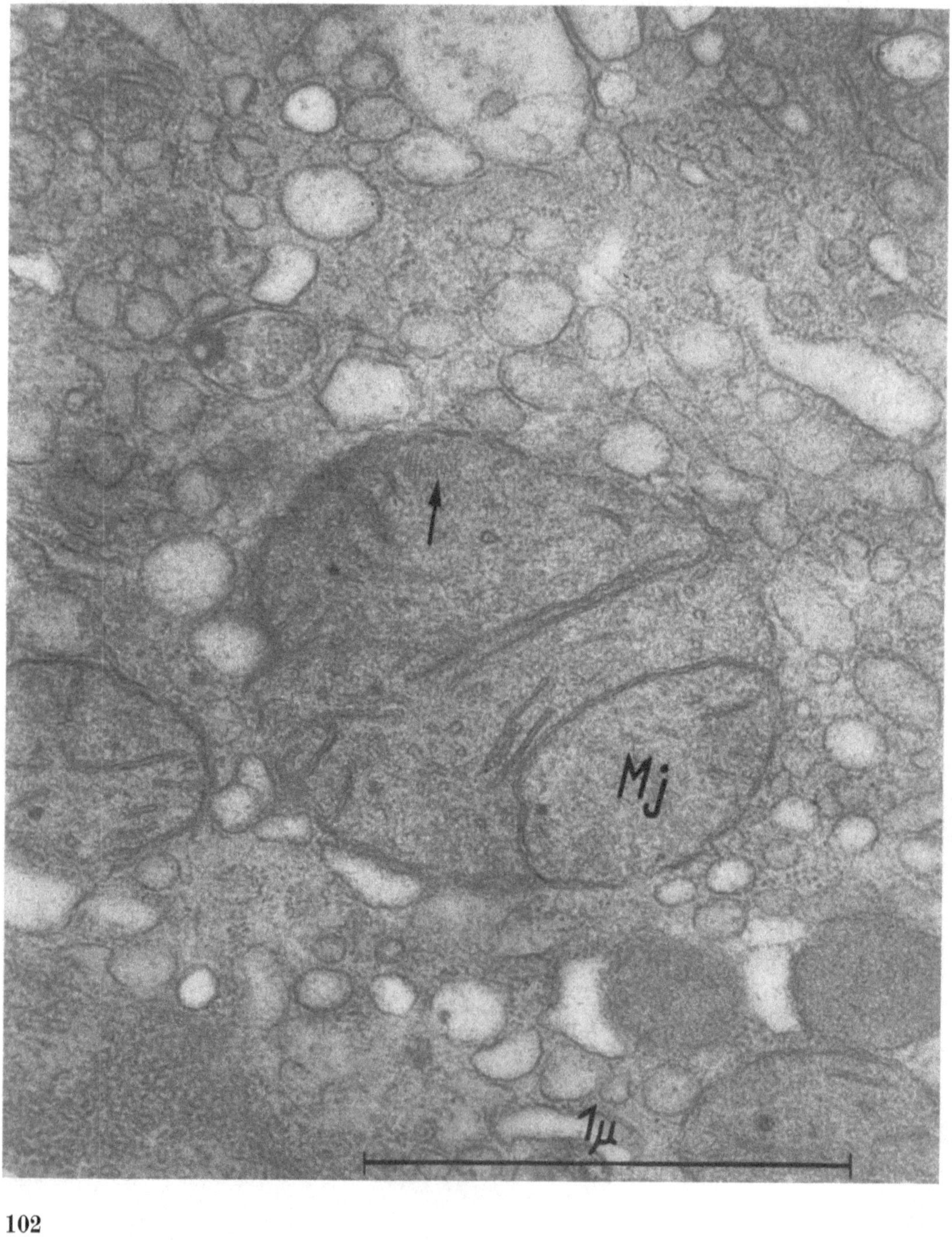
Mj
1µ

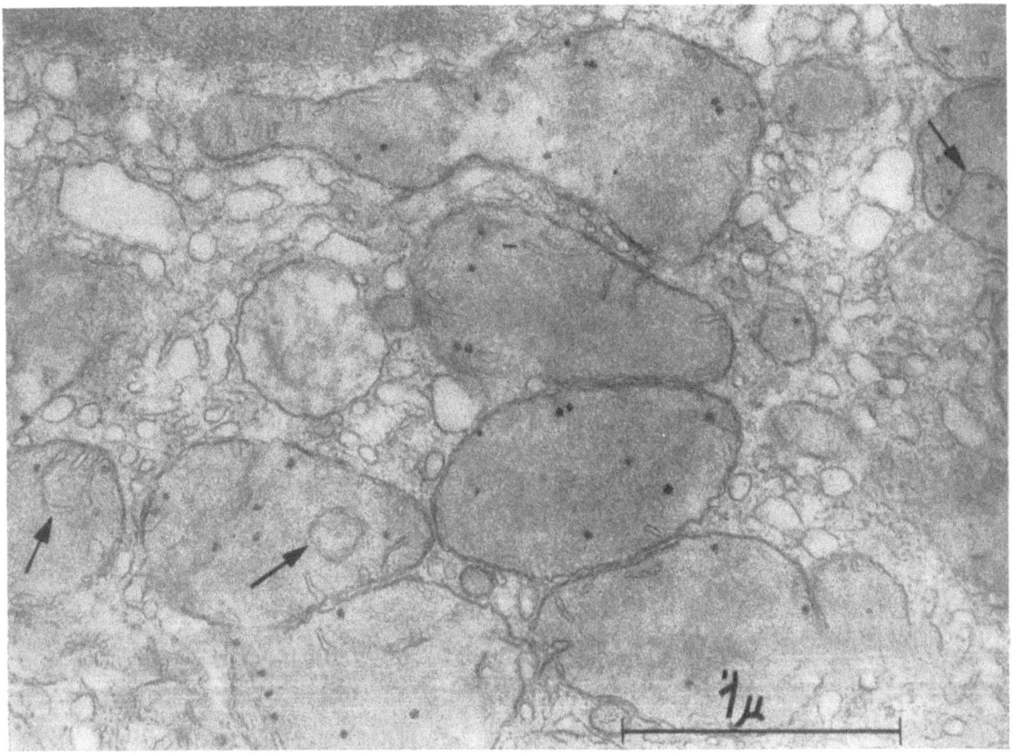

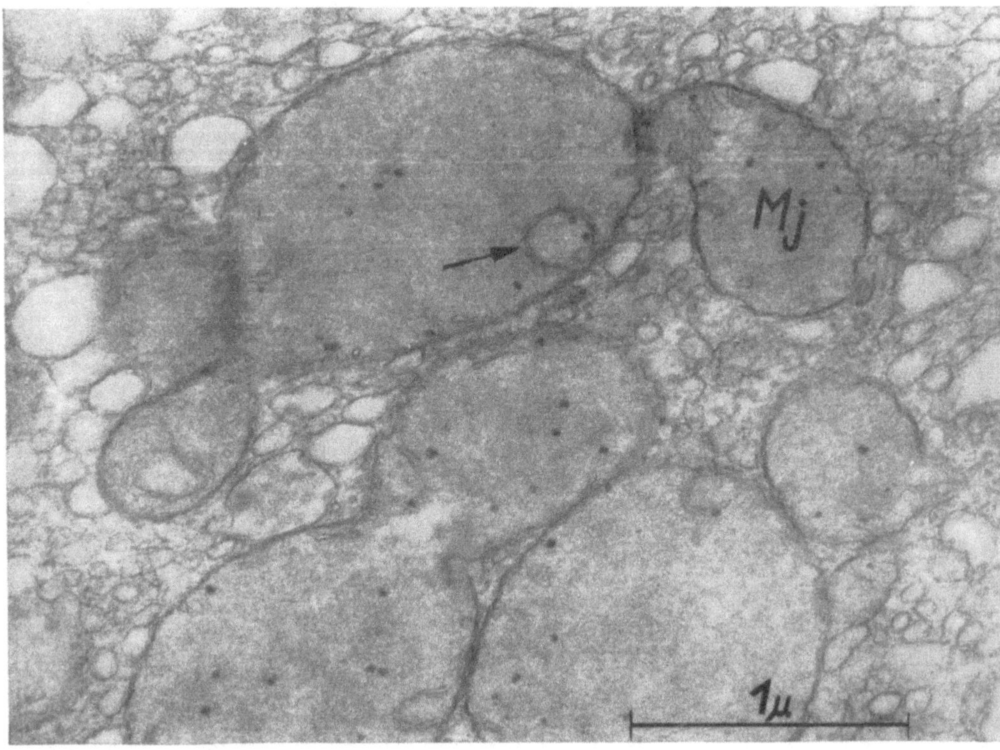

103 **104**

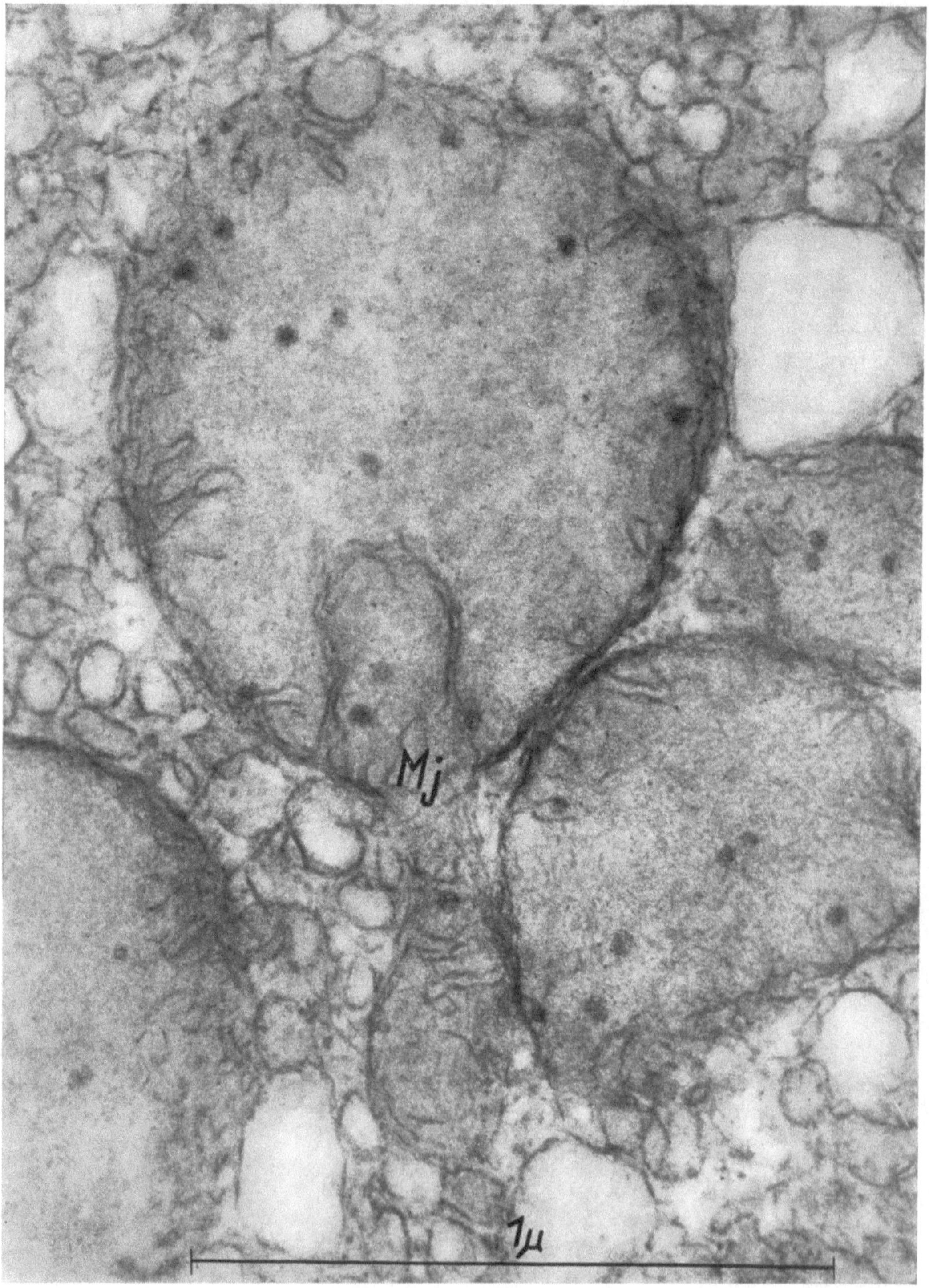

105

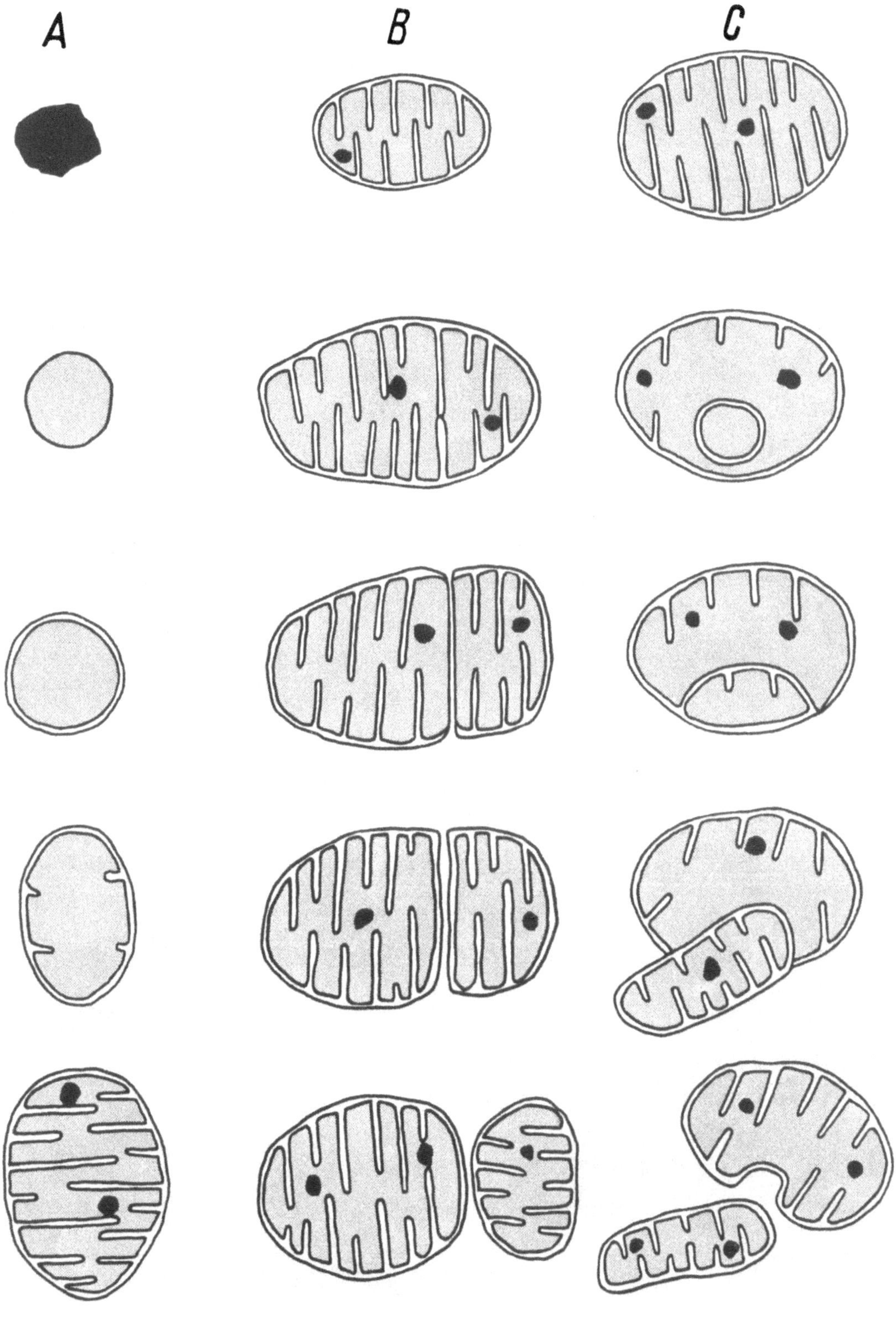
A
B
C

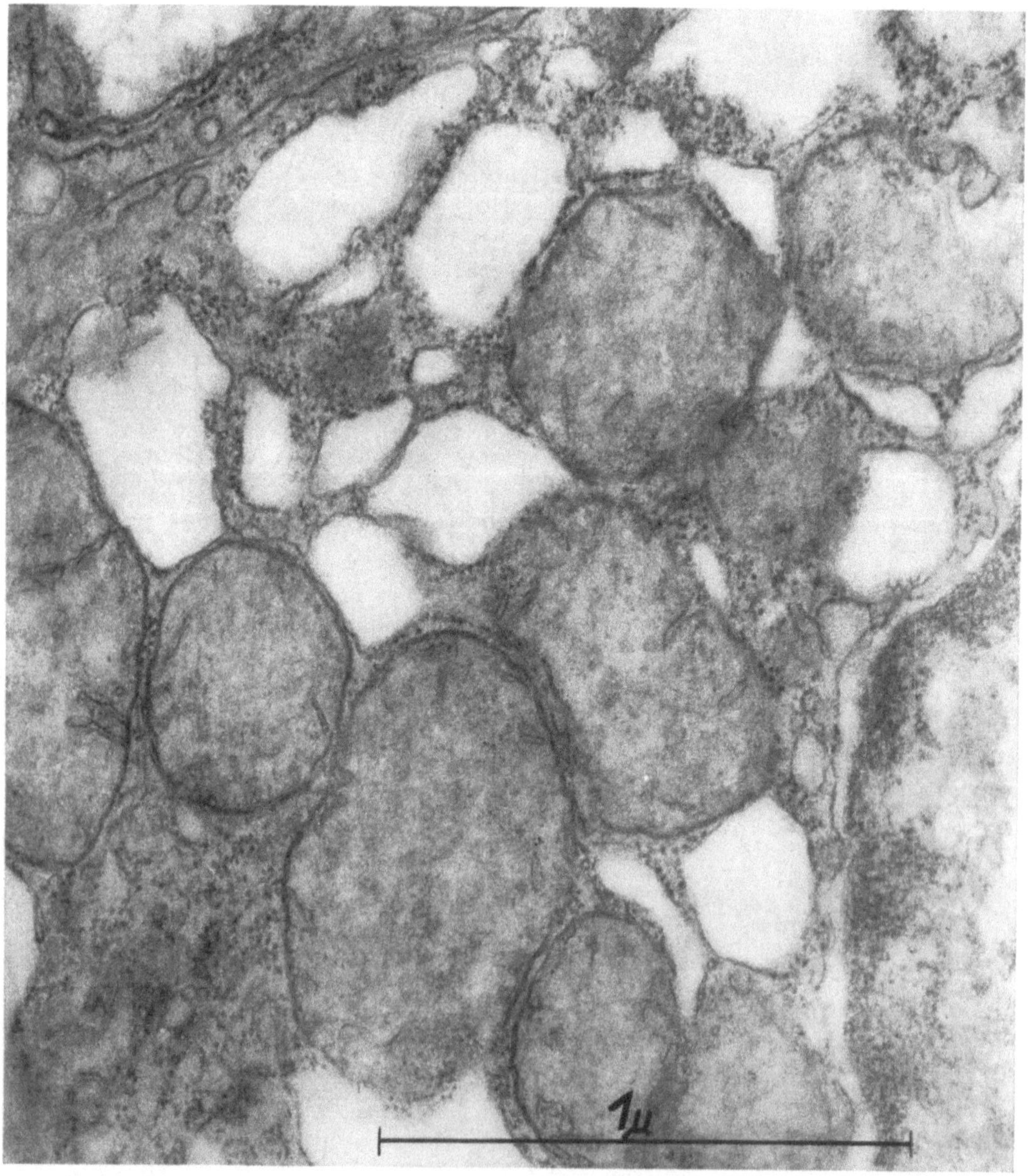

107

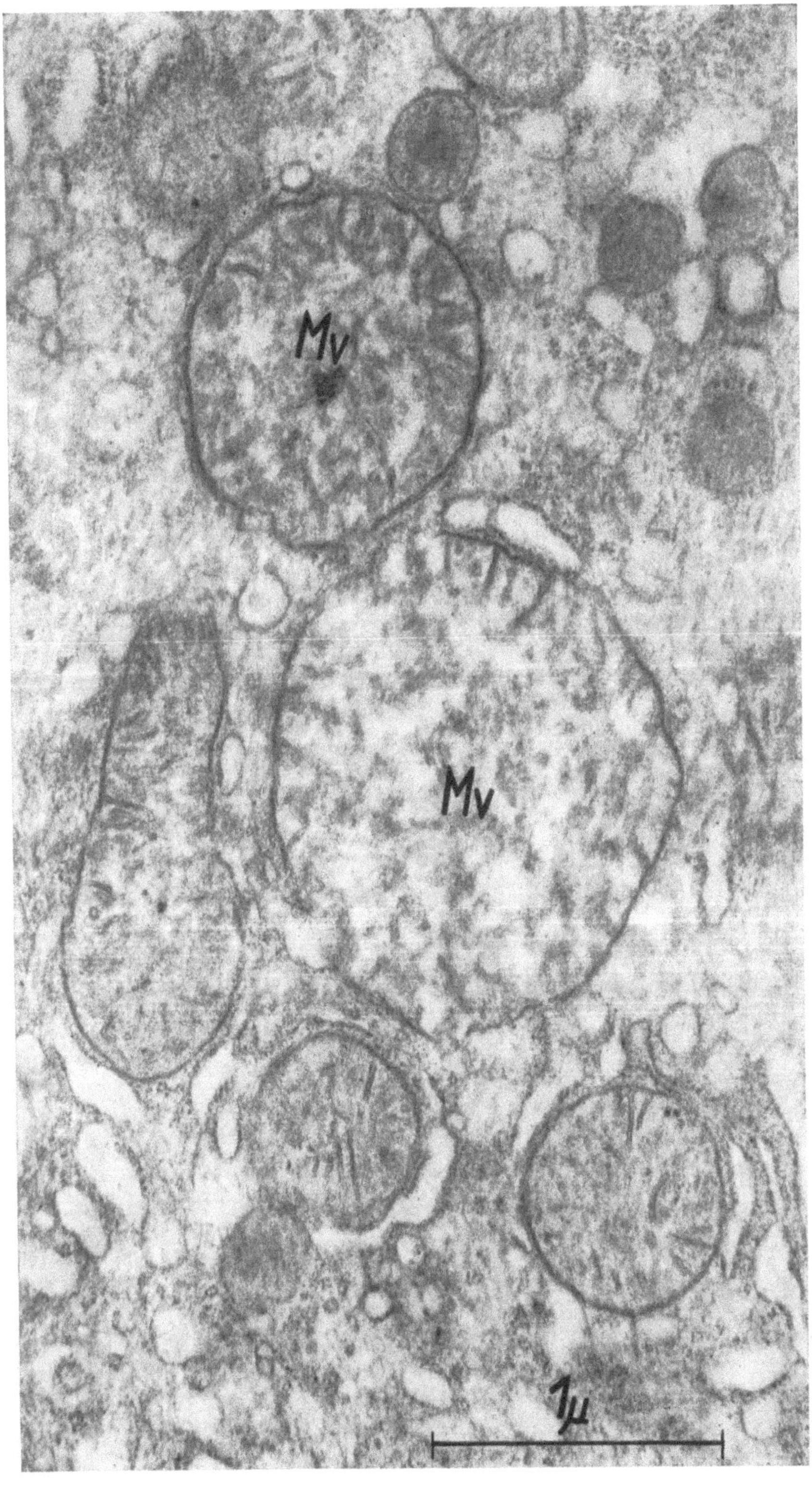
Mv
Mv
1μ

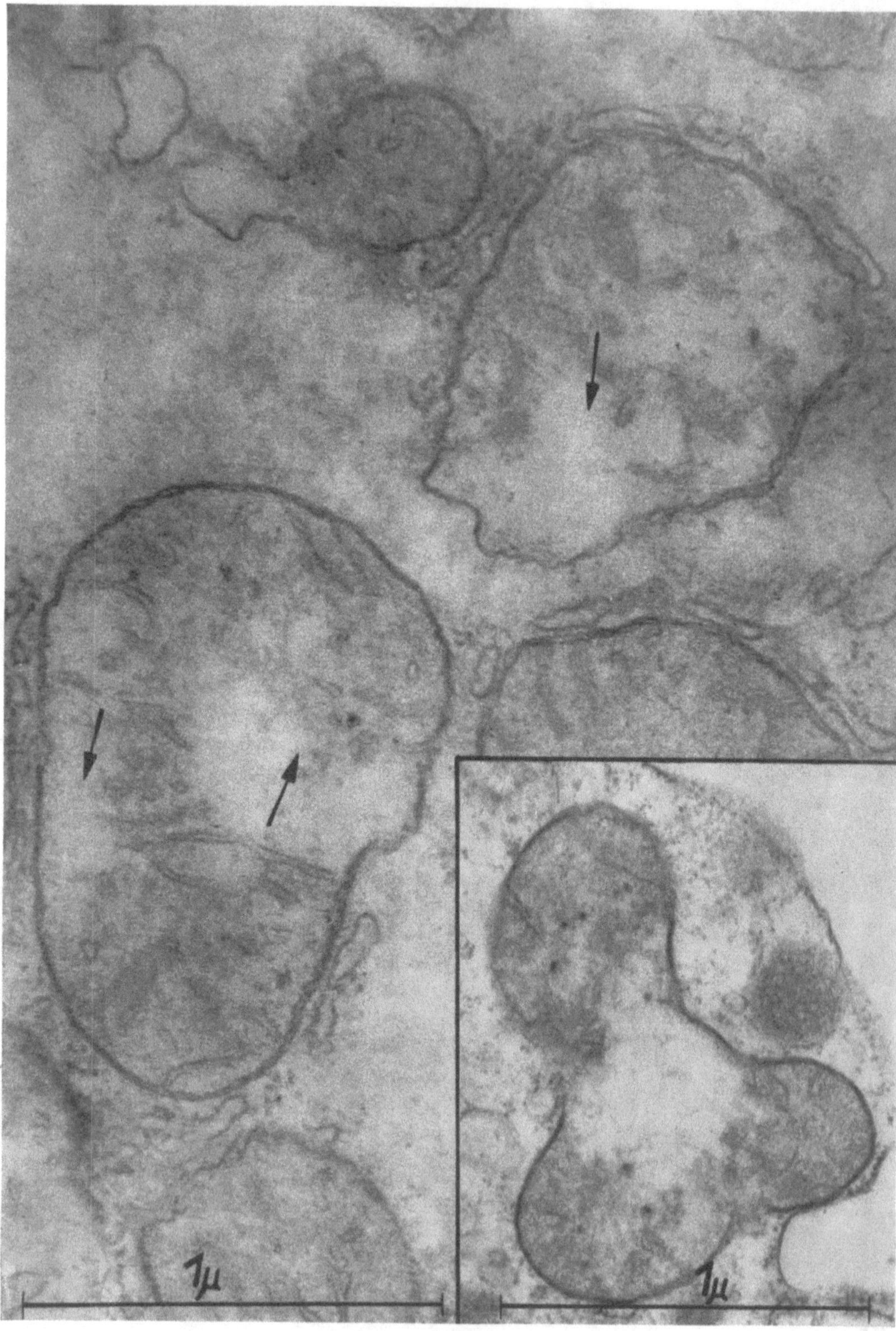

109 110

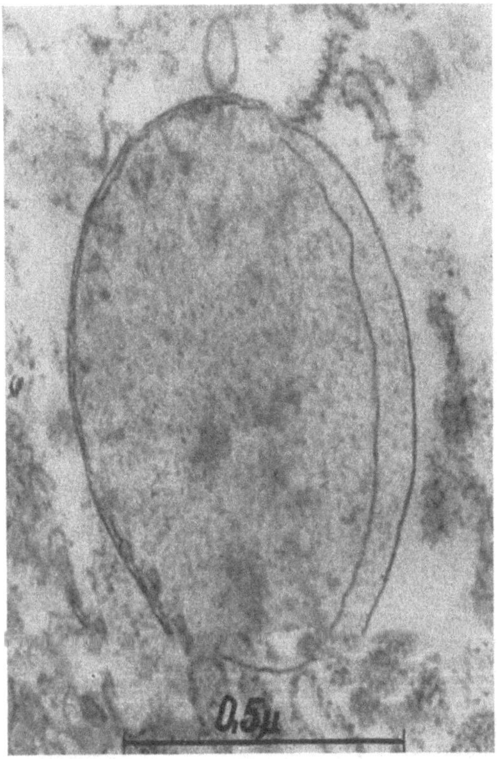

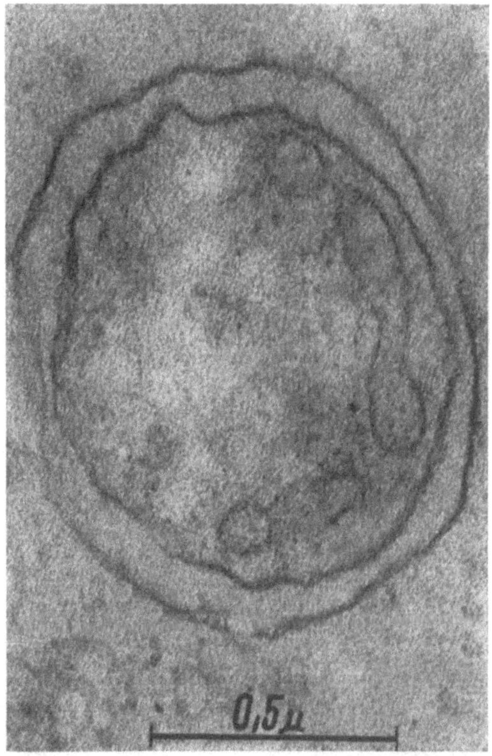

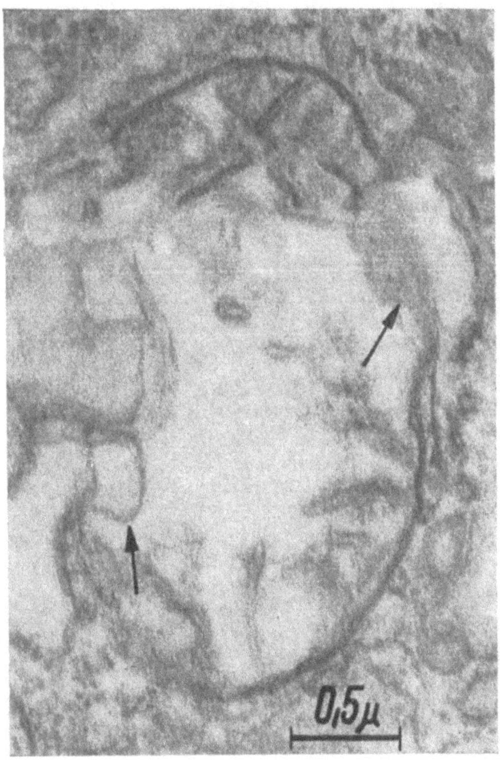

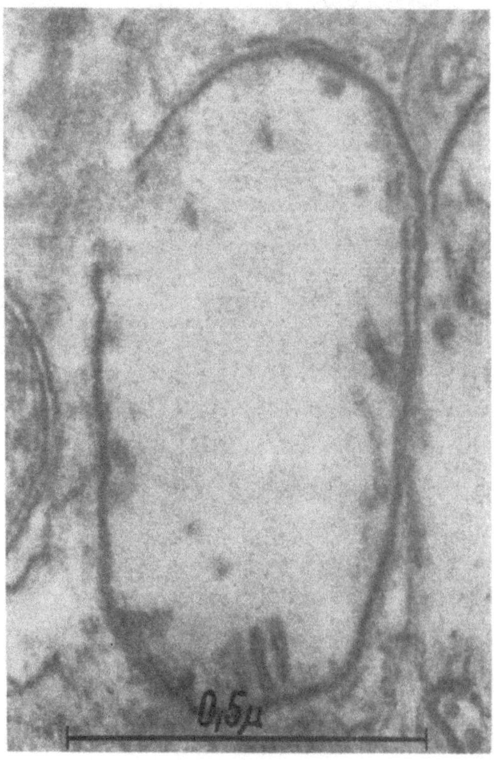

111 112 113 114

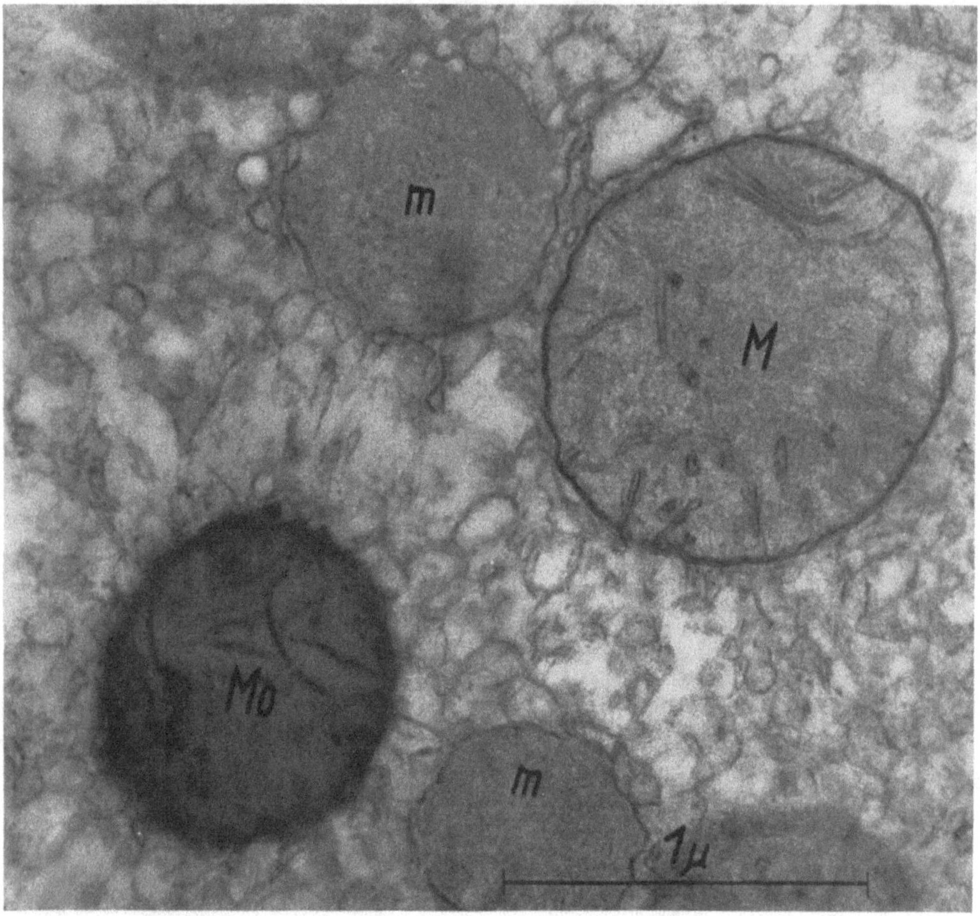

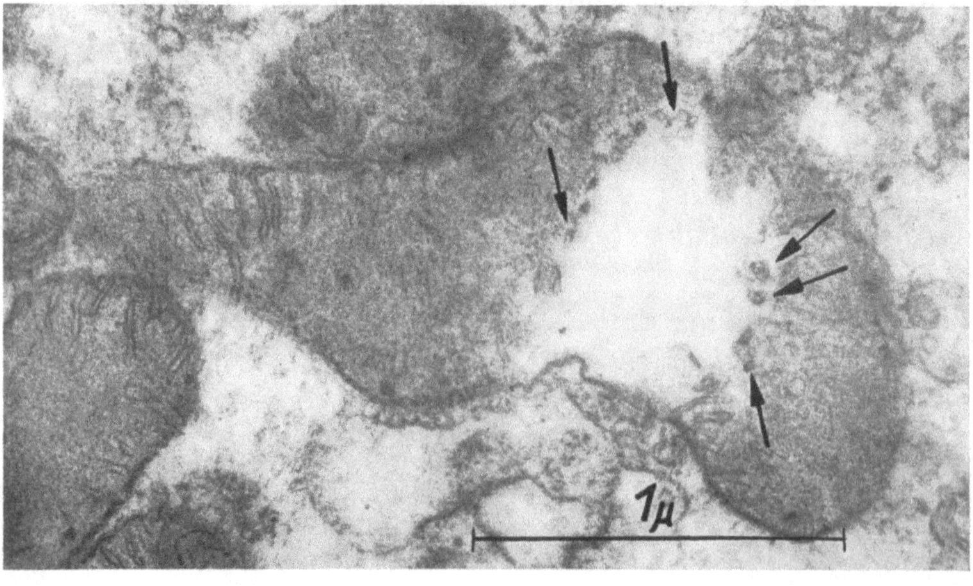

115 **116**

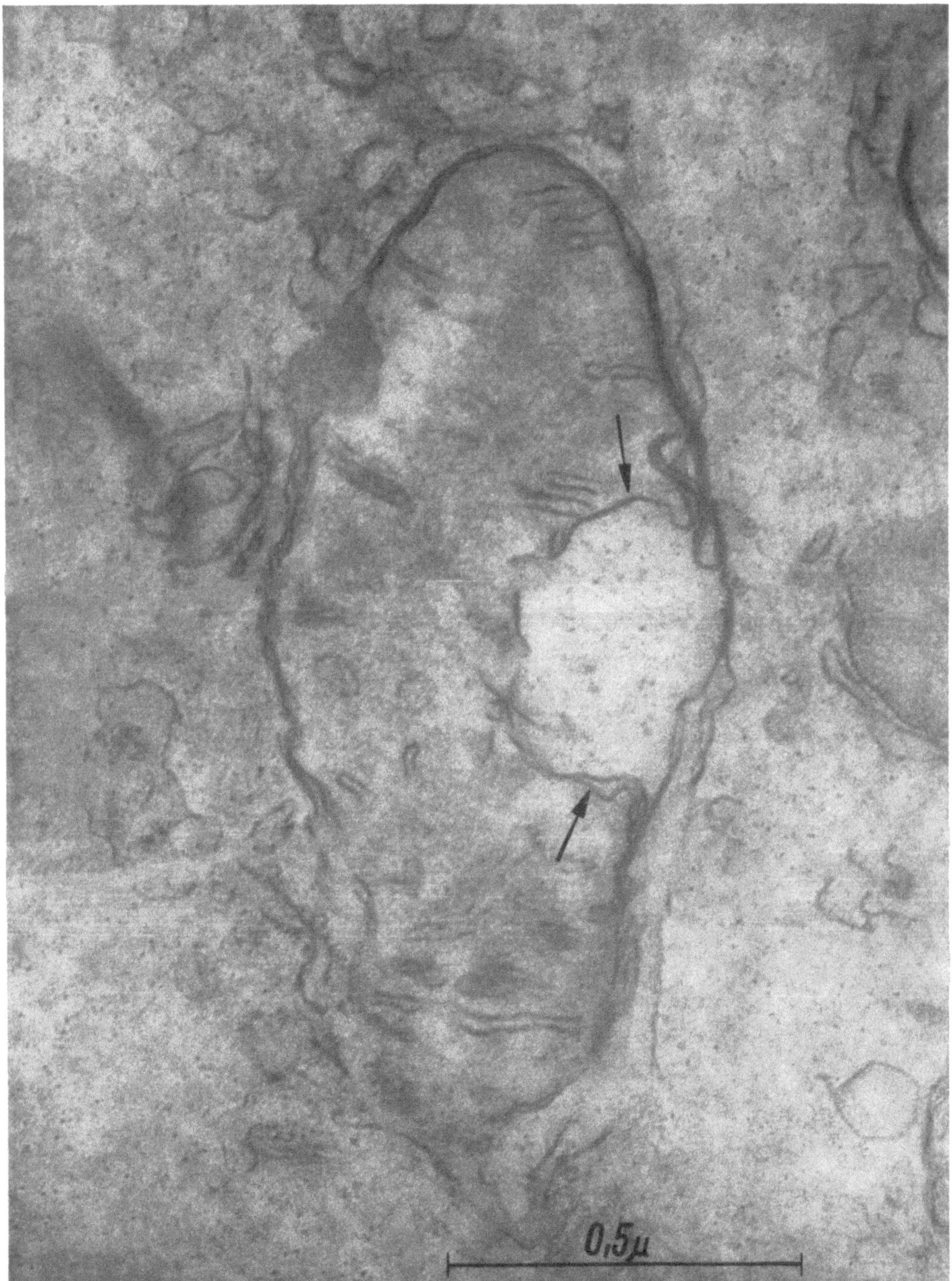

117

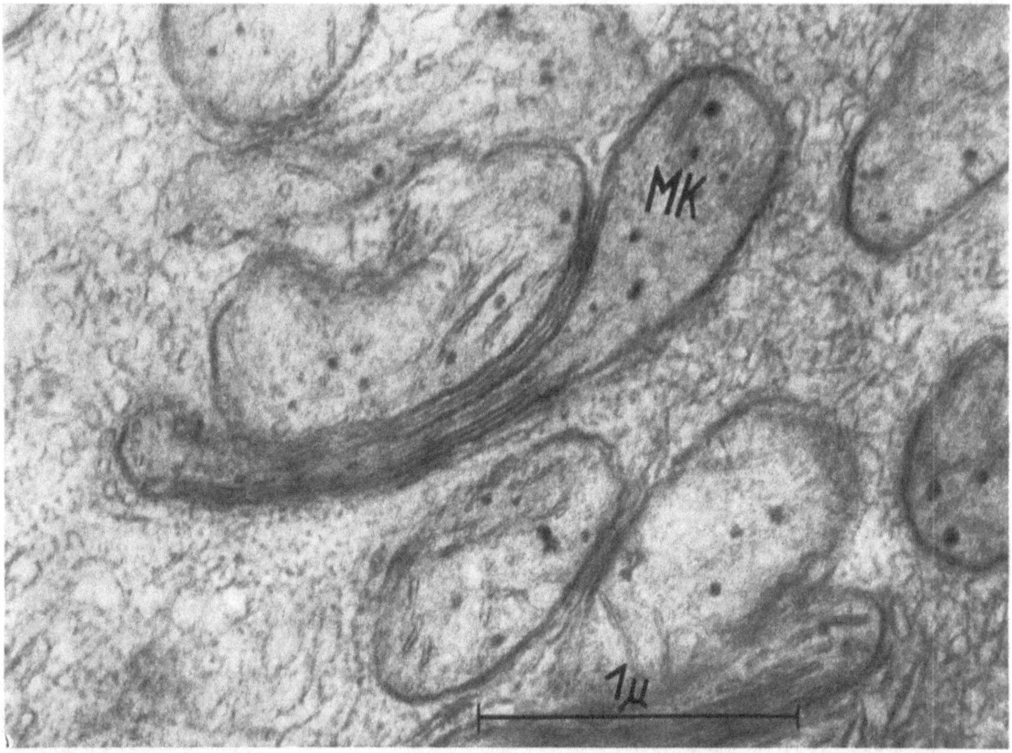

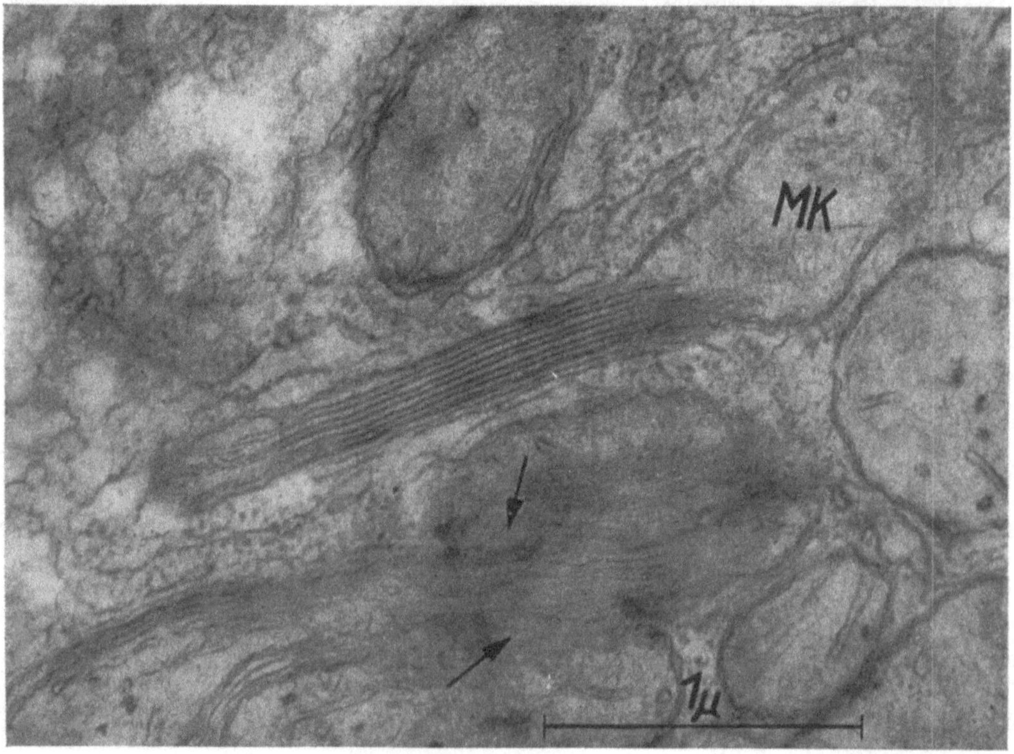

118 119

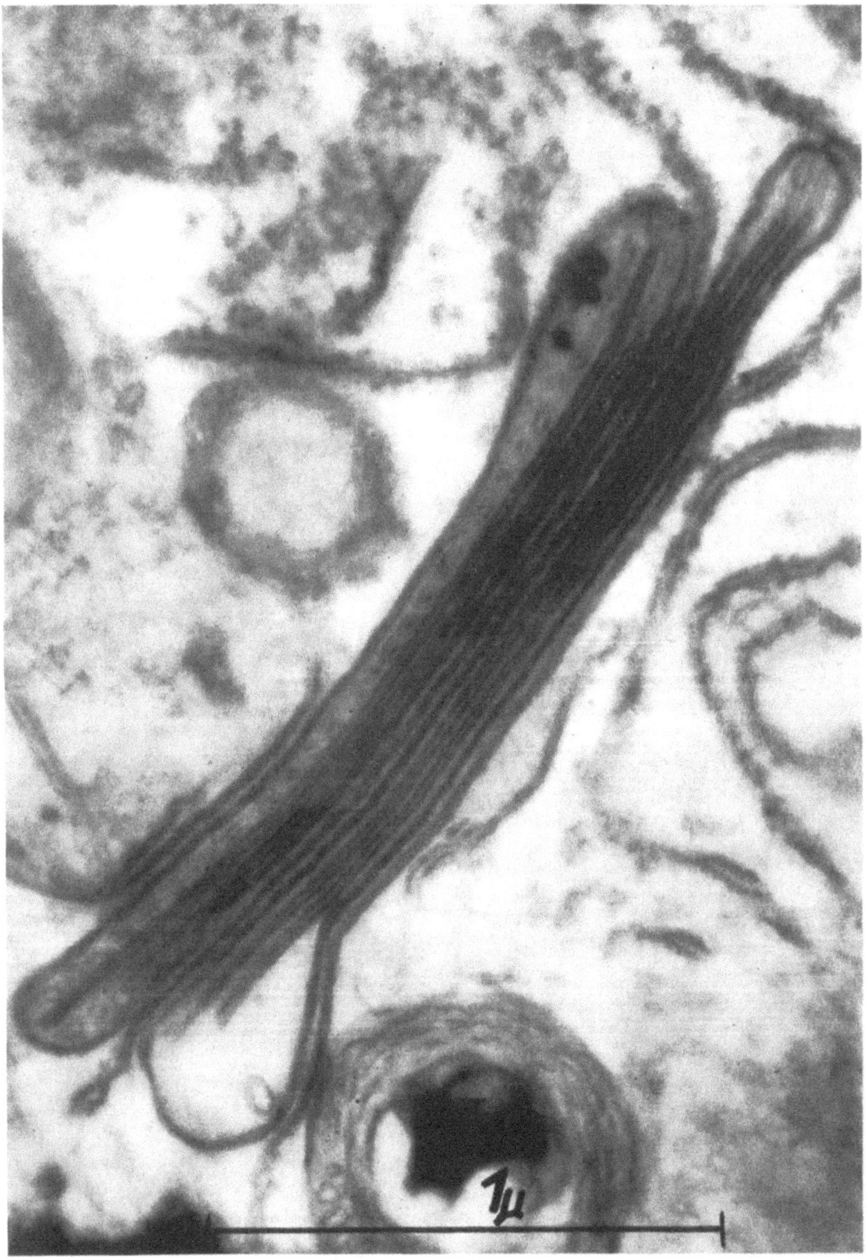
1μ

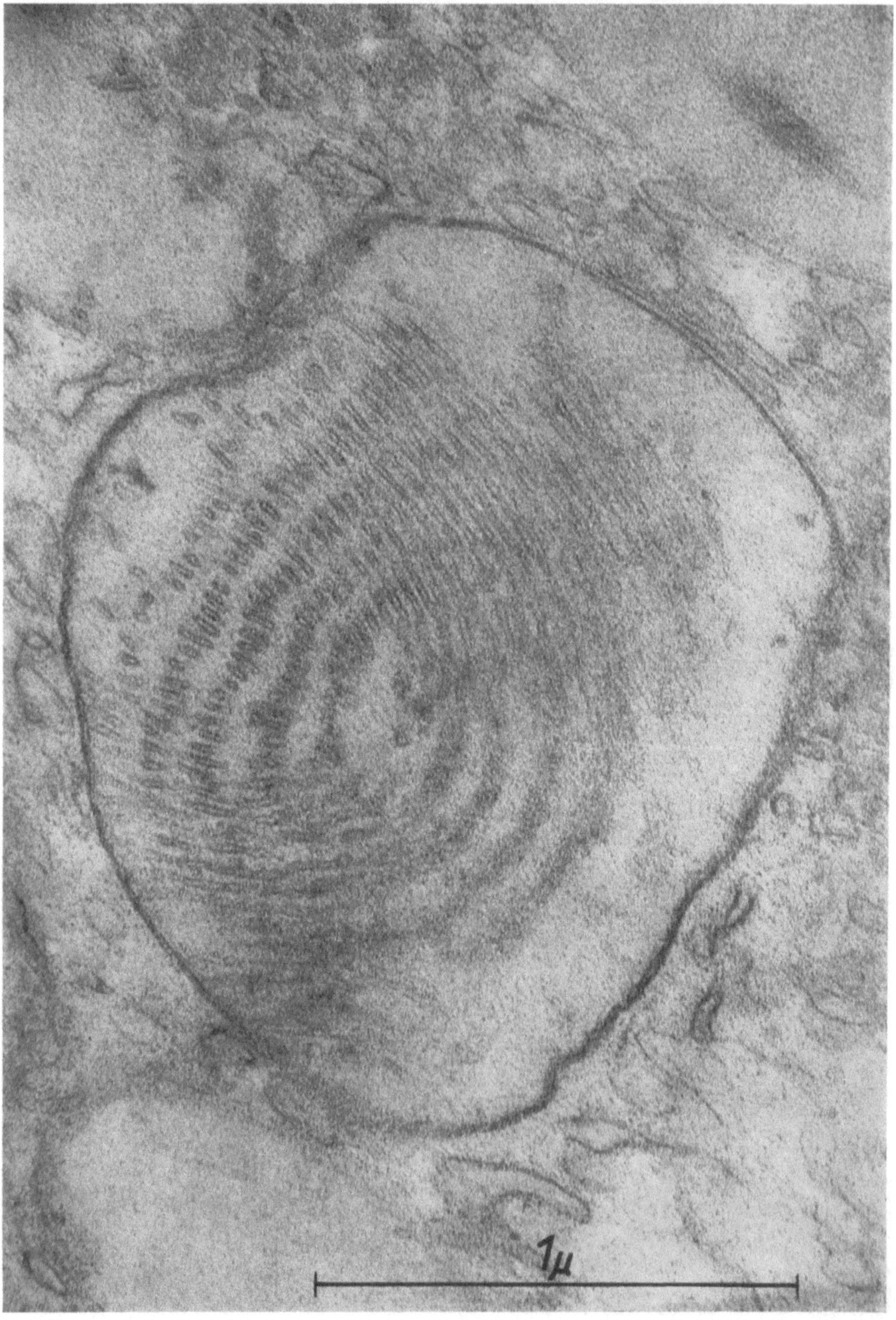

121

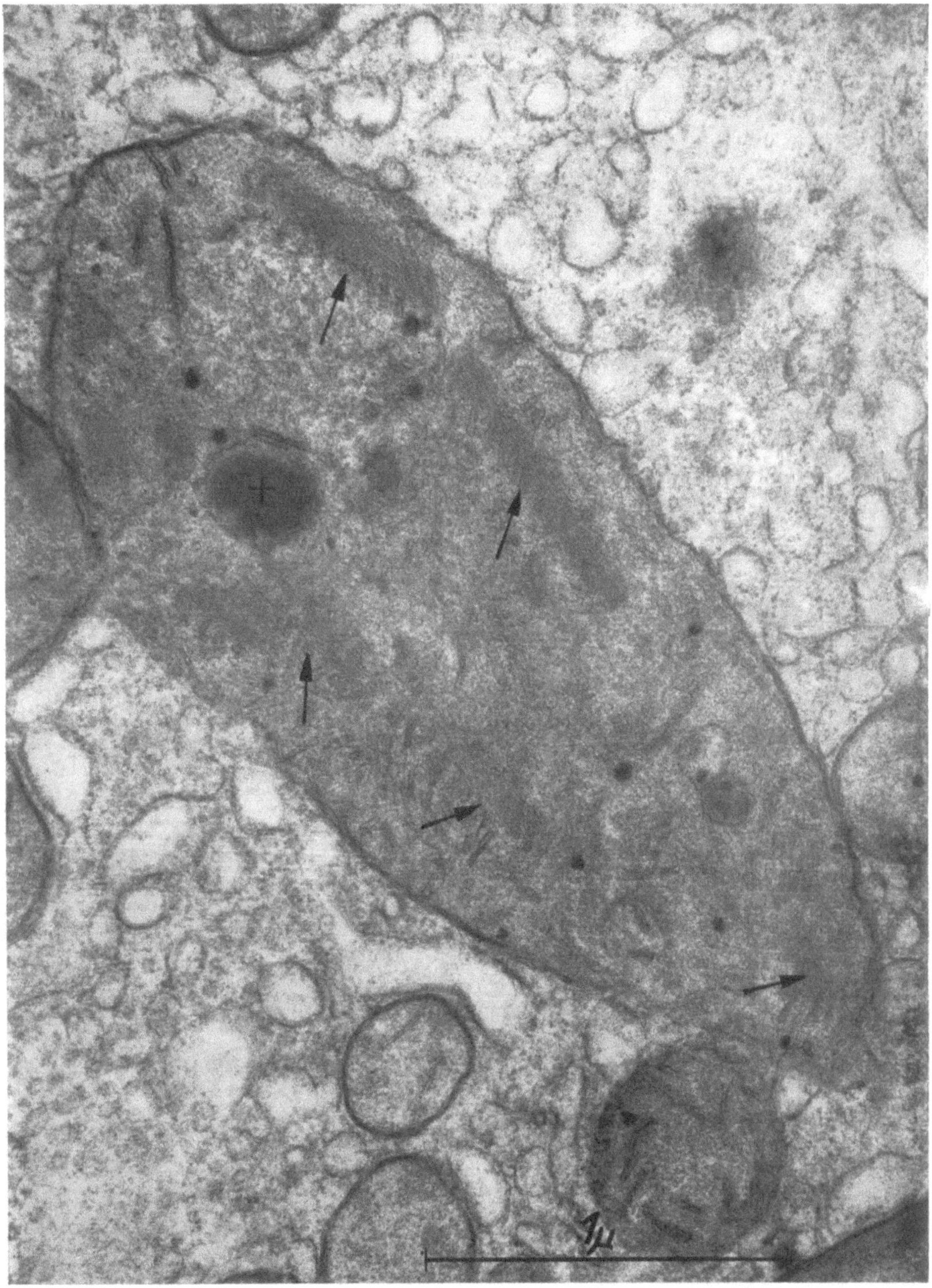
1μ

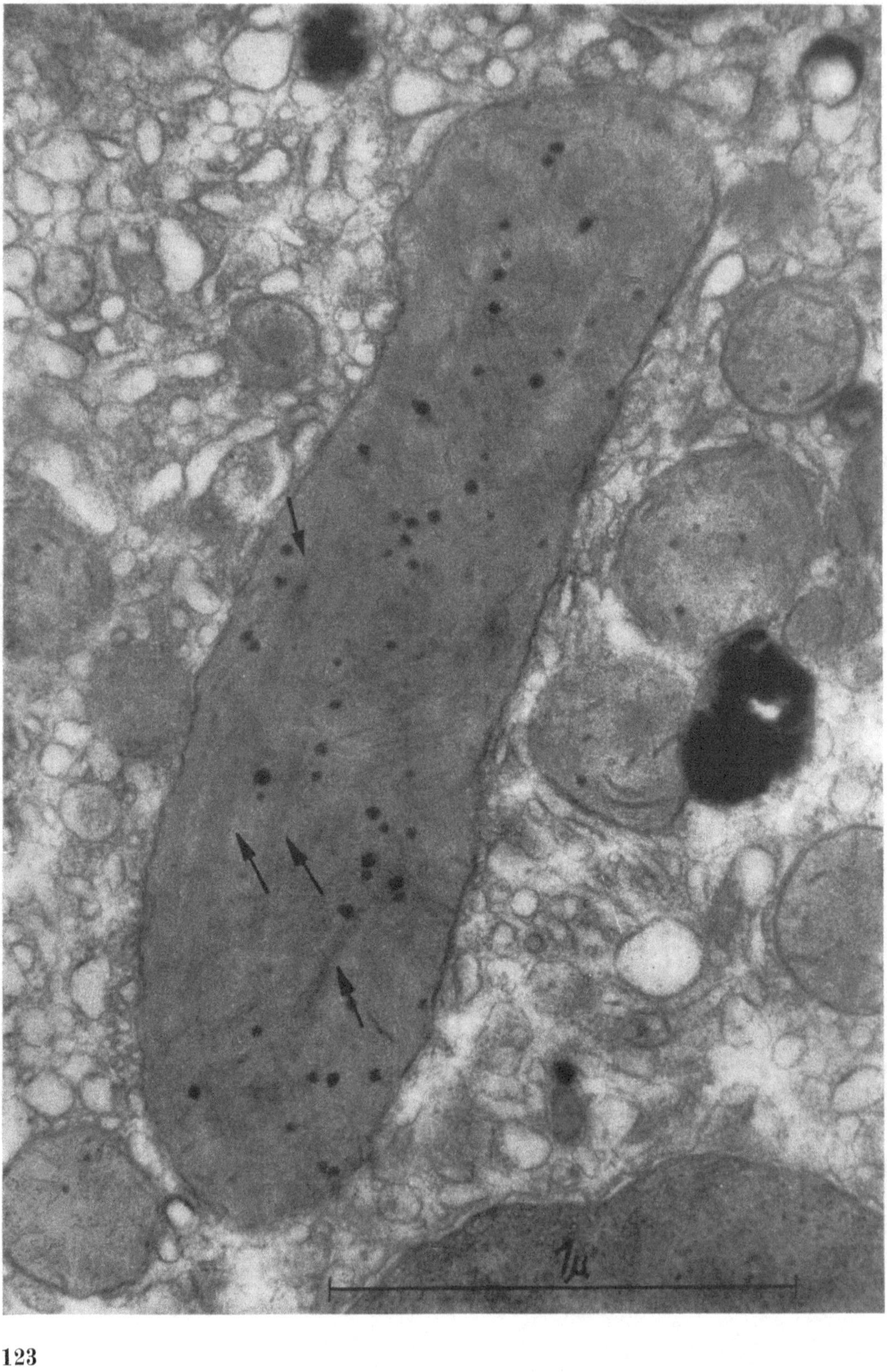

123

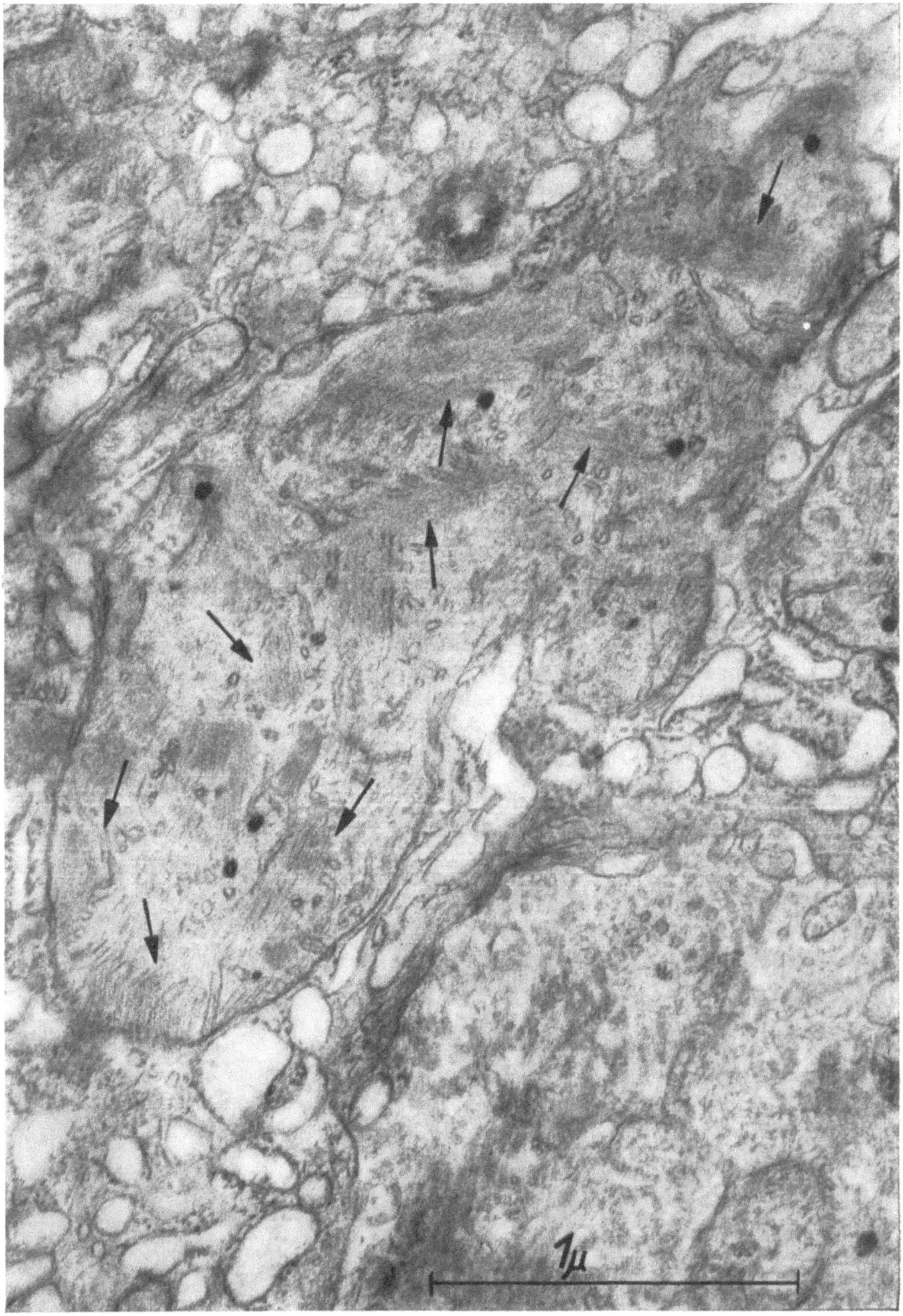
1µ

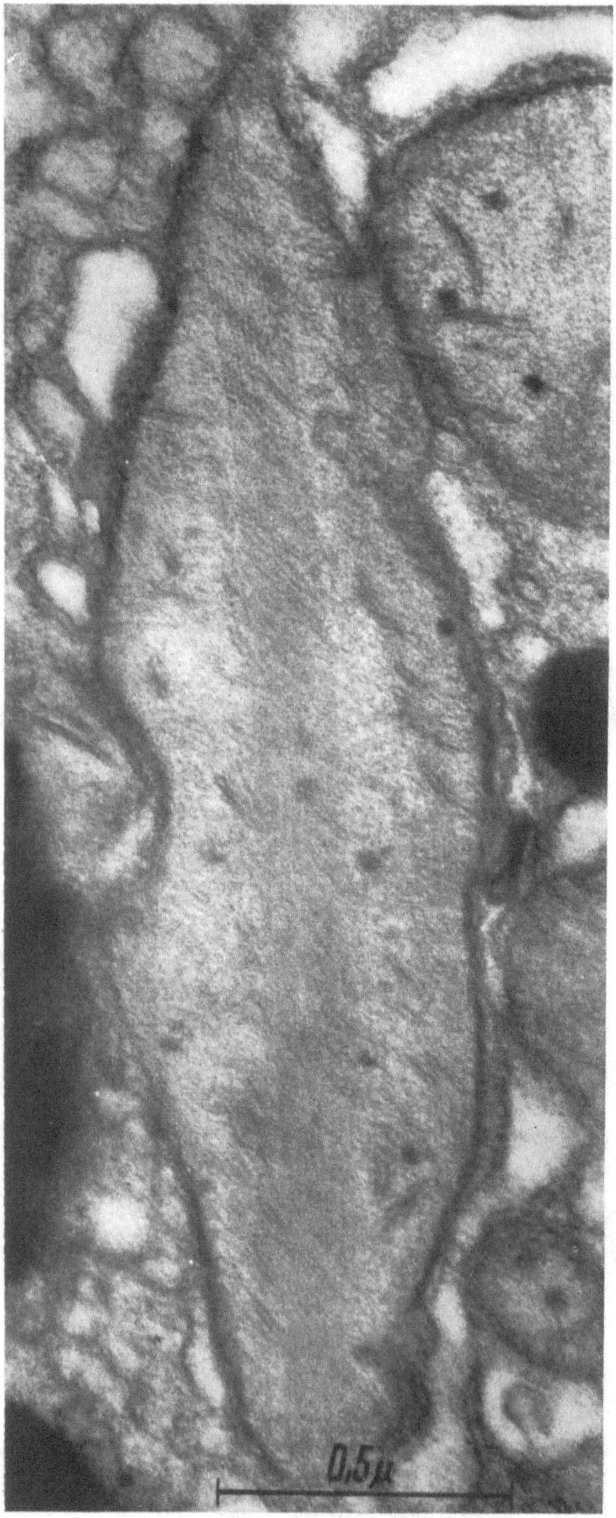
0,5 μ

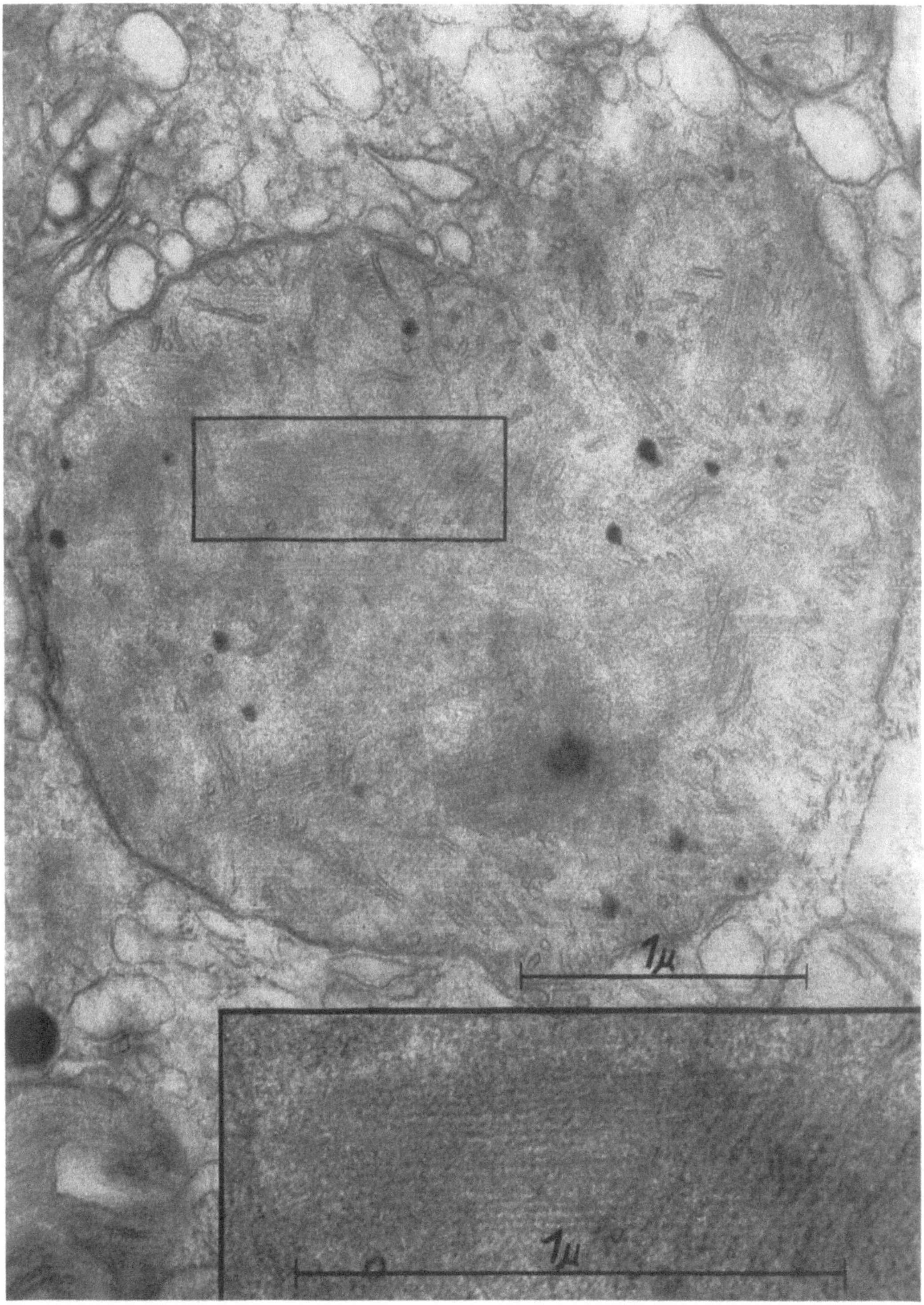

126 126a

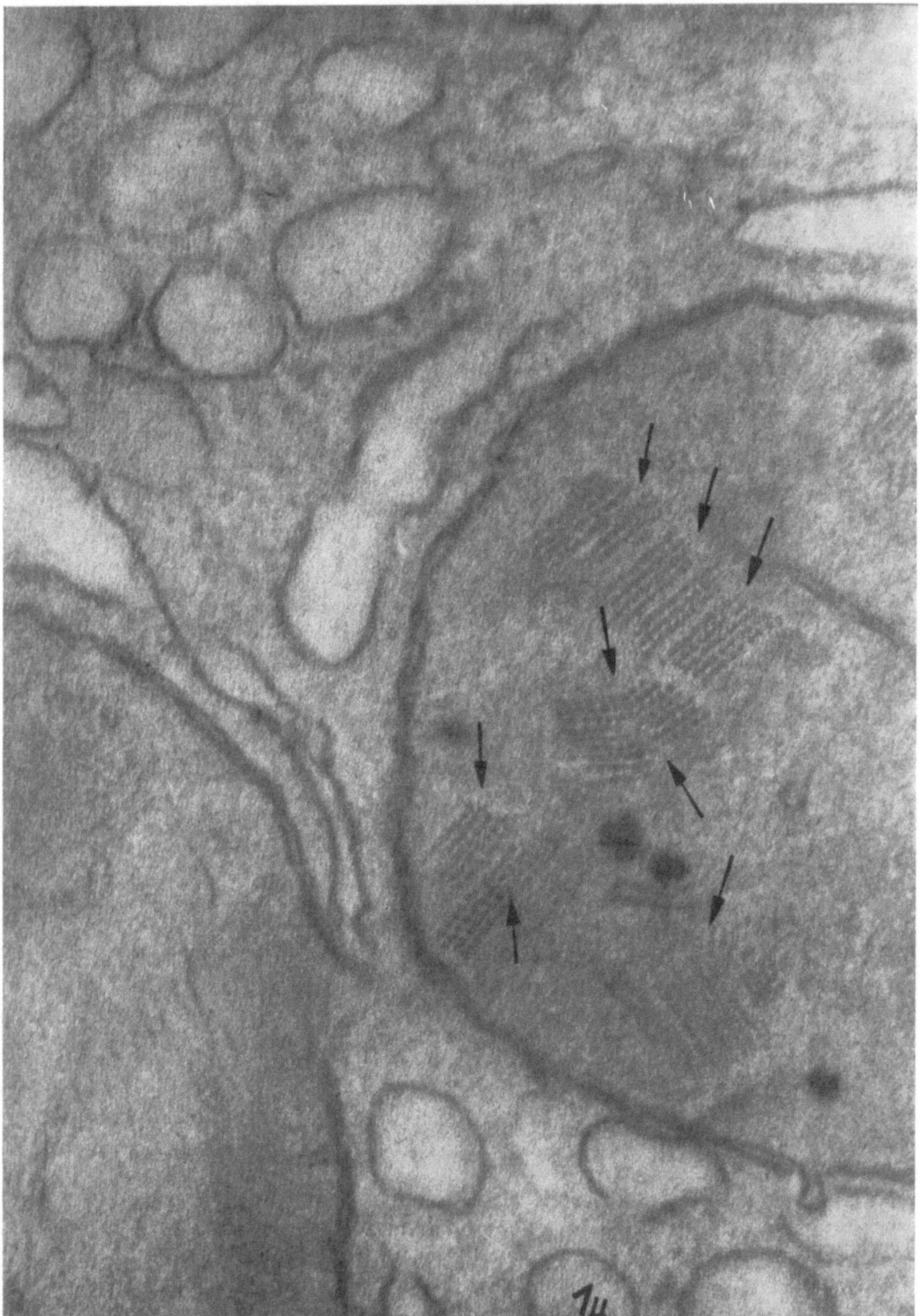

127

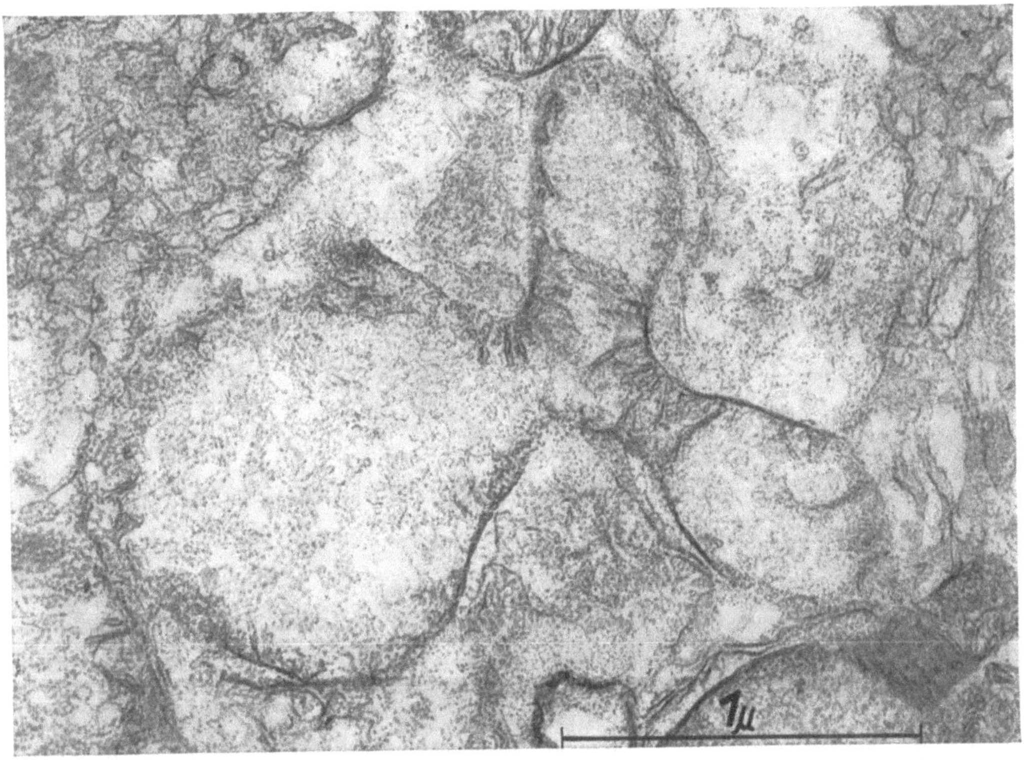

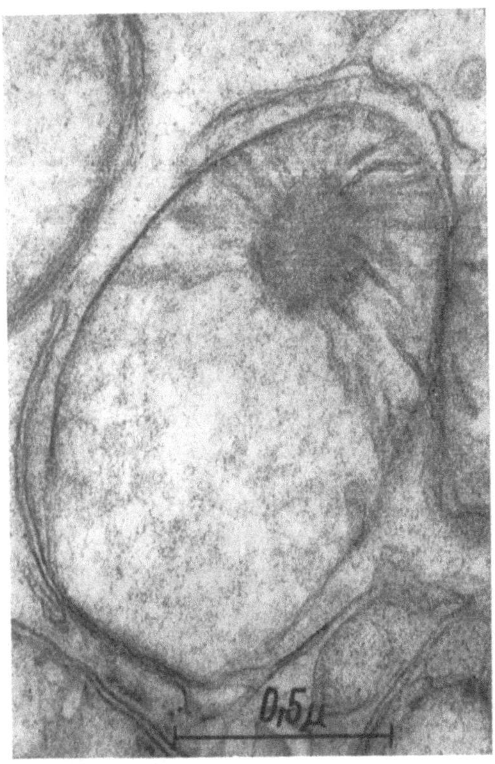

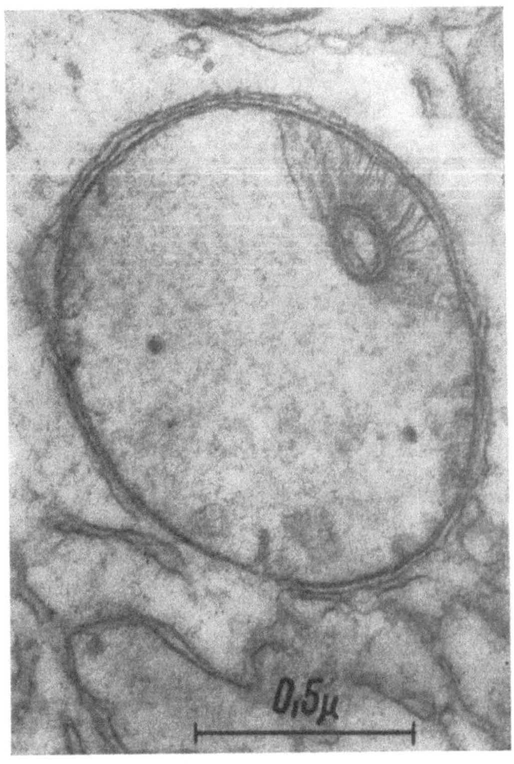

128 129 130

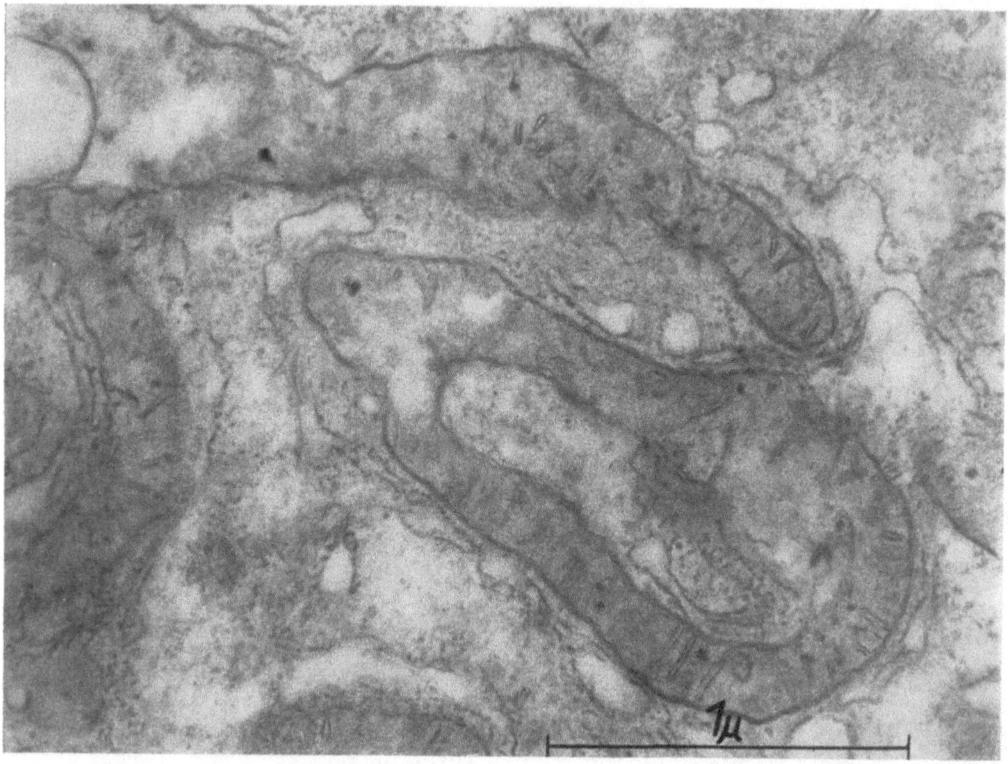

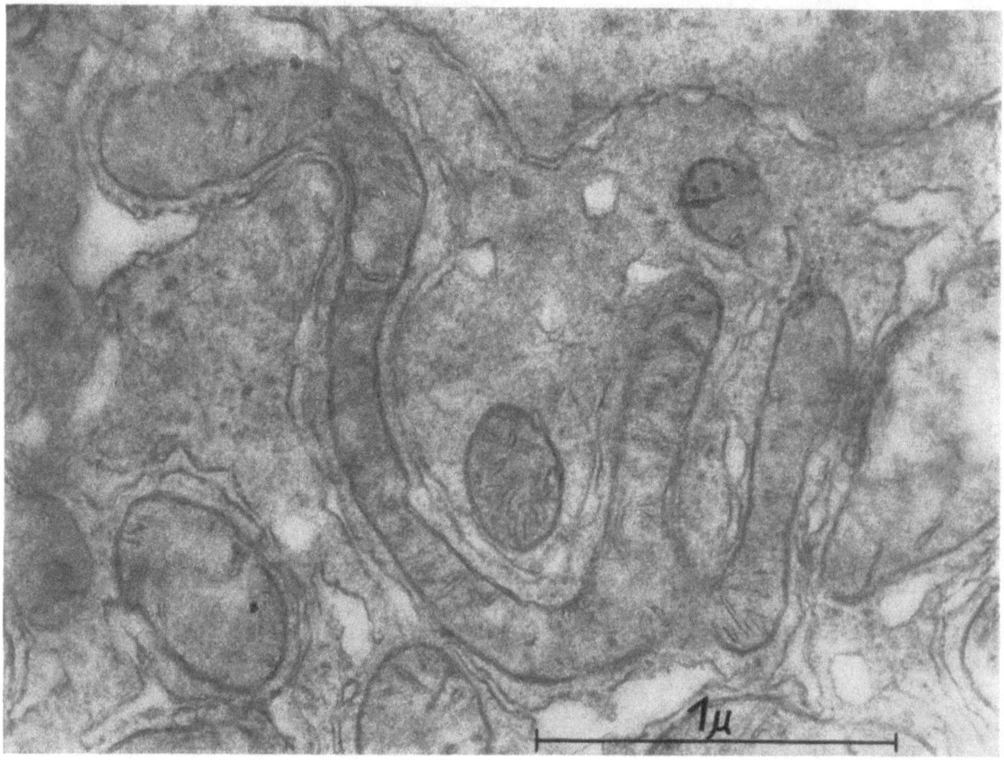

131 **132**

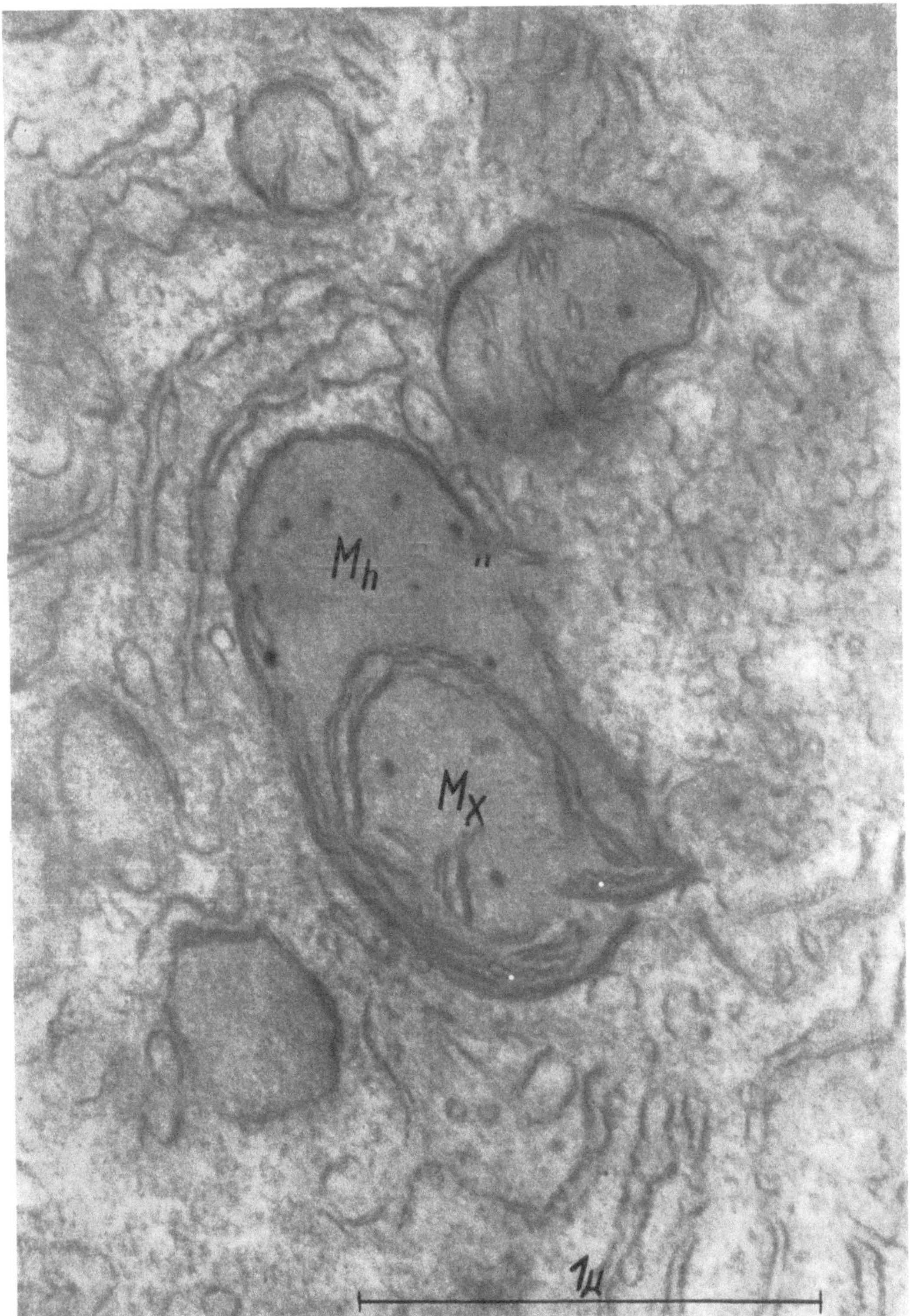
Mh
Mx
1μ

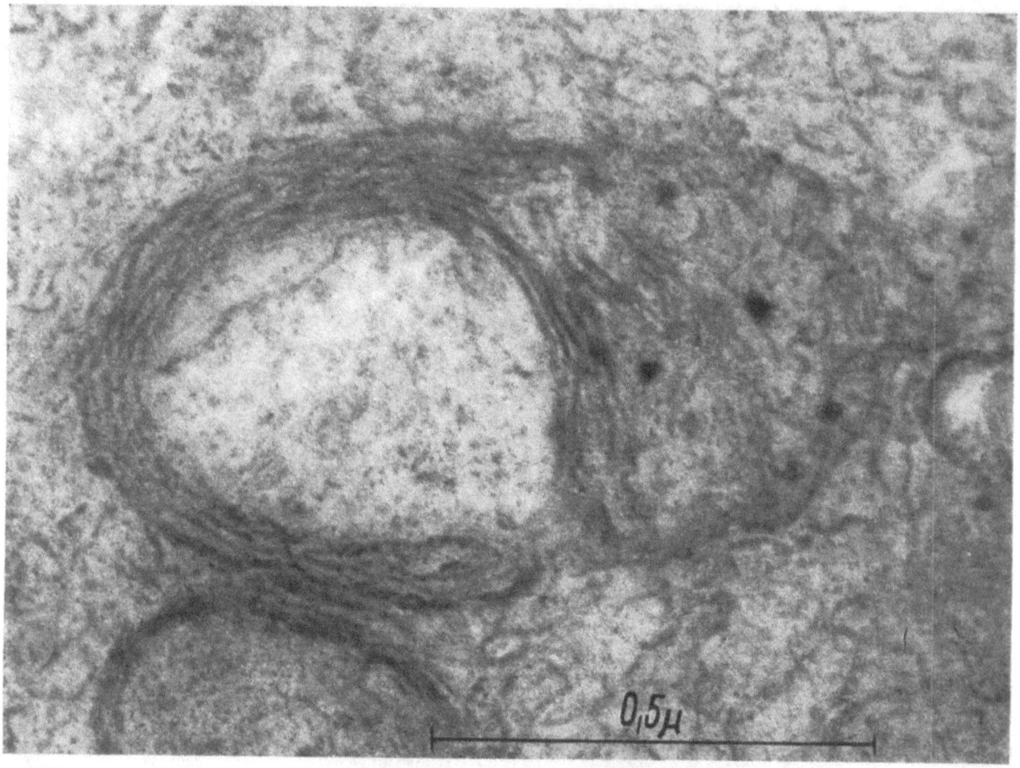

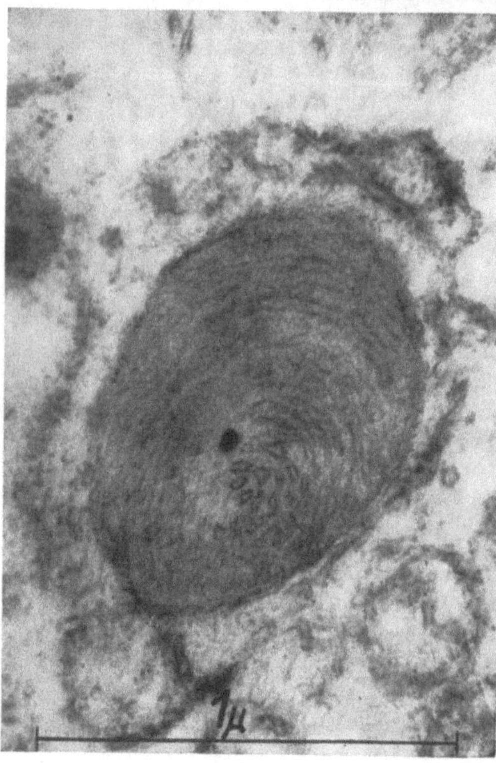

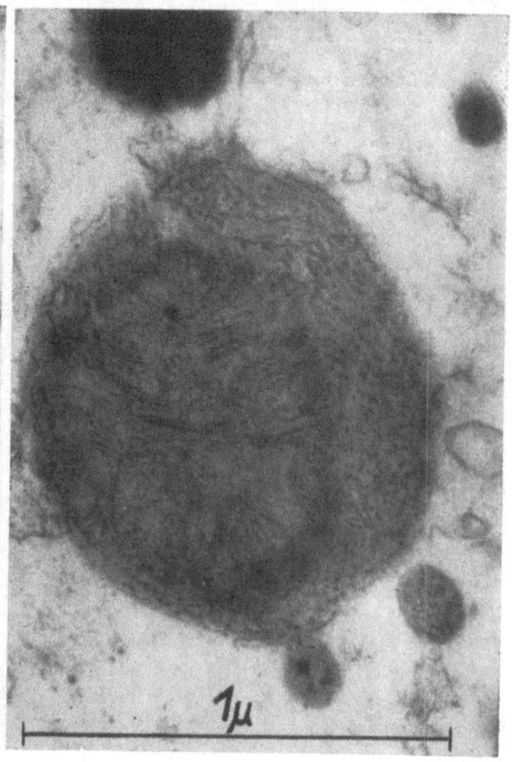

134 135 136

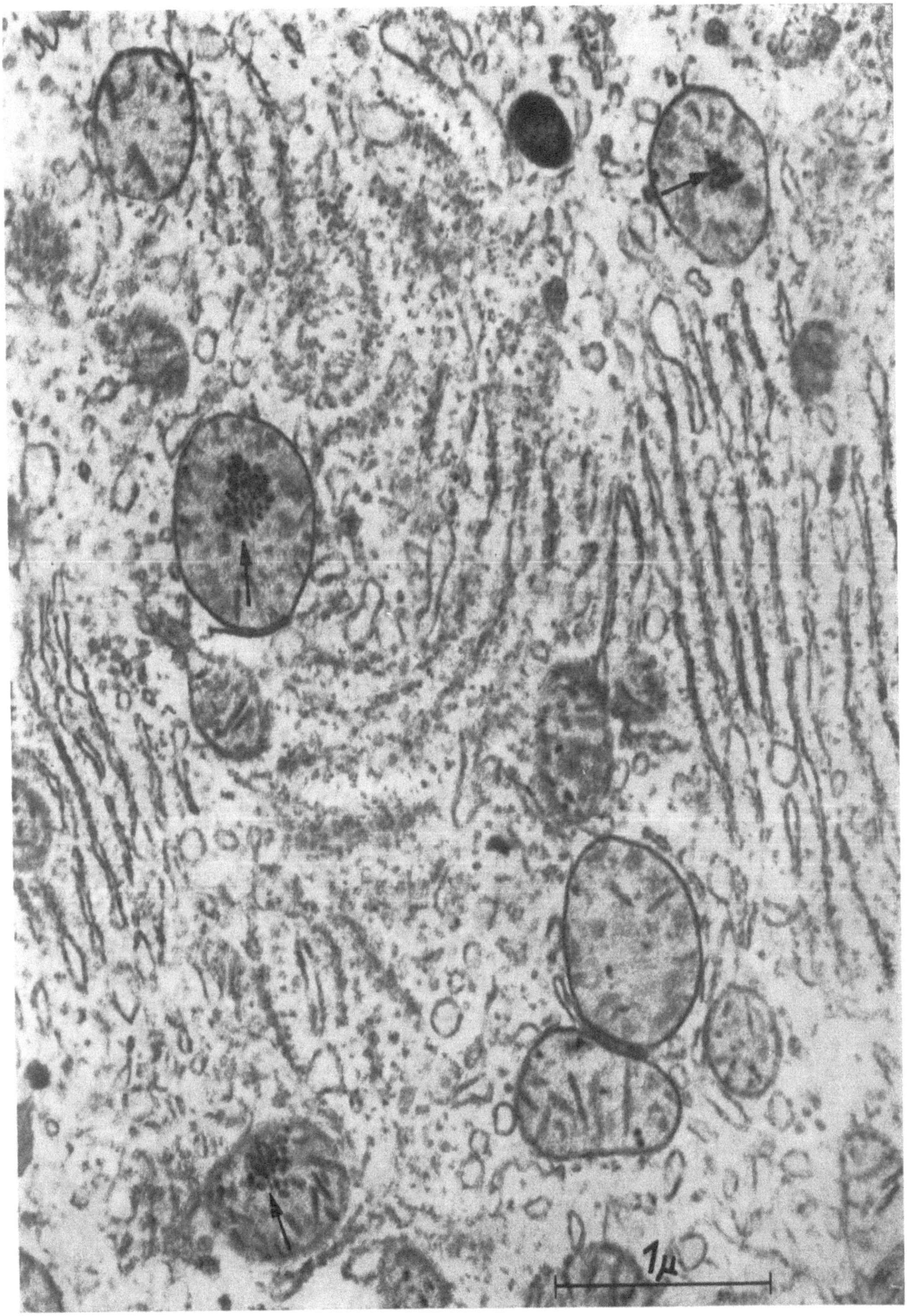
1µ

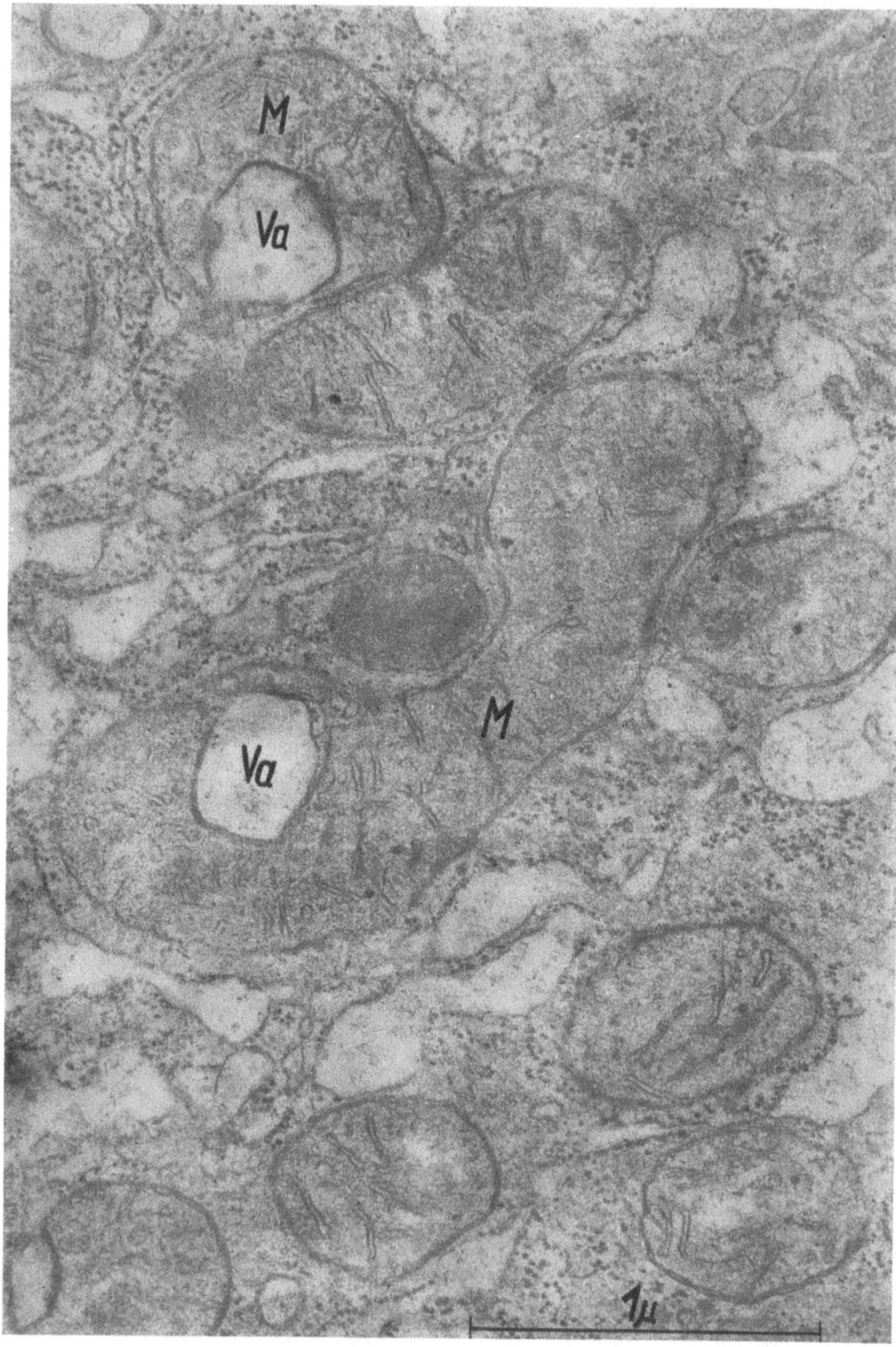
M
Va
M
Va
1μ

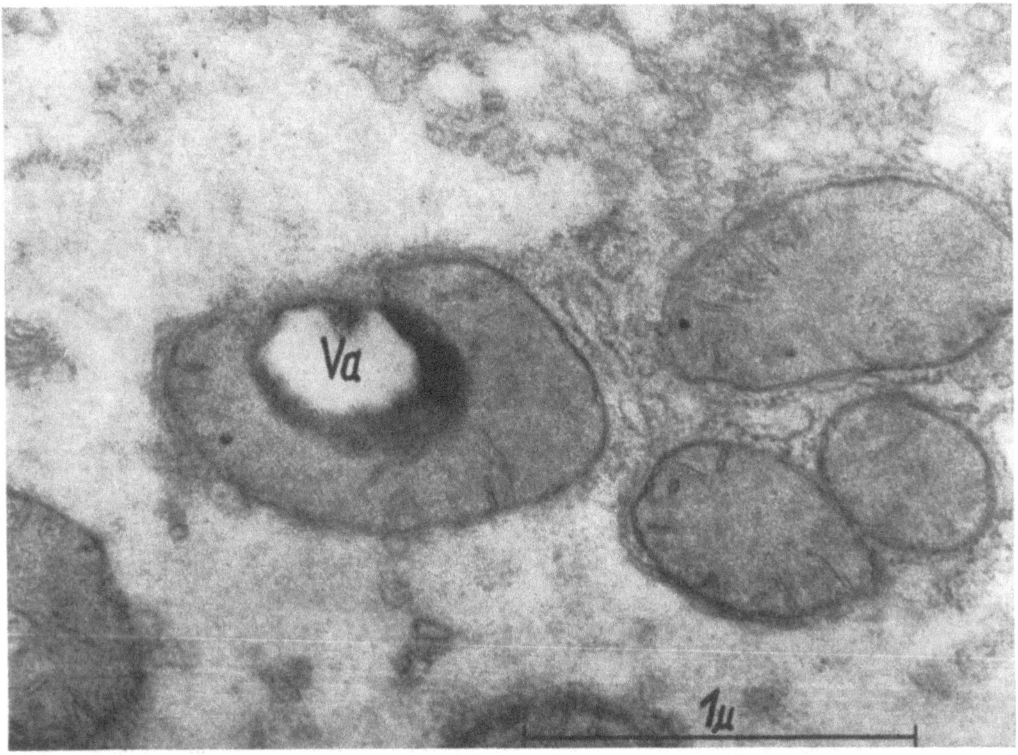

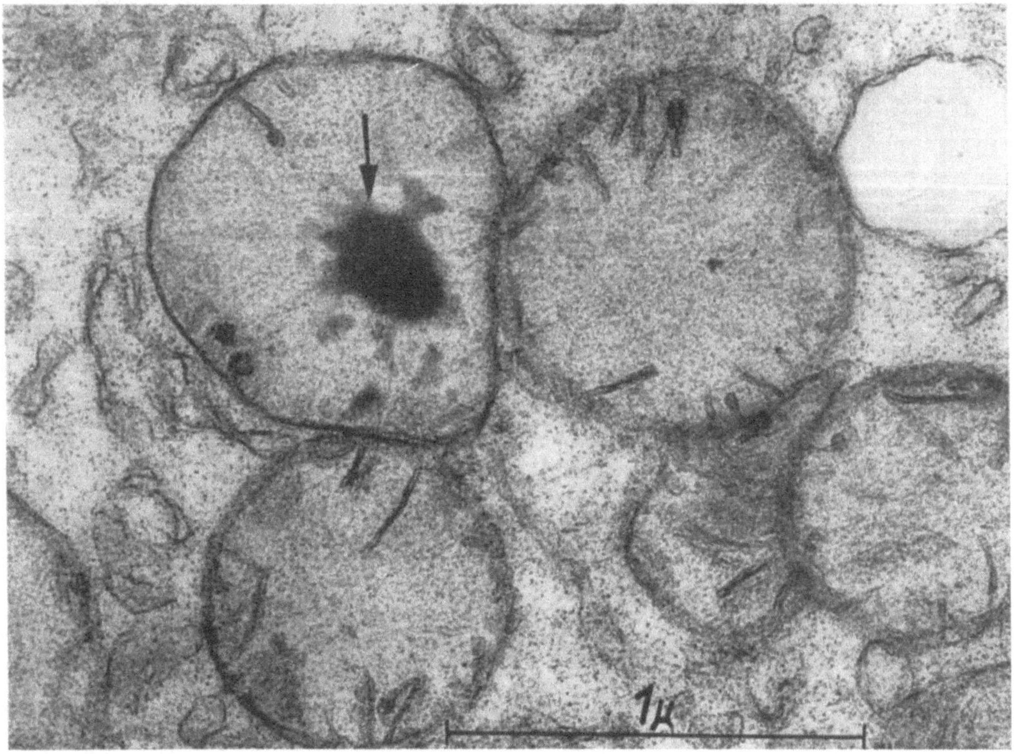

139 **140**

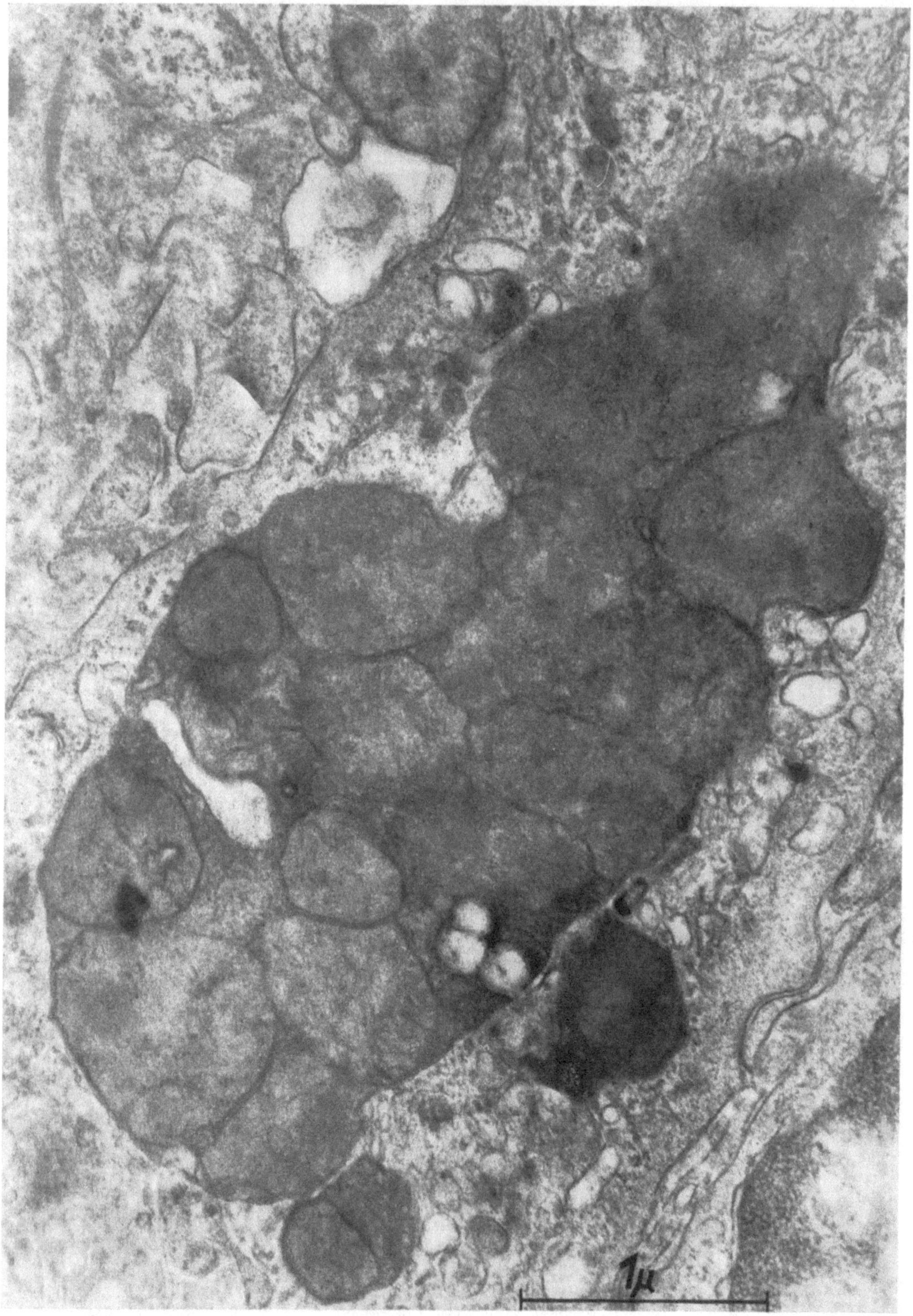

141

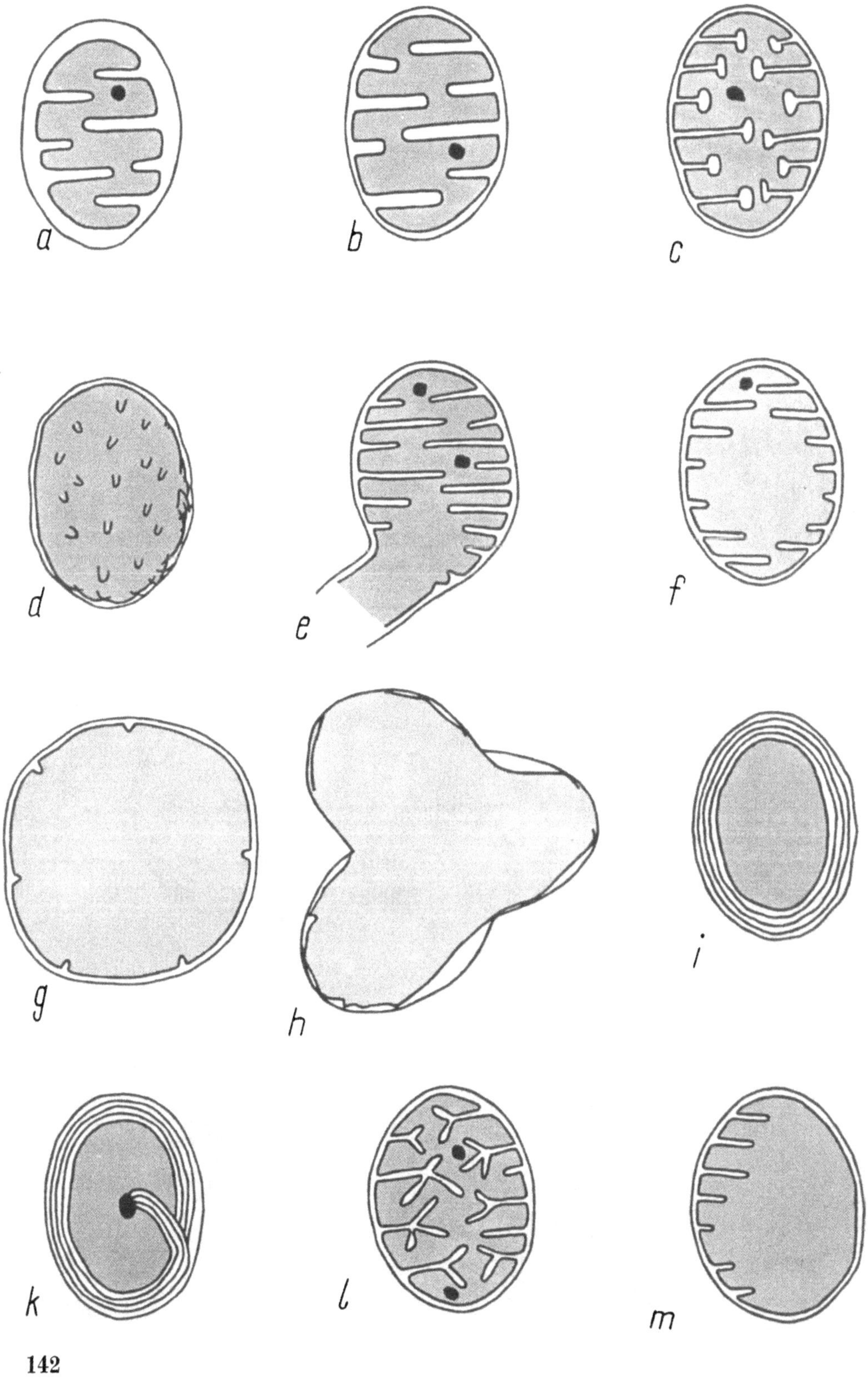
a
b
c
d
e
f
g
h
i
k
l
m

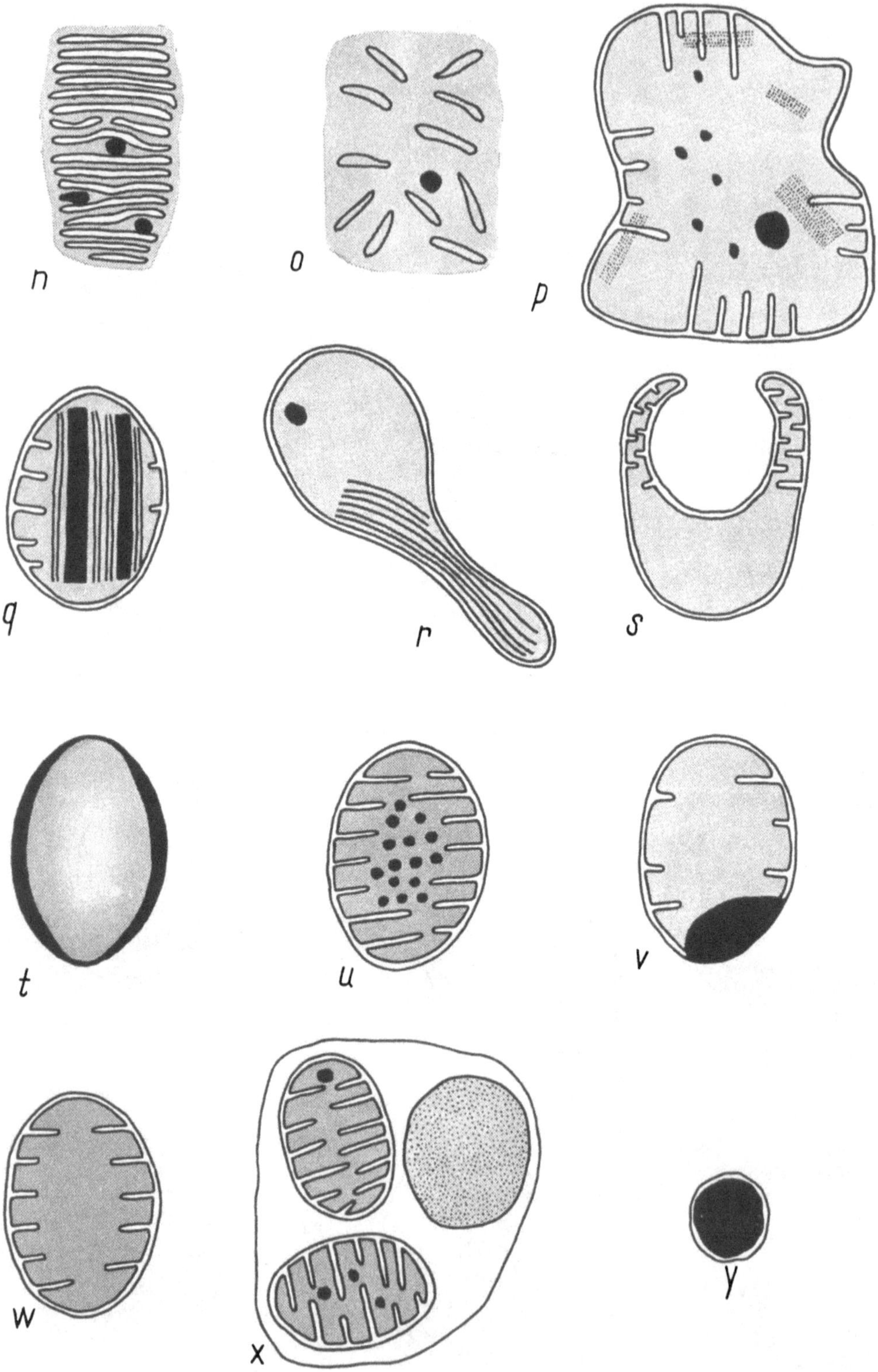
n
o
p
q
r
s
t
u
v
w
x
y

Cytosomen,
Microbodies, Lysosomen und Pigmentablagerungen

Cytosomes,
microbodies, lysosomes and deposits of pigments

Цитосомы, микротельца, лизосомы
и отложения пигмента

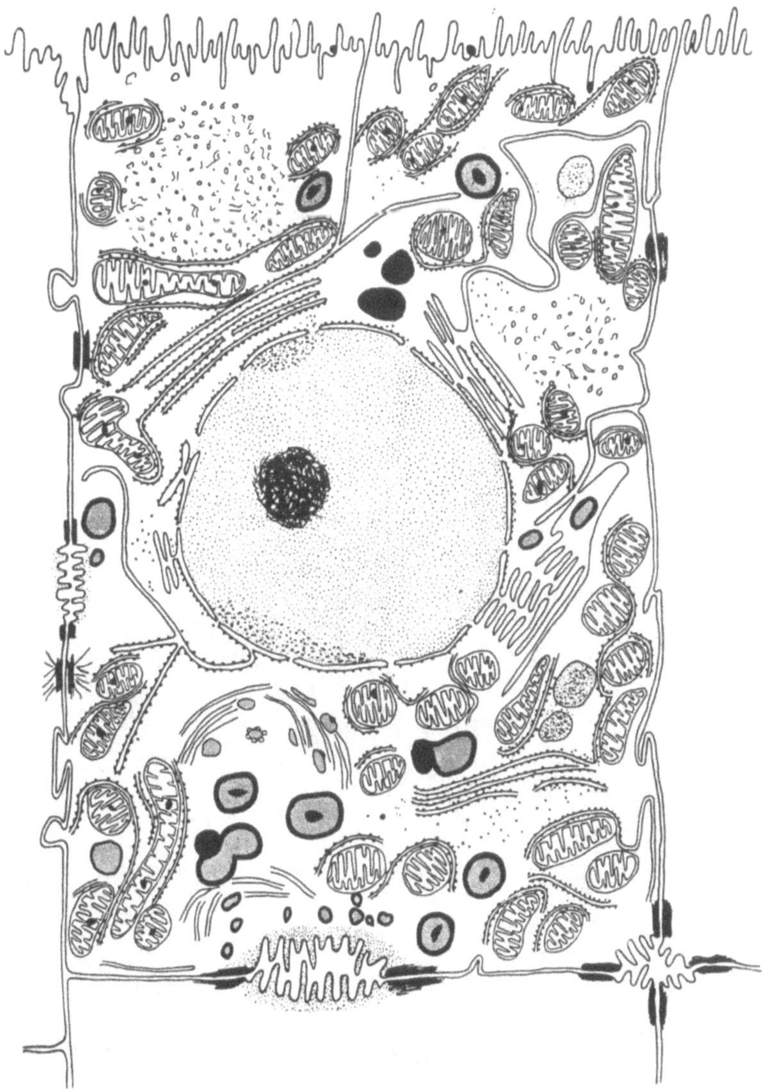

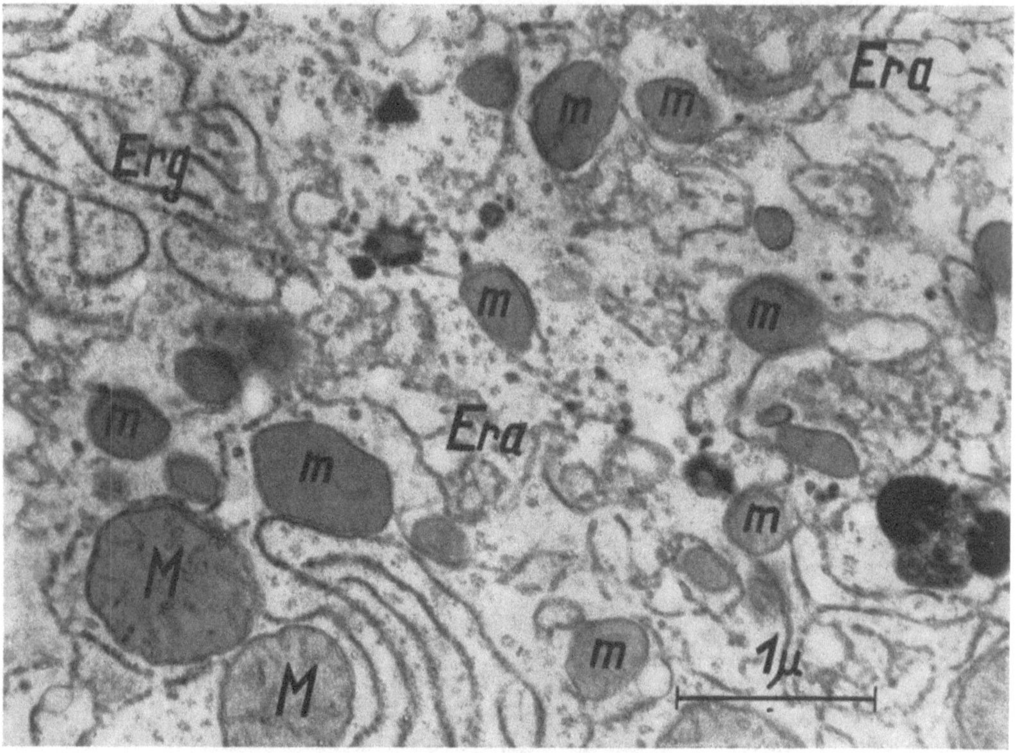

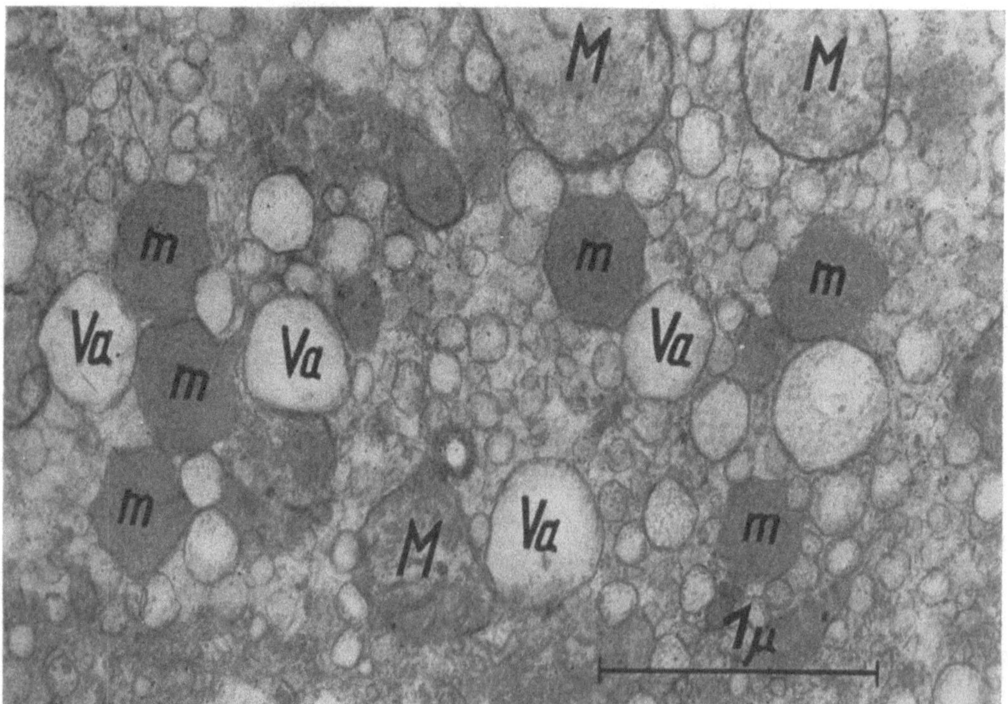

143 **144**

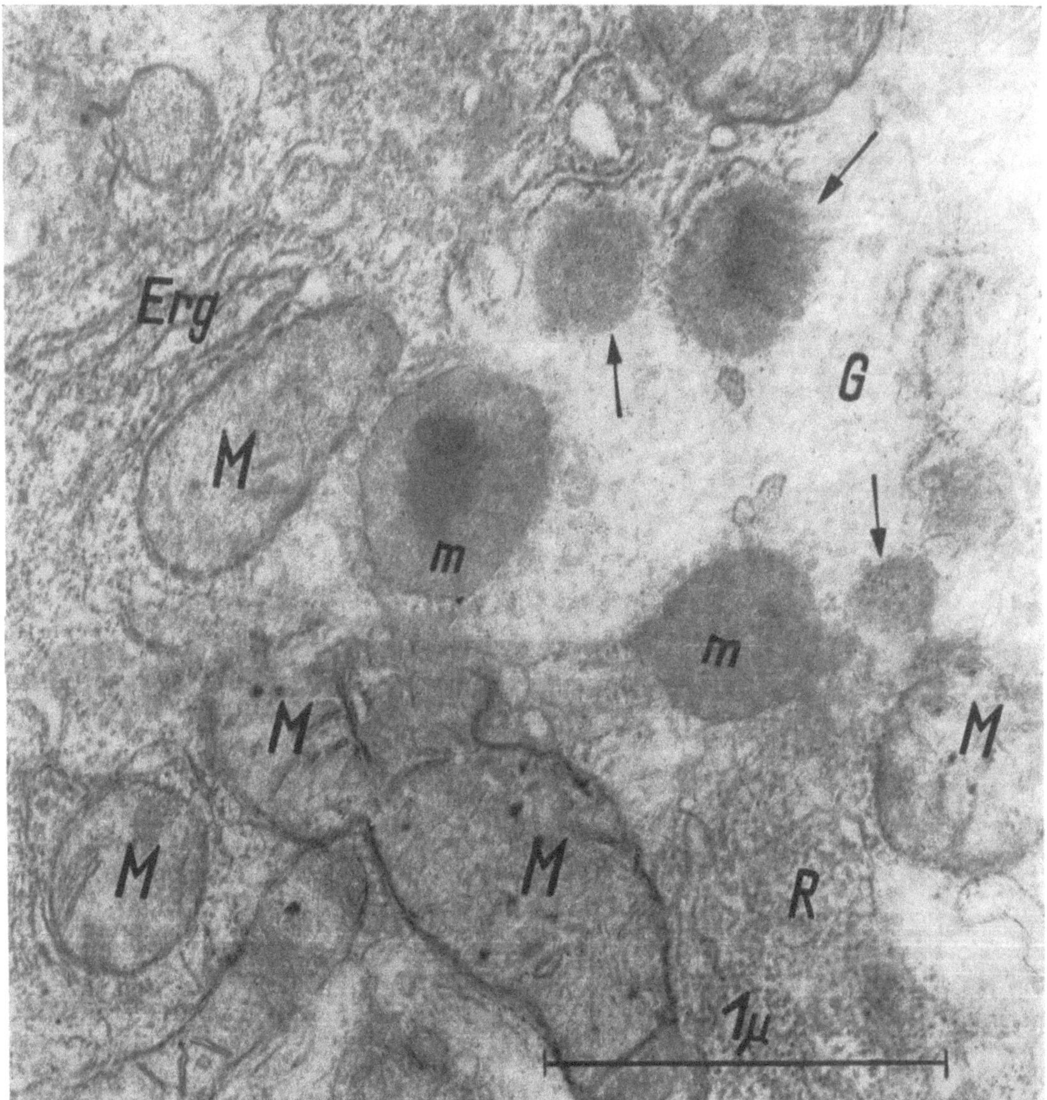

145

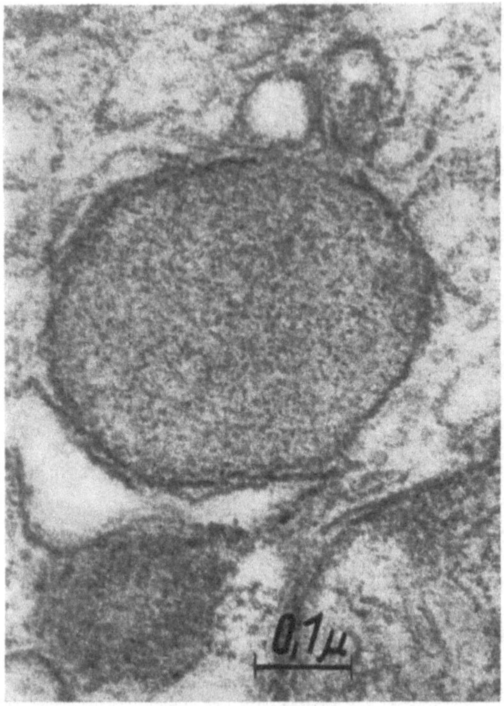

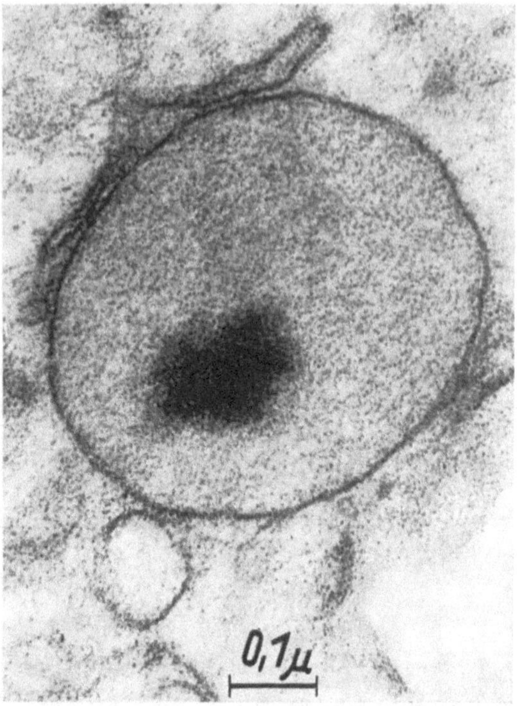

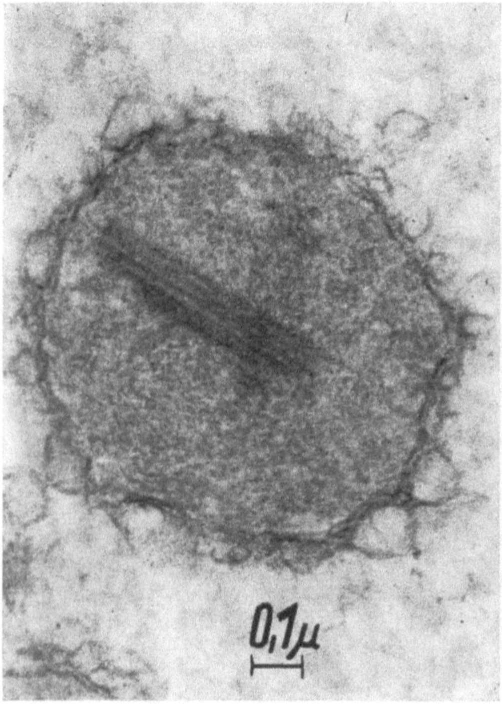

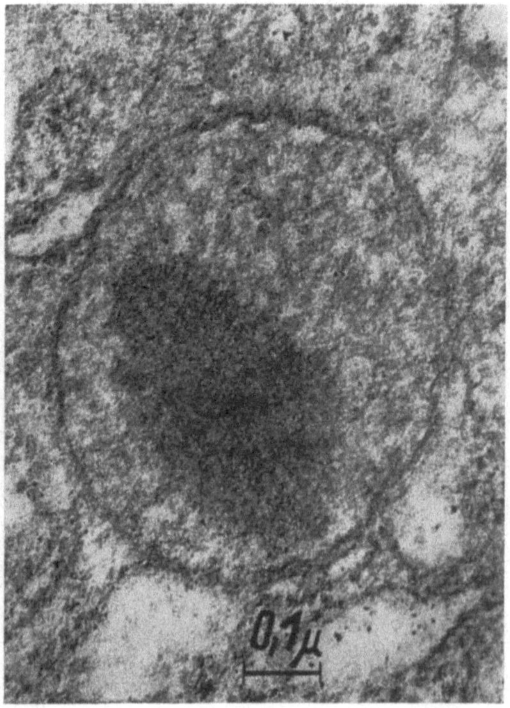

146 147 148 149

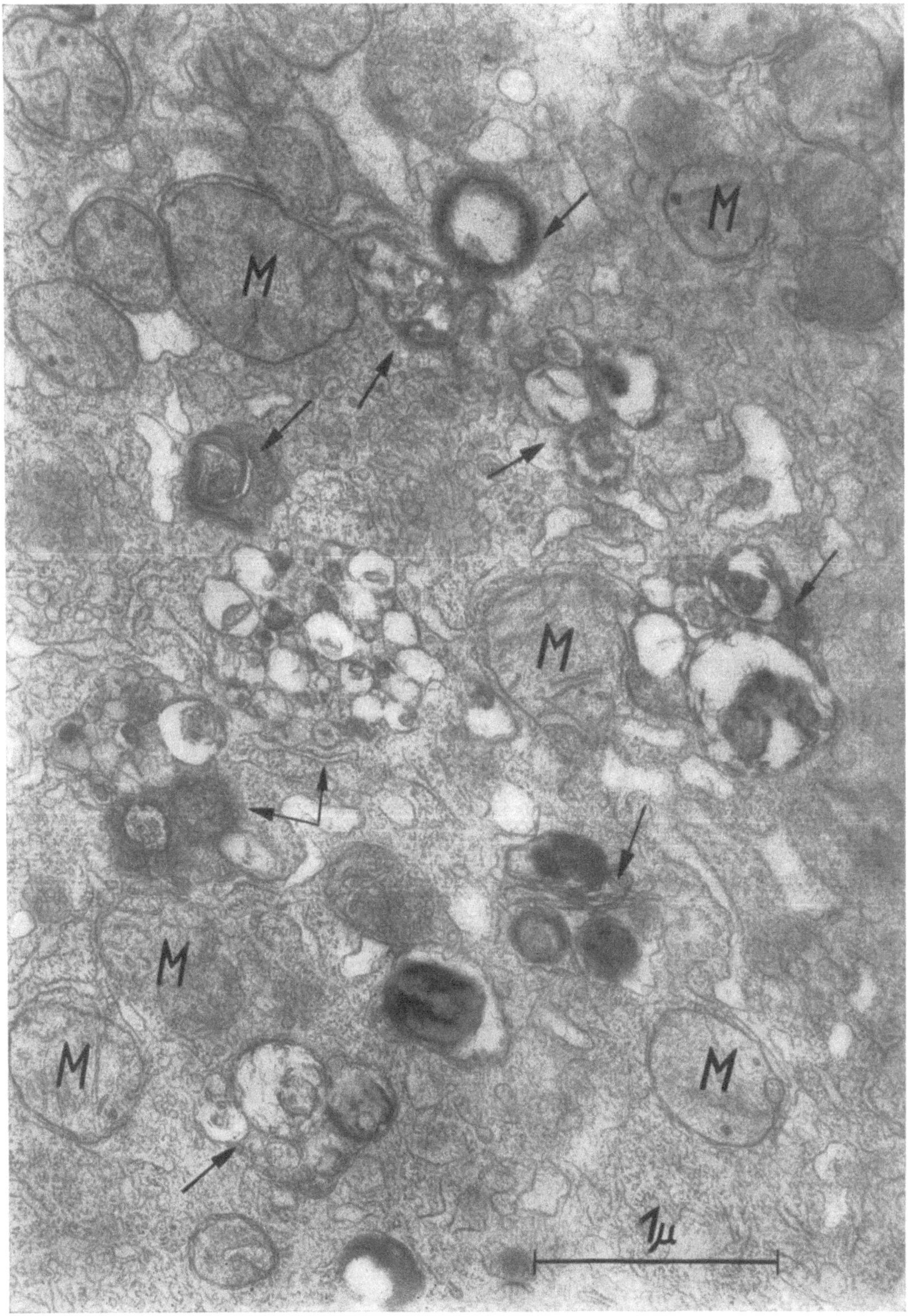
M
M
M
M
M
M
1μ

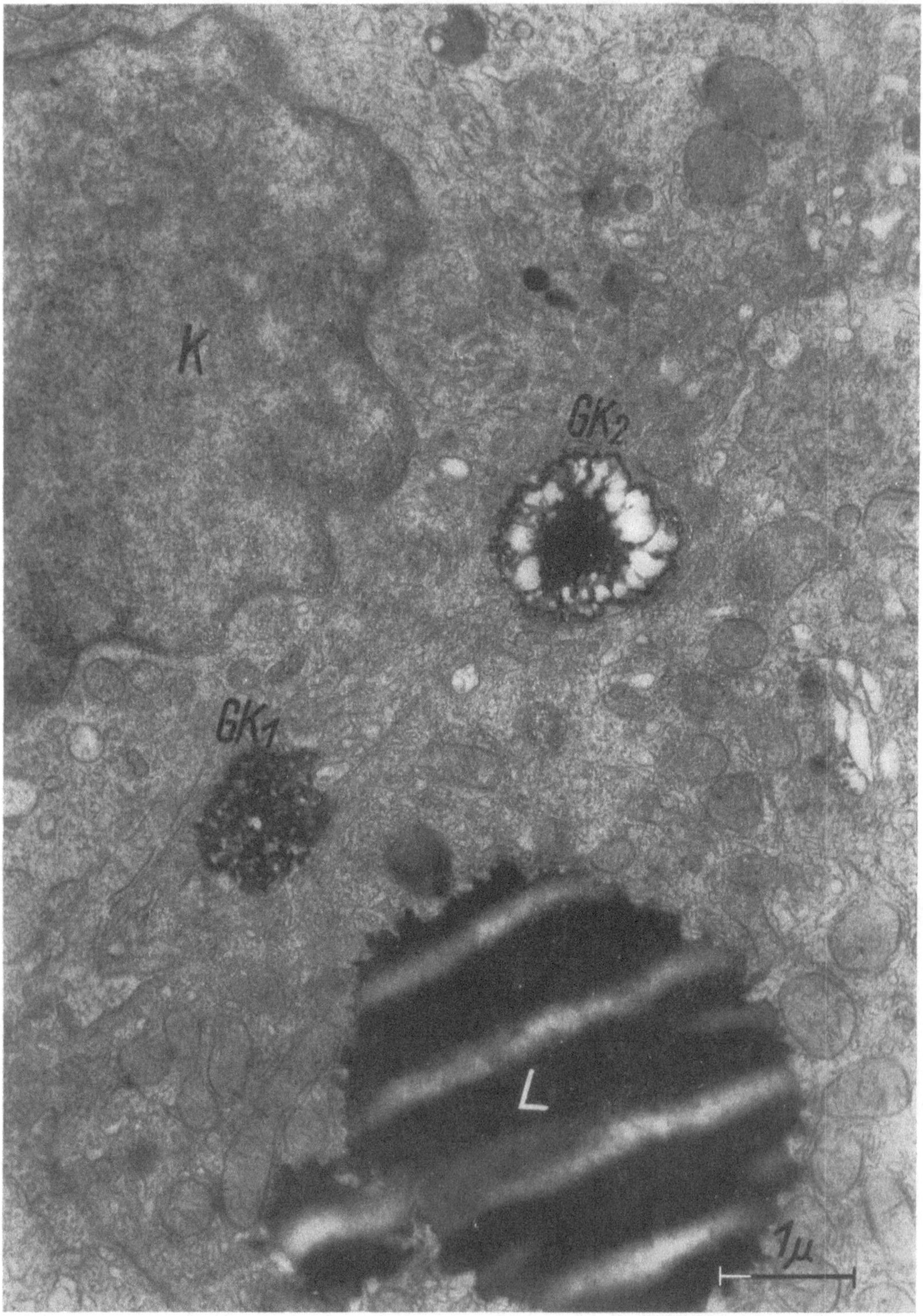
K
GK2
GK1
L
1μ

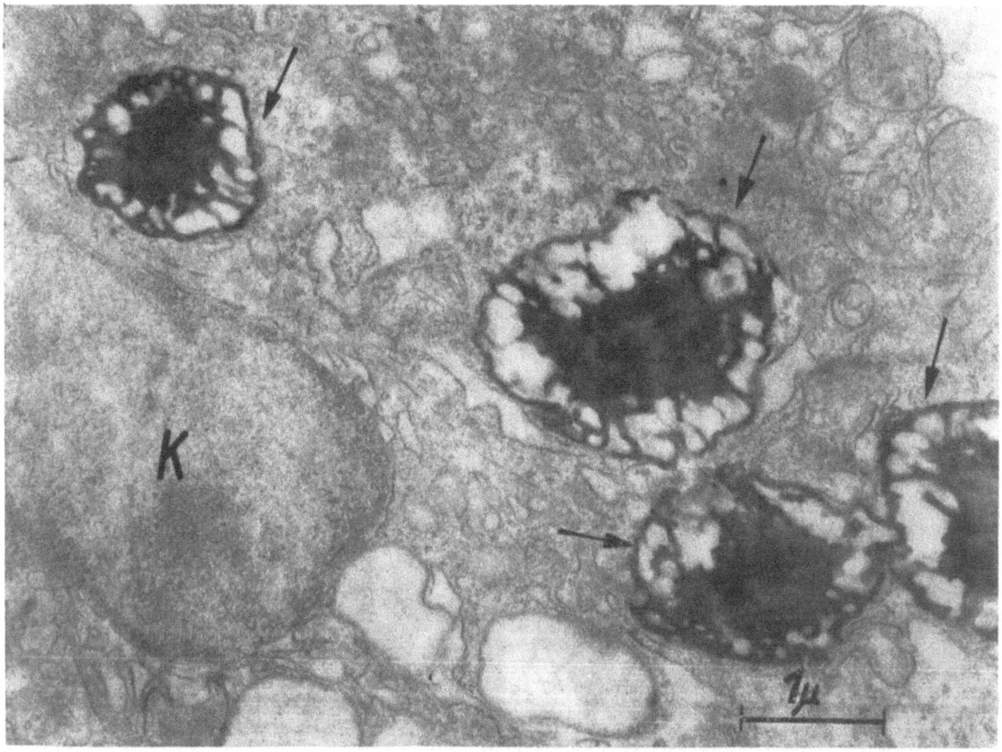

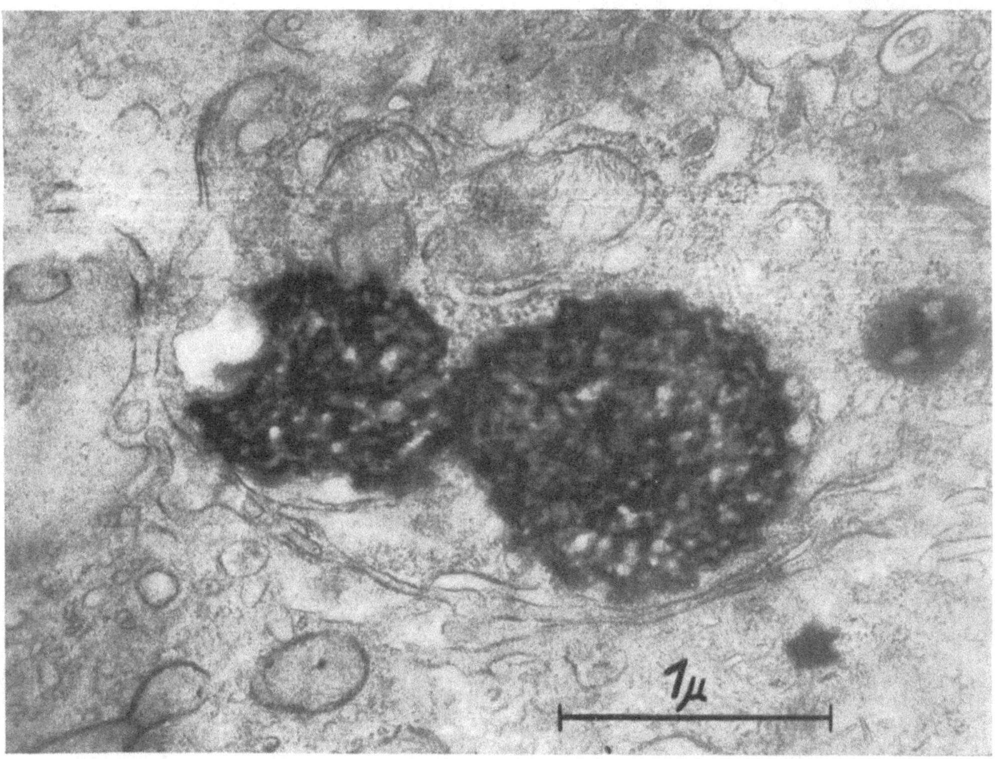

152 153

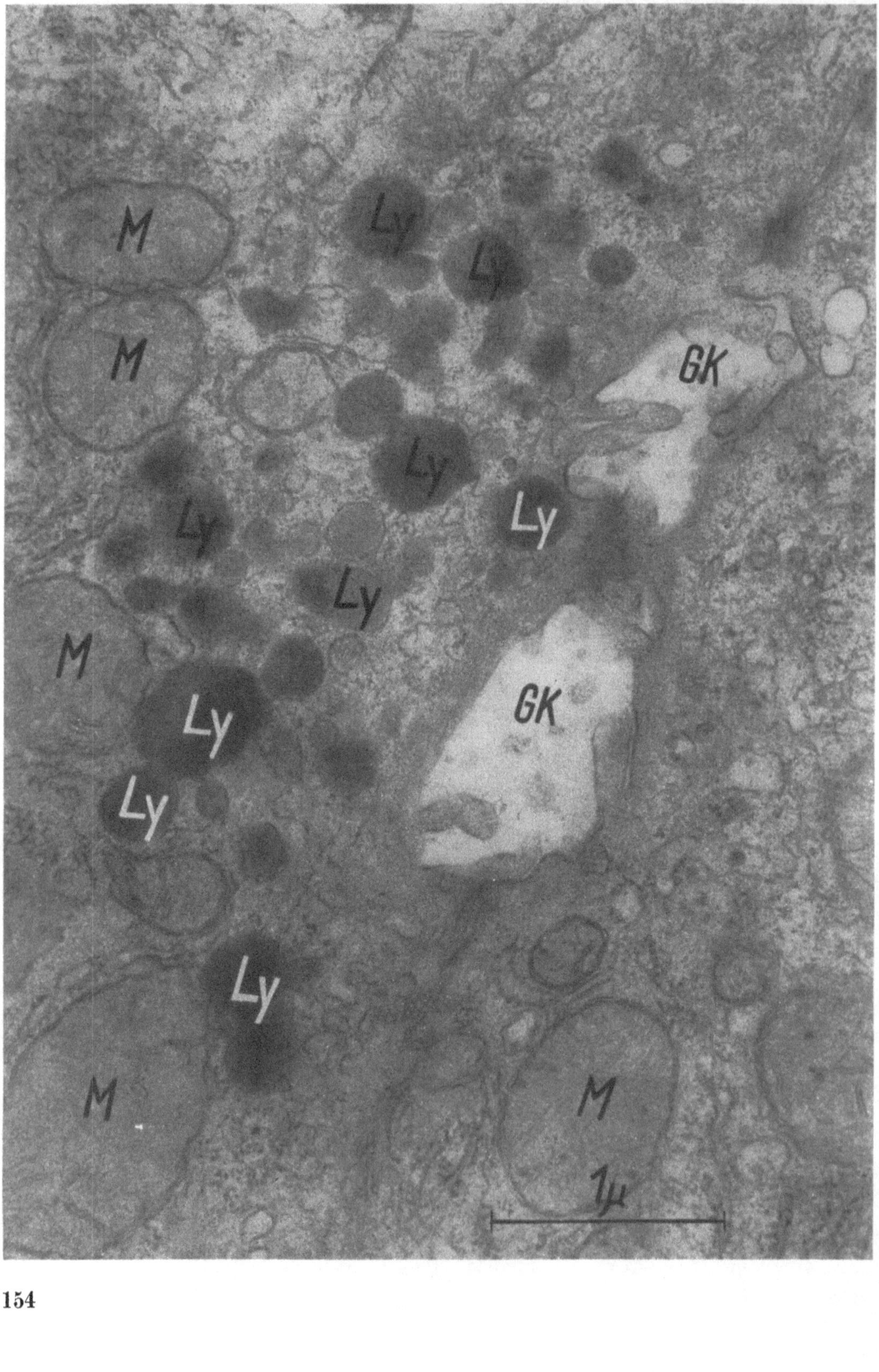
M
M
Ly
Ly
GK
Ly
Ly
Ly
M
Ly
GK
Ly
Ly
M
M
1μ

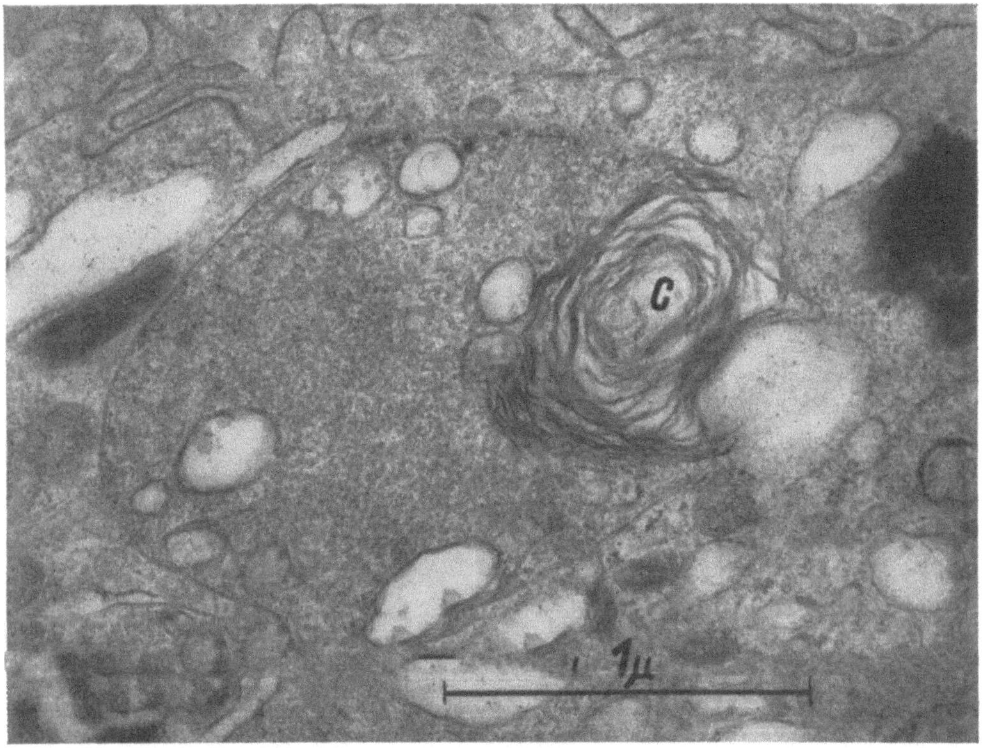

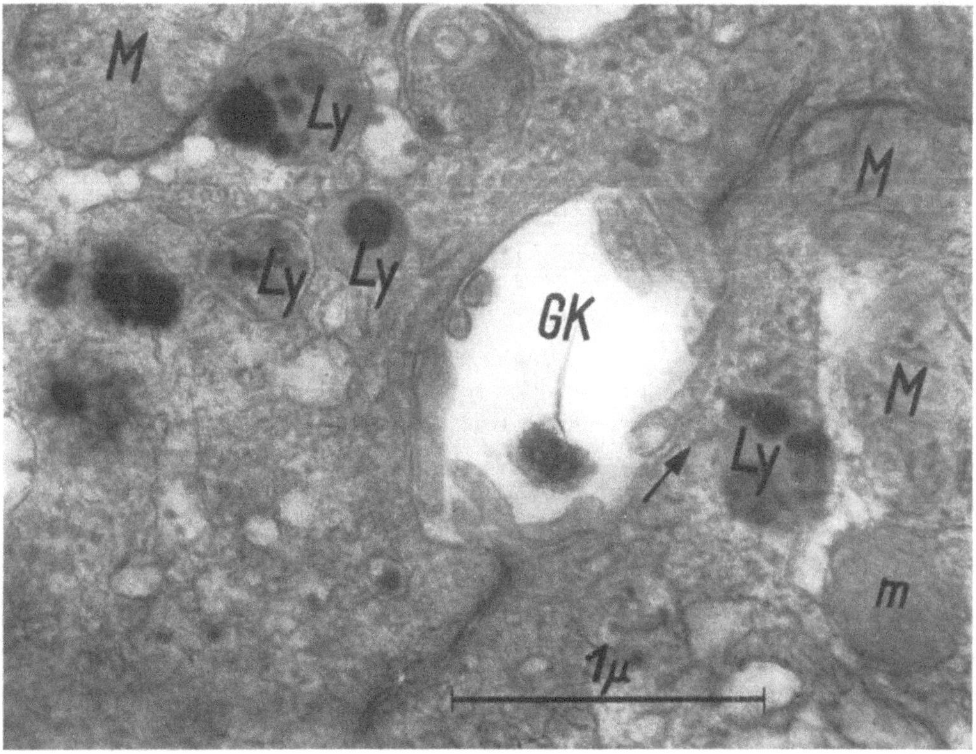

155 156

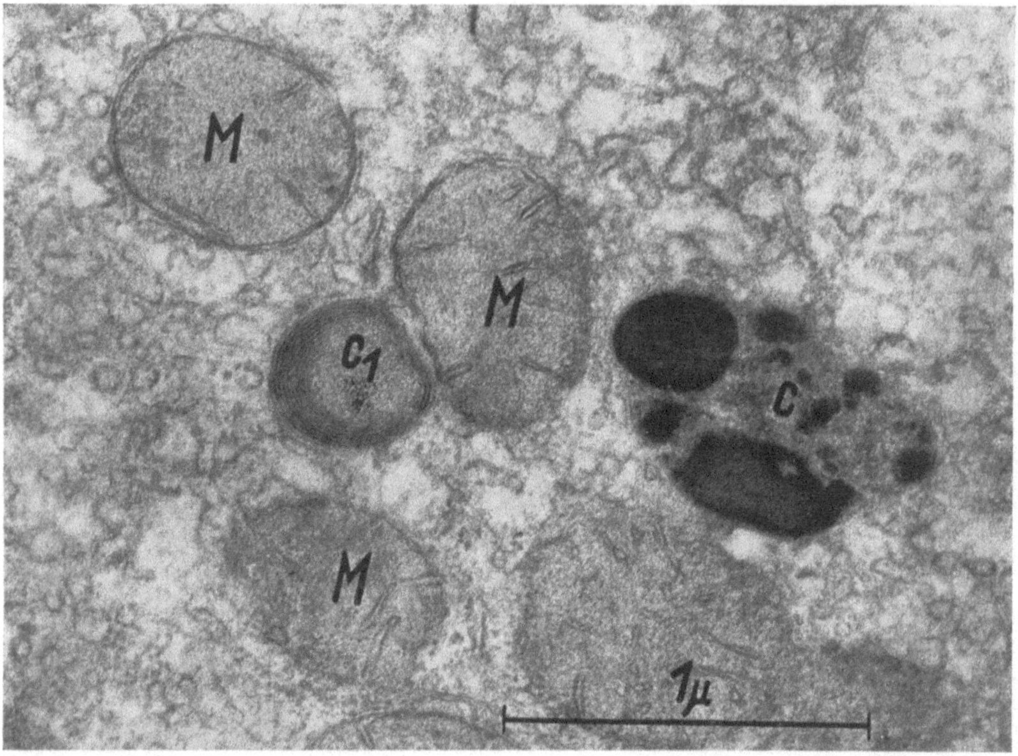

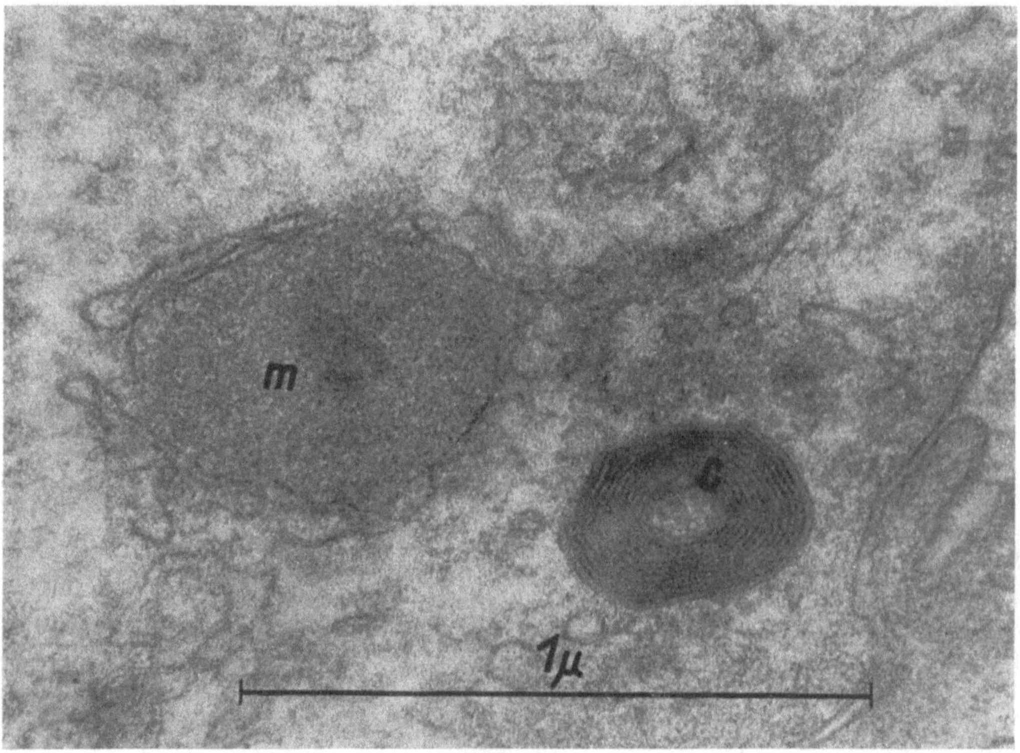

157 158

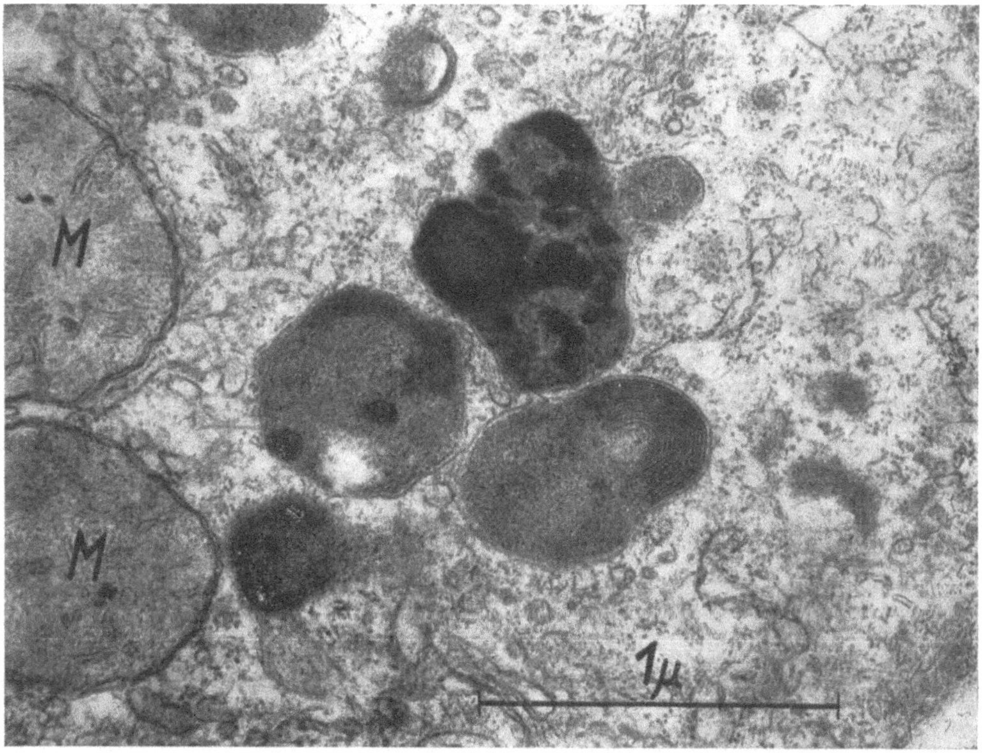

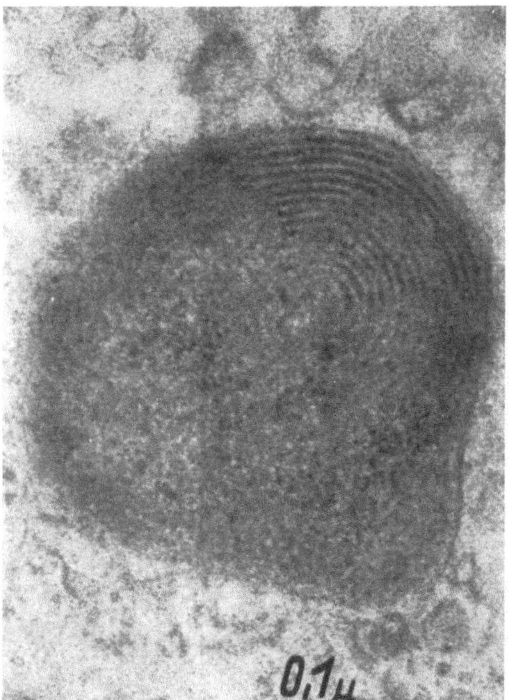

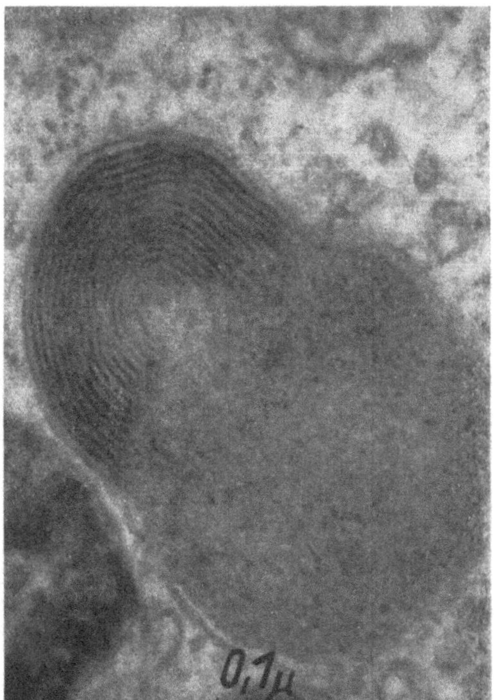

159 160 161

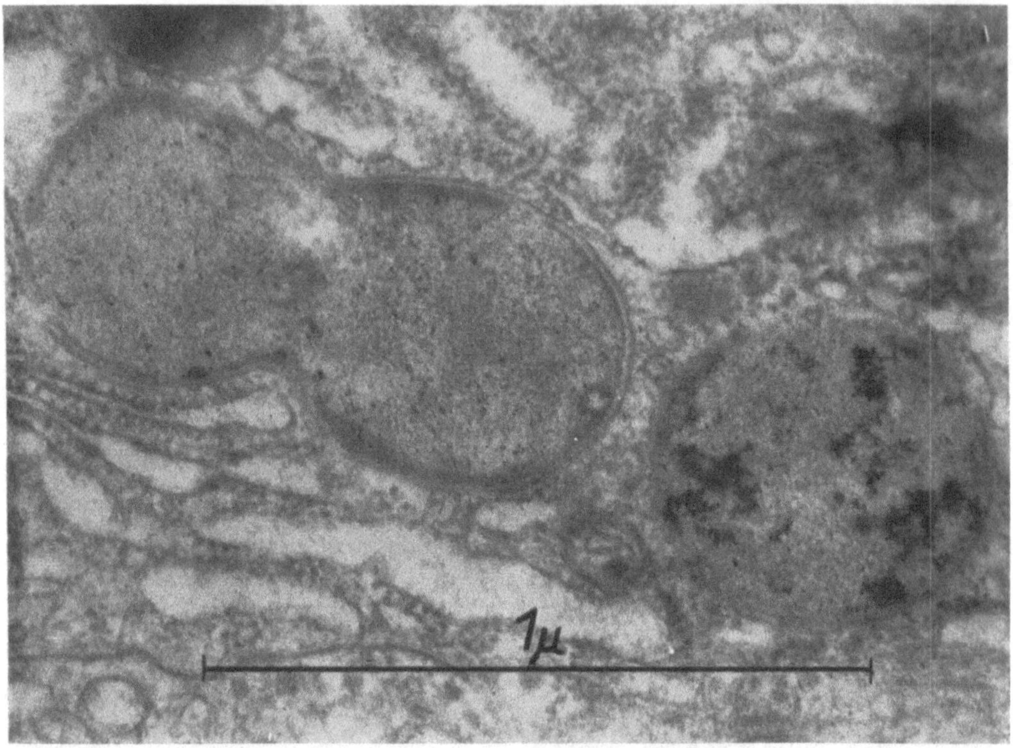

162

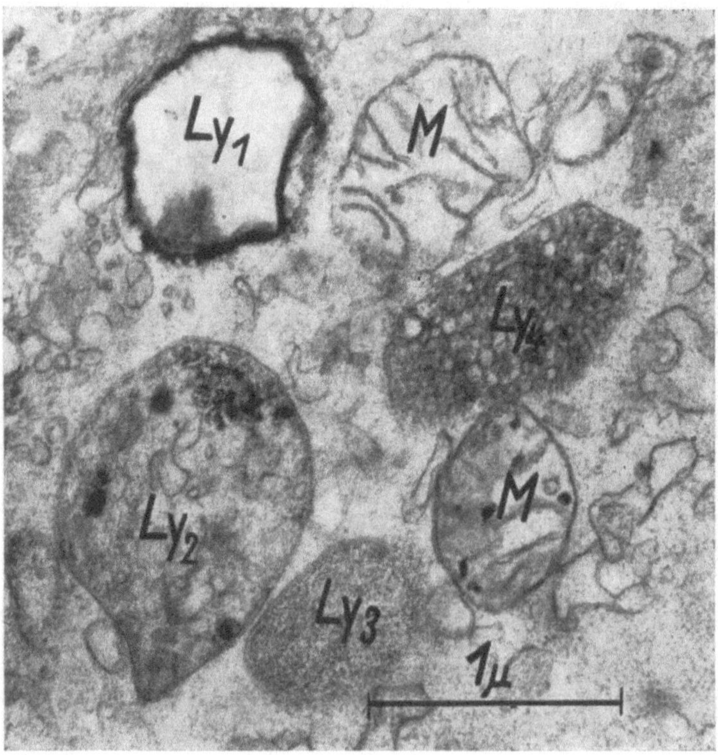

163

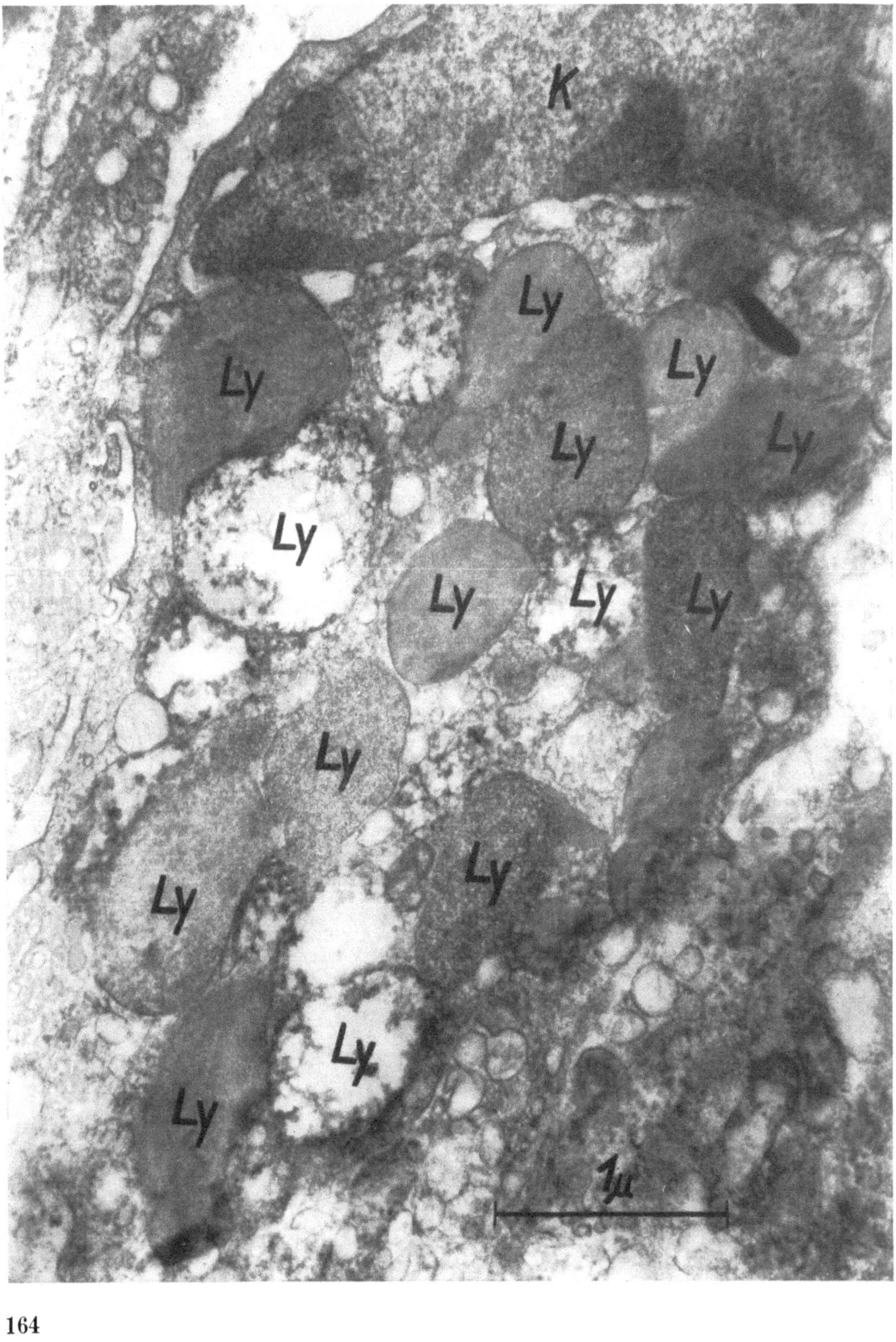
K
Ly
Ly
Ly
Ly
Ly
Ly
Ly
Ly
Ly
Ly
Ly
Ly
Ly
Ly
1μ

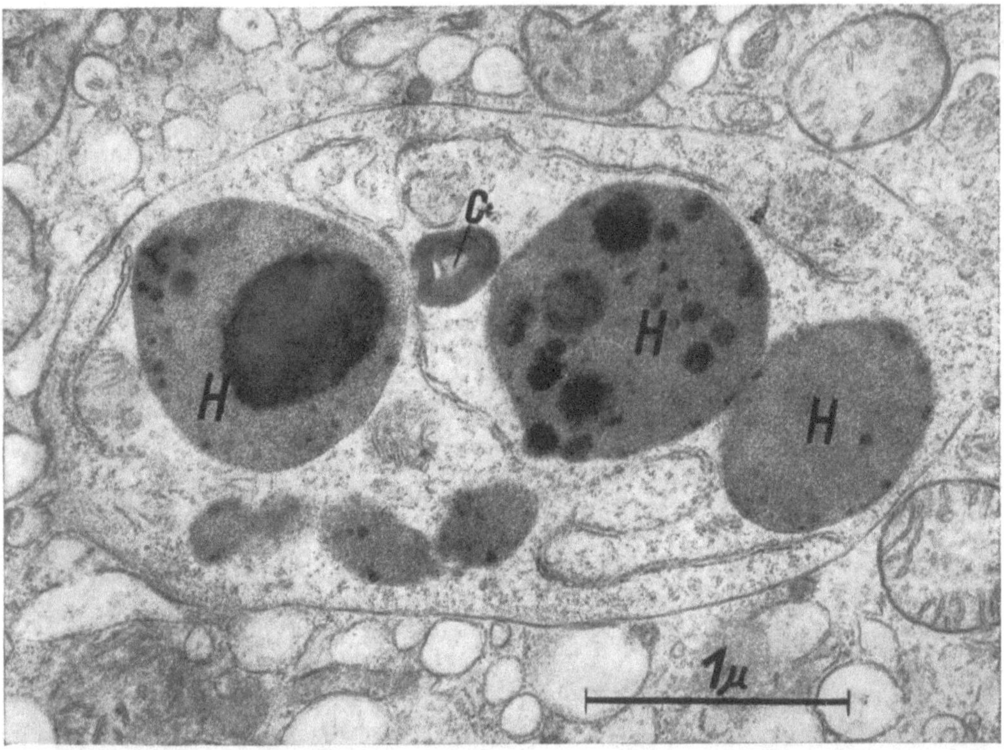

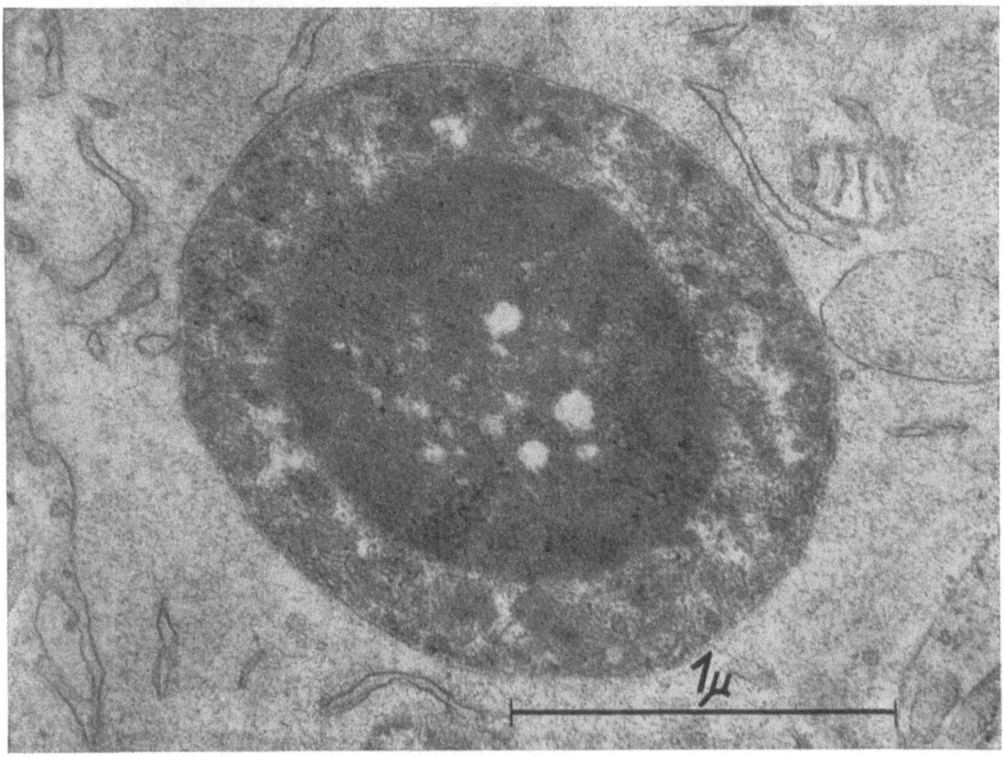

165 166

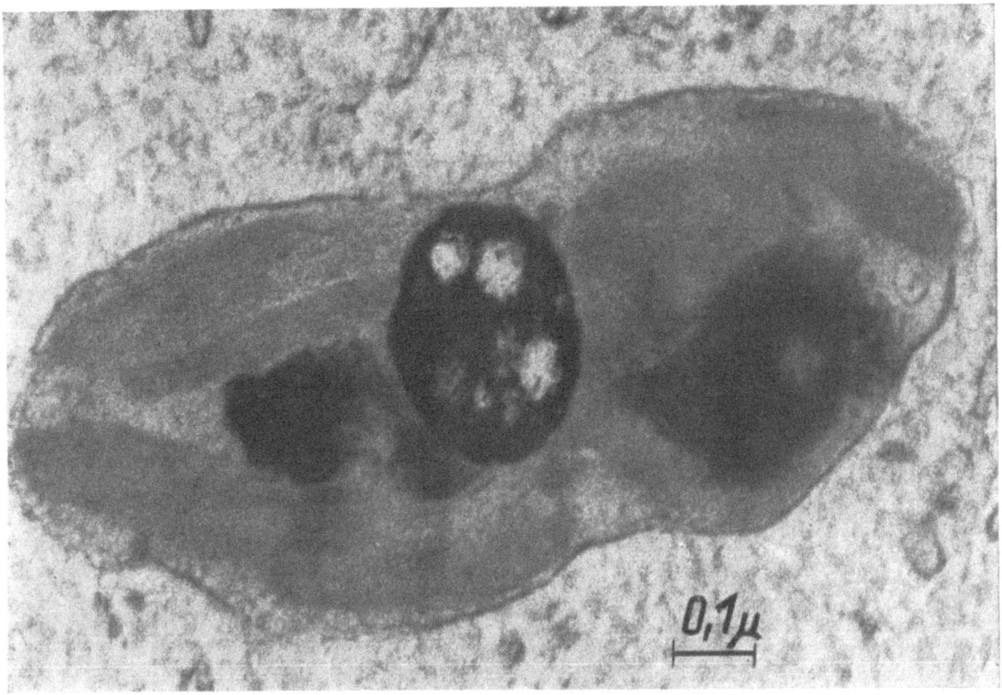

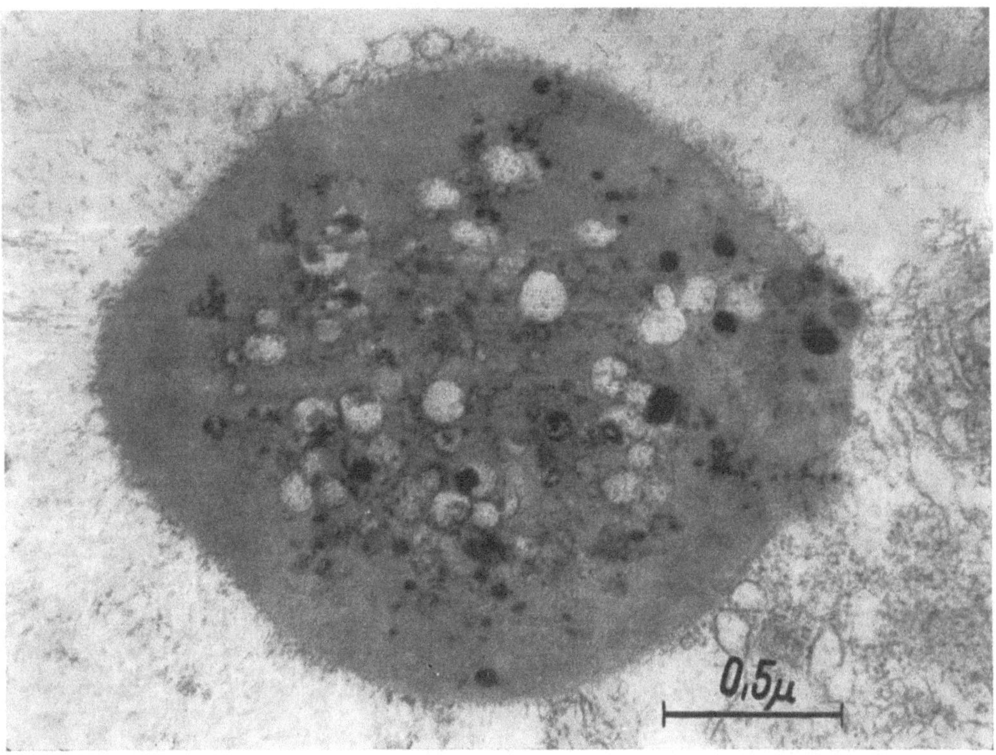

167 168

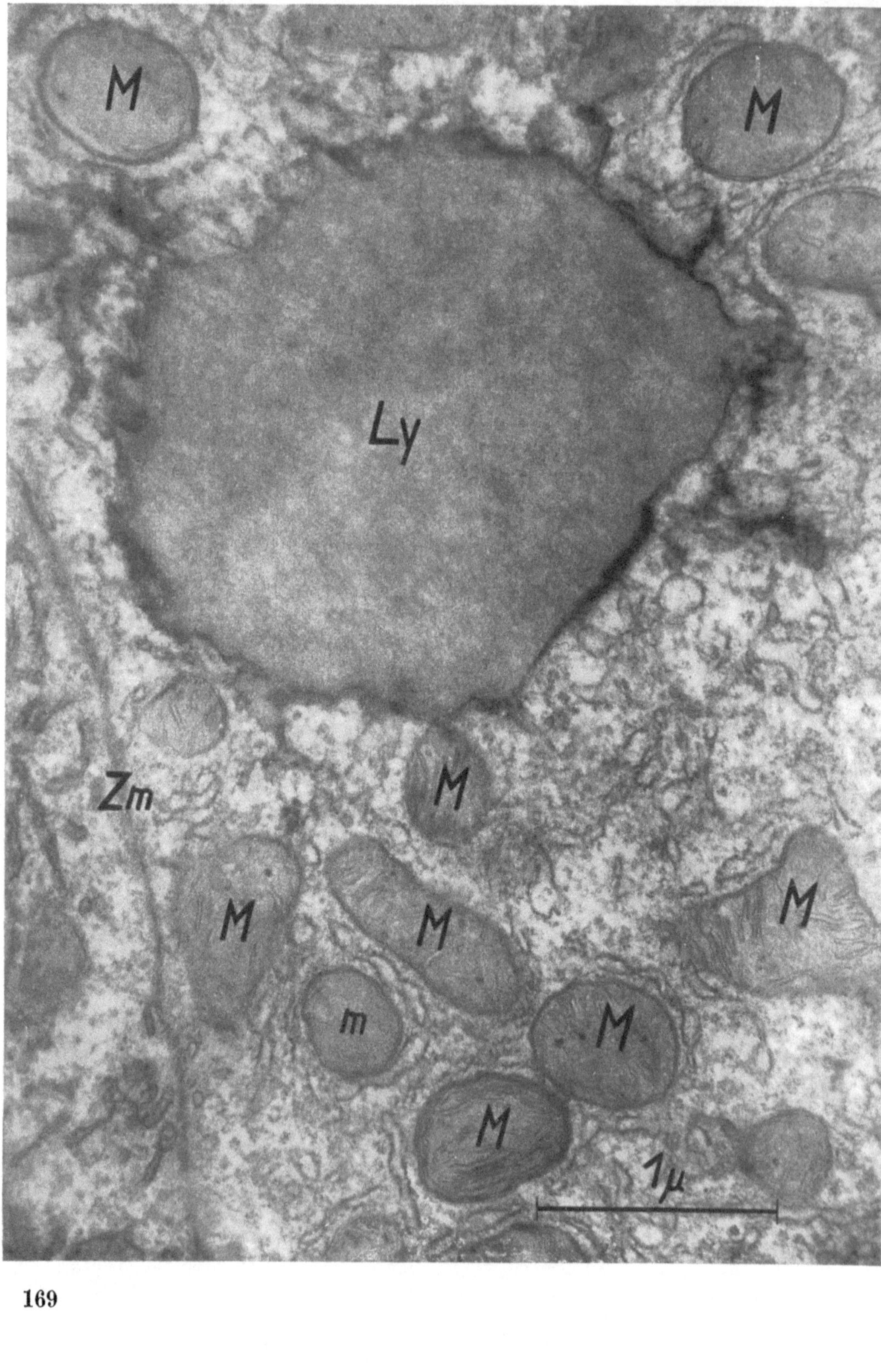
M
M
Ly
Zm
M
M
M
M
m
M
M
1µ

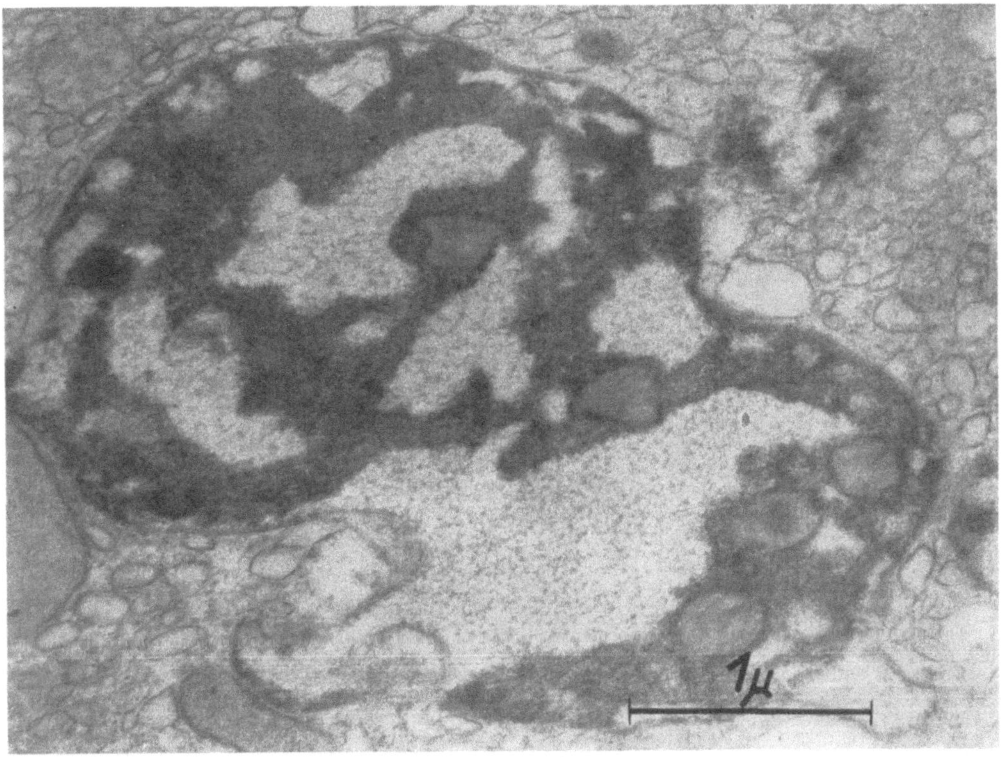

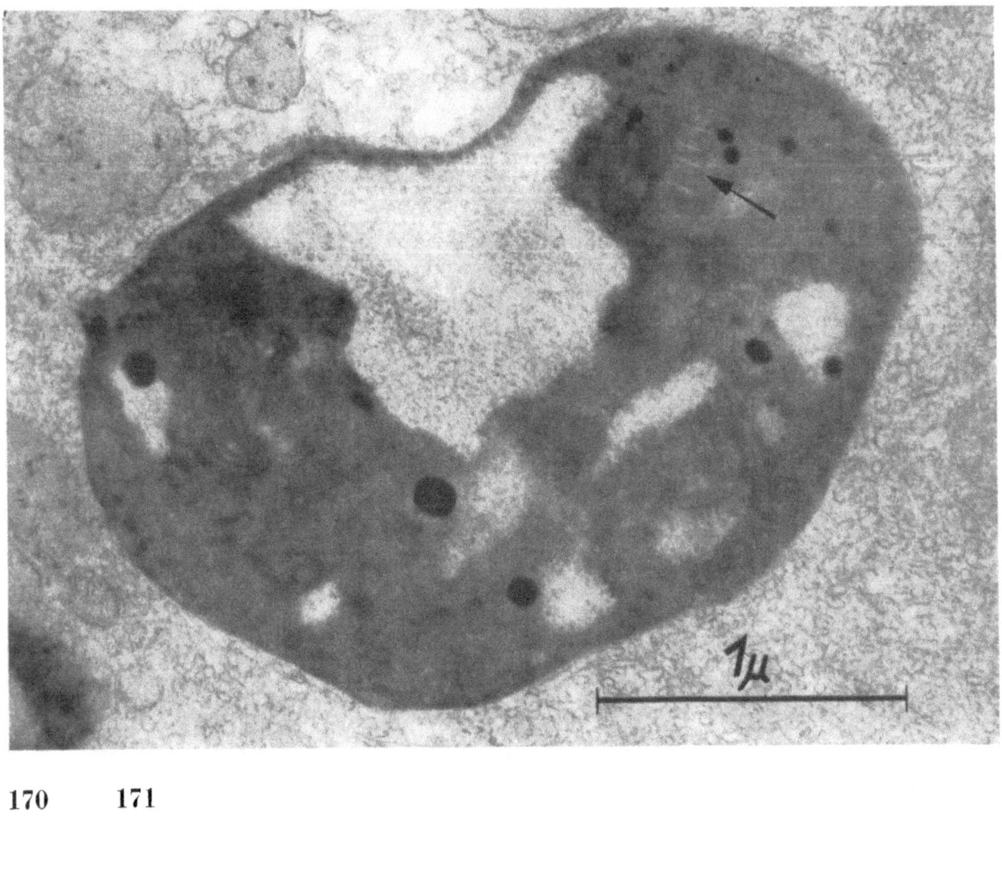

170 171

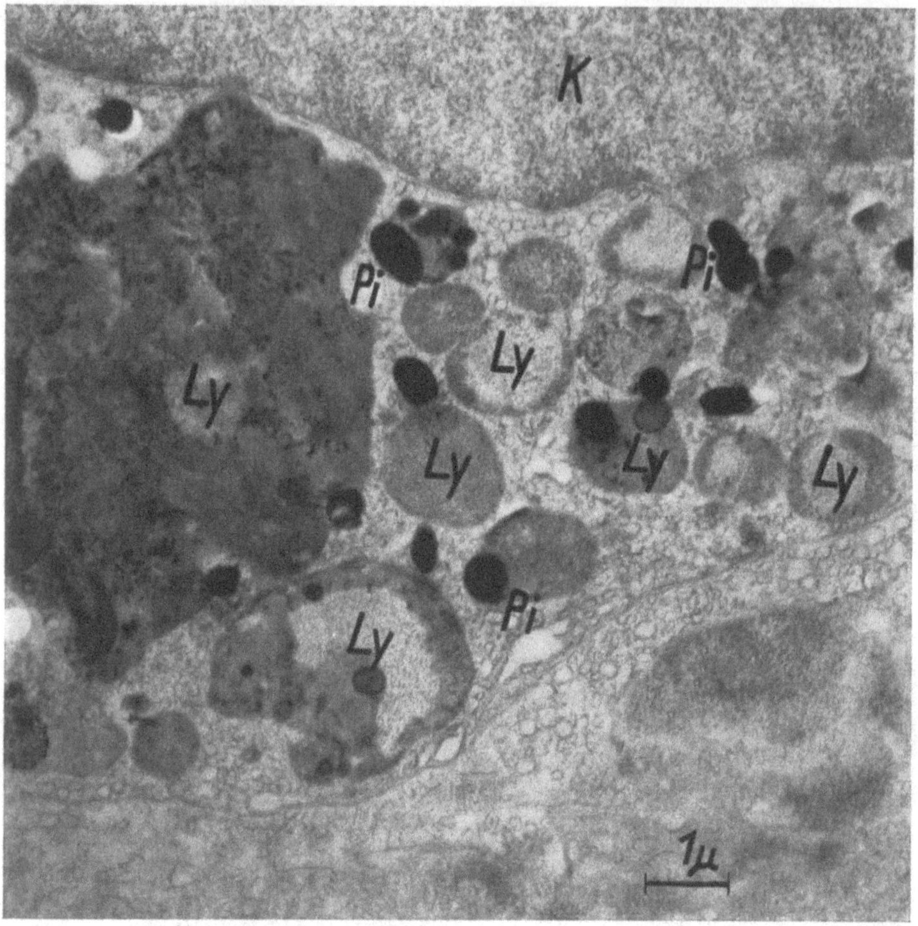

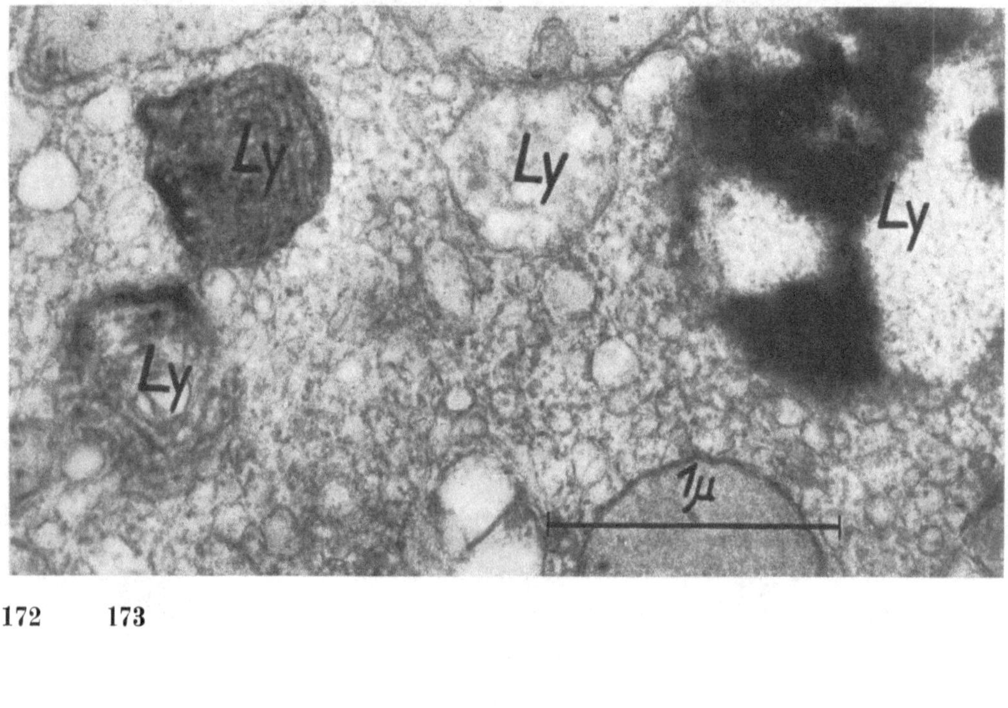

172 173

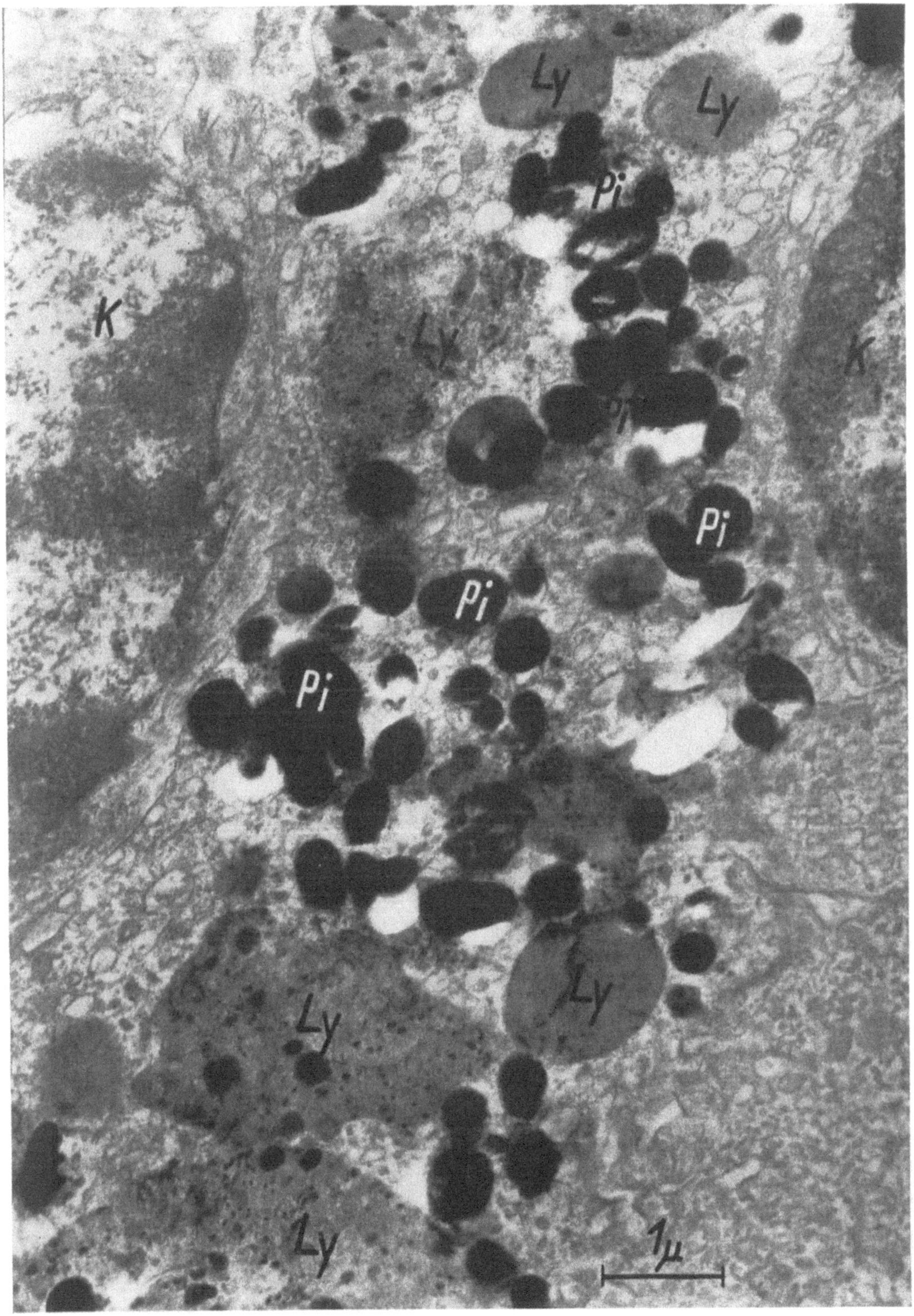
Ly
Ly
Pi
K
Ly
K
Pi
Pi
Pi
Ly
Ly
Ly
1μ

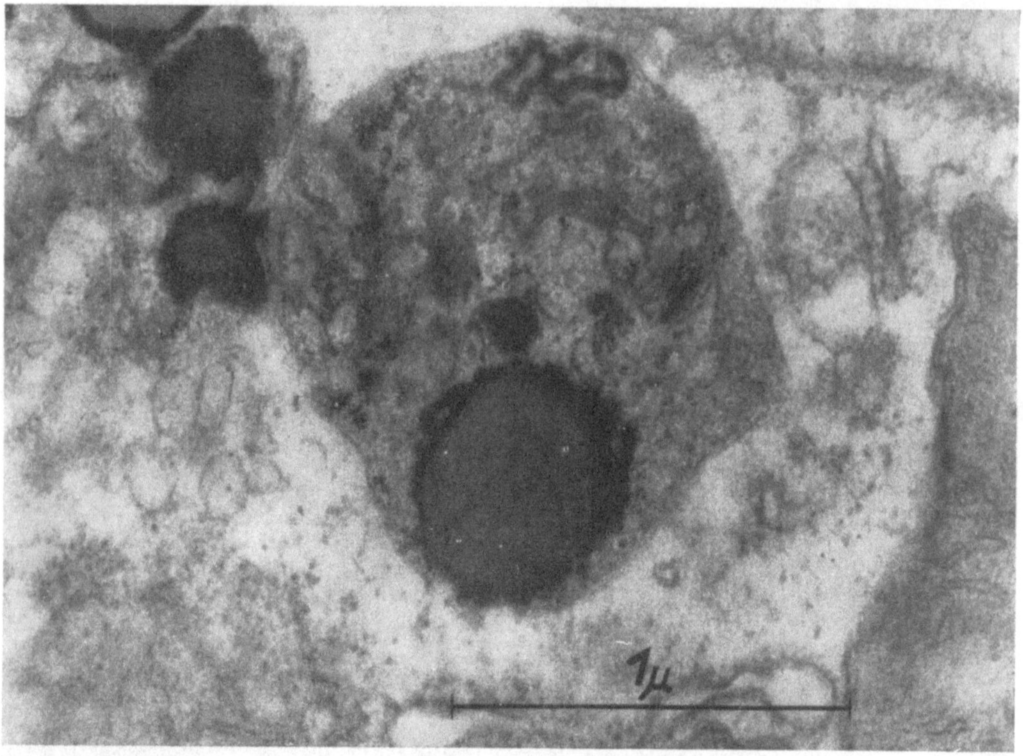

175

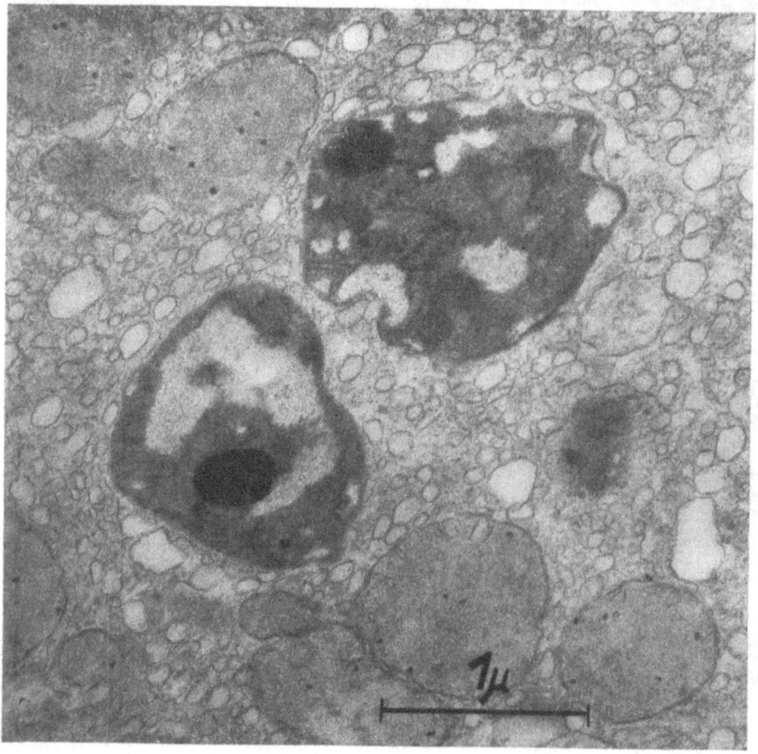

176

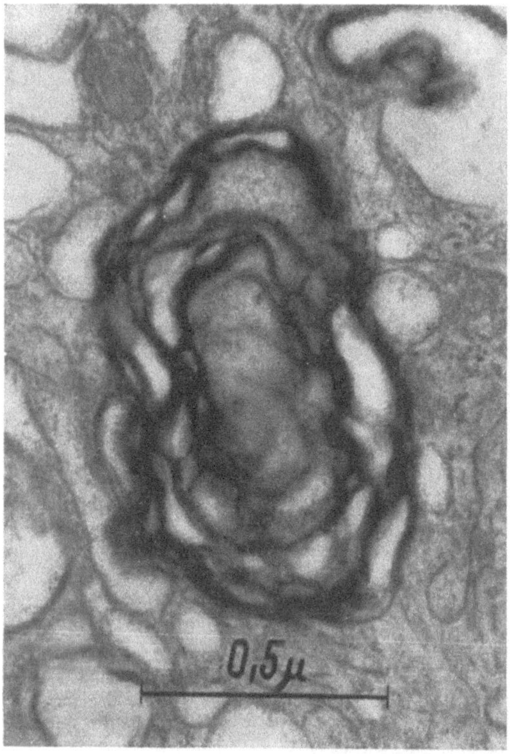

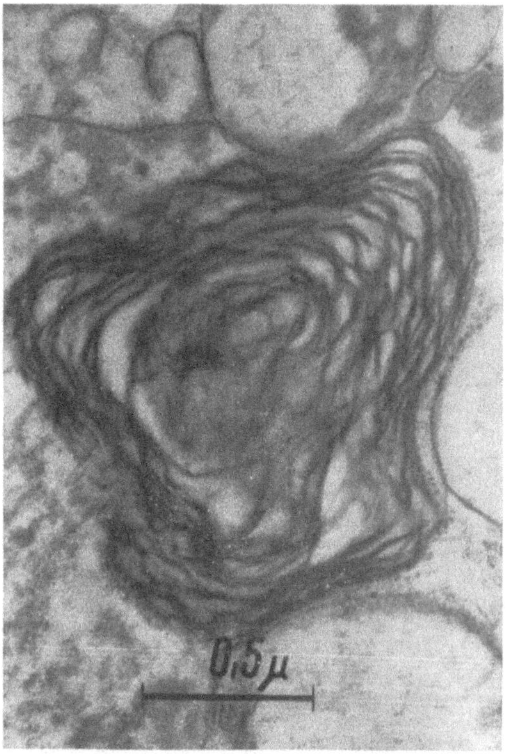

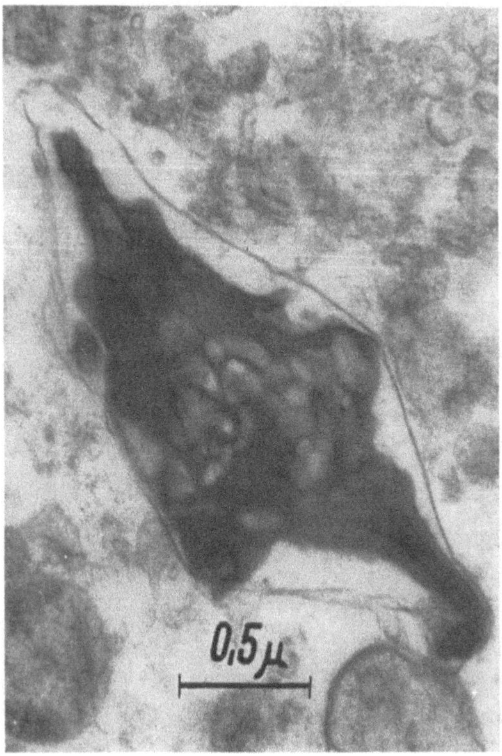

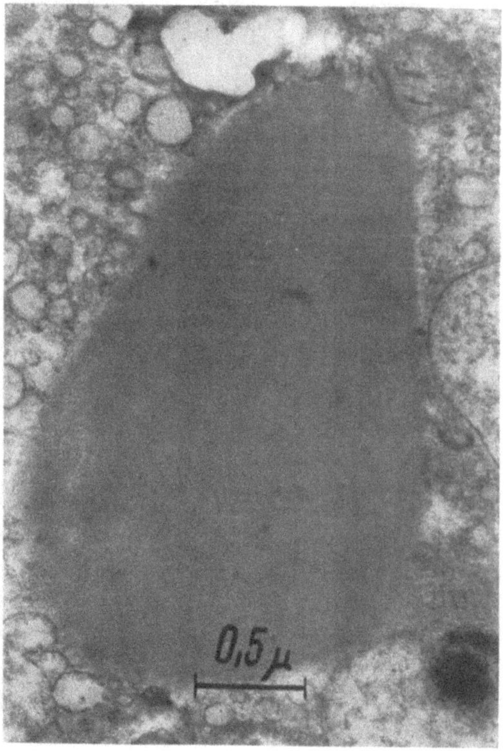

177 178 179 180

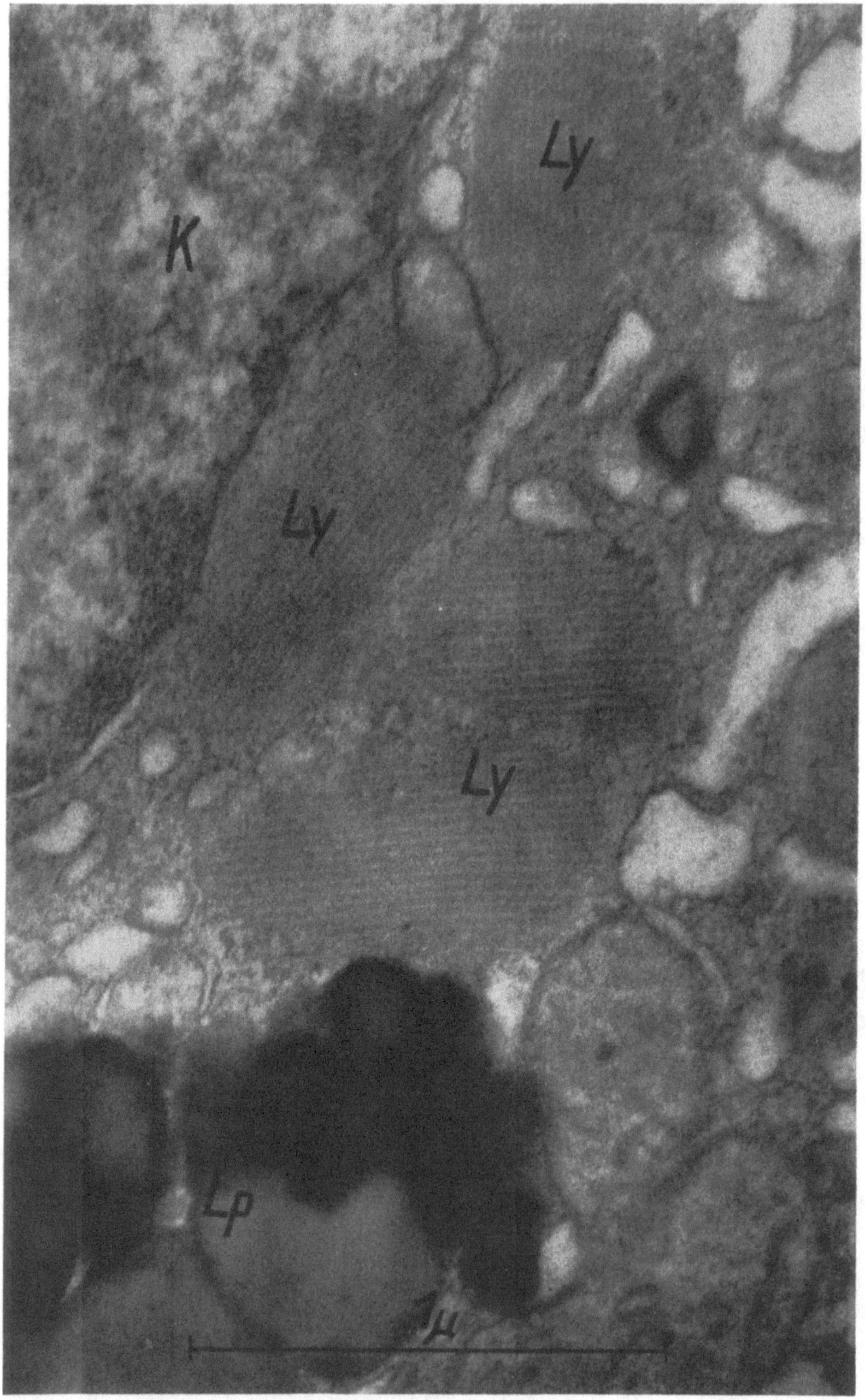
Ly
K
Ly
Ly
Lp
μ

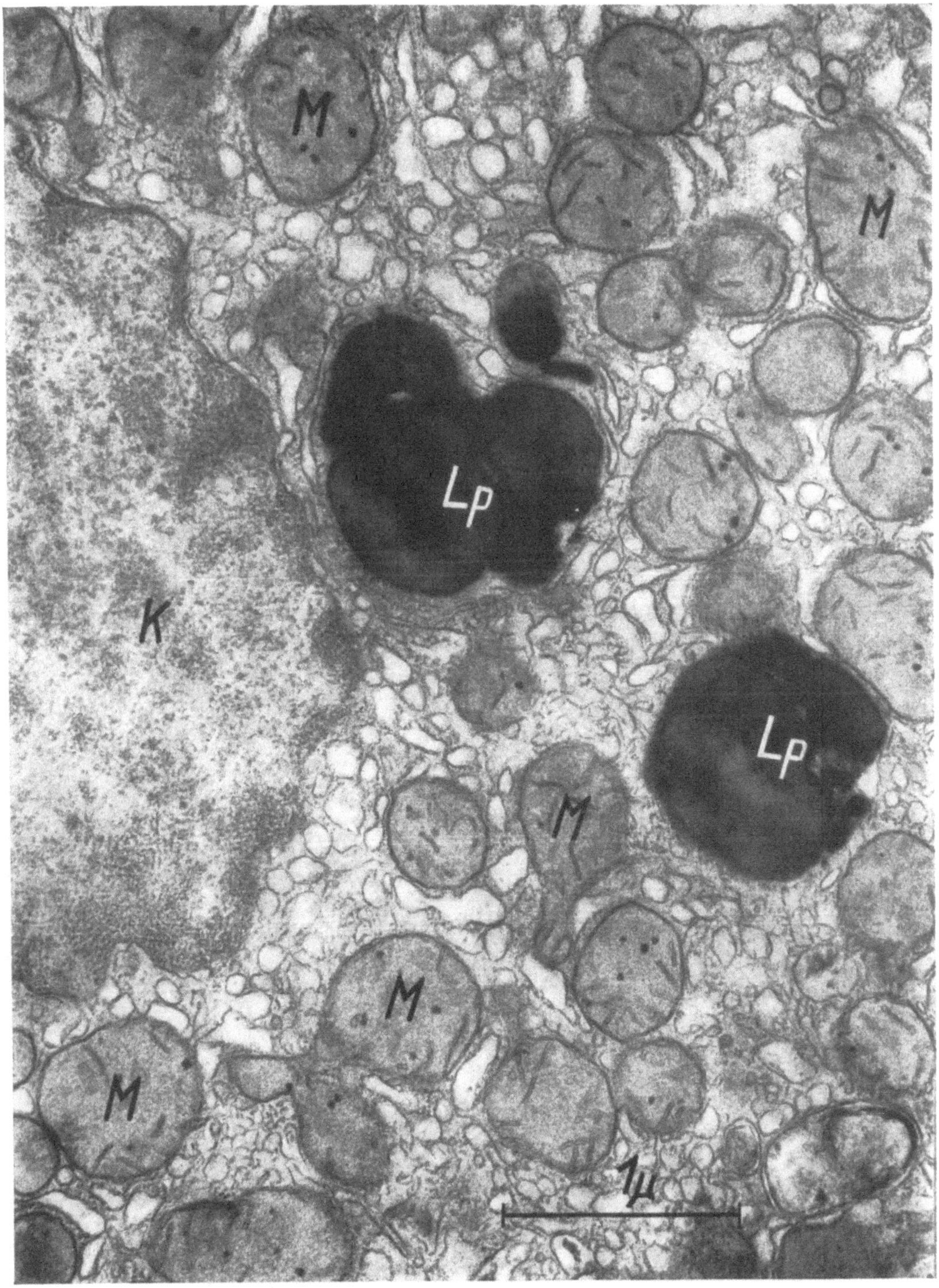
M
M
Lp
K
Lp
M
M
M
1μ

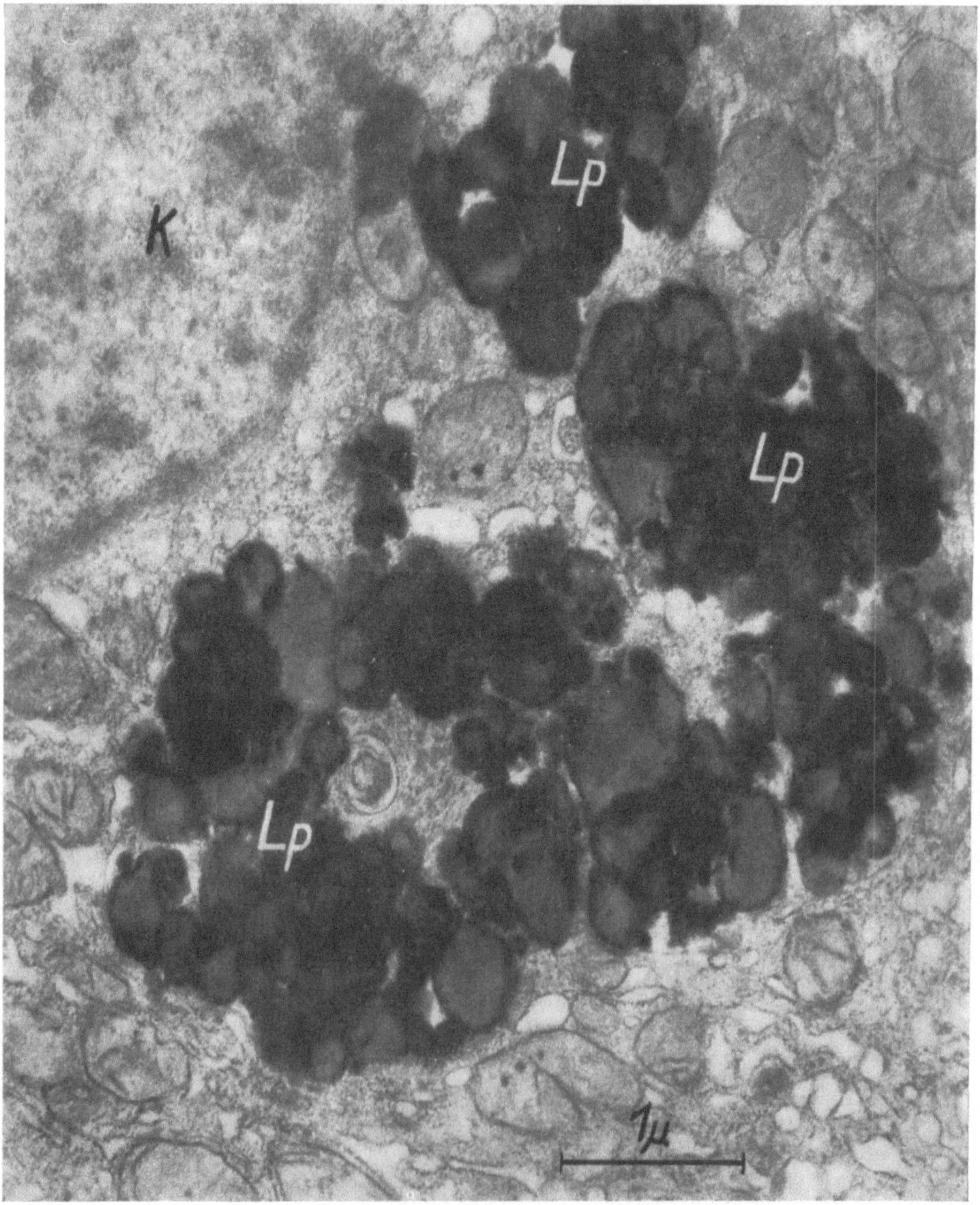

183

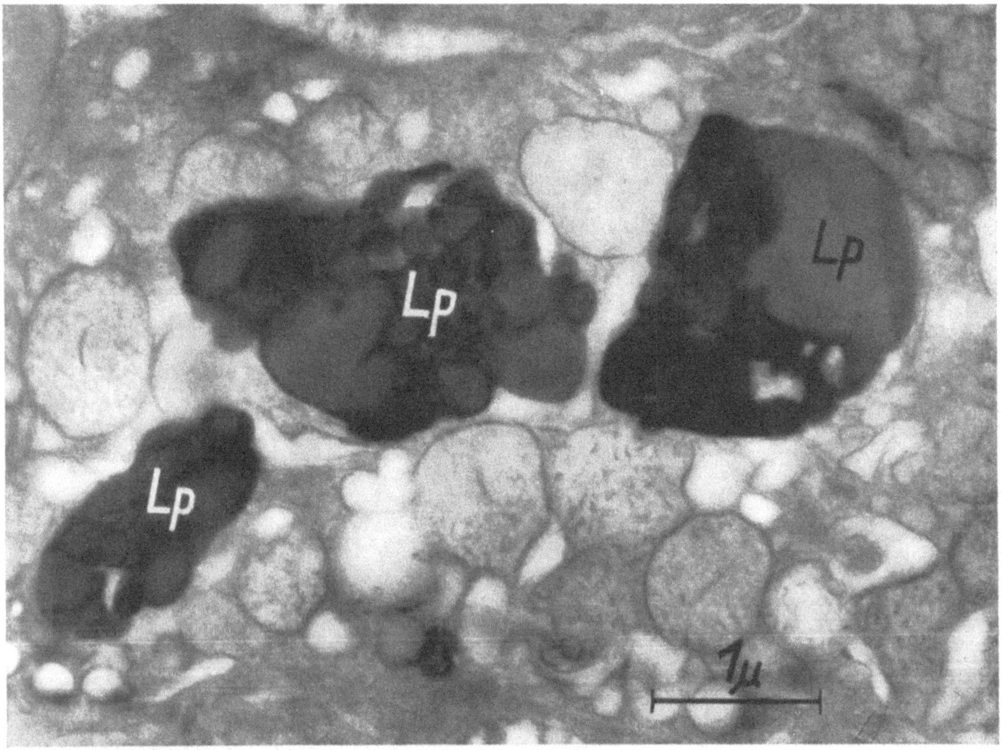

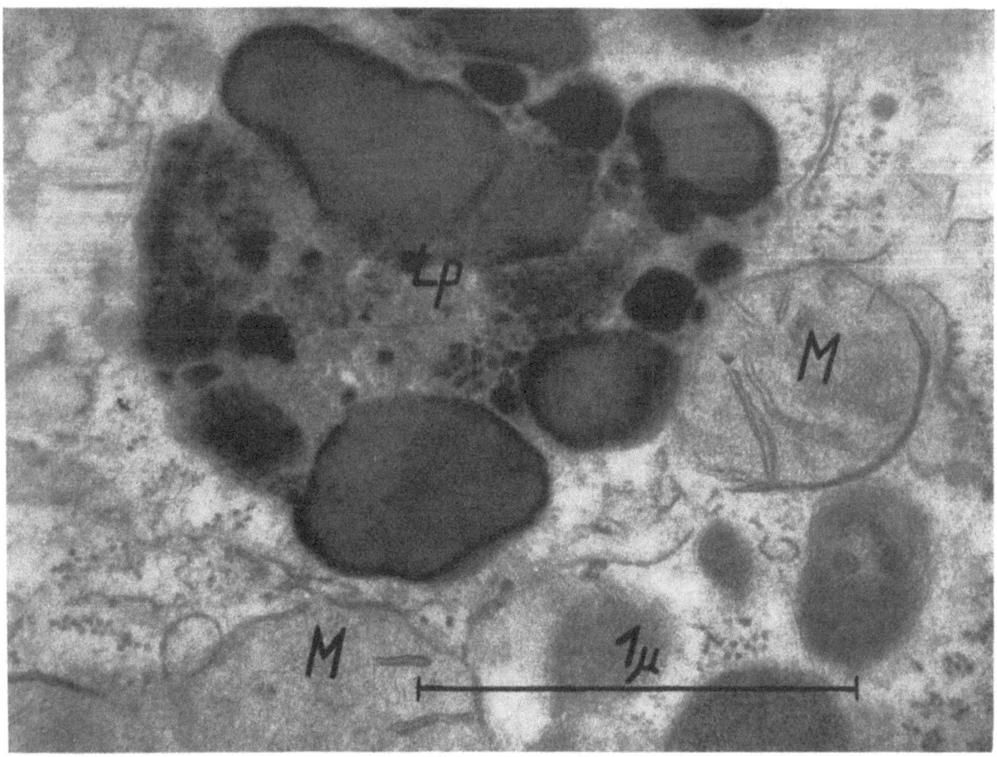

184 185

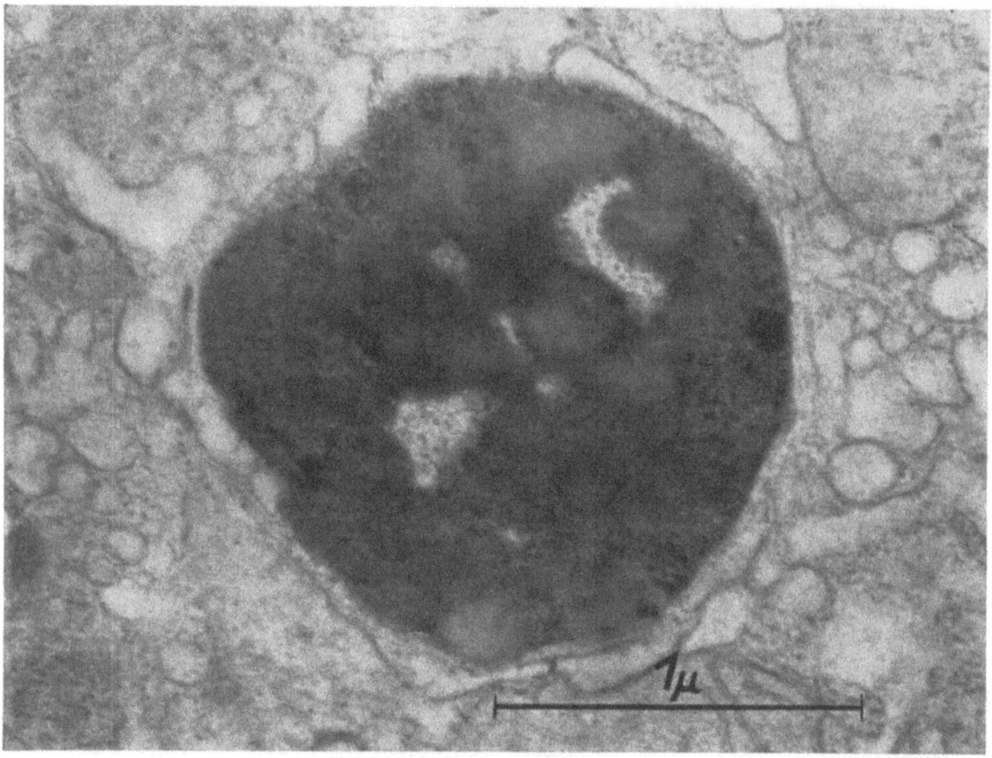

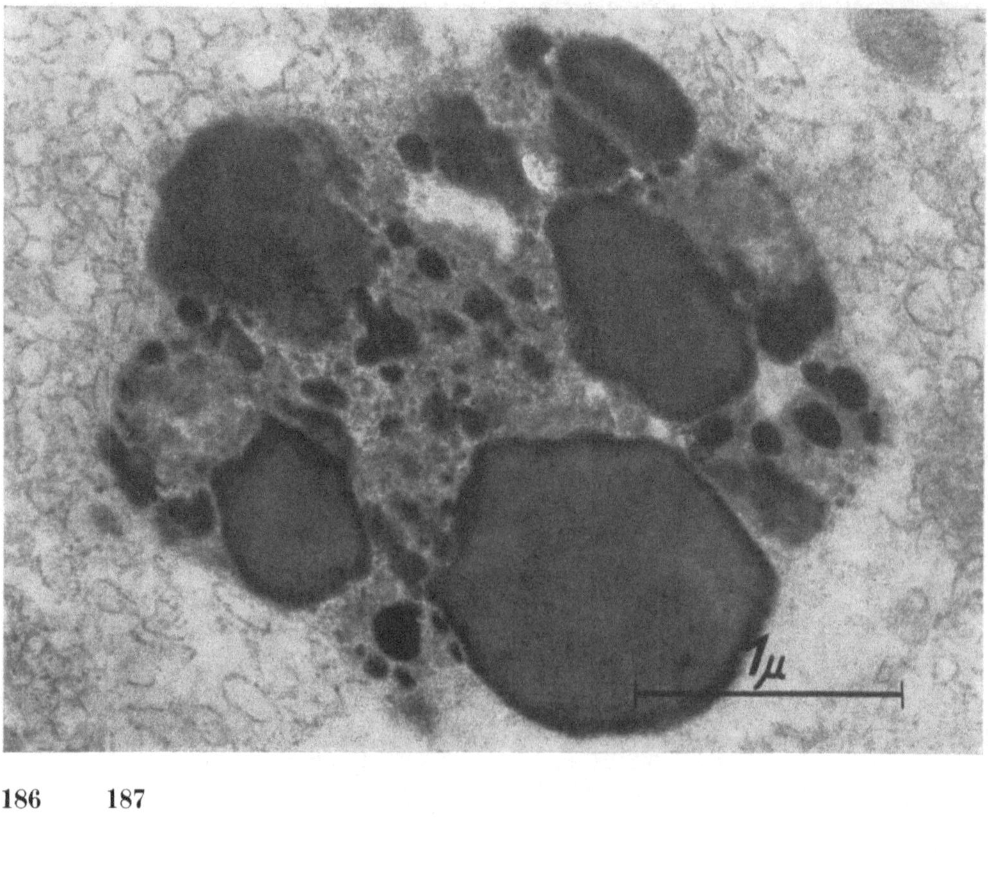

186 187

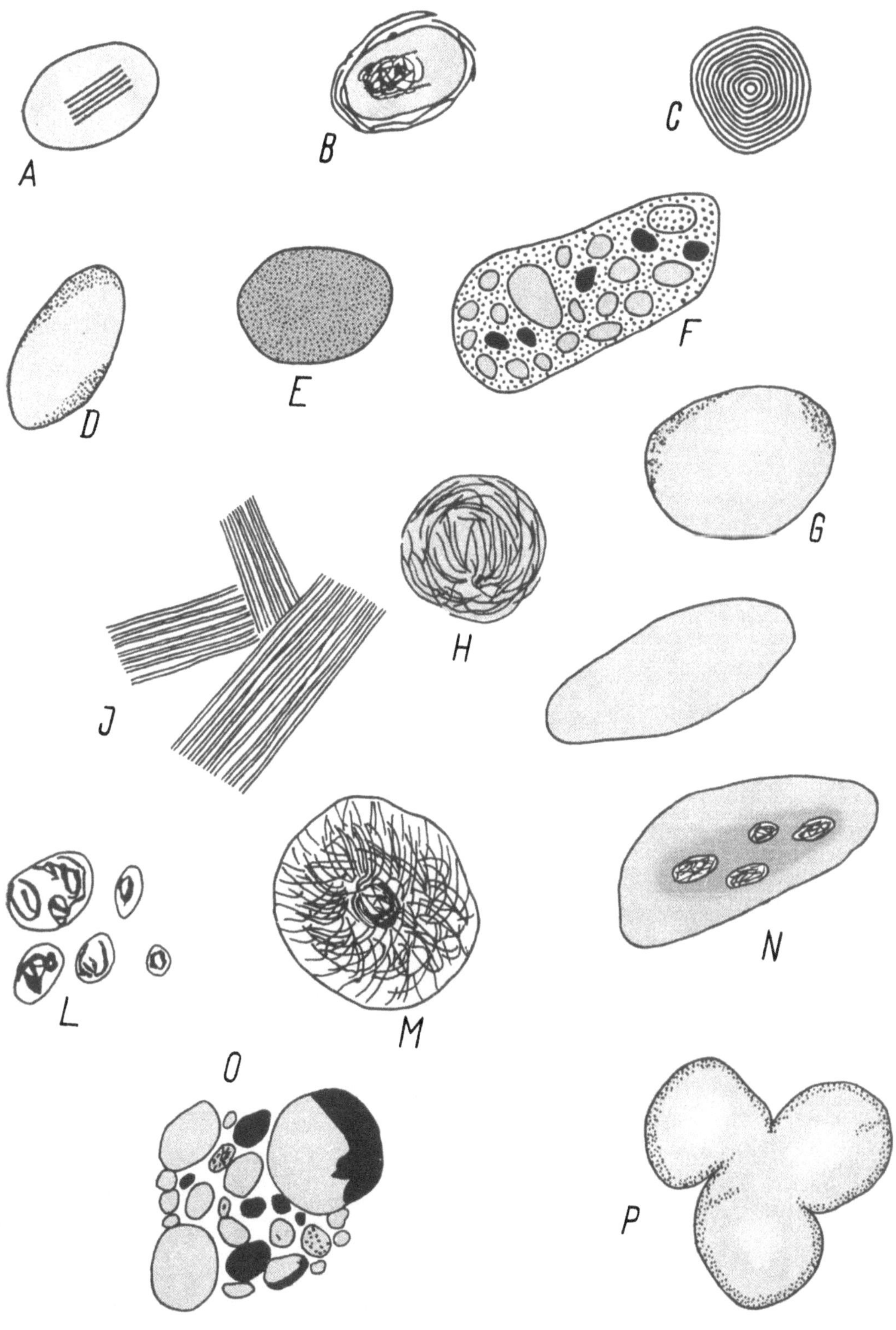
A
B
C
D
E
F
G
H
J
L
M
N
O
P

Der Erythrozytenabbau
Hämosiderin- und Ferritinablagerungen

Breakdown of erythrocytes.
Deposits of haemosiderin and of ferritin

Разложение эритроцитов
Отложение гемозидерина и ферритина

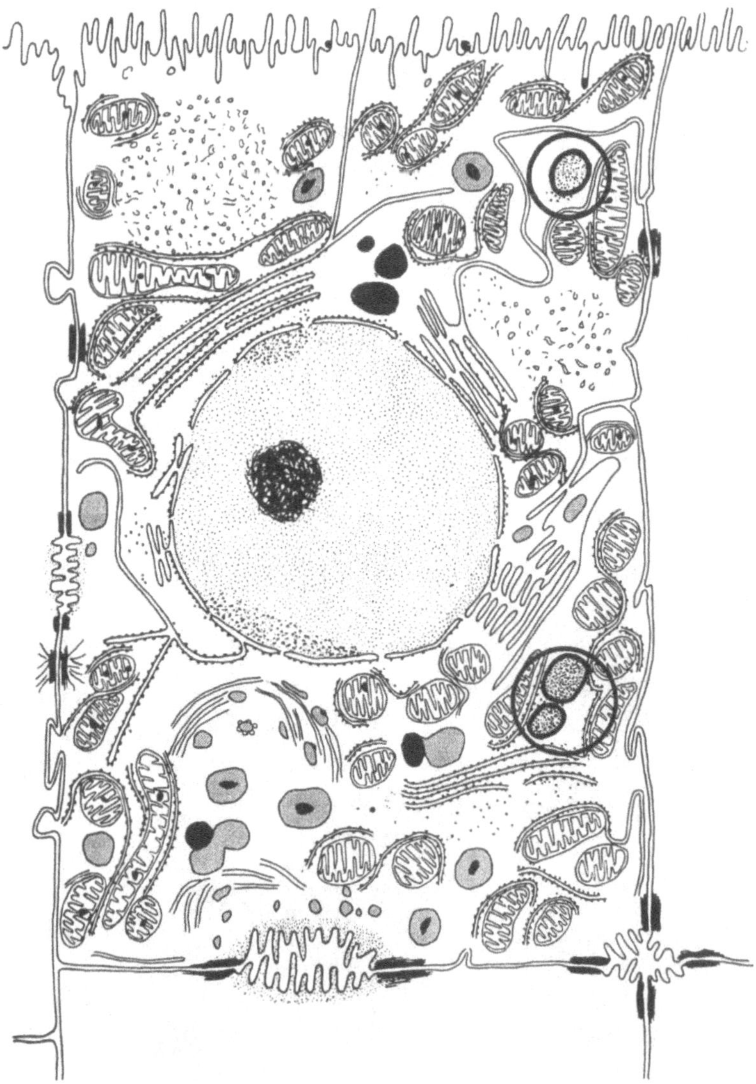

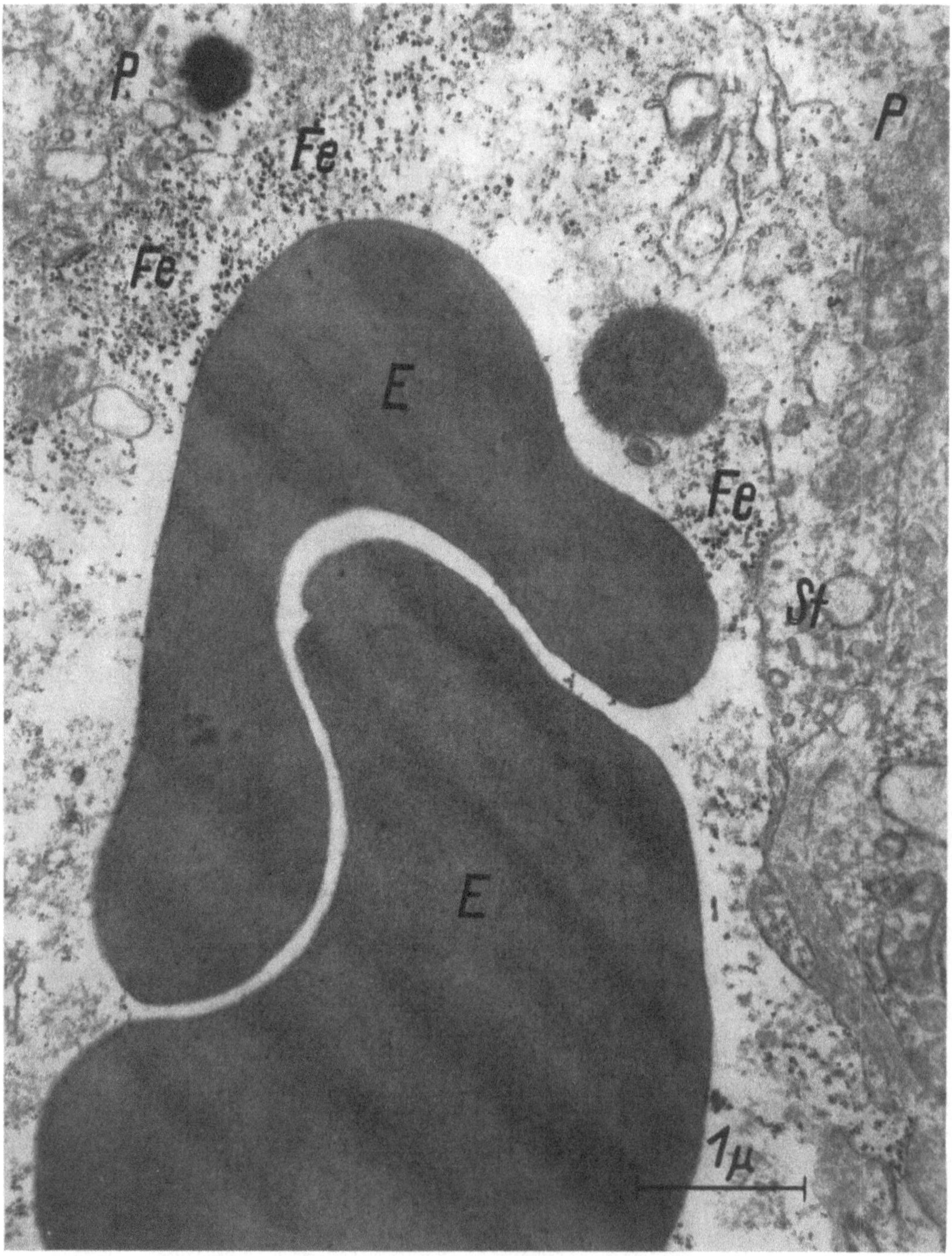

189

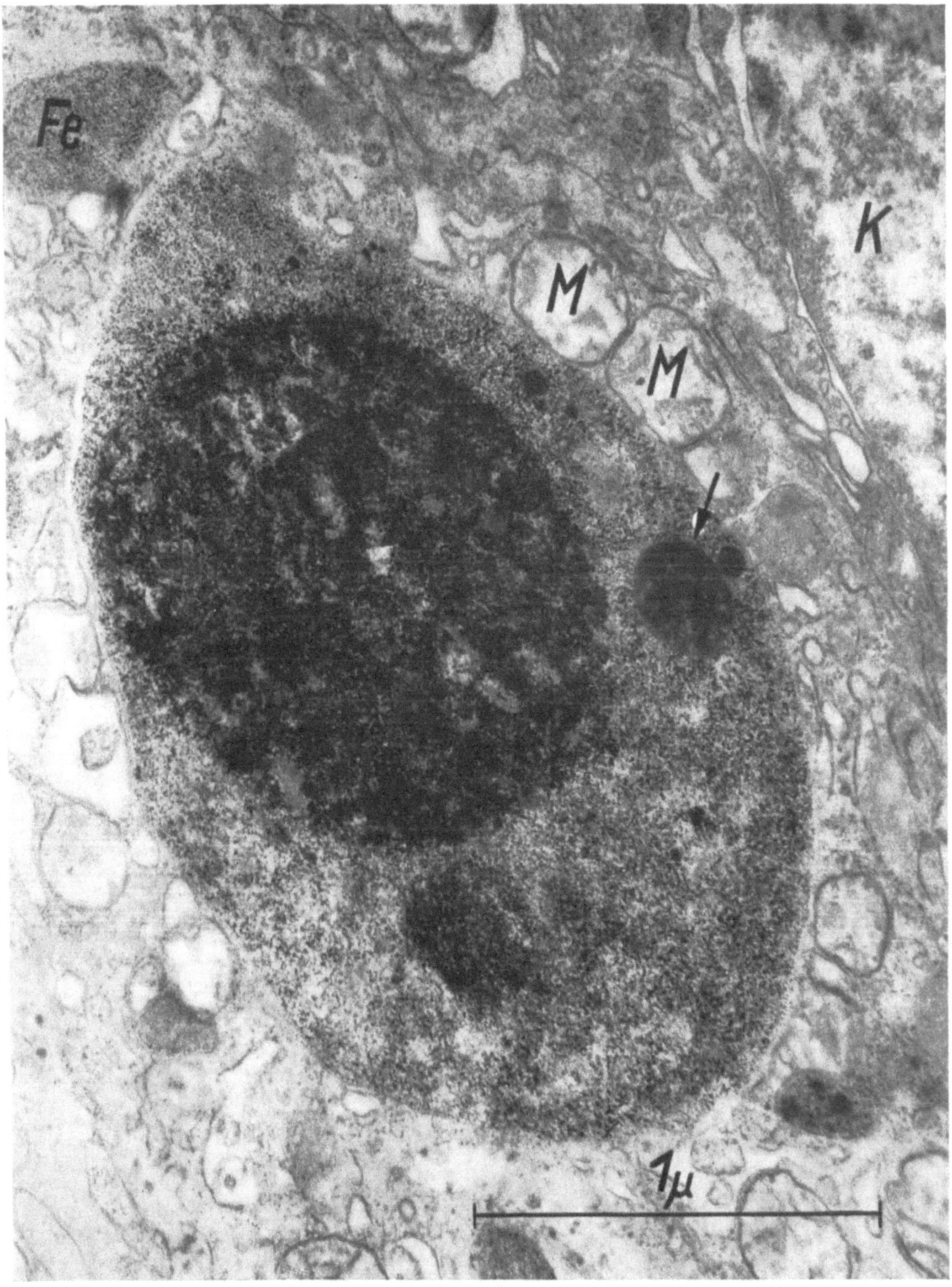
Fe
K
M
M
1μ

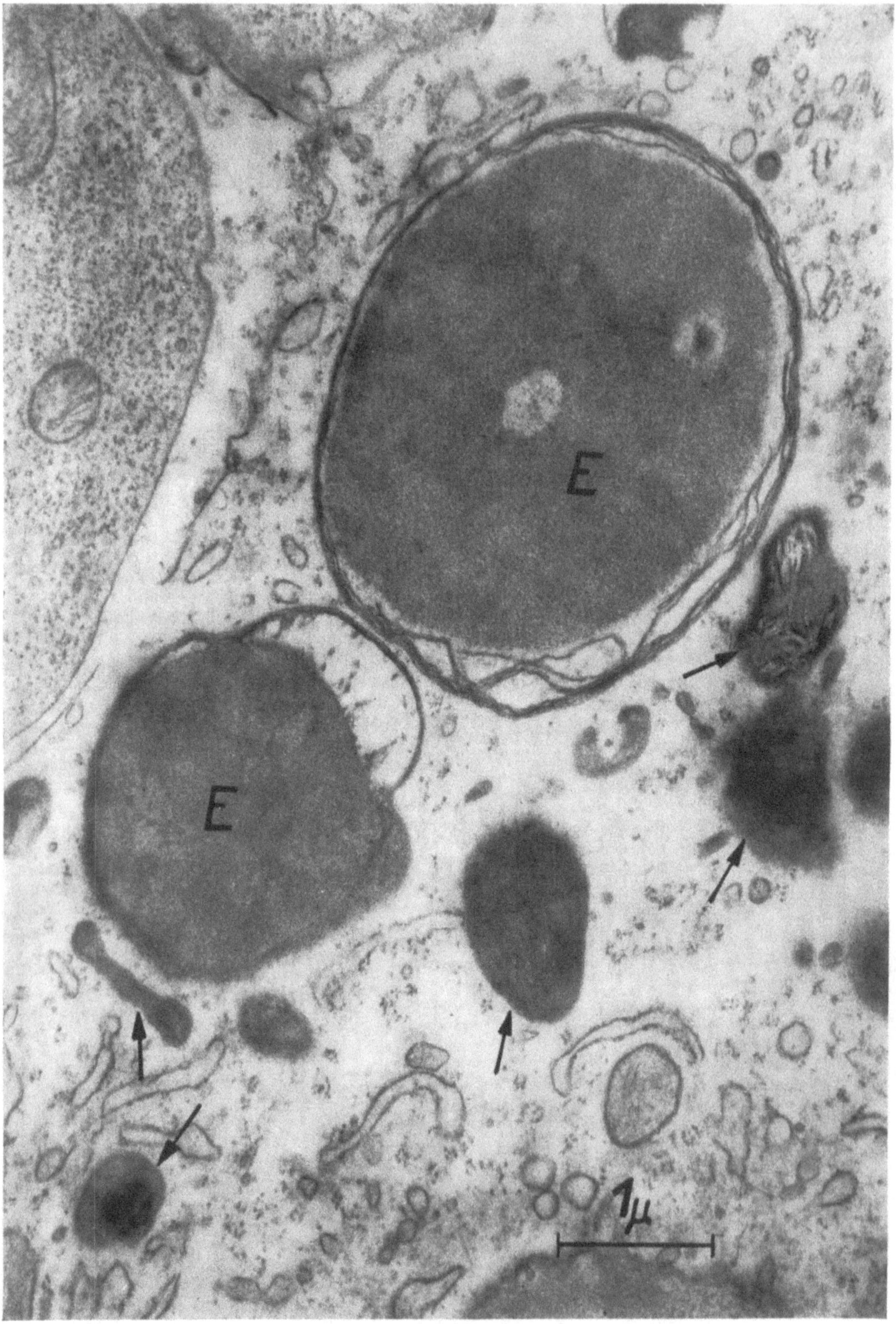
E
E
1μ

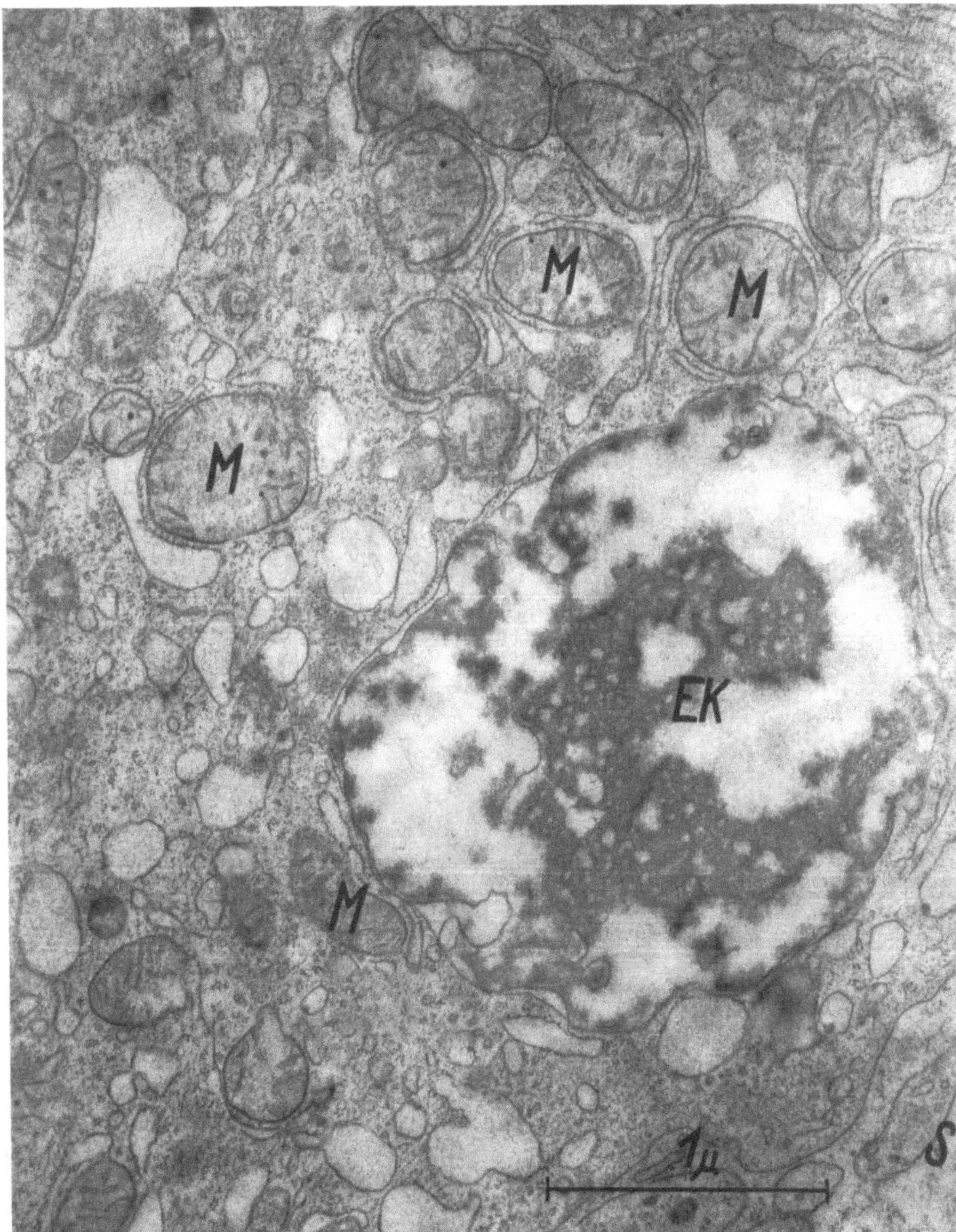
M
M
M
M
EK
1μ
S

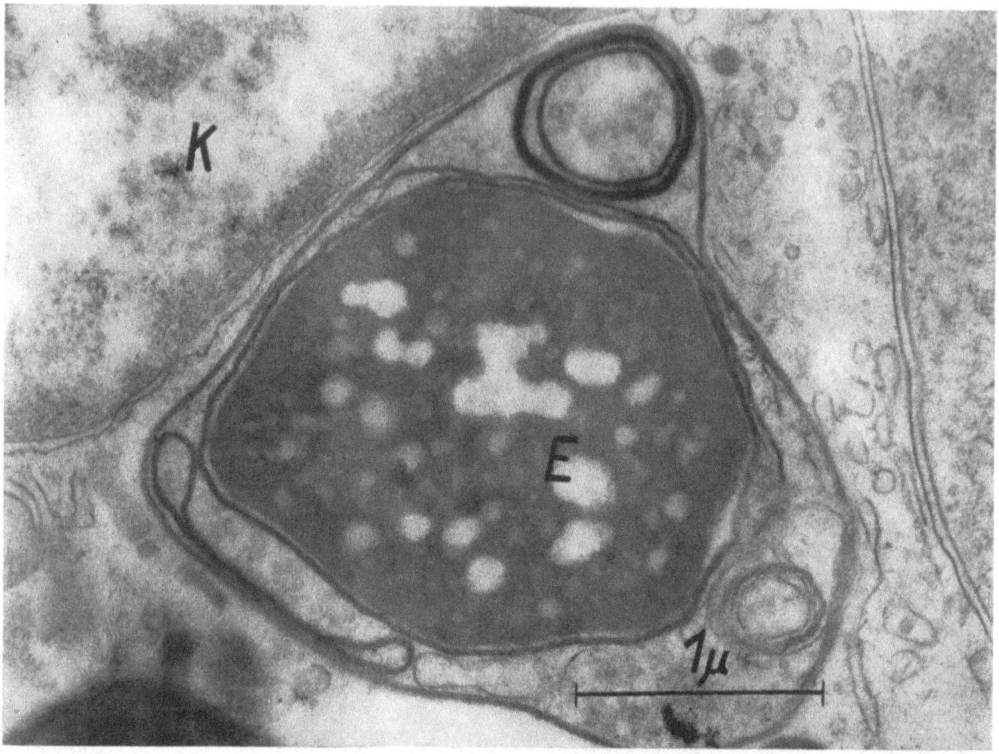

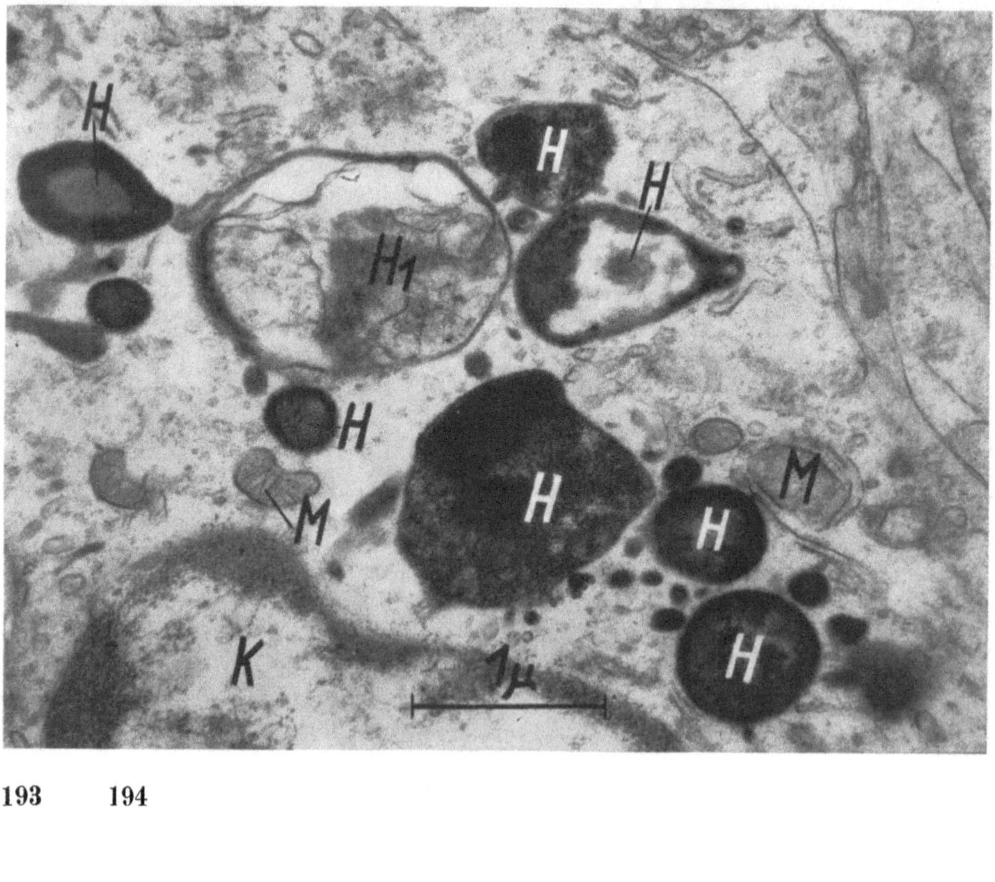

193 194

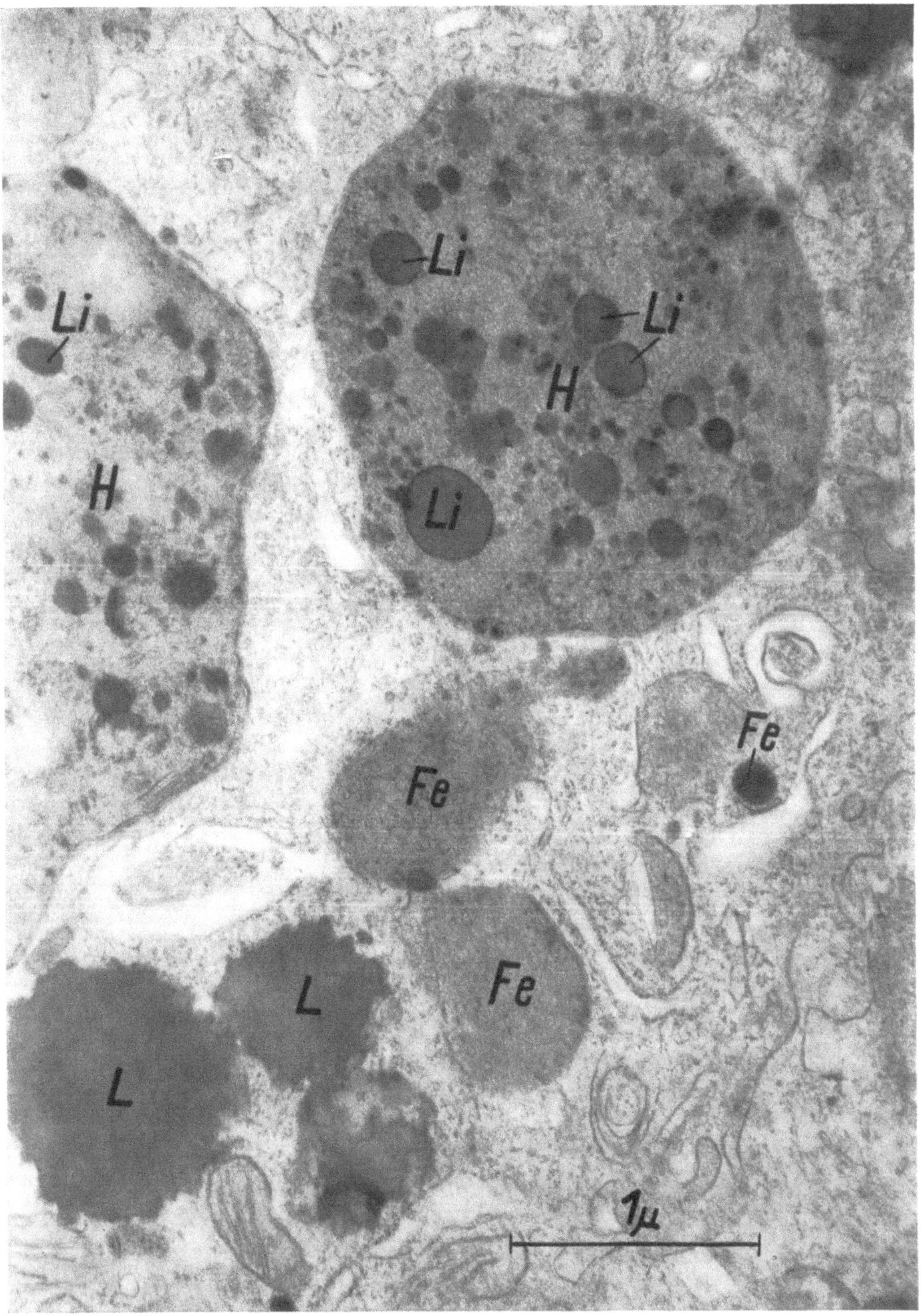

195

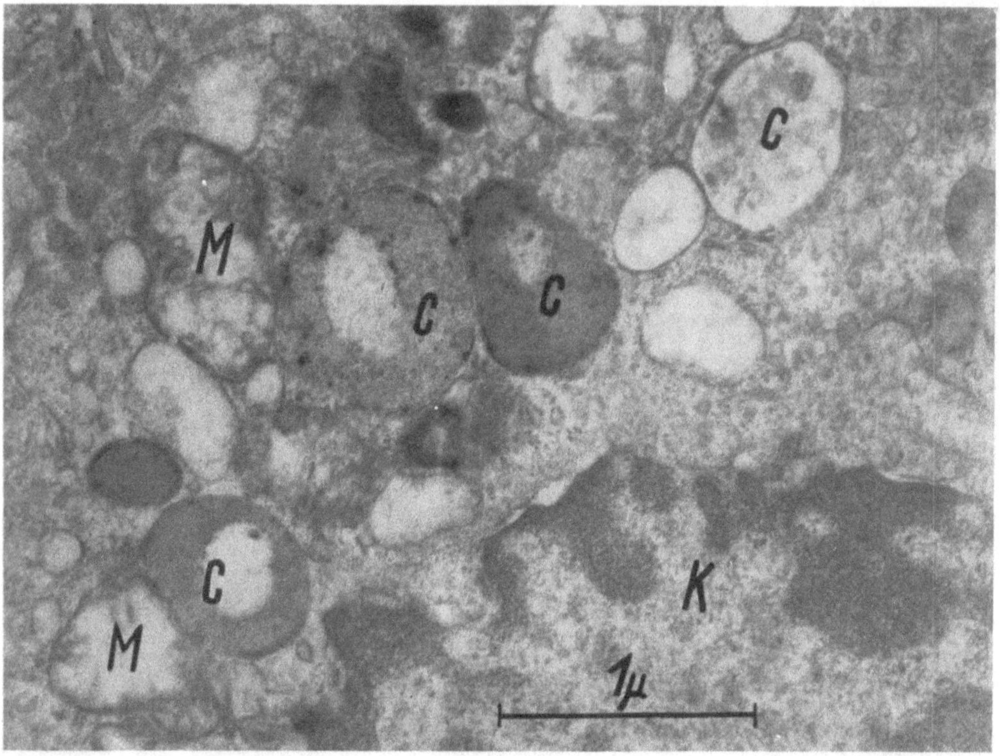

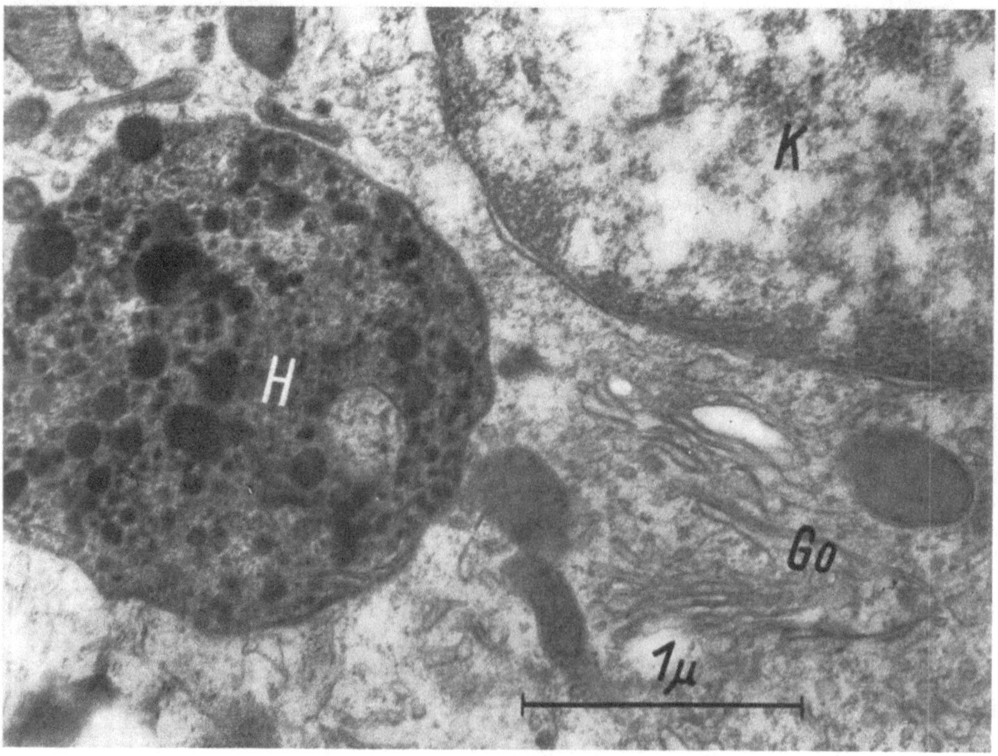

196 197

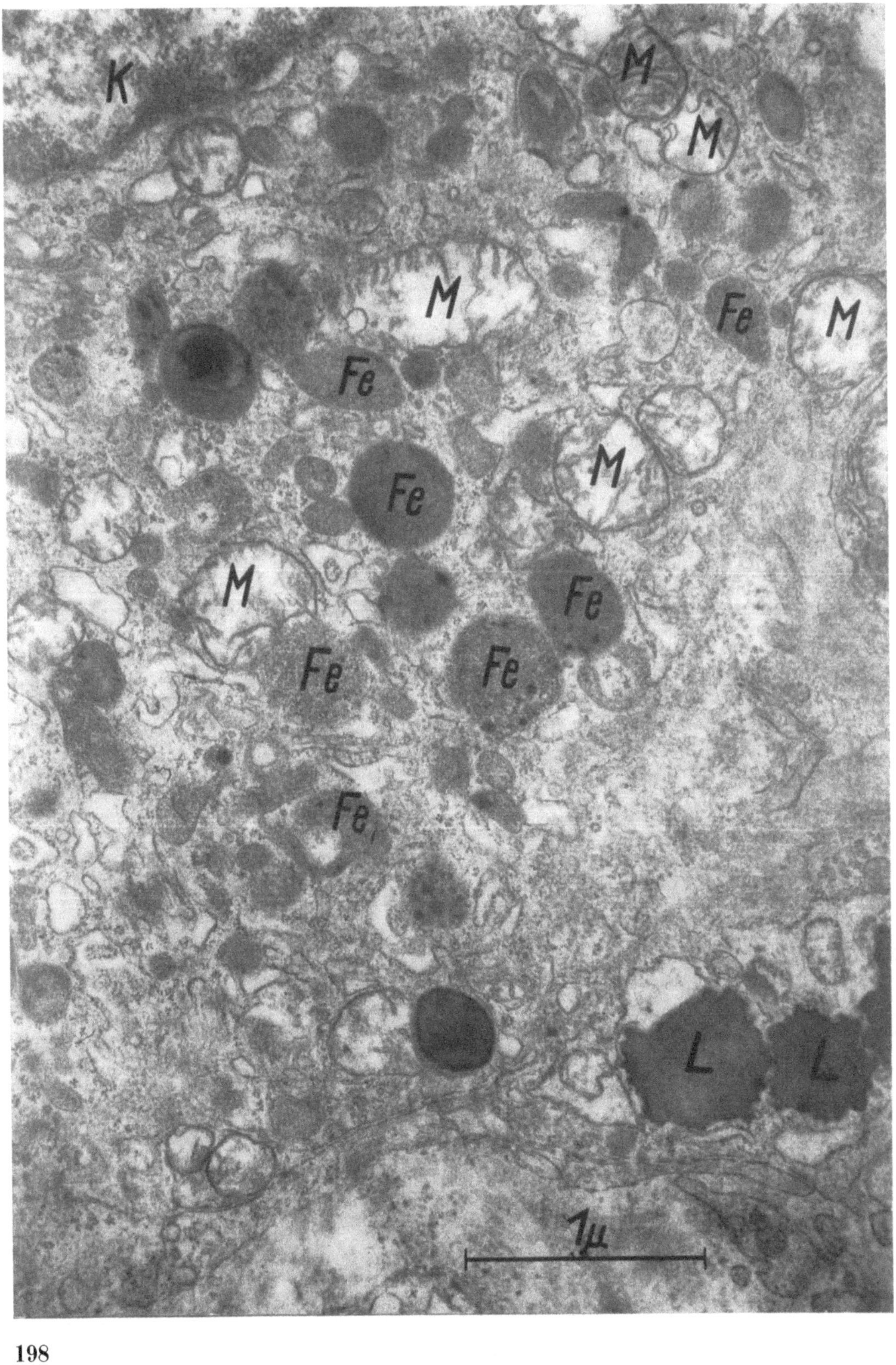
K
M
M
M
Fe
M
Fe
Fe
M
M
Fe
Fe
Fe
Fe
L
L
1μ

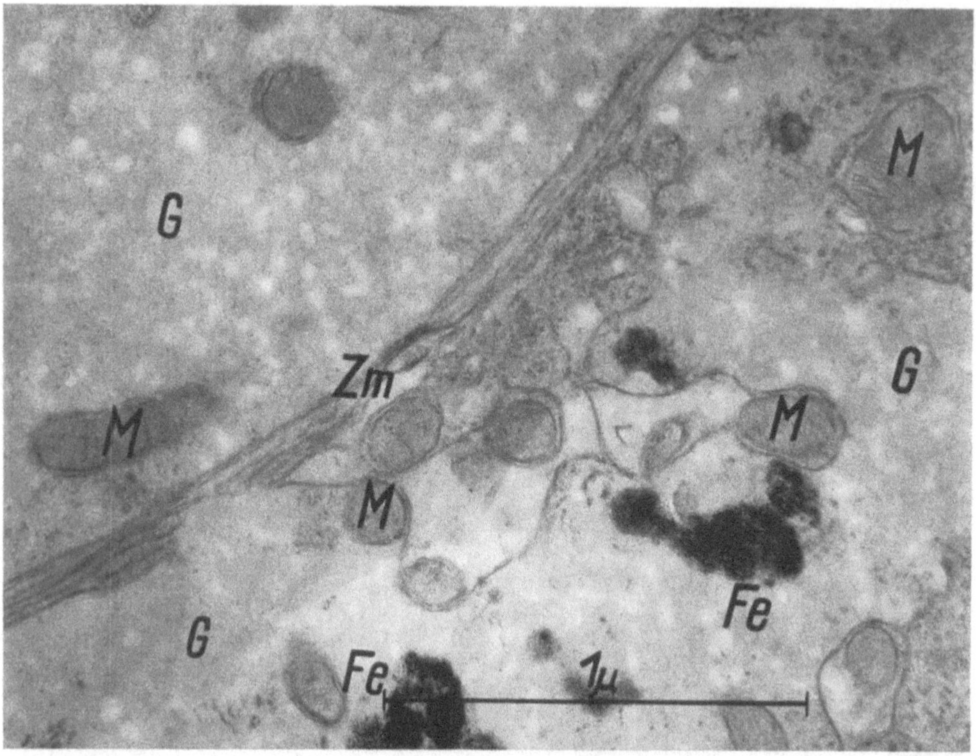

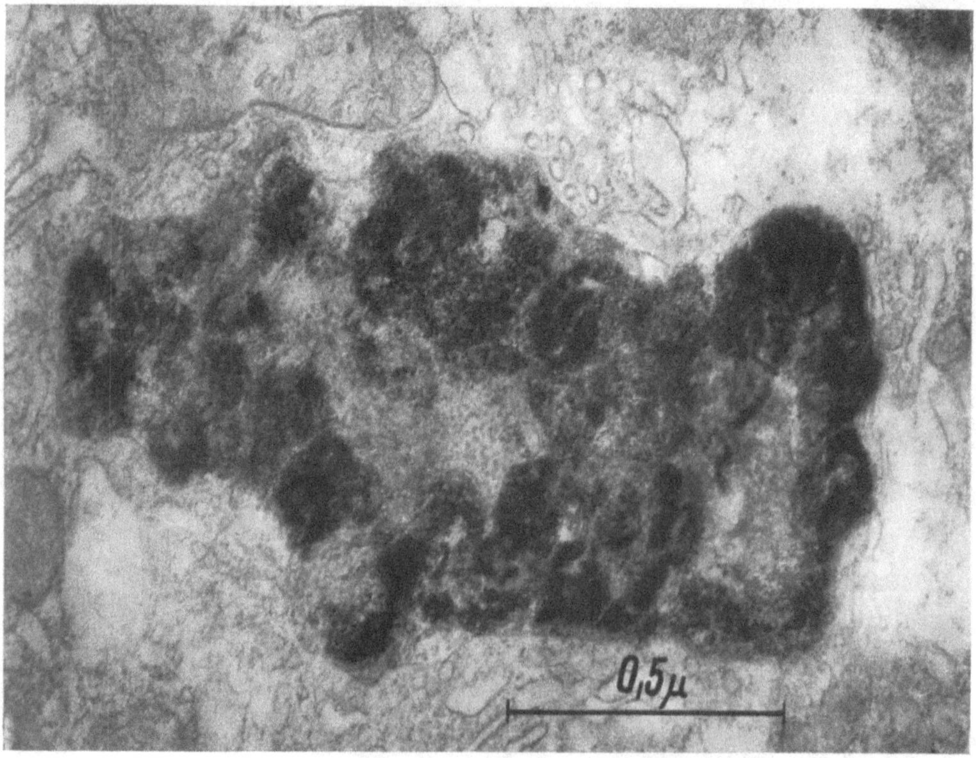

199 200

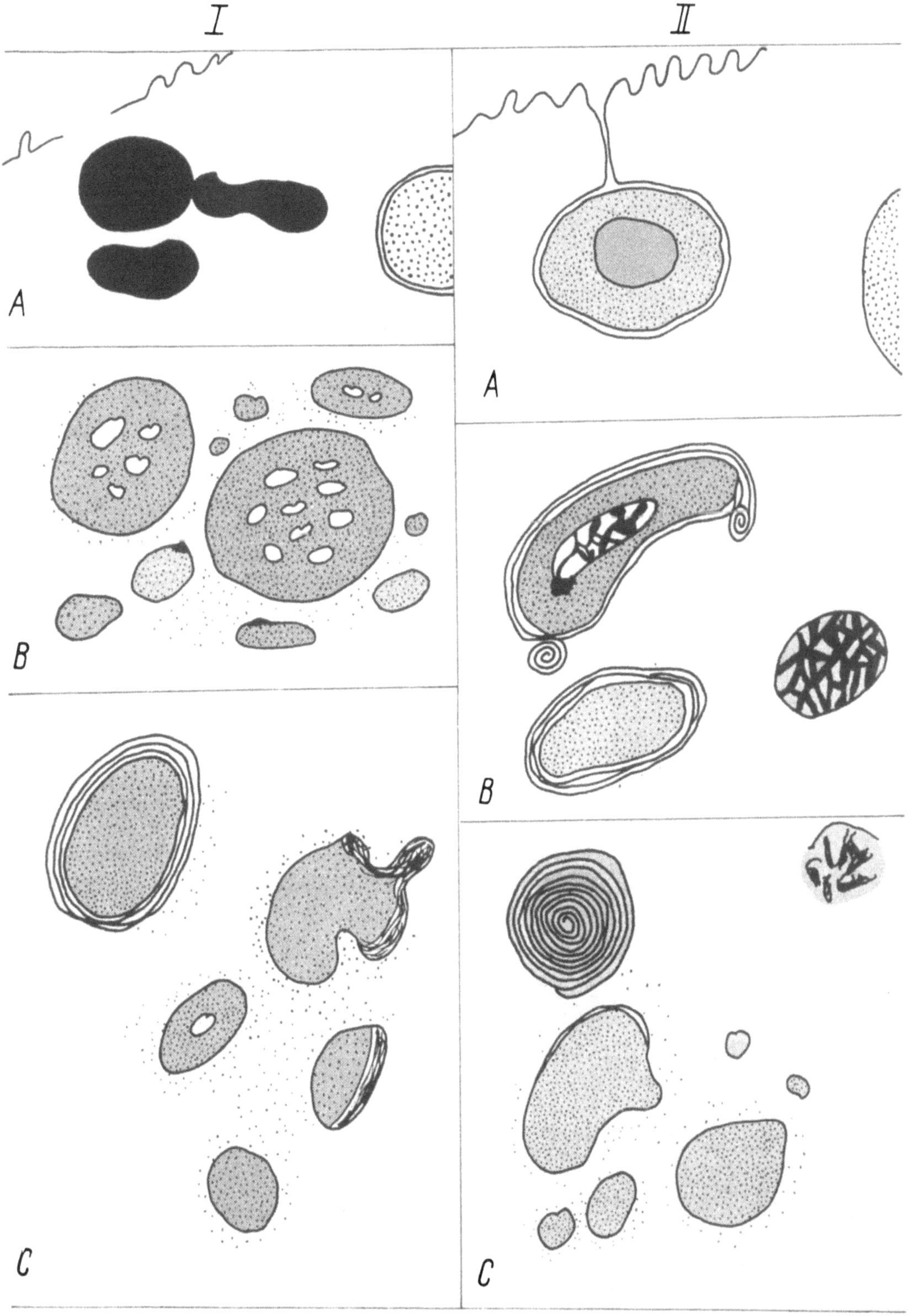
I
II
A
A
B
B
C
C

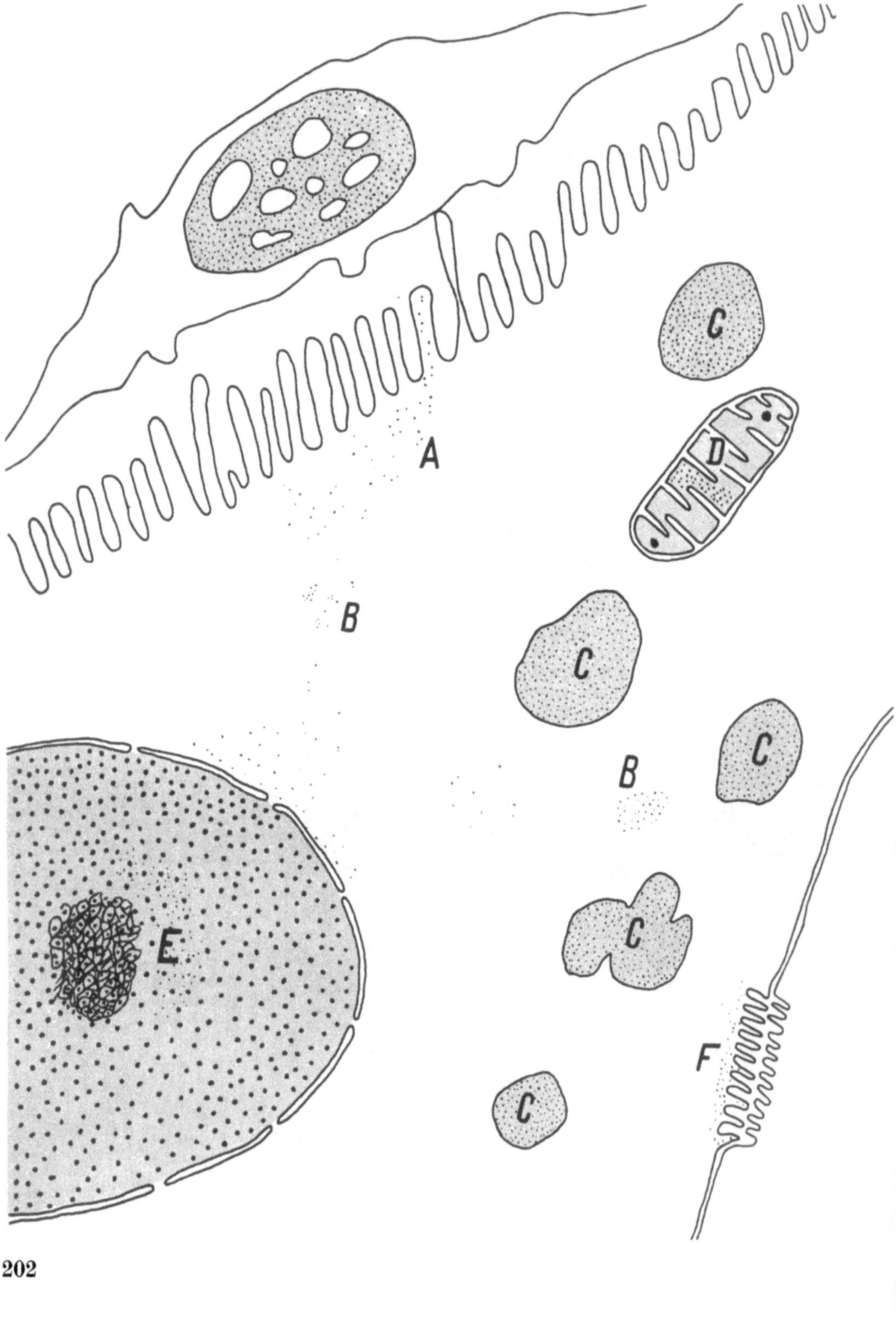

A
B
C
D
C
C
B
C
C
E
F
C

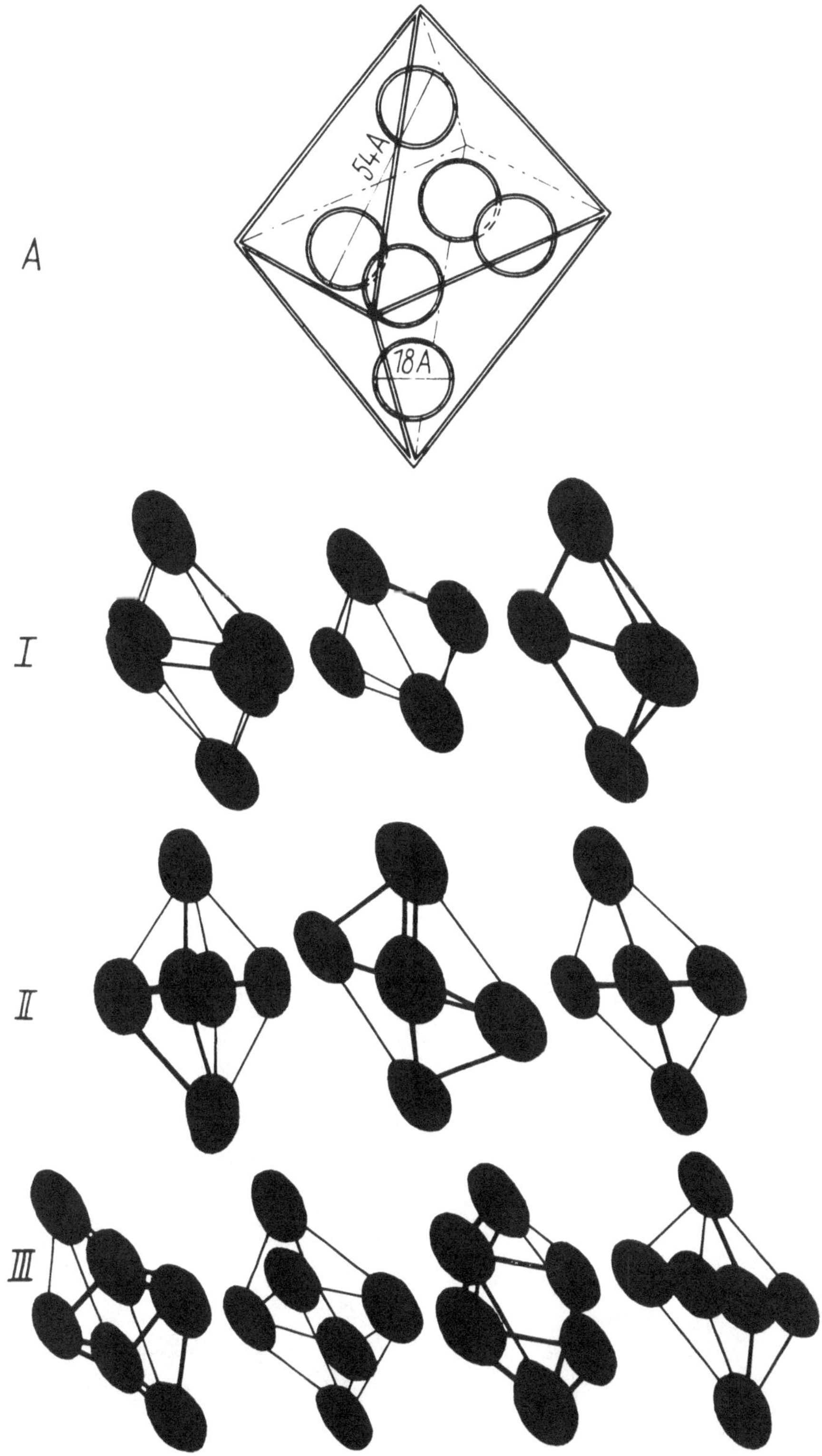
A
54A
18A
I
II
III

Aufnahme und Schicksal intrazellulärer Fettablagerungen

Uptake and fate of intracellular fat deposits

Образование и превращение
внутриклеточных отложений жира

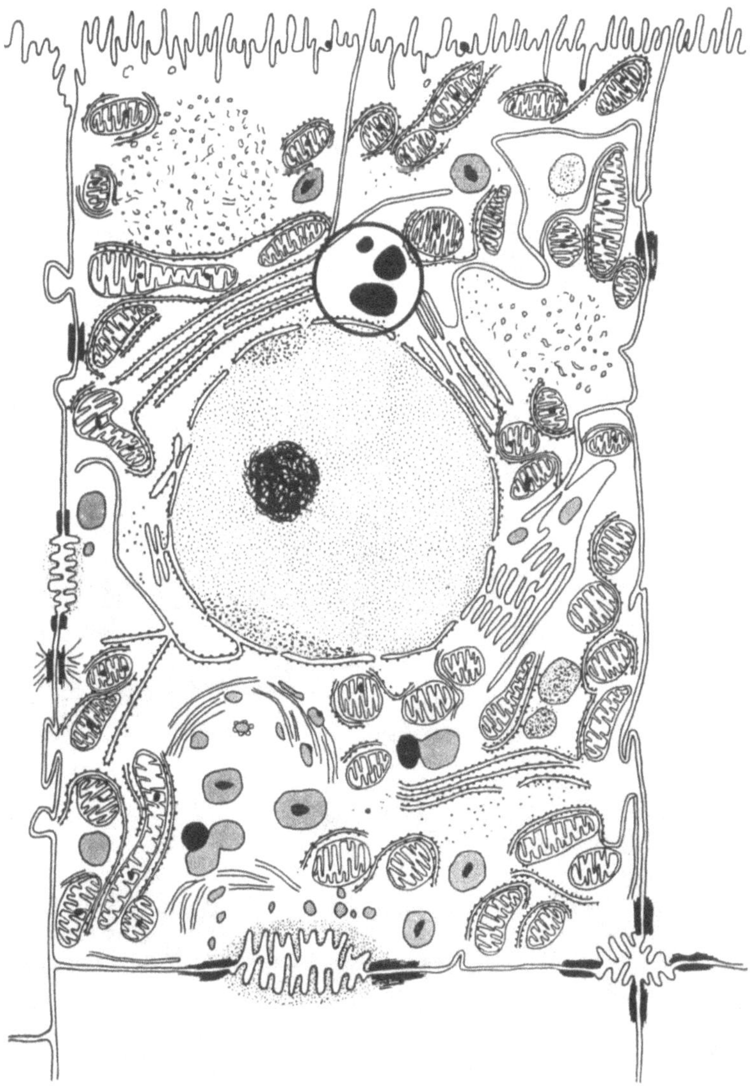

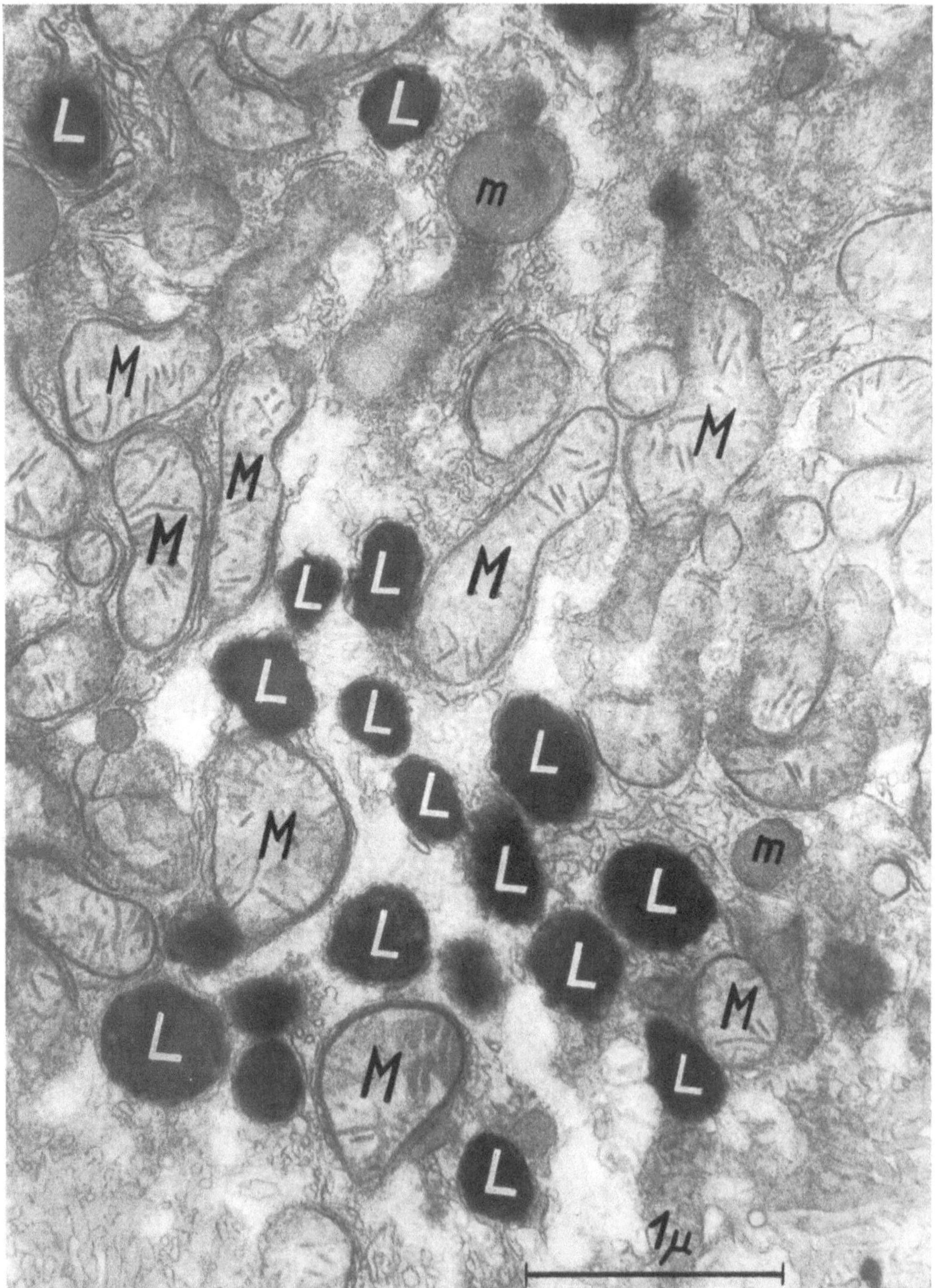
L
L
m
M
M
M
M
M
L
L
M
L
L
L
L
M
L
m
L
L
L
M
L
M
L
L
1µ

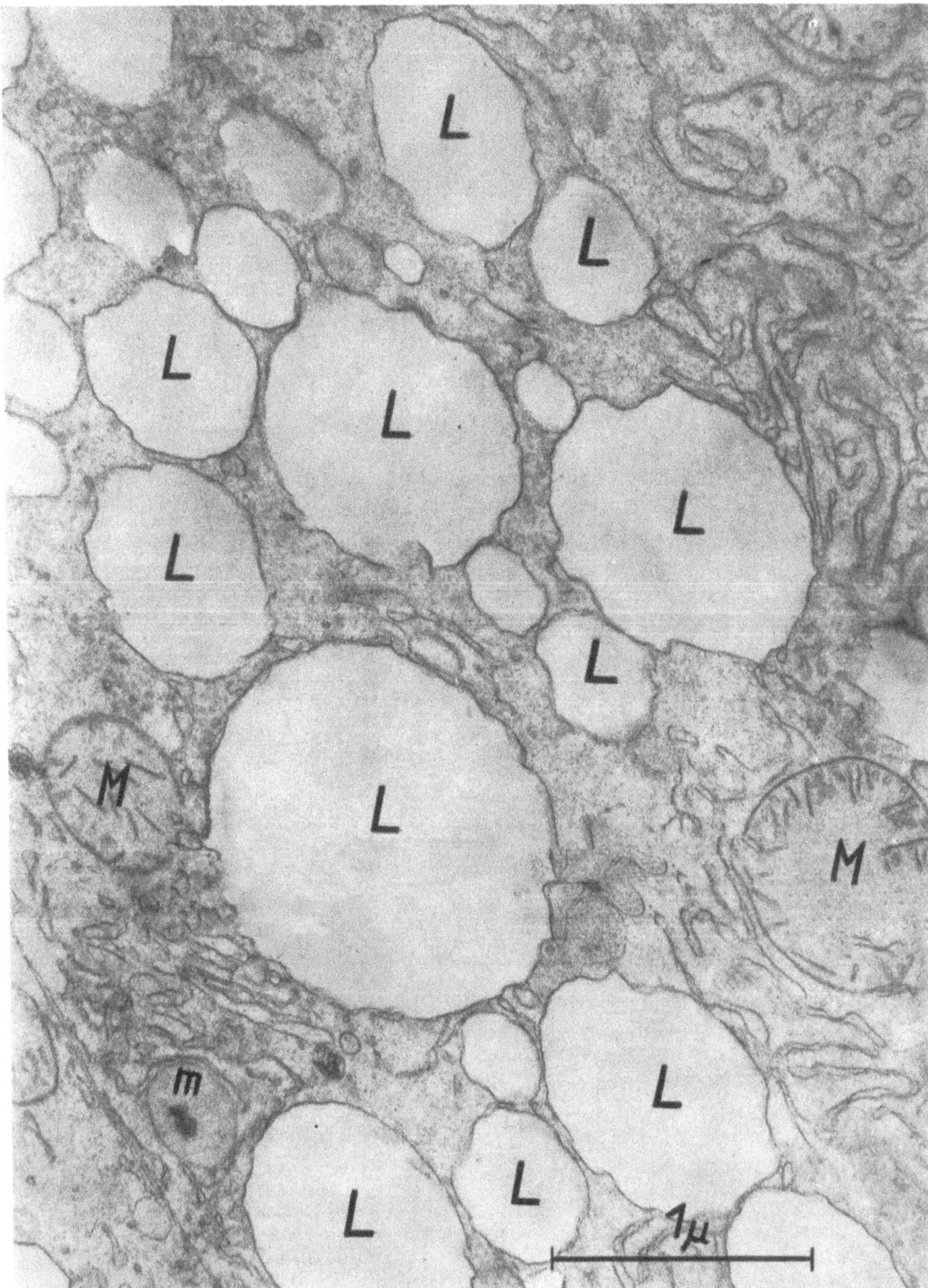
L
L
L
L
L
L
L
M
L
M
m
L
L
L
1µ

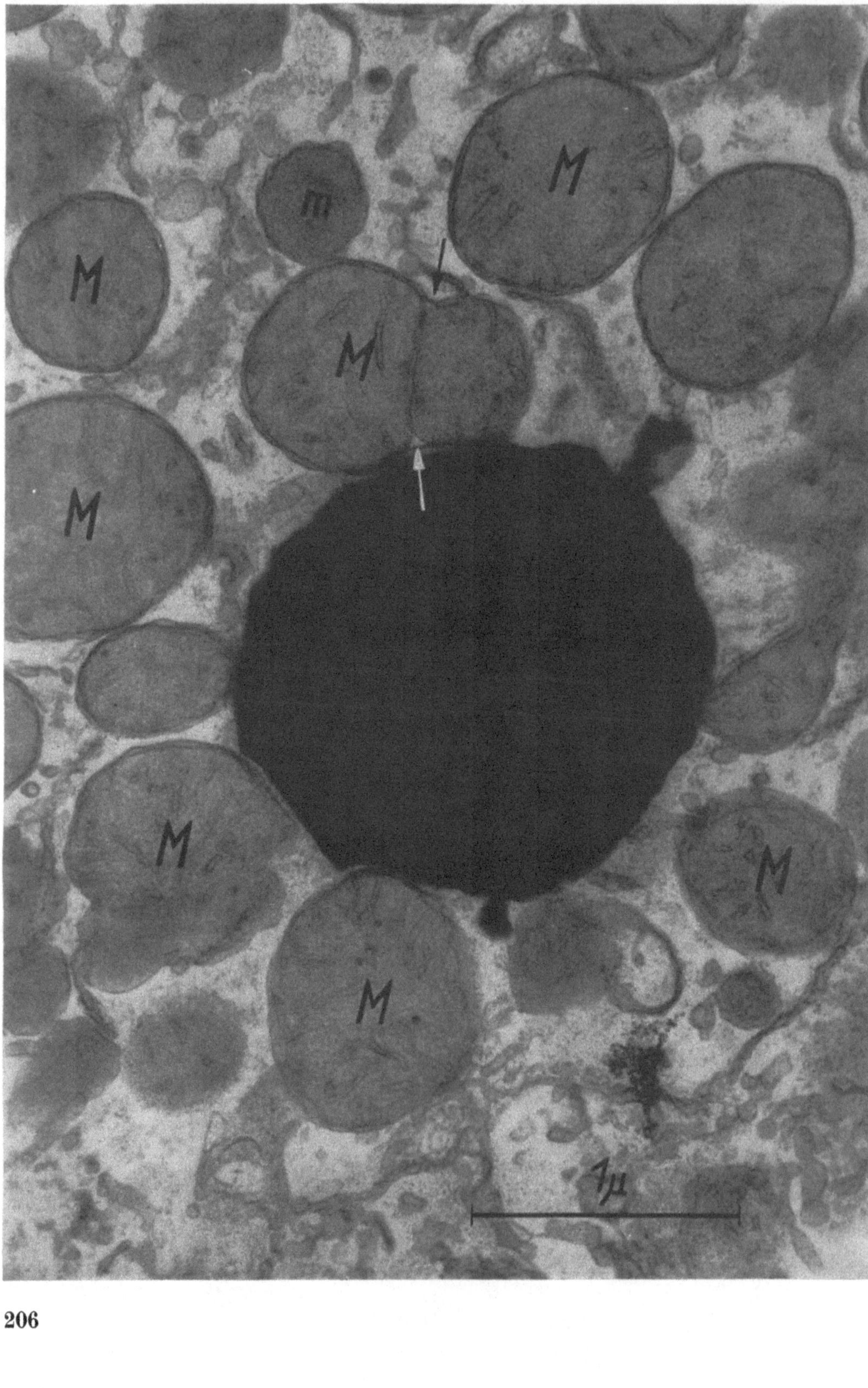
M
m
M
M
M
M
M
M
1μ

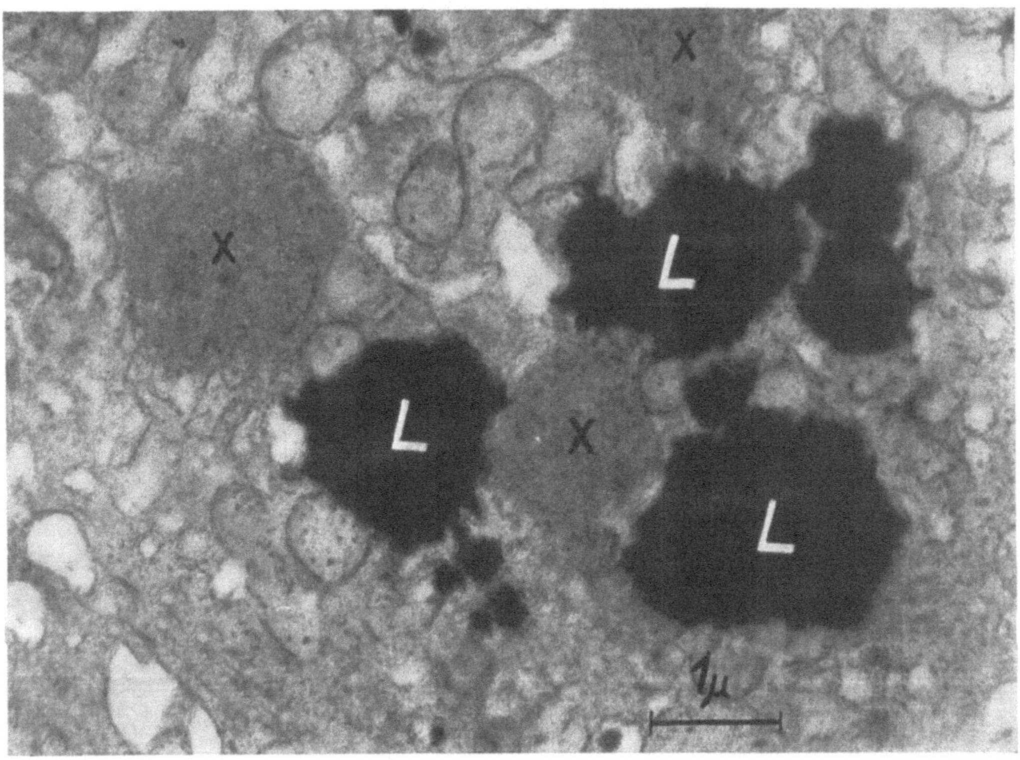
X
X
L
L
X
L
1µ

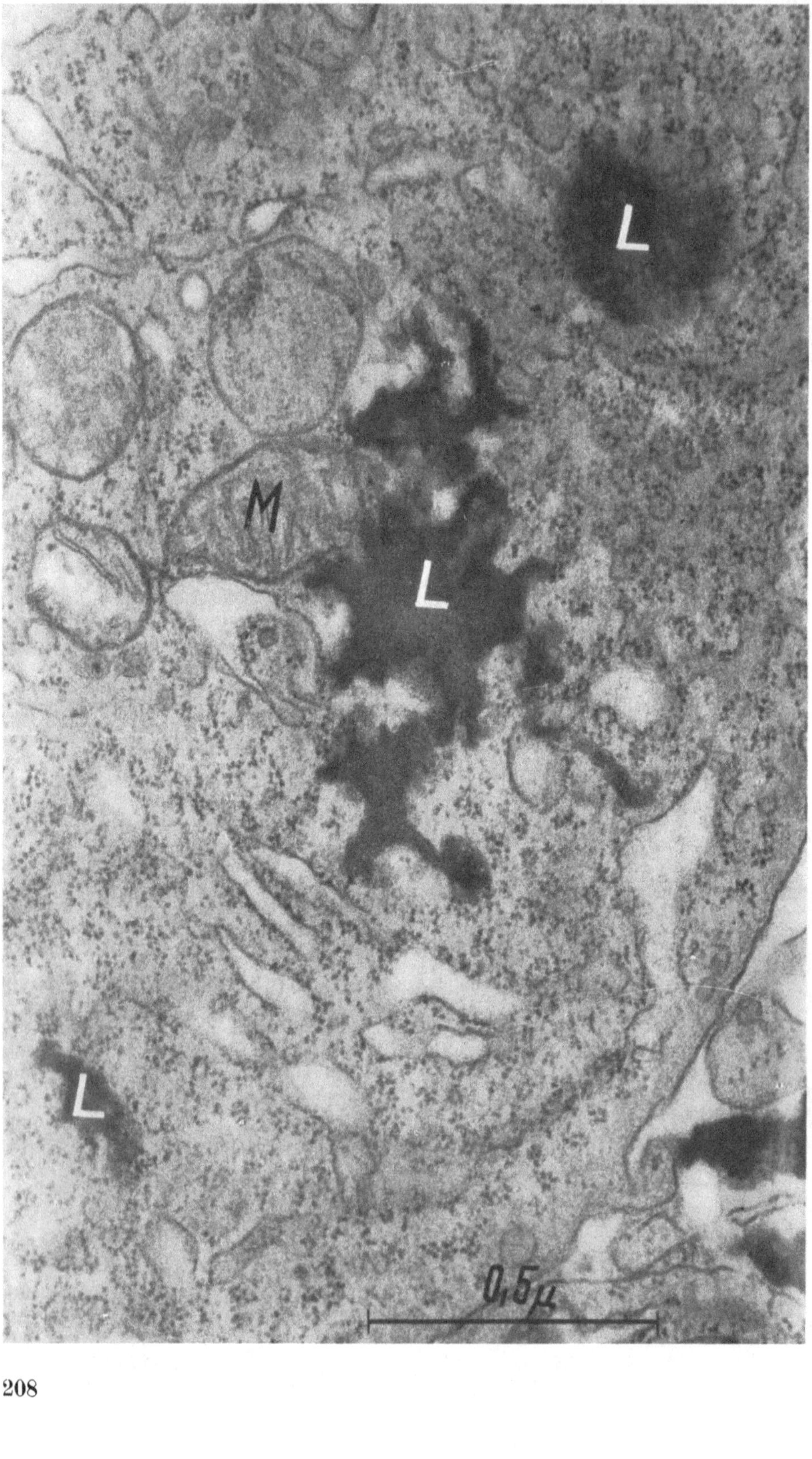
L
M
L
L
0,5μ

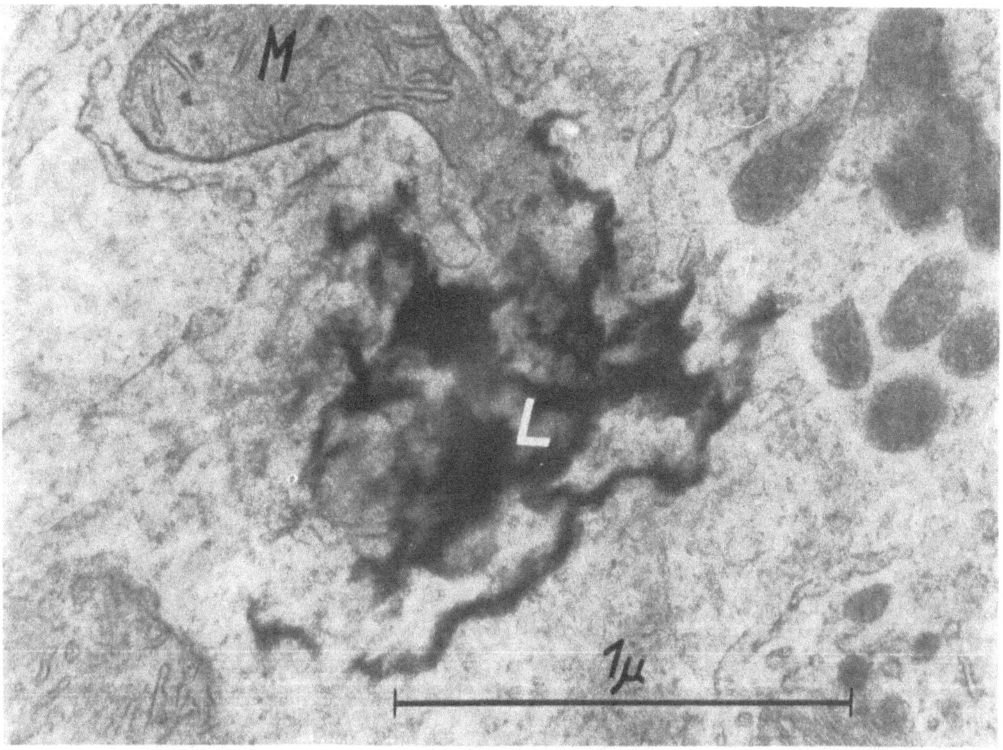

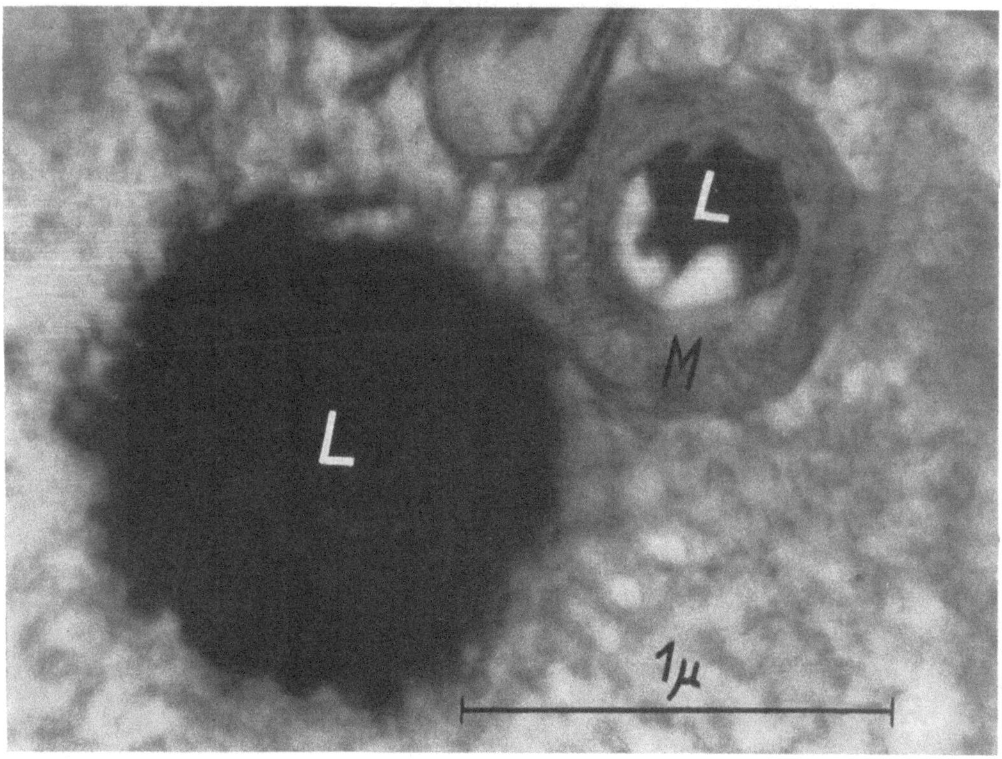

209 210

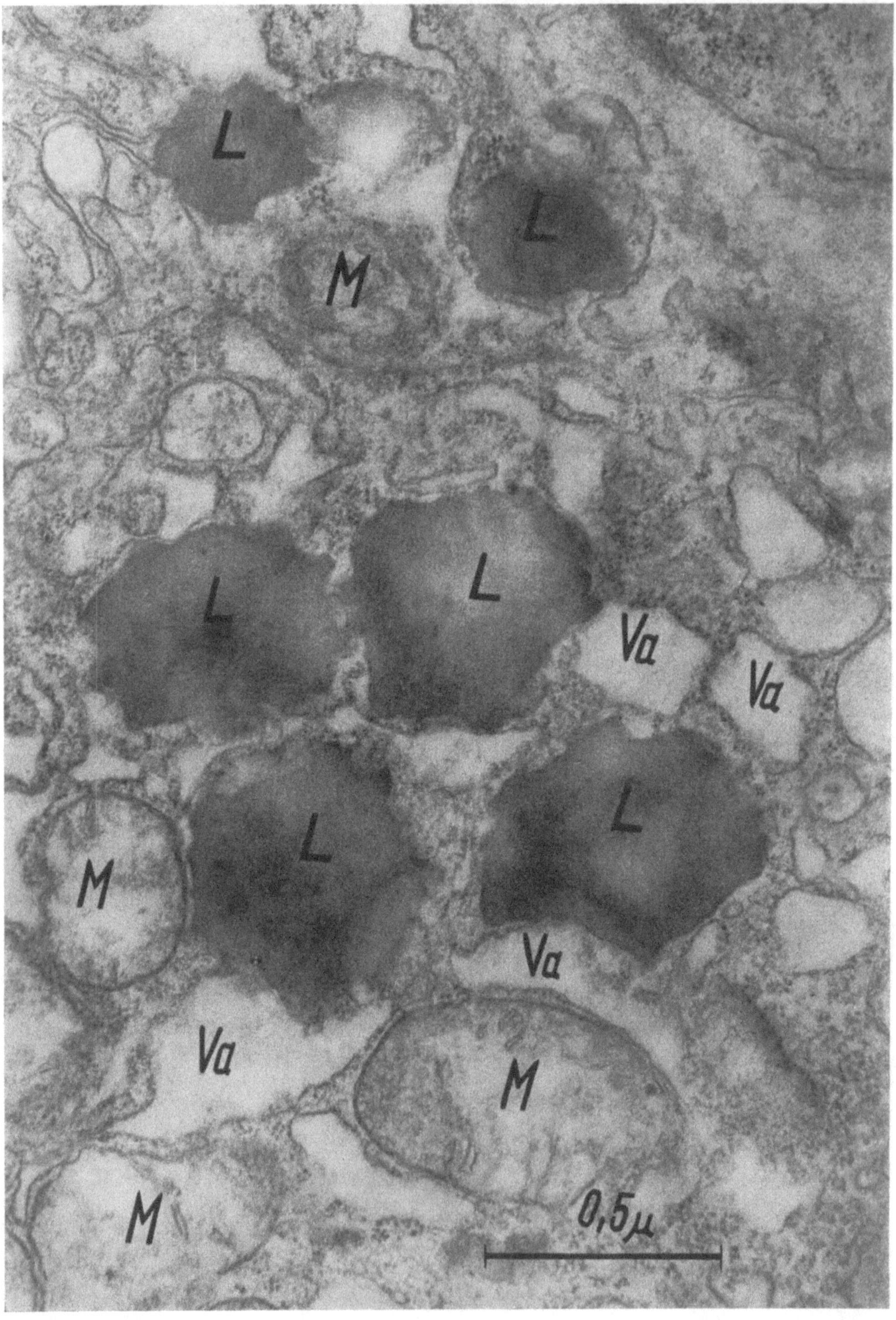
L
L
M
L
L
Va
Va
L
L
M
Va
Va
M
M
0,5μ

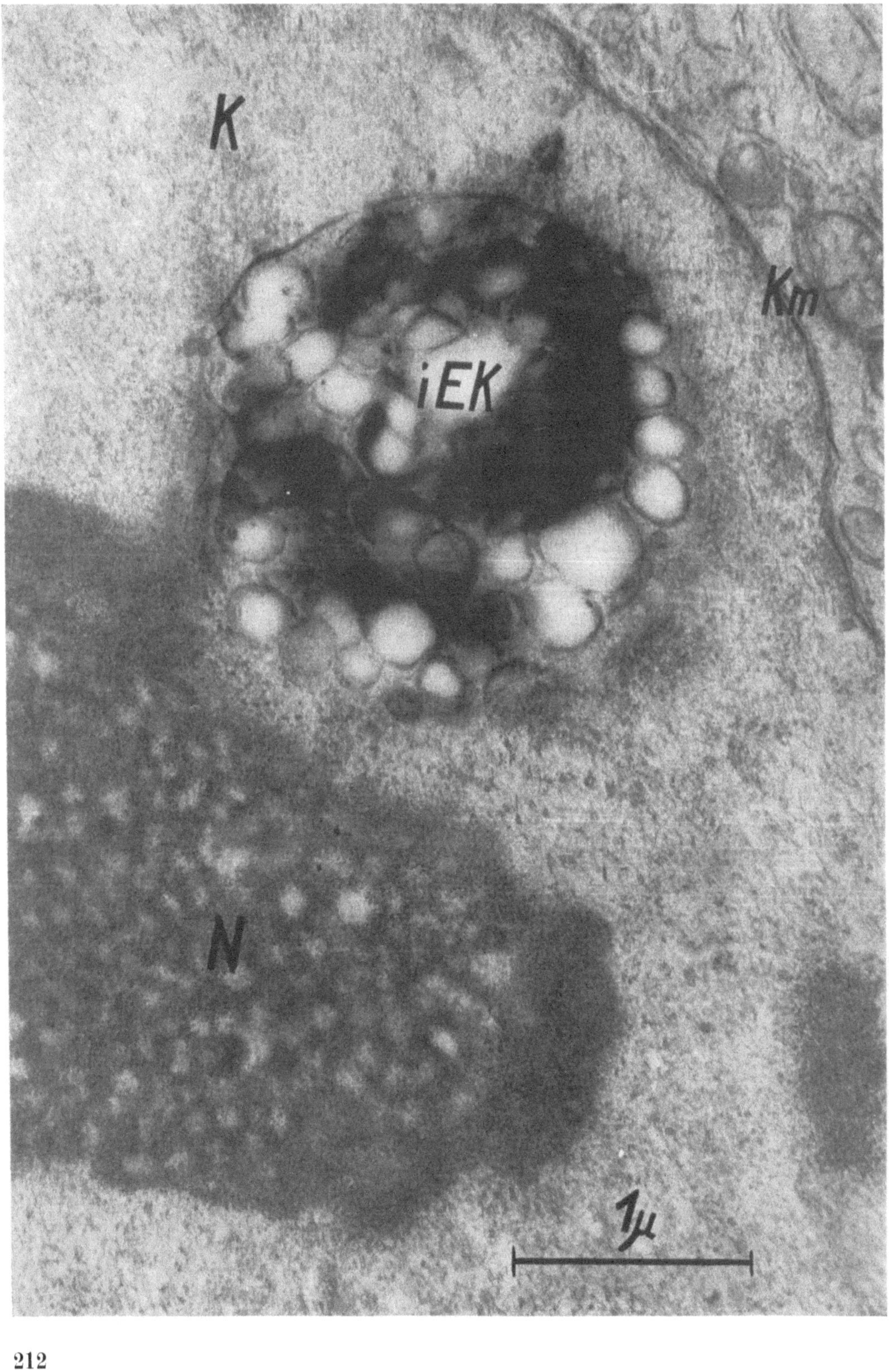
K
Km
iEK
N
1μ

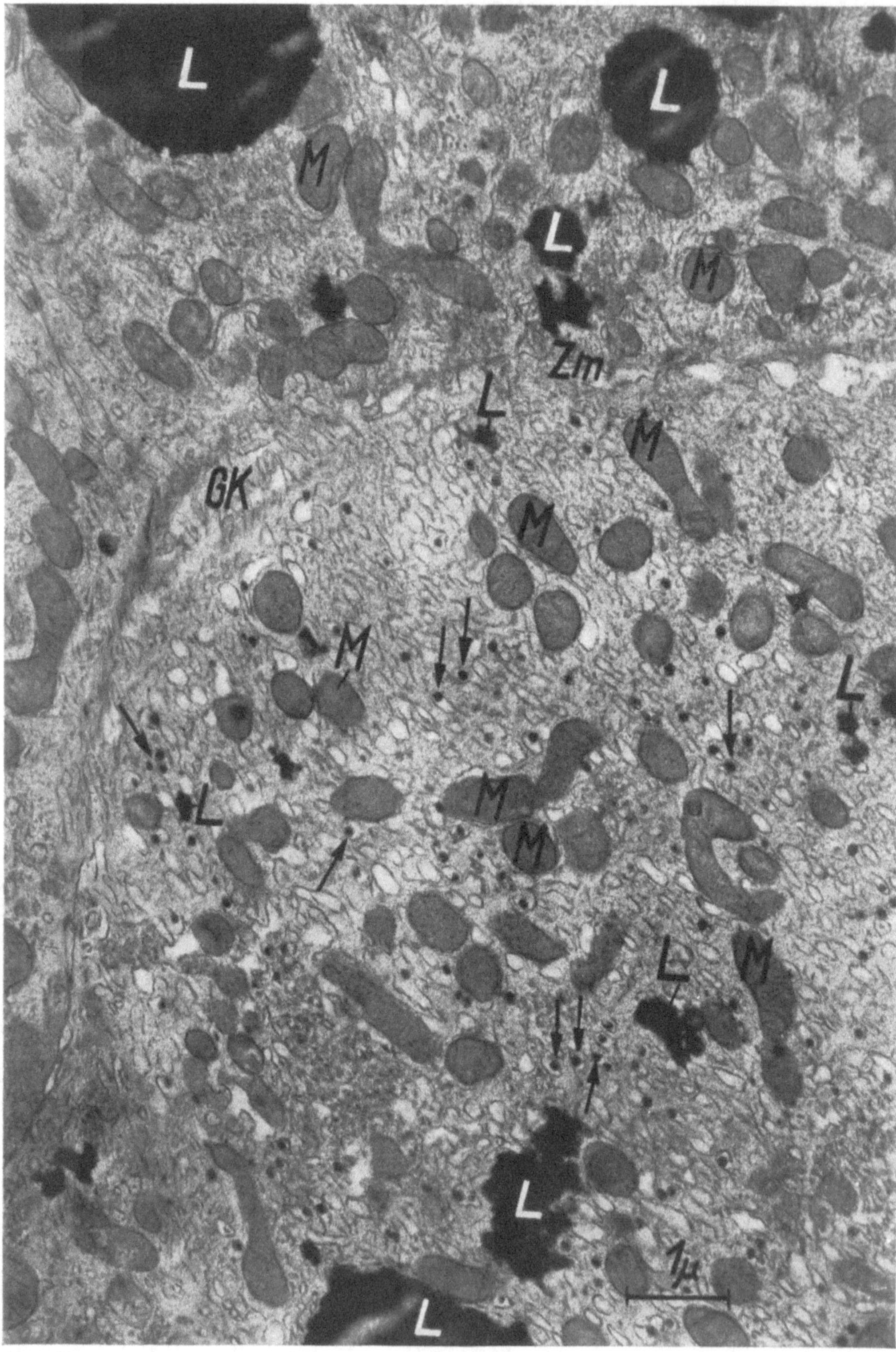
L
L
M
L
M
Zm
L
GK
M
M
M
M
L
L
M
M
L
M
L
L
1µ

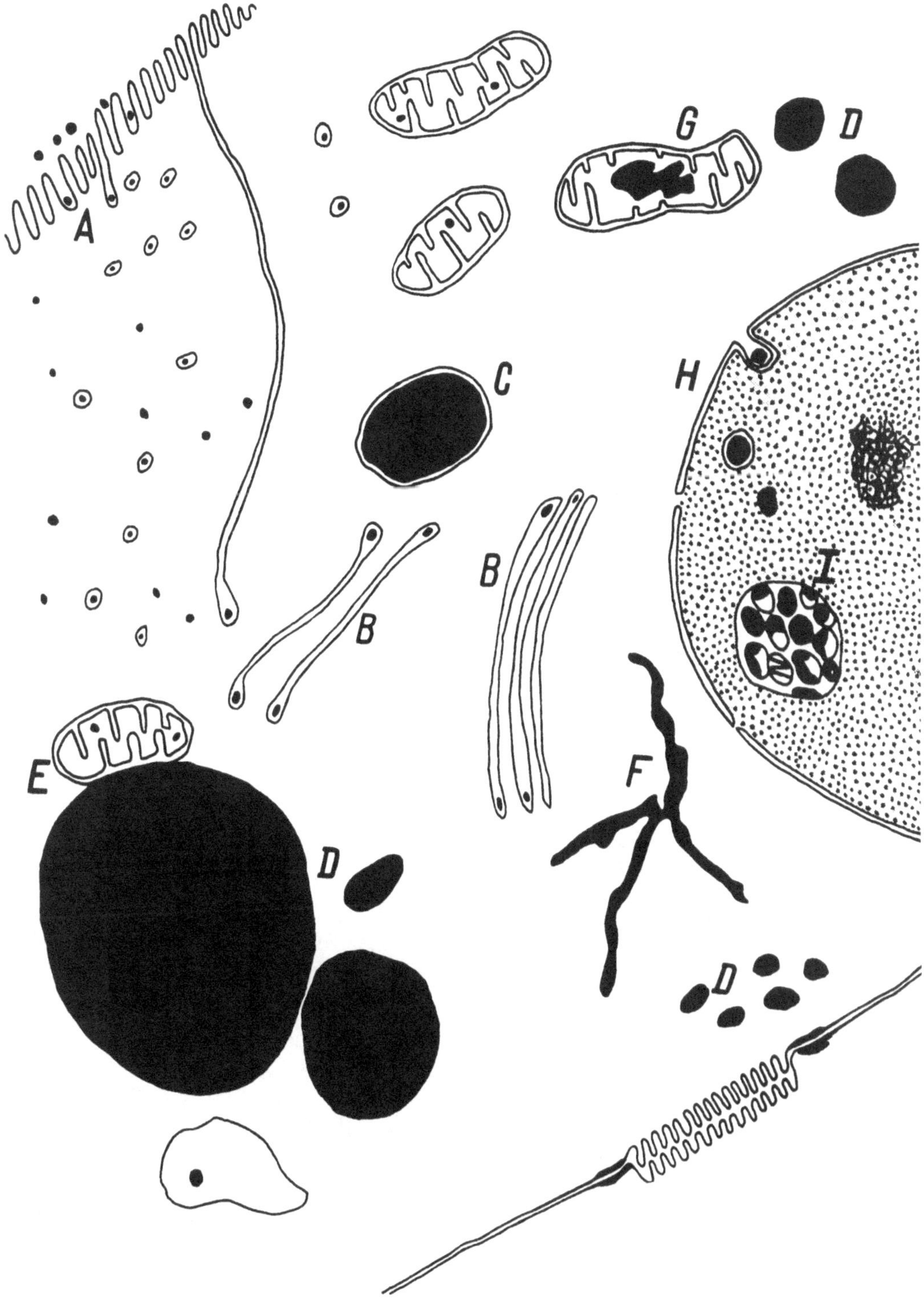
A
B
B
B
C
D
D
D
E
F
G
H
I

Das Grundplasma (einschließlich Glykogen)

The ground plasma (including glycogen)

Основная плазма (включительно гликоген)

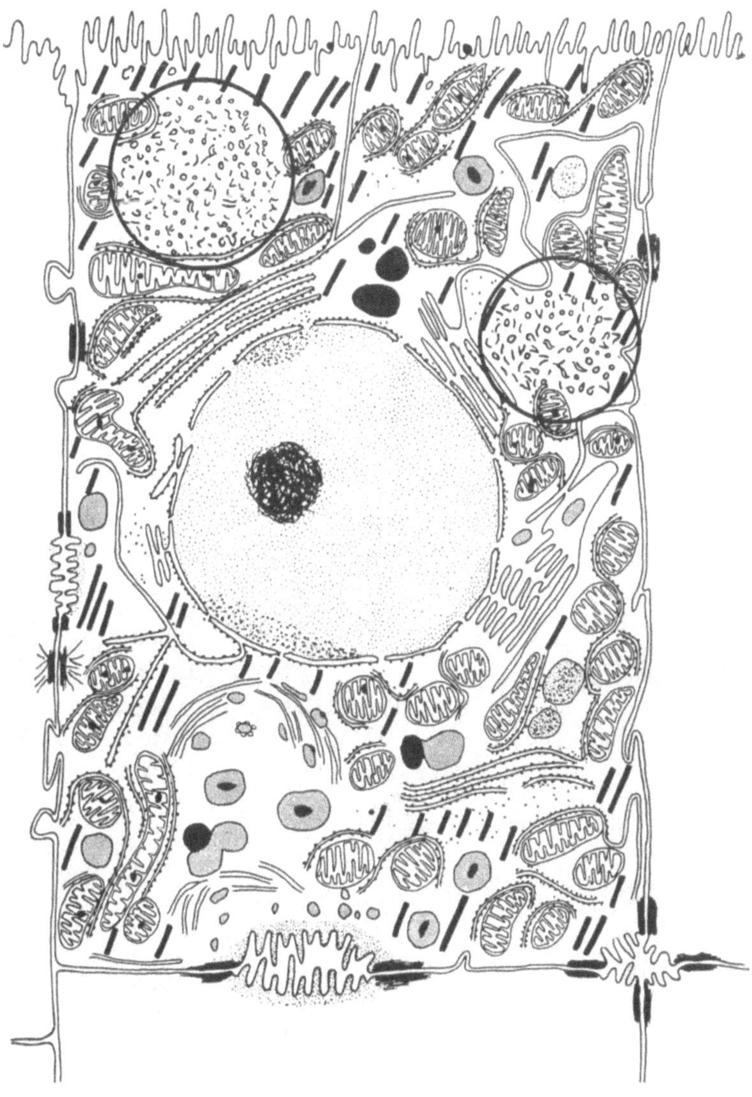

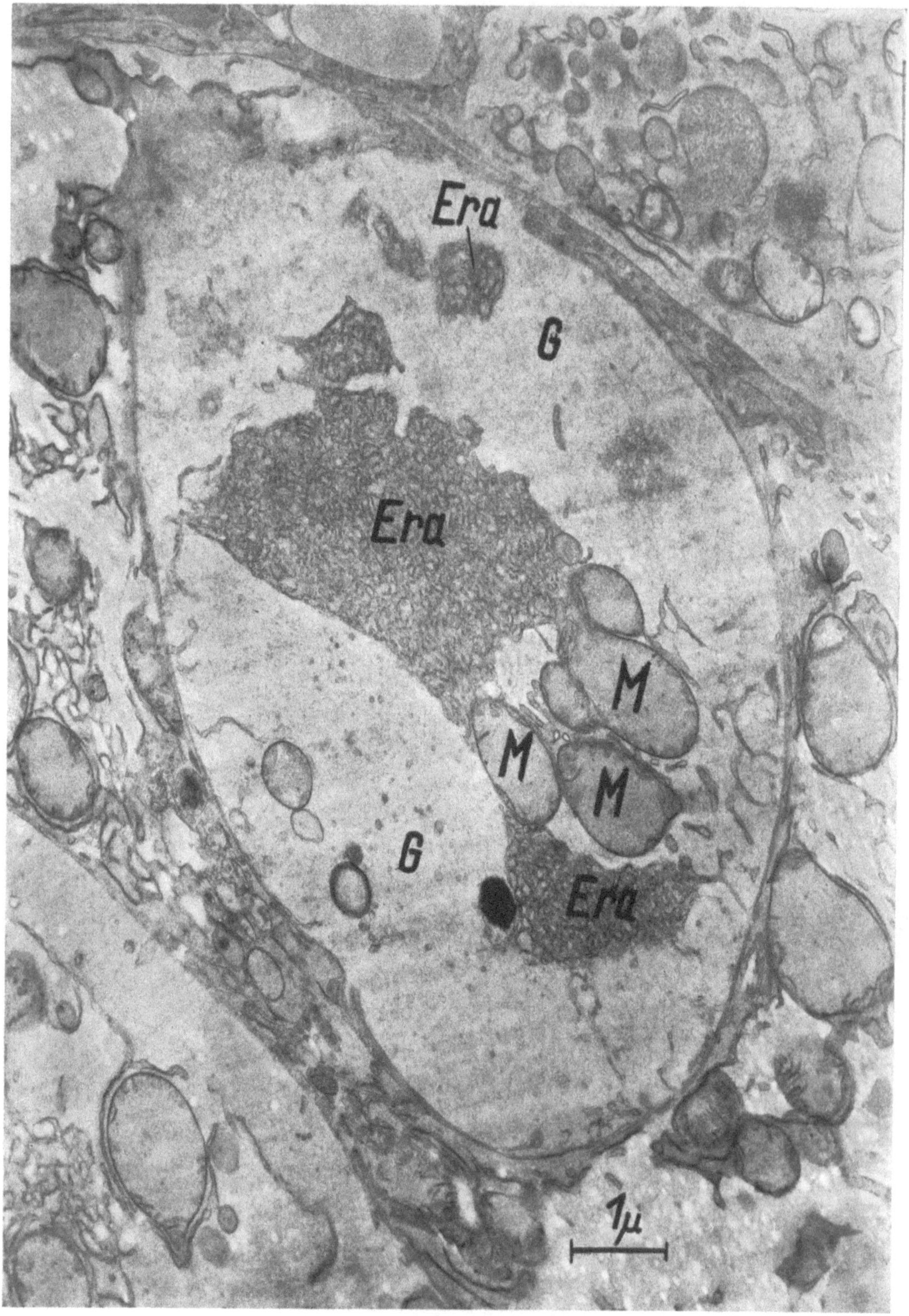
Era
G
Era
M
M
M
G
Era
1μ

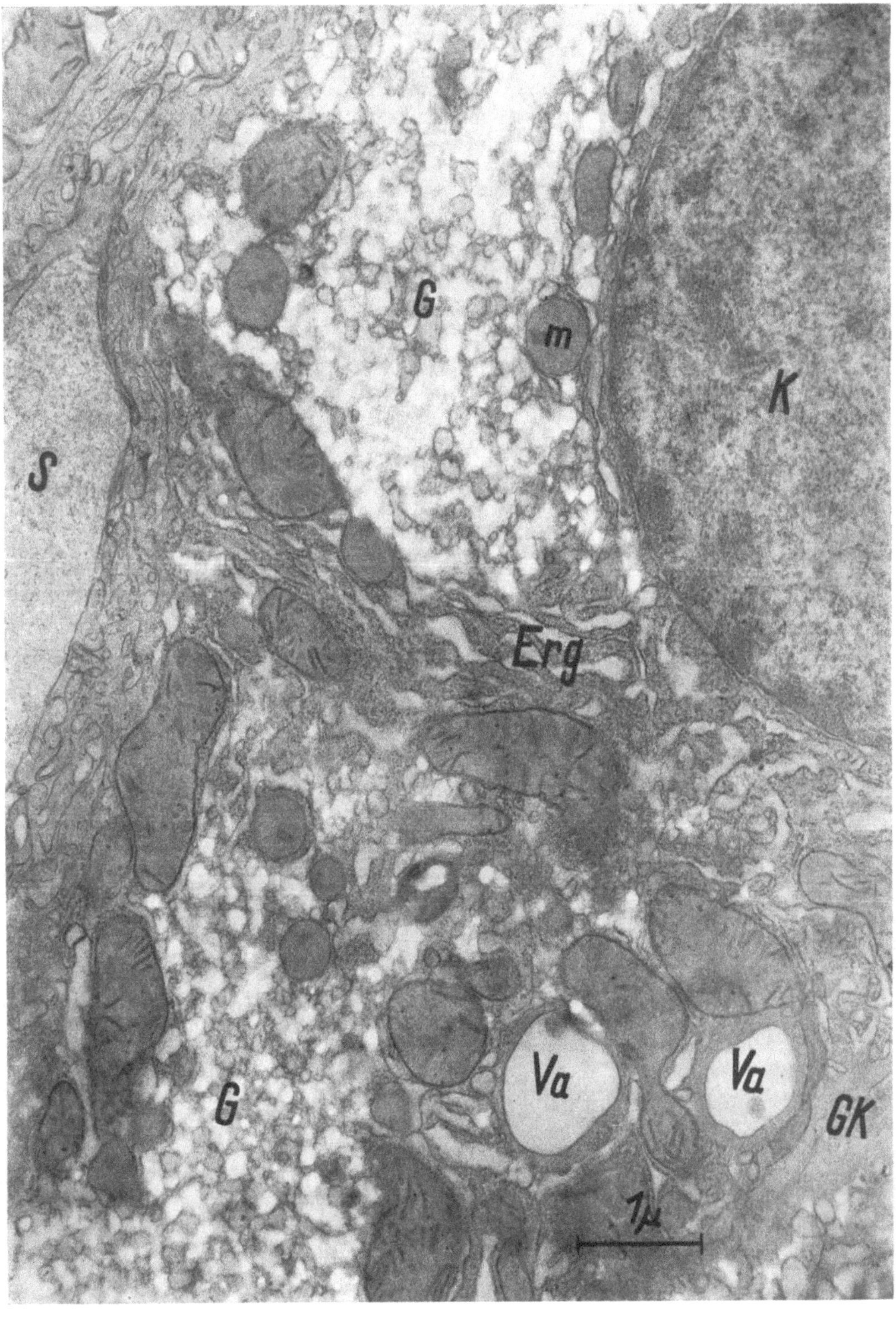
G
m
K
S
Erg
G
Va
Va
GK
1µ

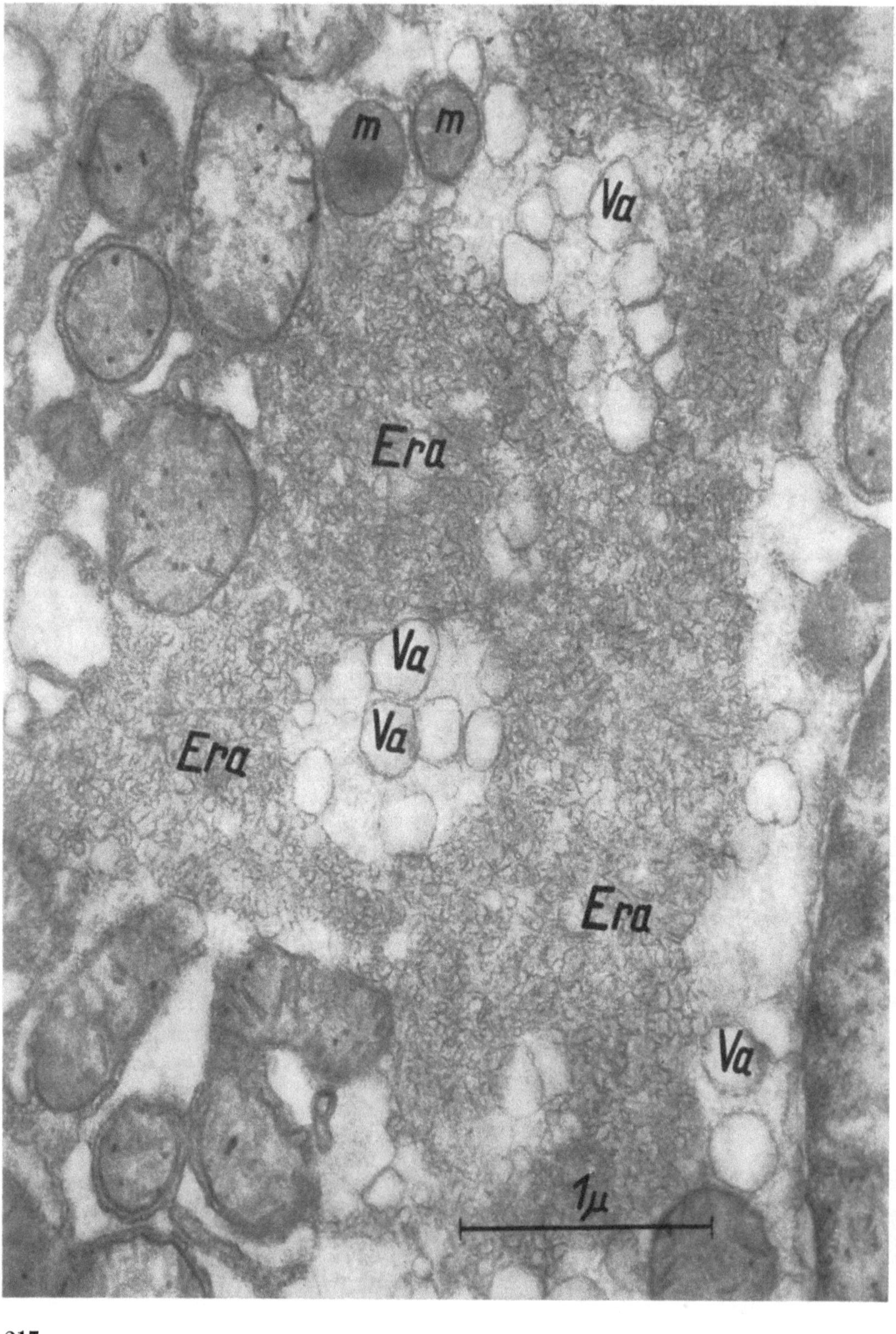
m
m
Va
Era
Va
Va
Era
Era
Va
1μ

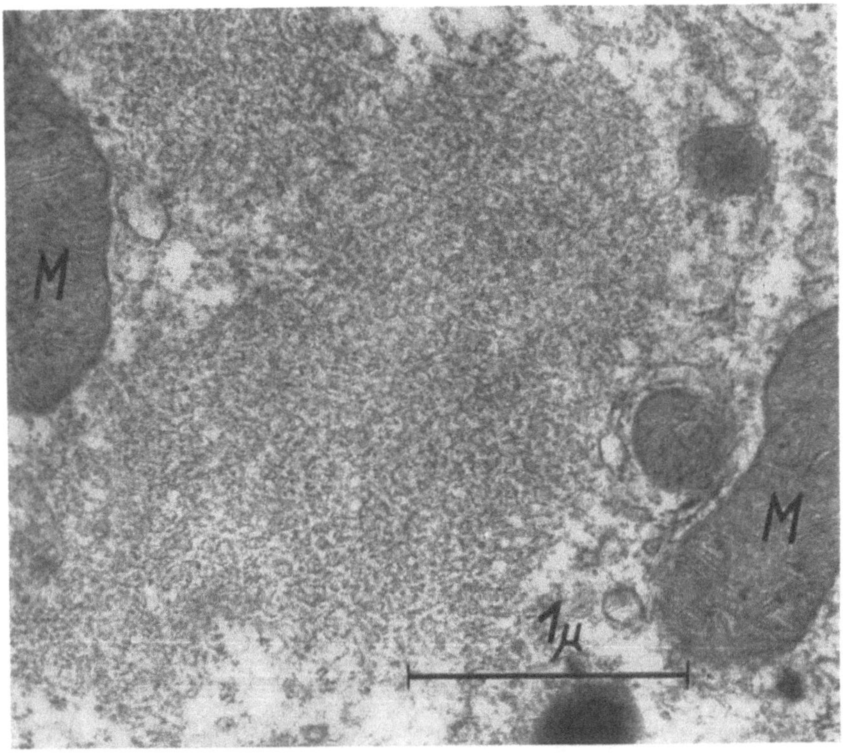

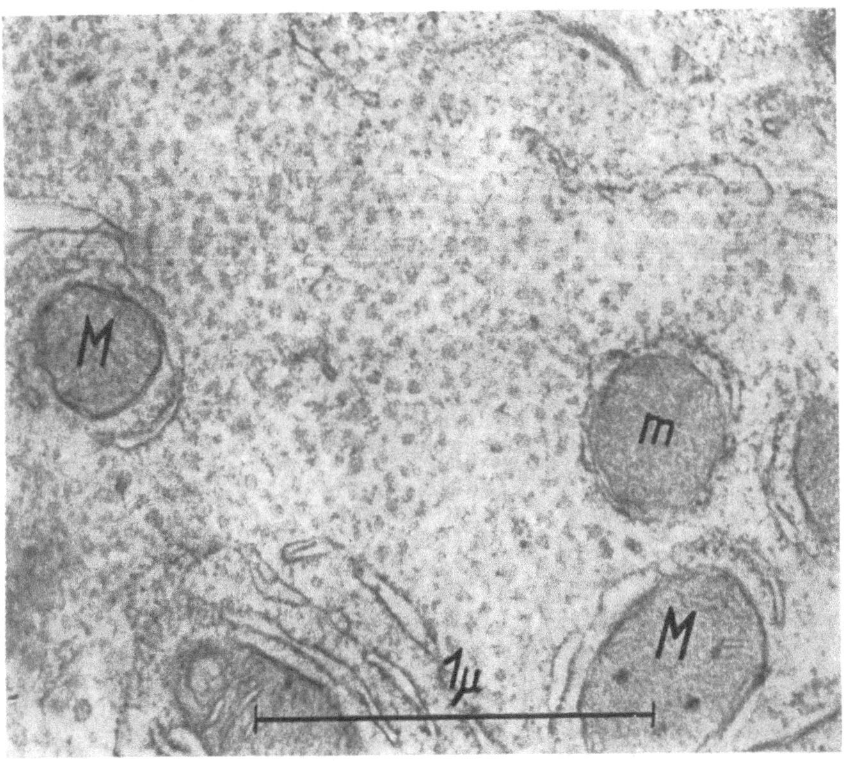

218 219

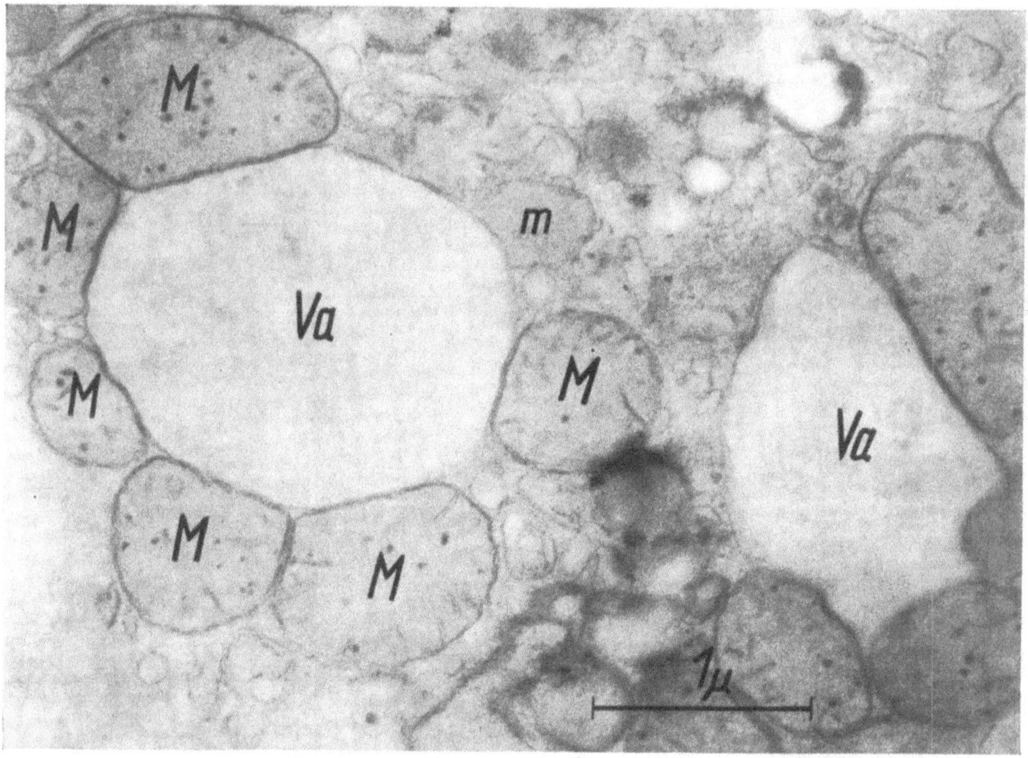

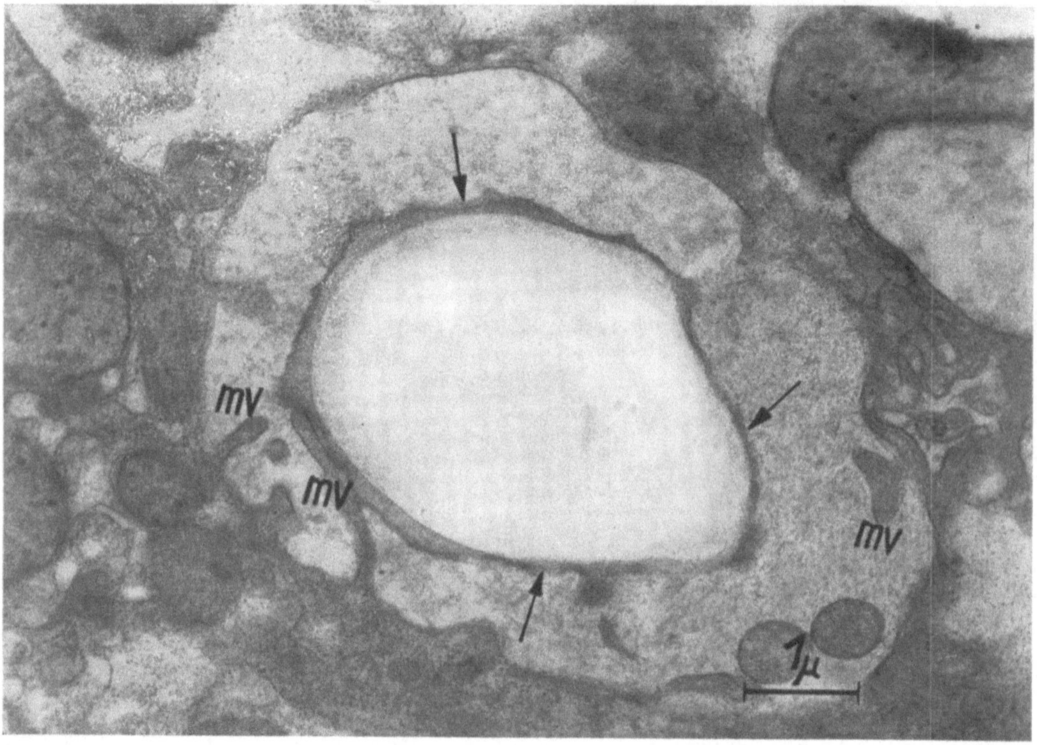

220 221

Normale und veränderte Struktur des Kerns und seiner Bestandteile

Normal and altered structure of the nucleus and of its constituents

Нормальная и измененная структура ядра и его составных частей

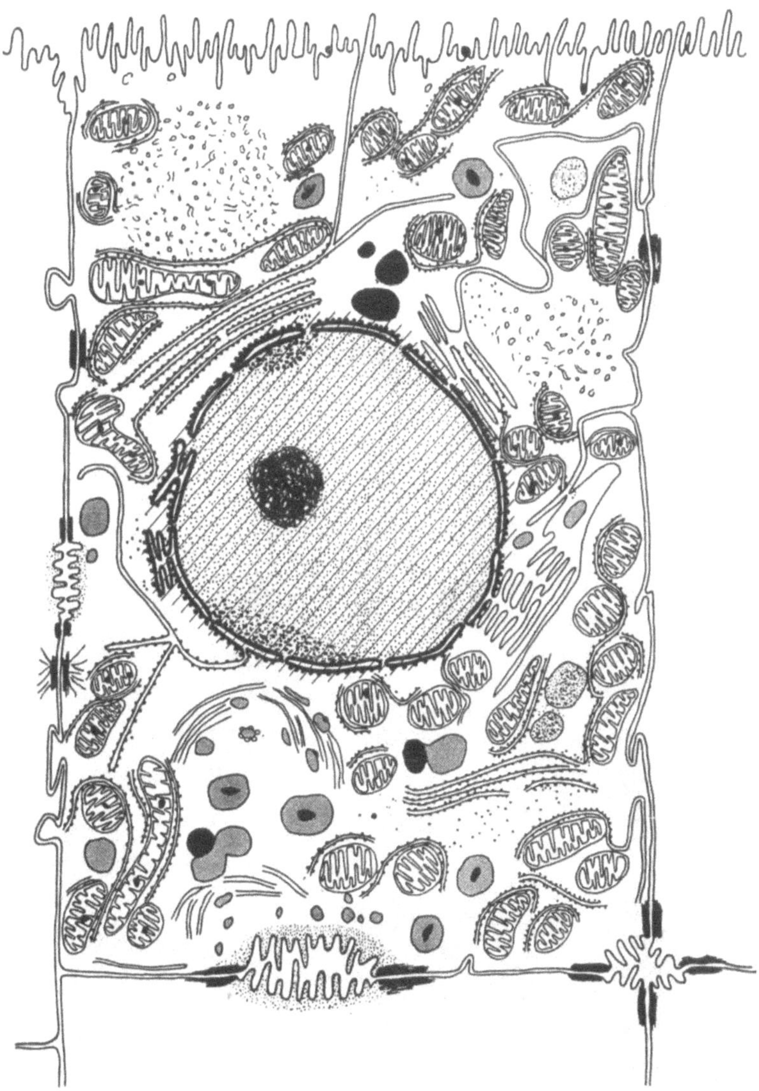

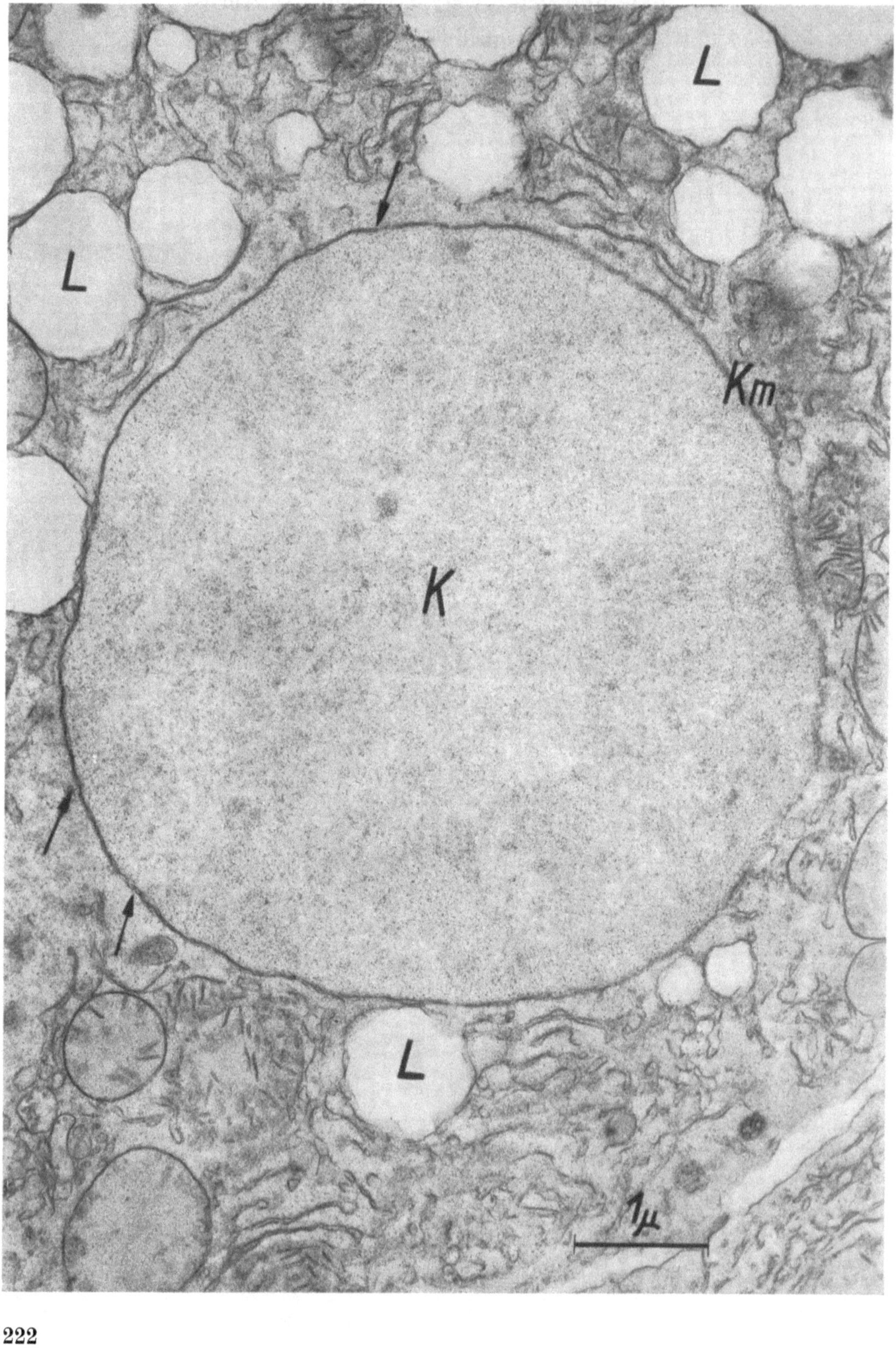
L
L
Km
K
L
1μ

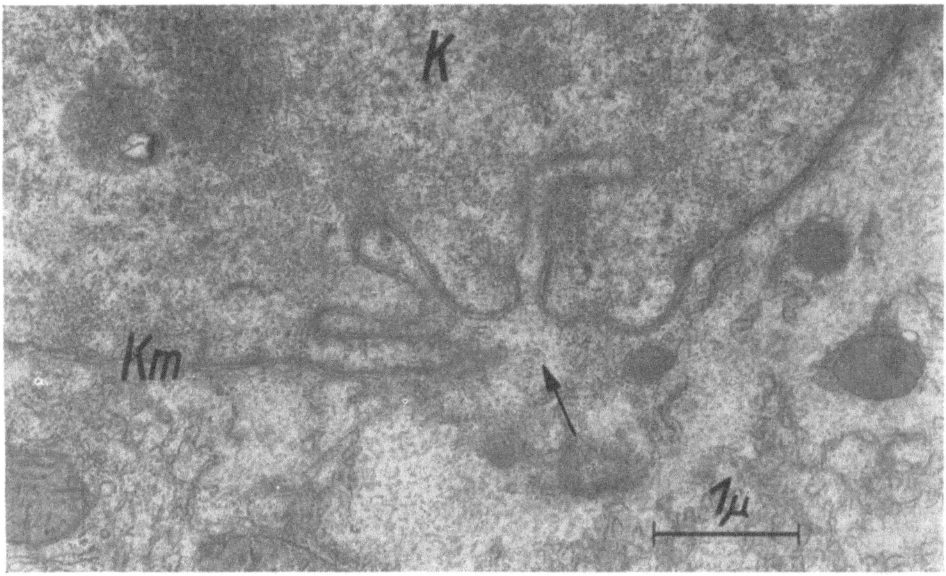

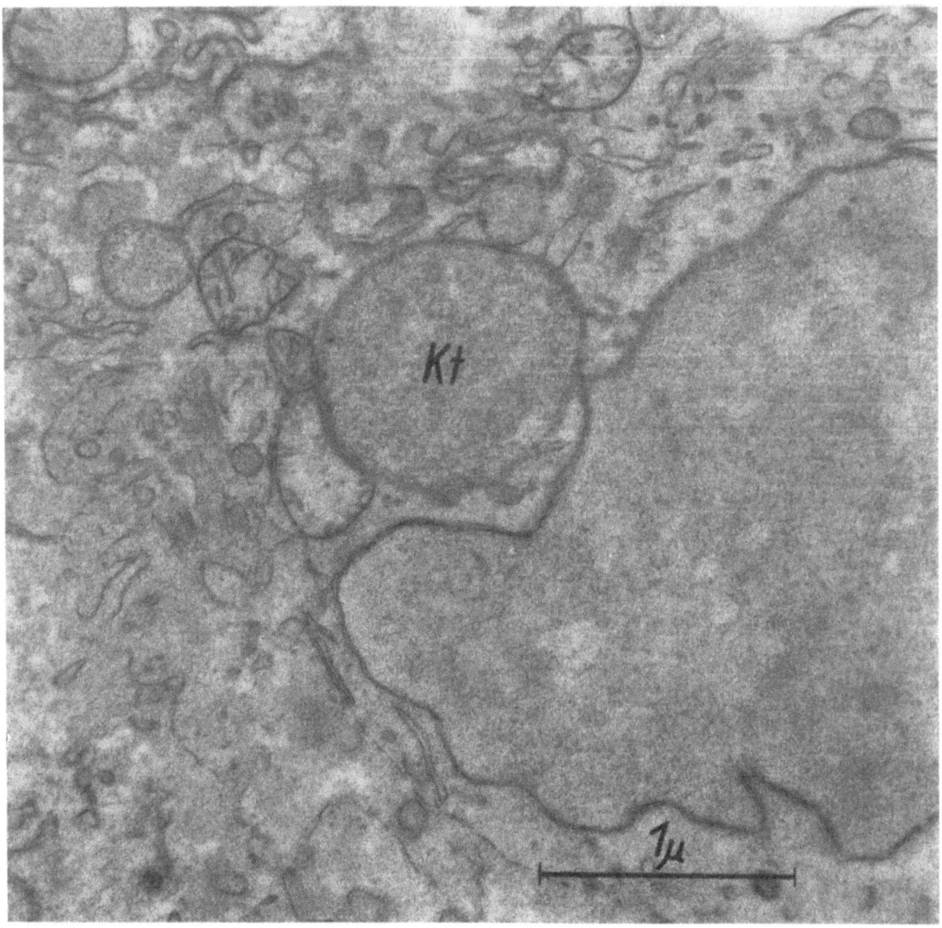

223 224

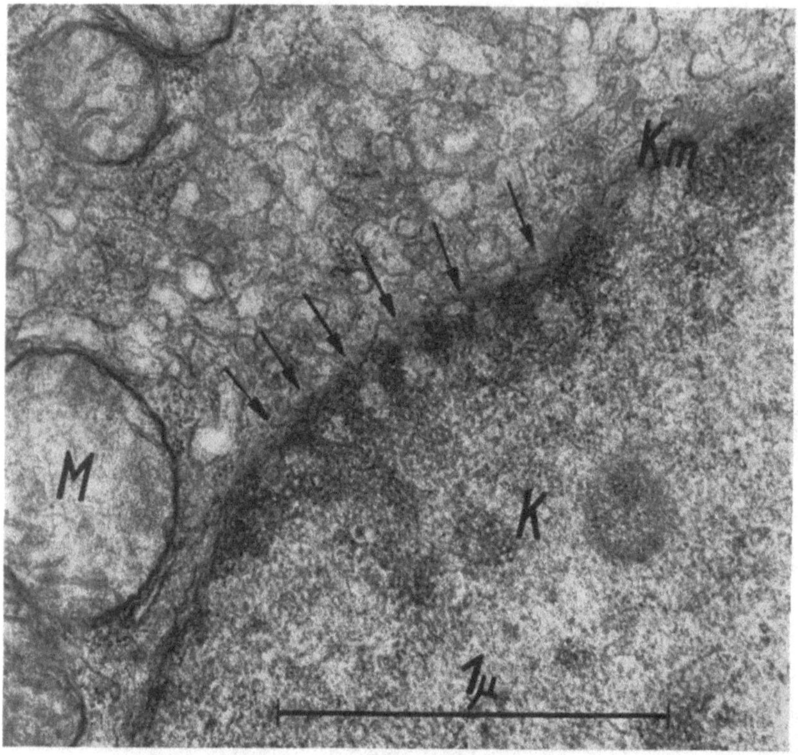
Km
M
K
1μ

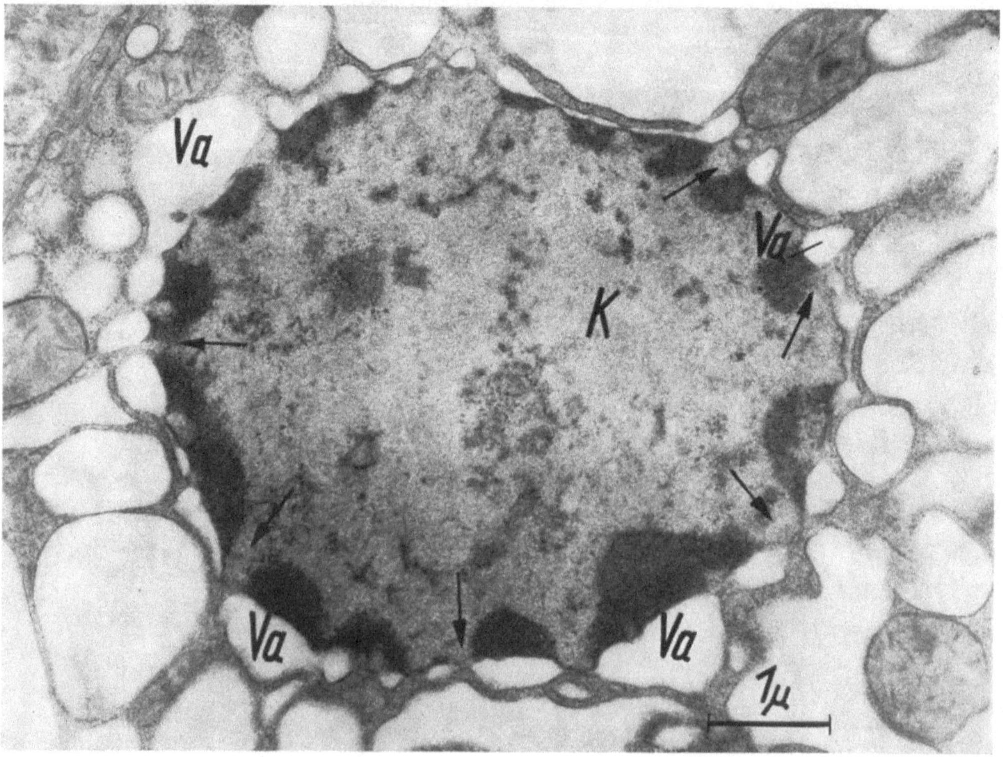
Va
Va
K
Va
Va
1μ

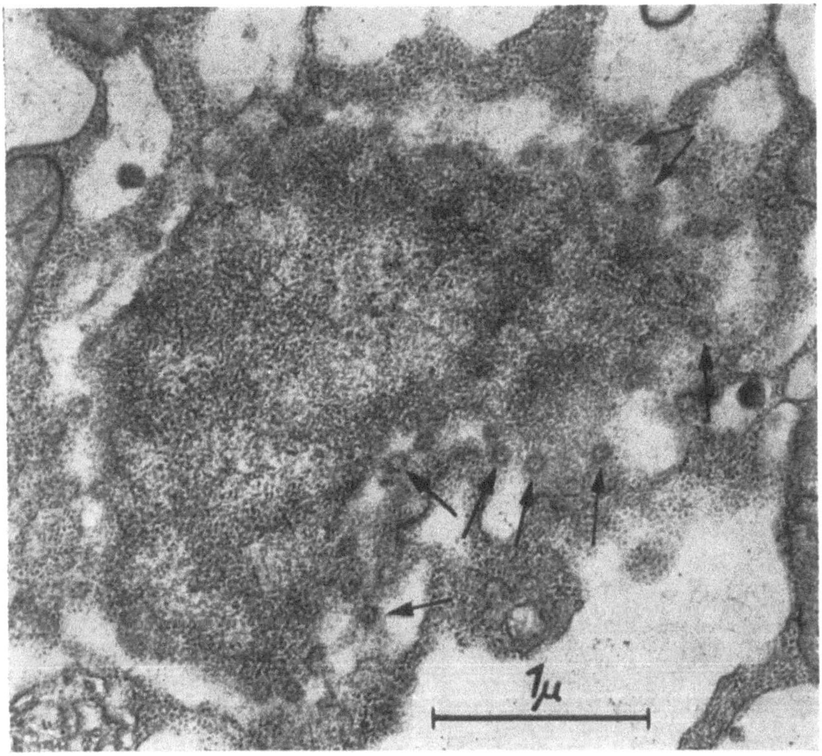

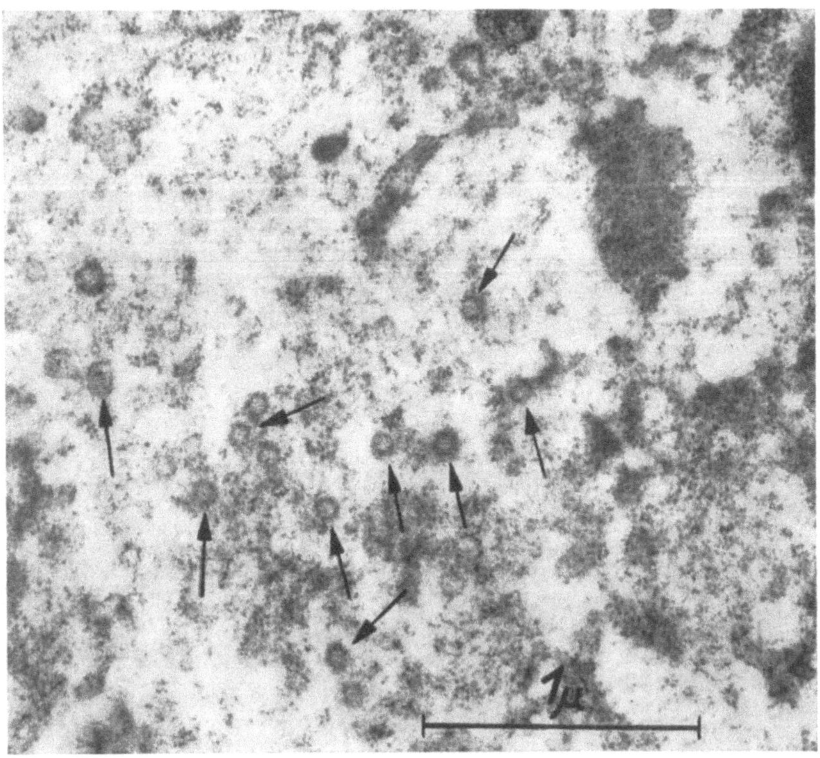

227 228

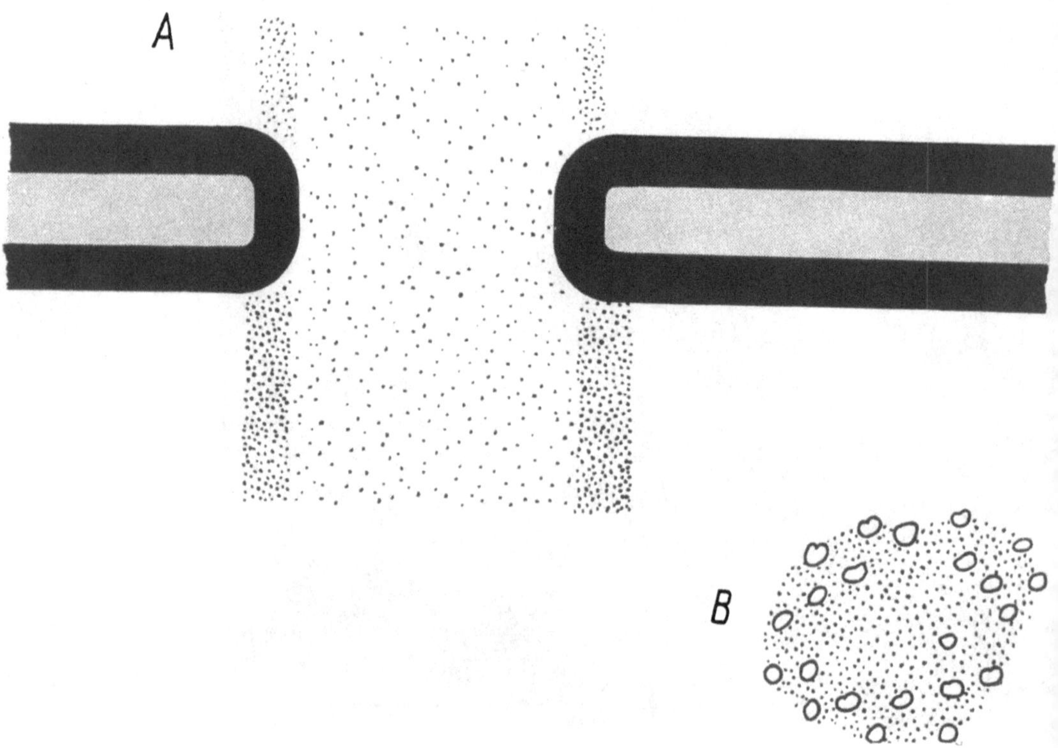
A
B

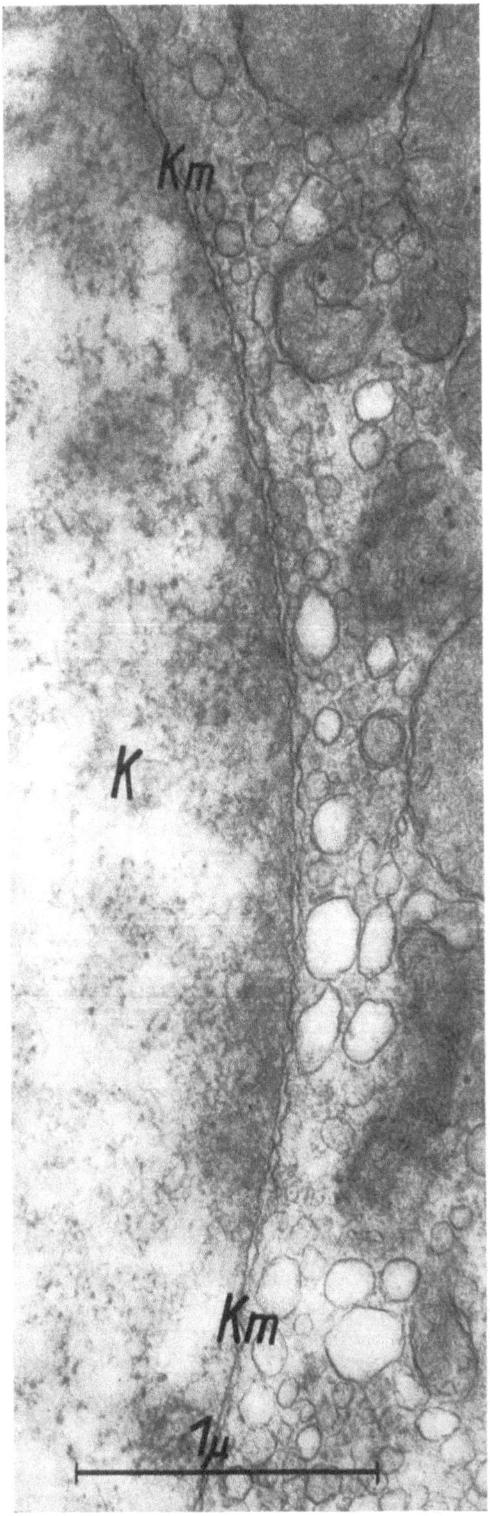

230

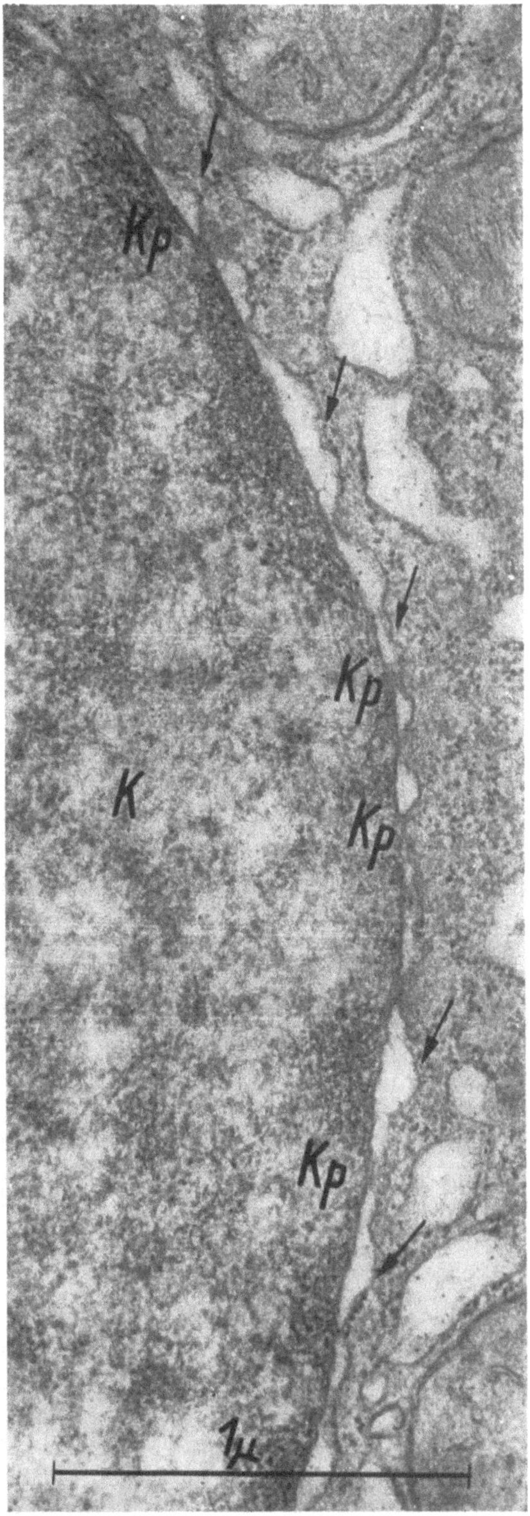

231

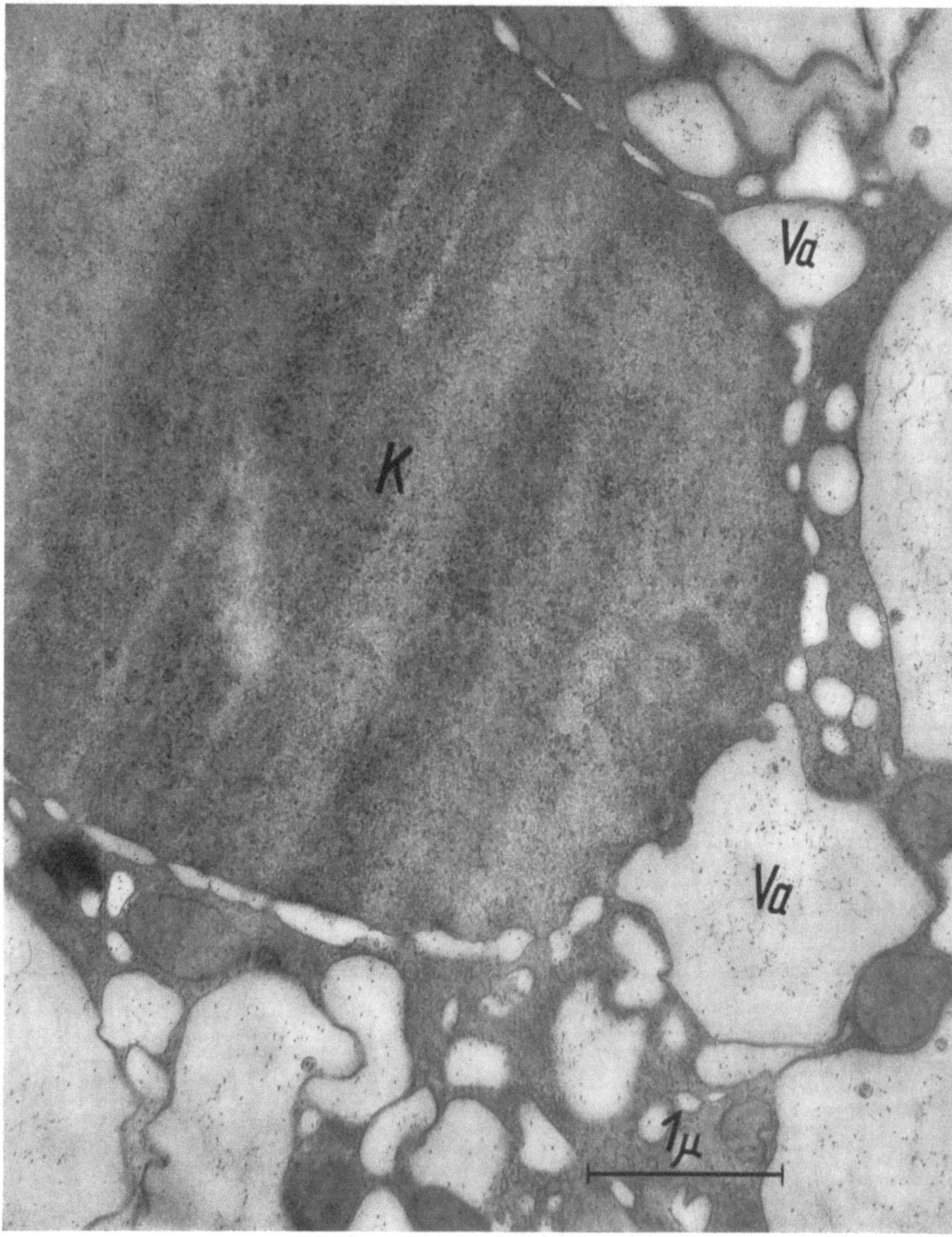
Va
K
Va
1μ

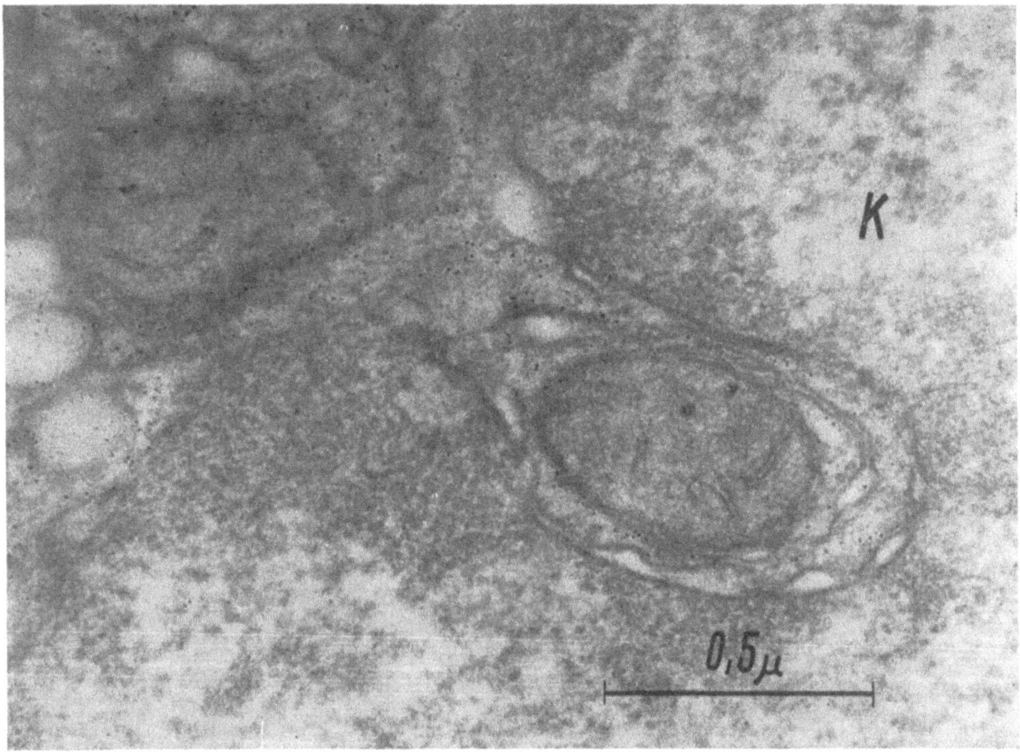

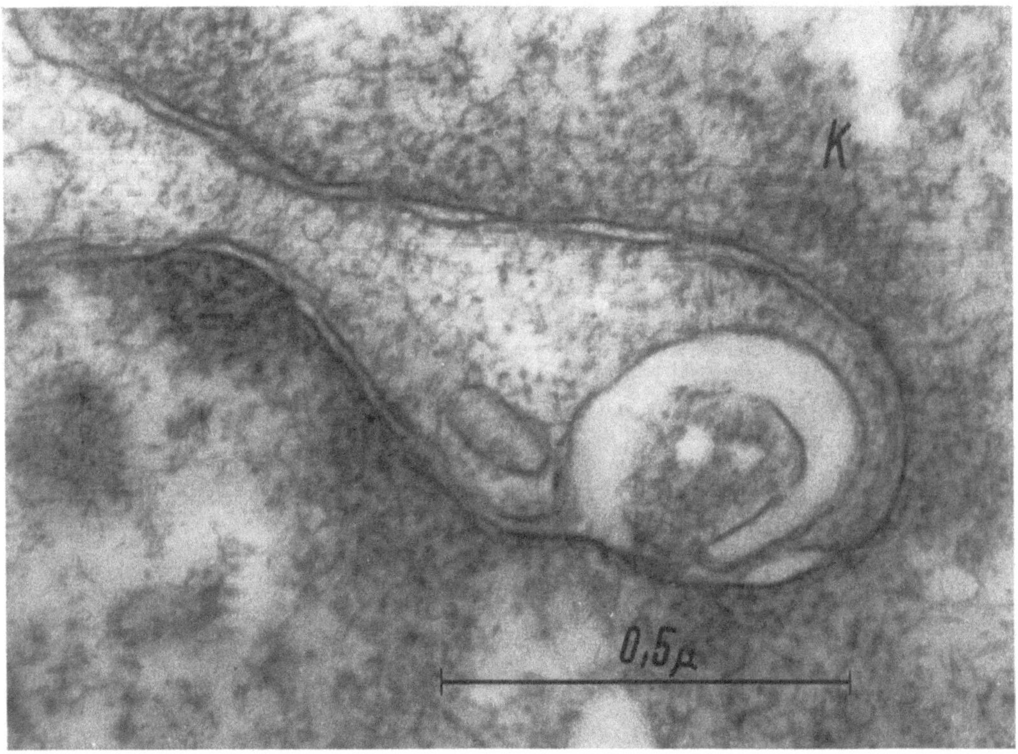

233 234

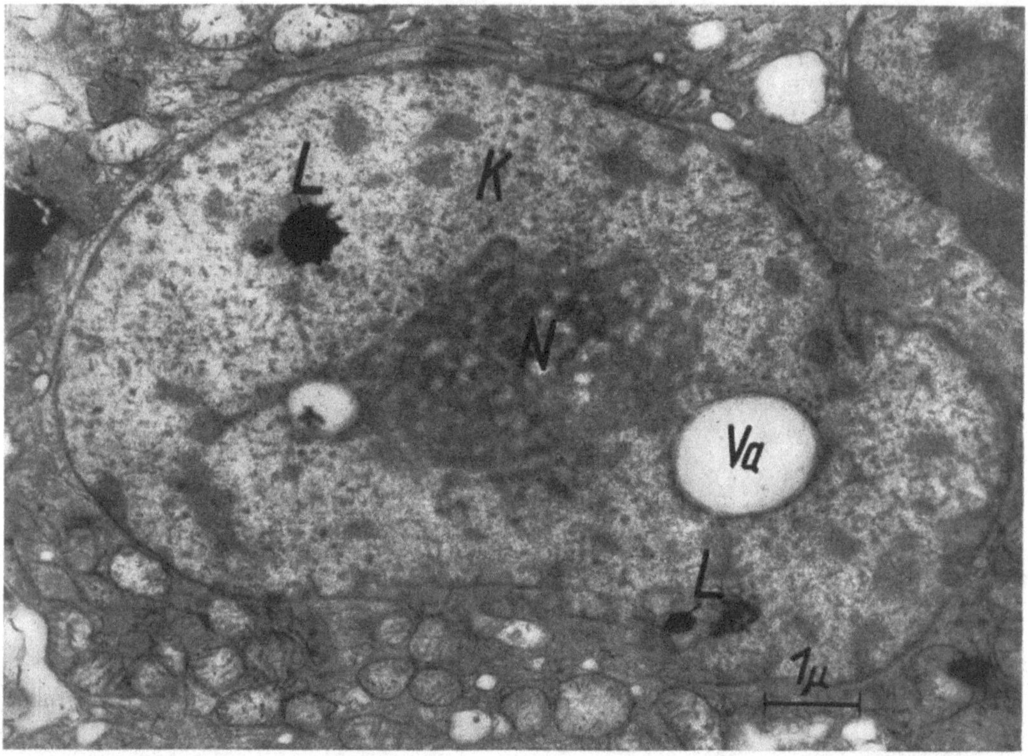

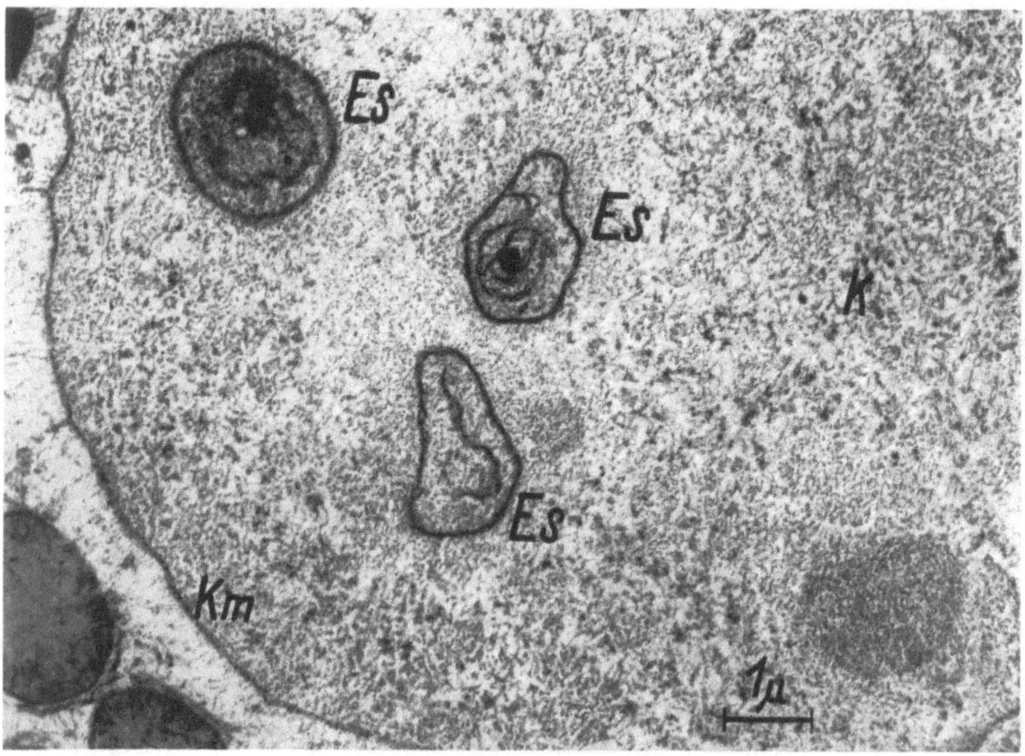

235 236

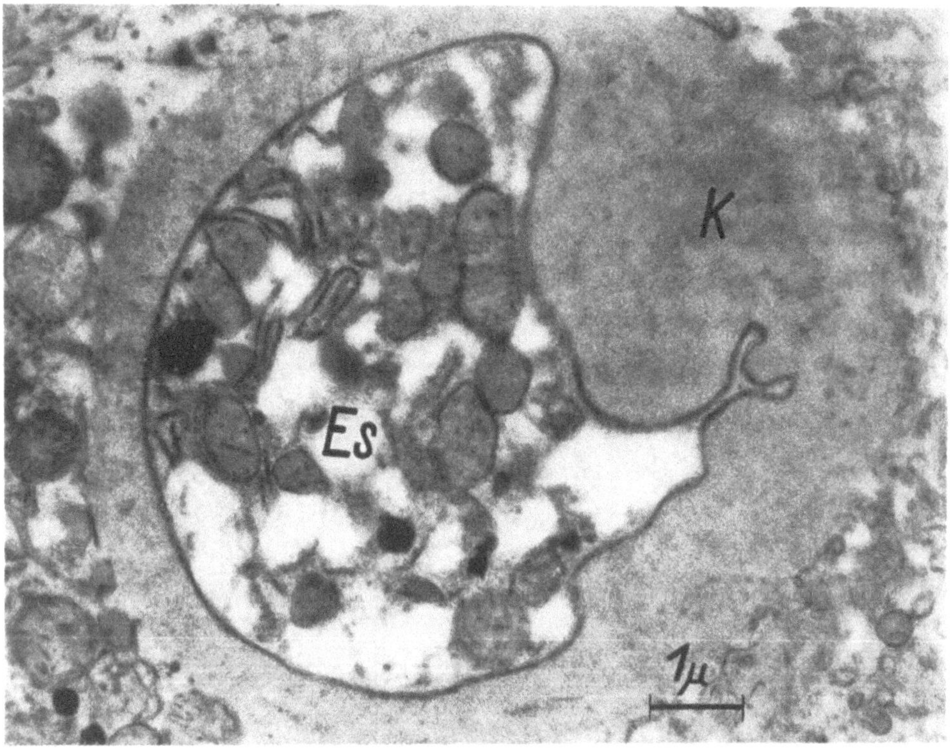

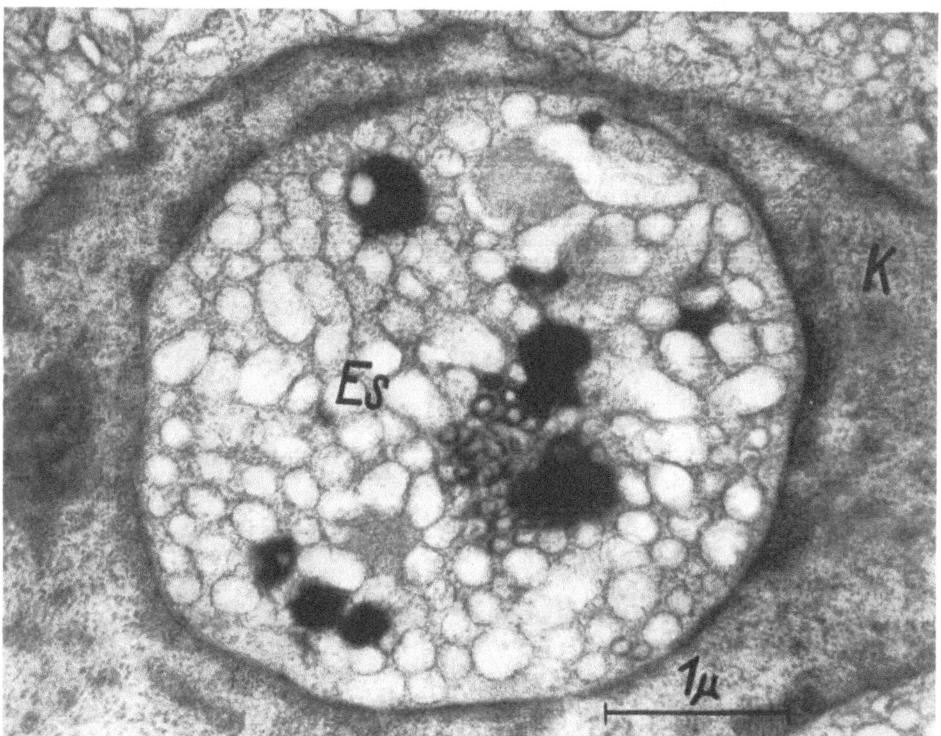

237 **238**

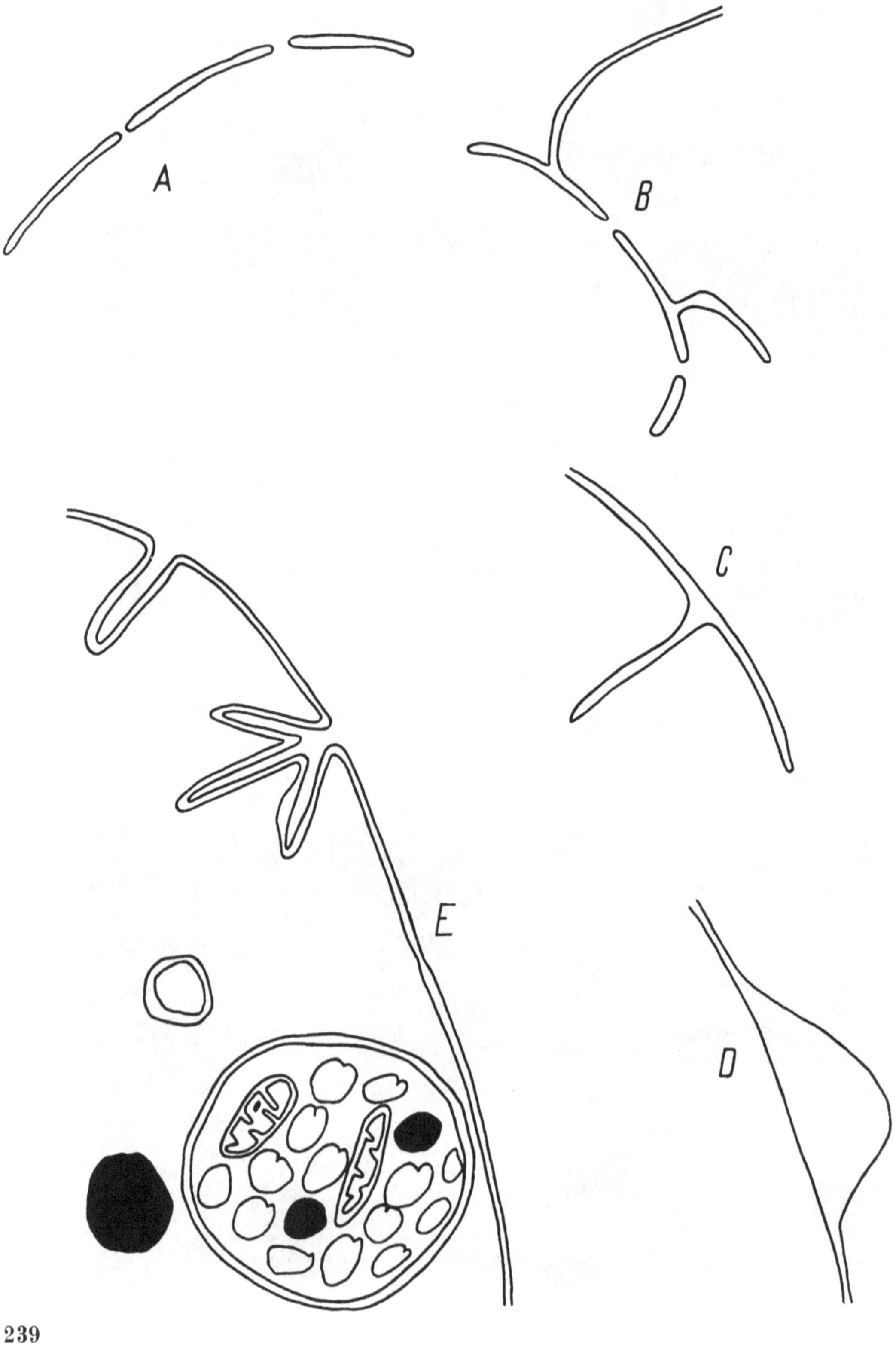

A
B
C
D
E

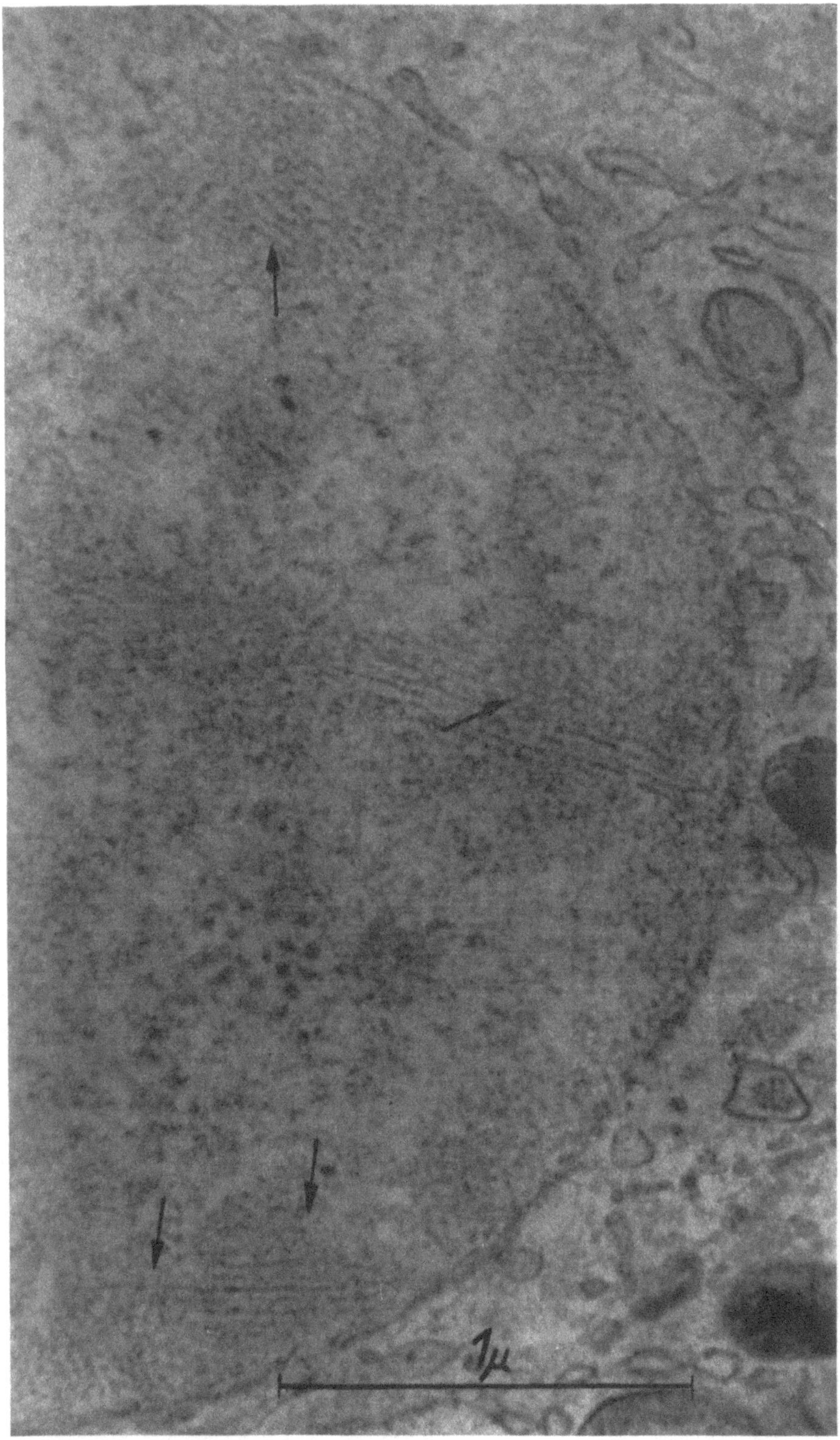
1μ

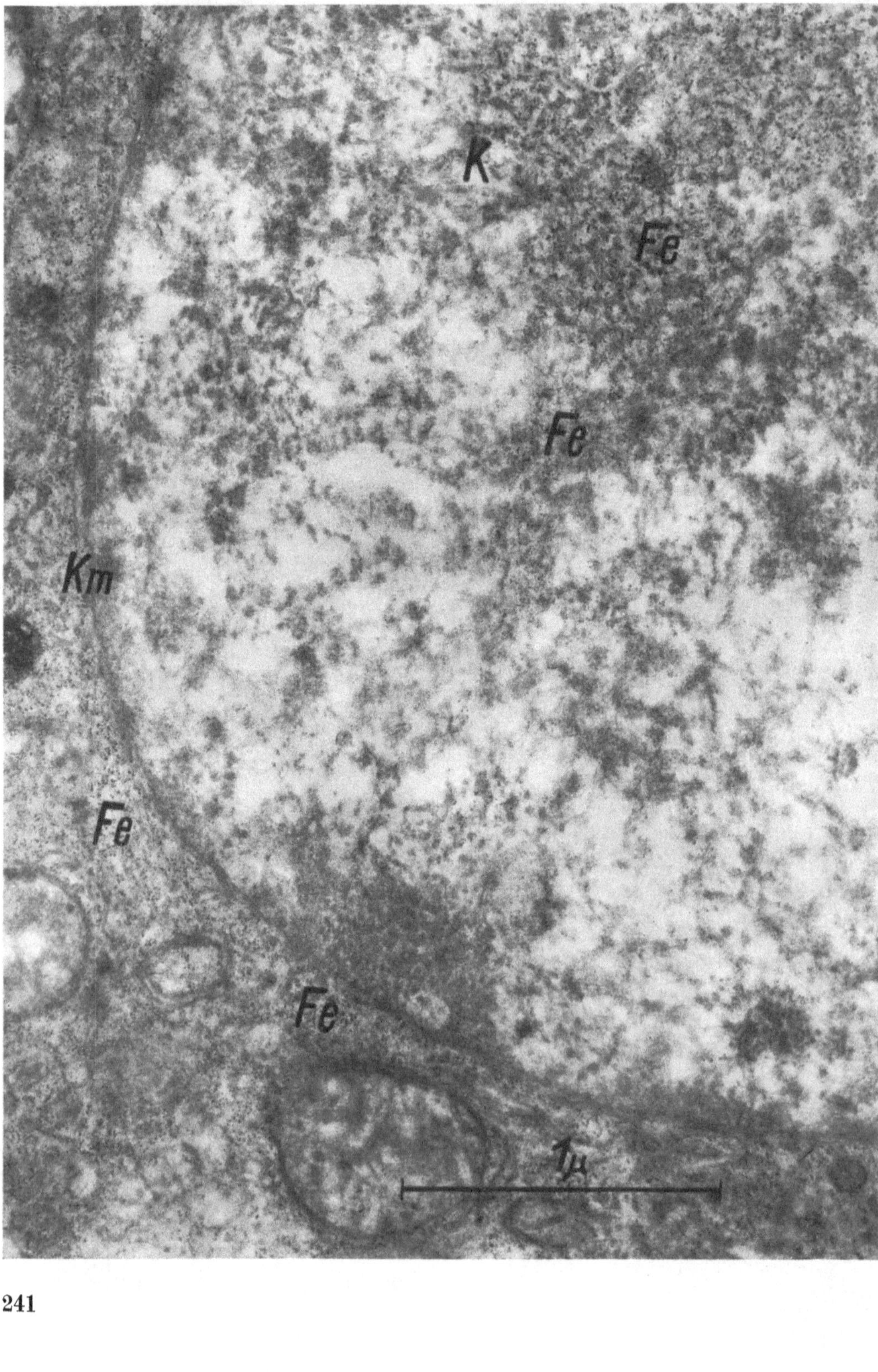
K
Fe
Fe
Km
Fe
Fe
1μ

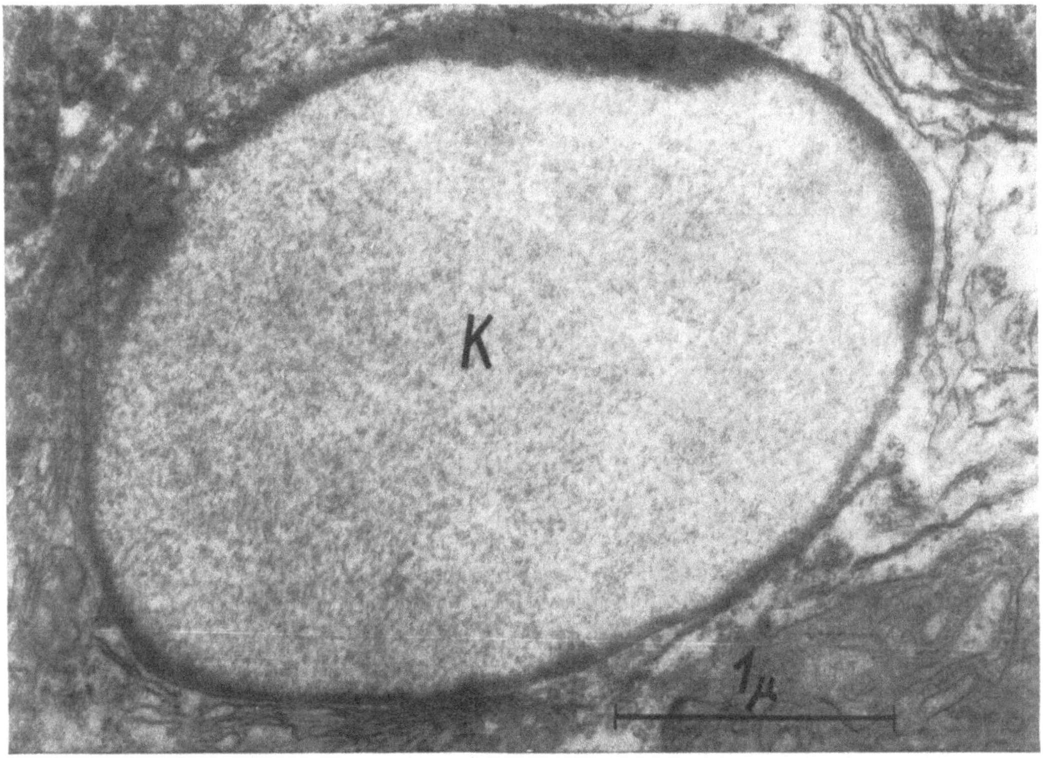

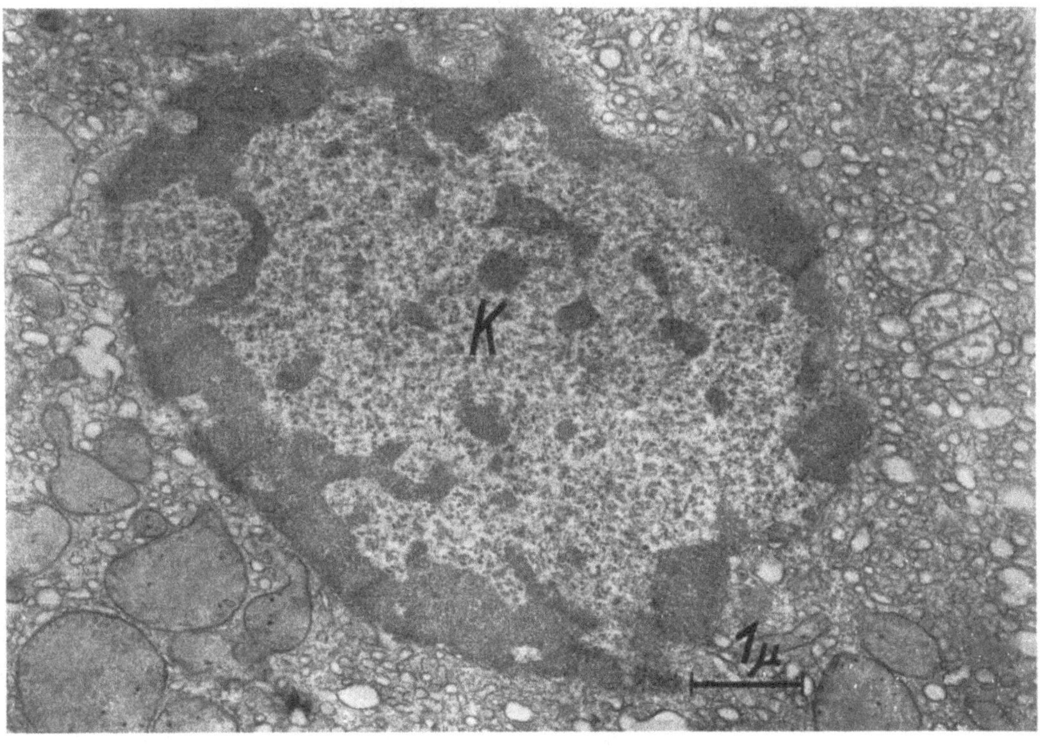

242 243

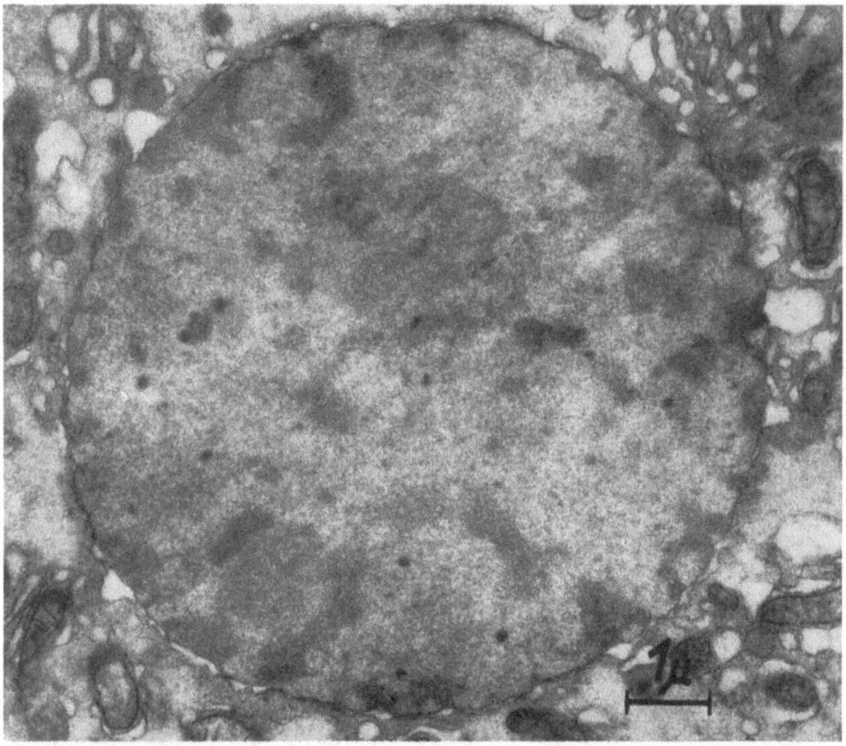

244

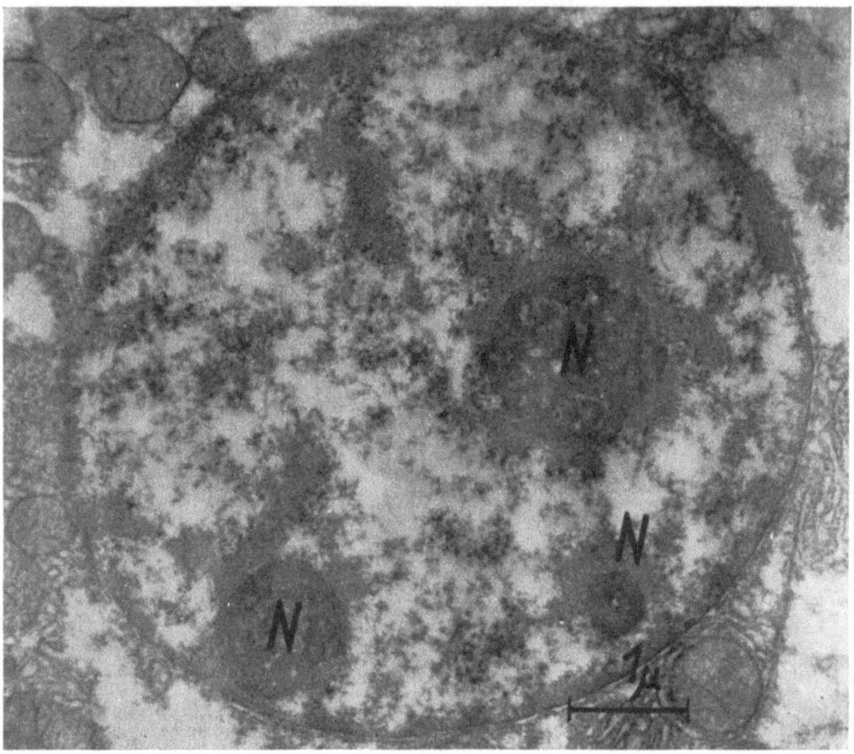

245

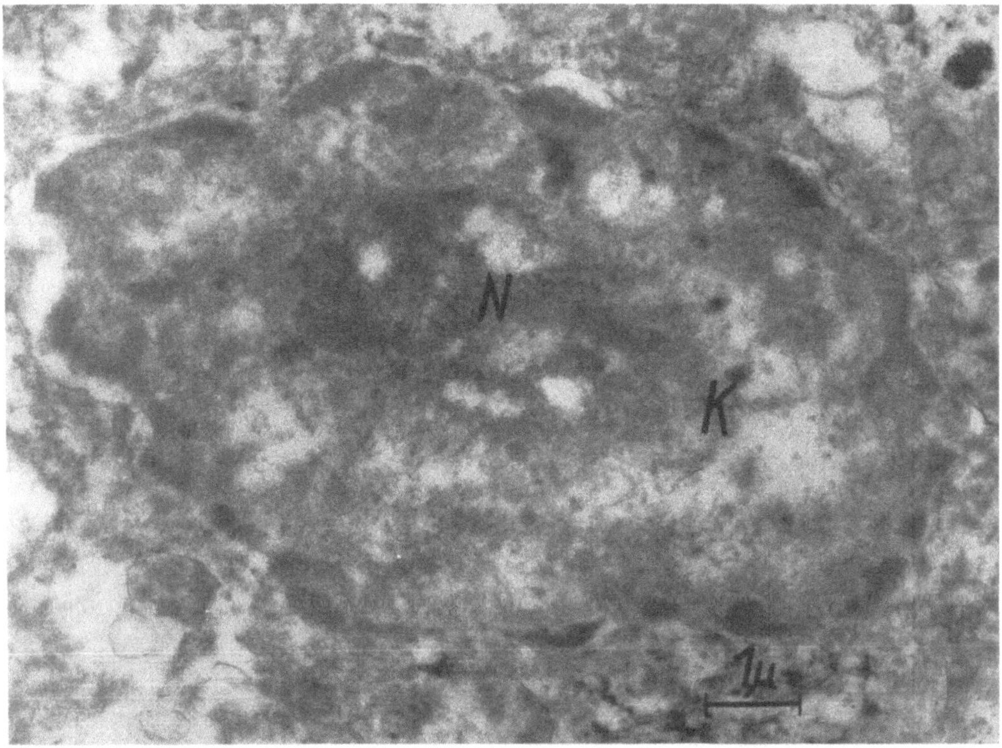

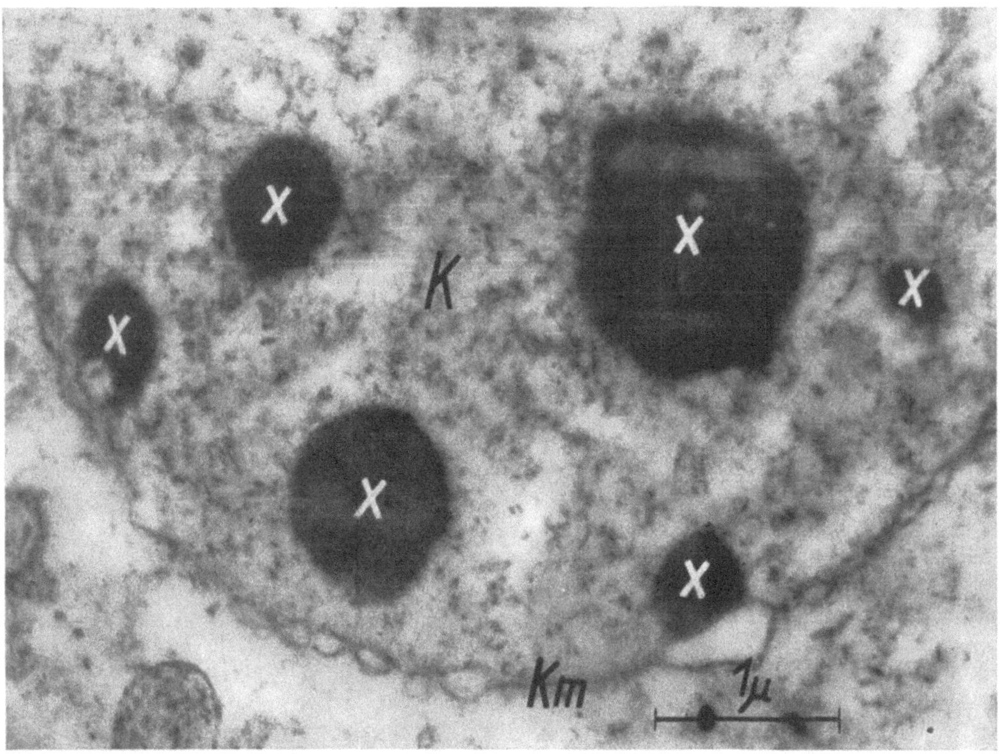

246 247

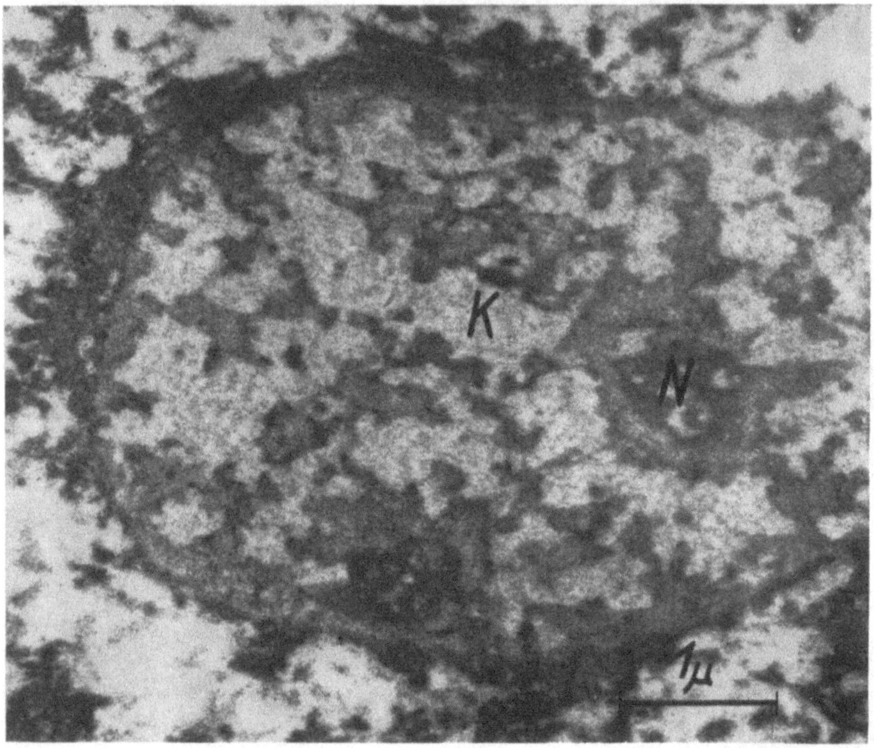

248

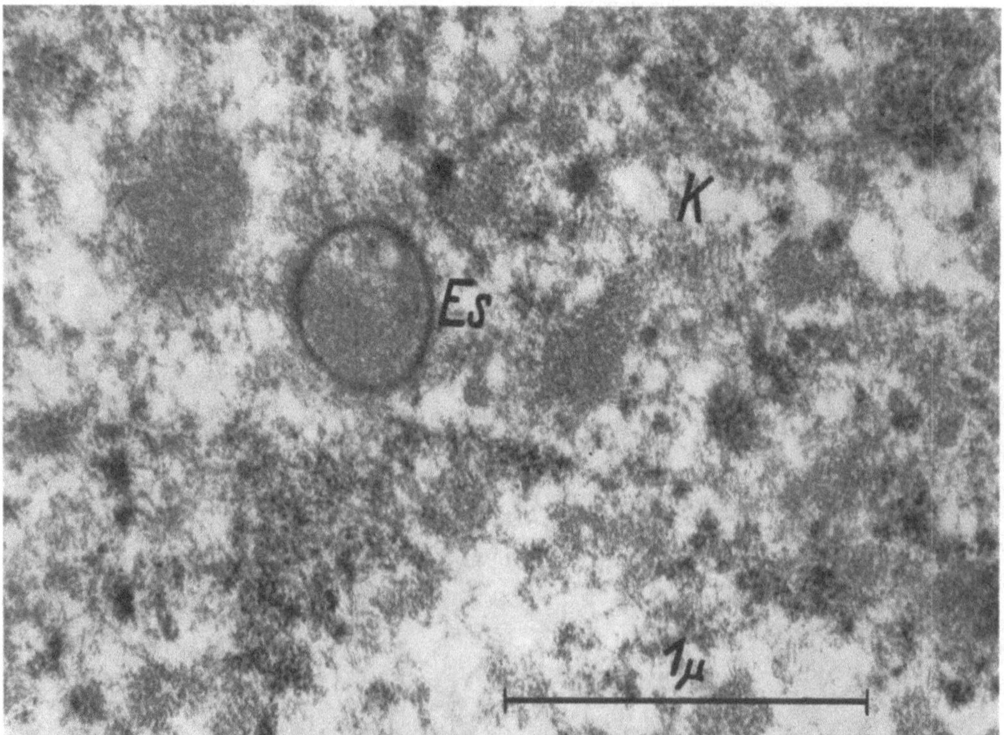

249

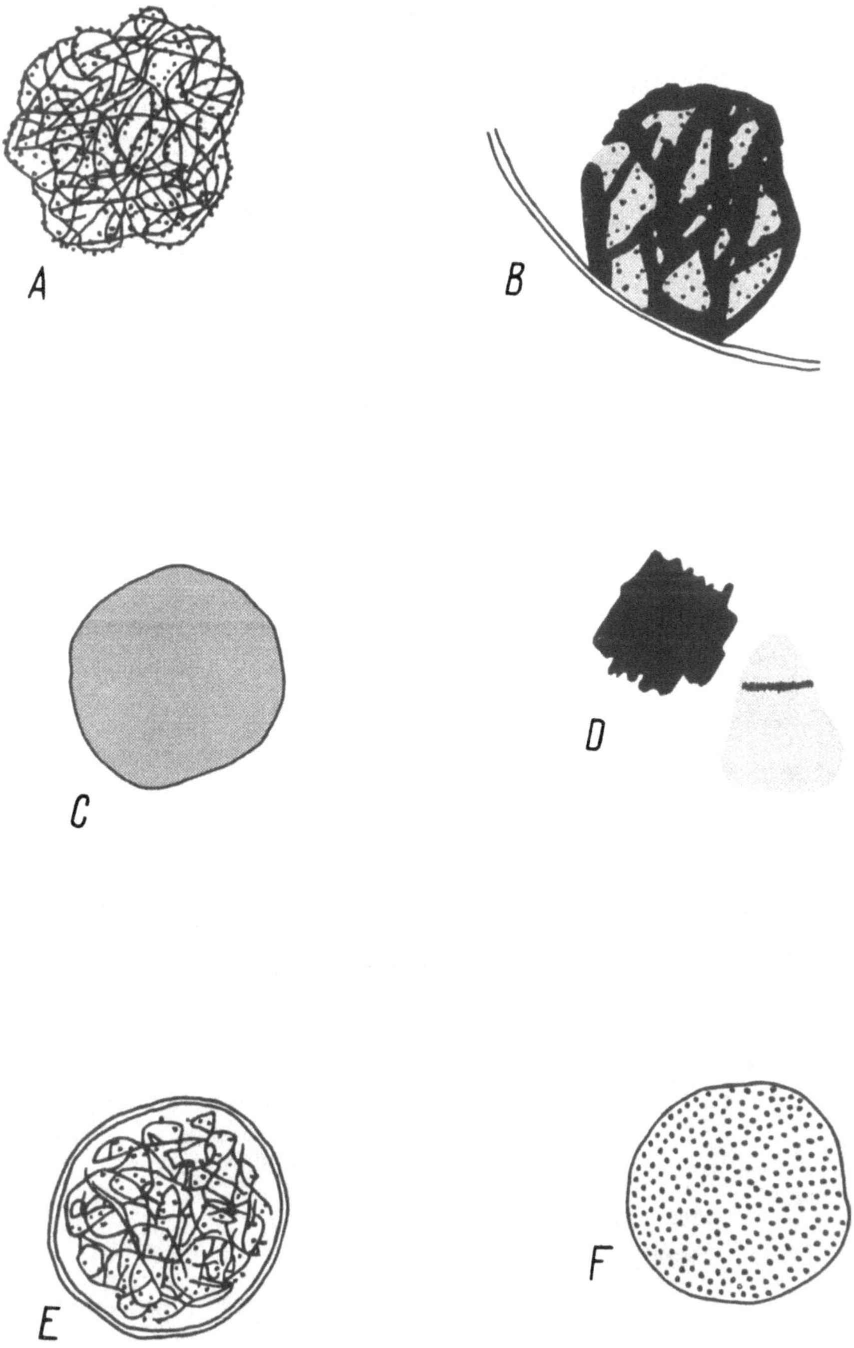
A
B
C
D
E
F

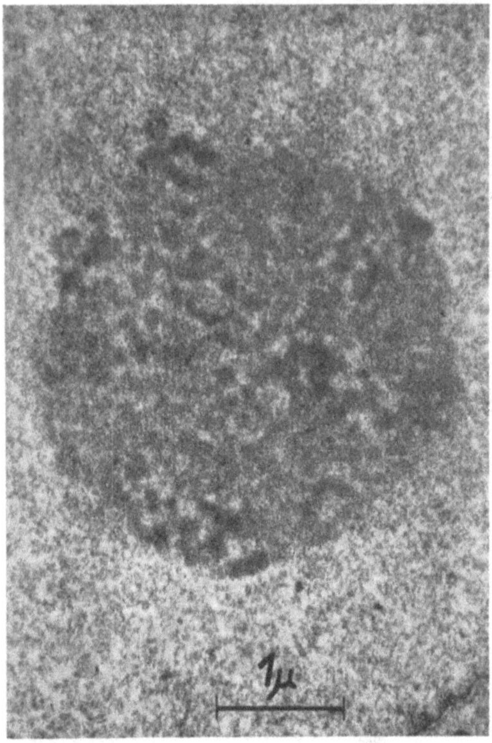

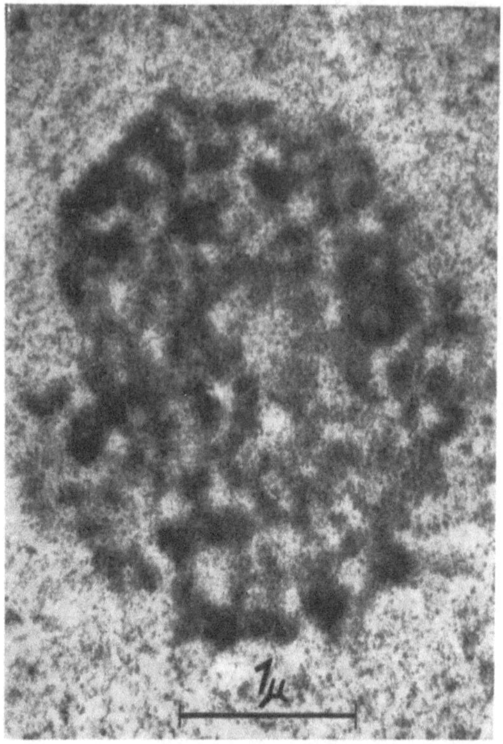

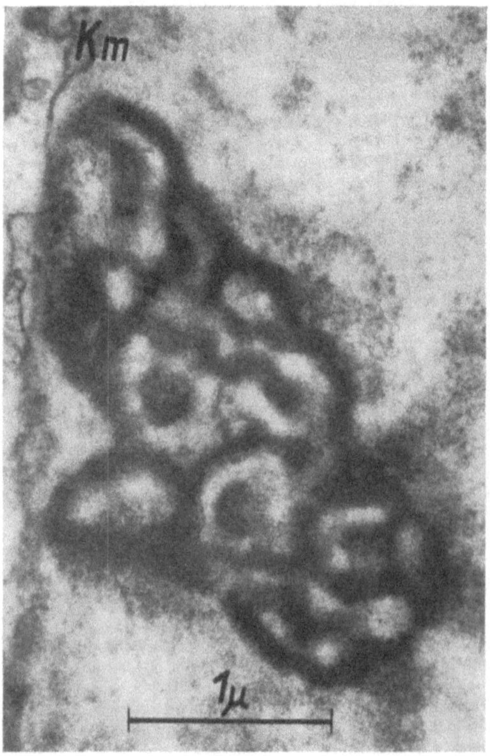

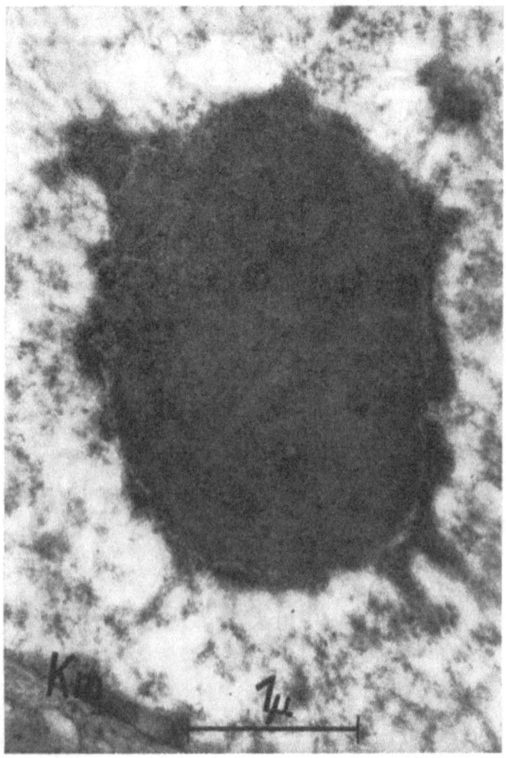

251 252 253 254

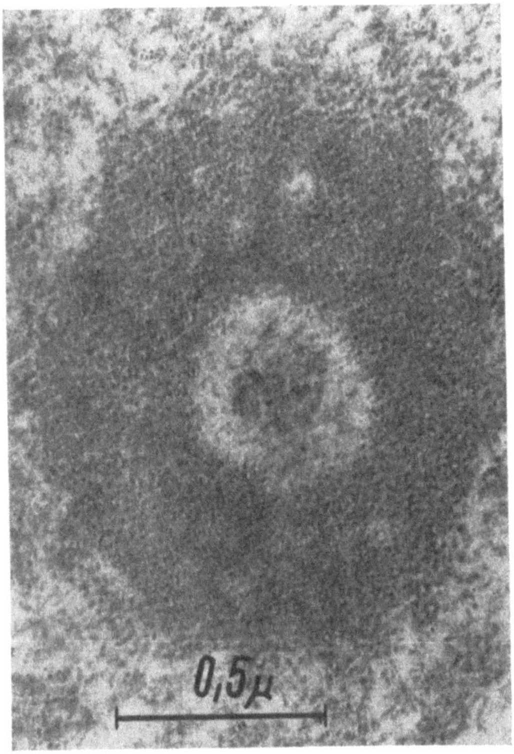

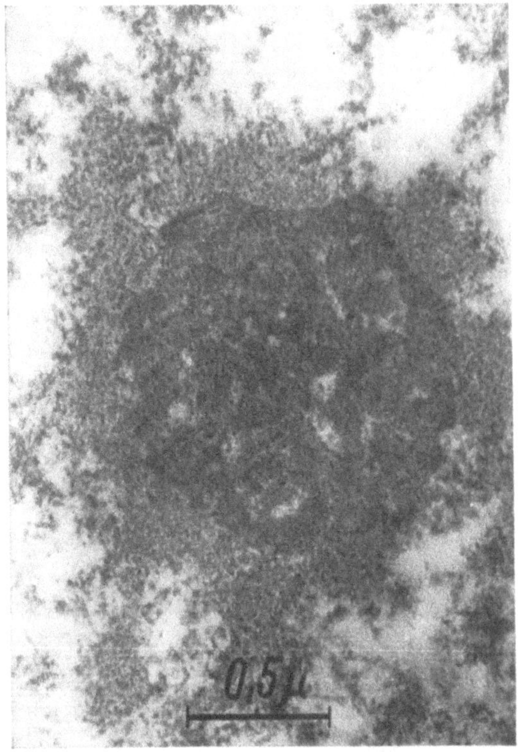

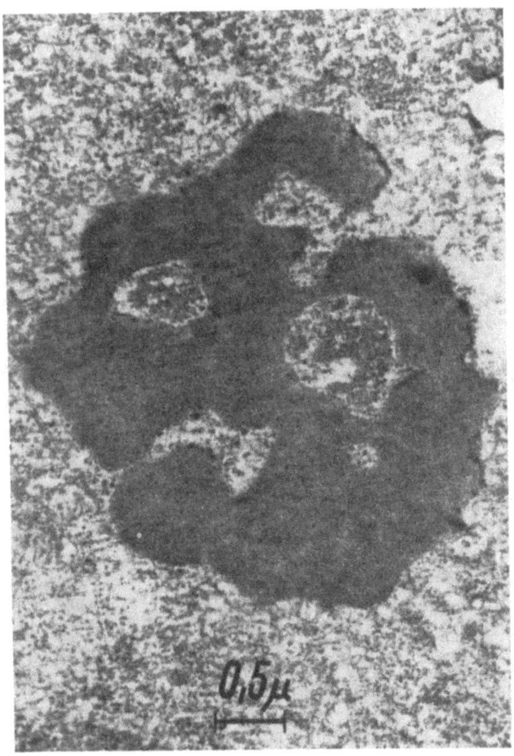

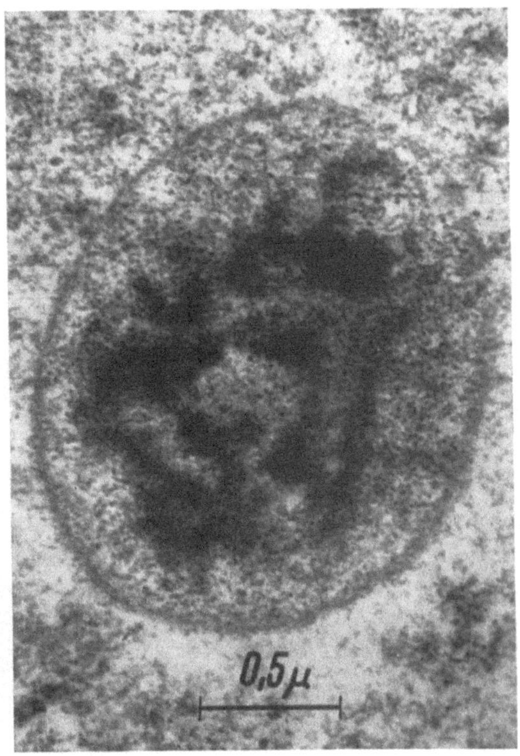

255 256 257 258

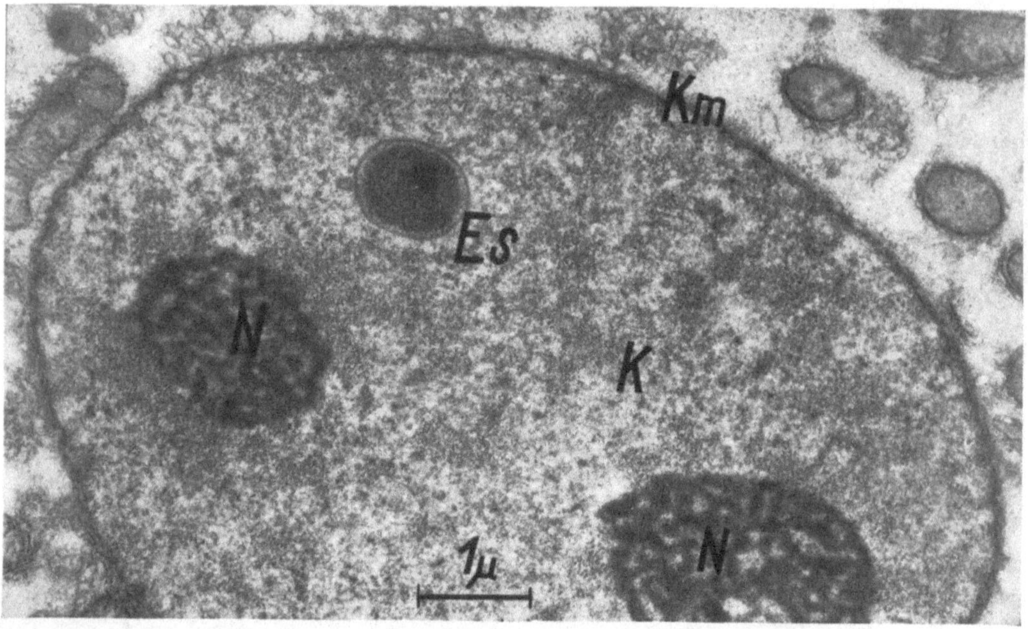

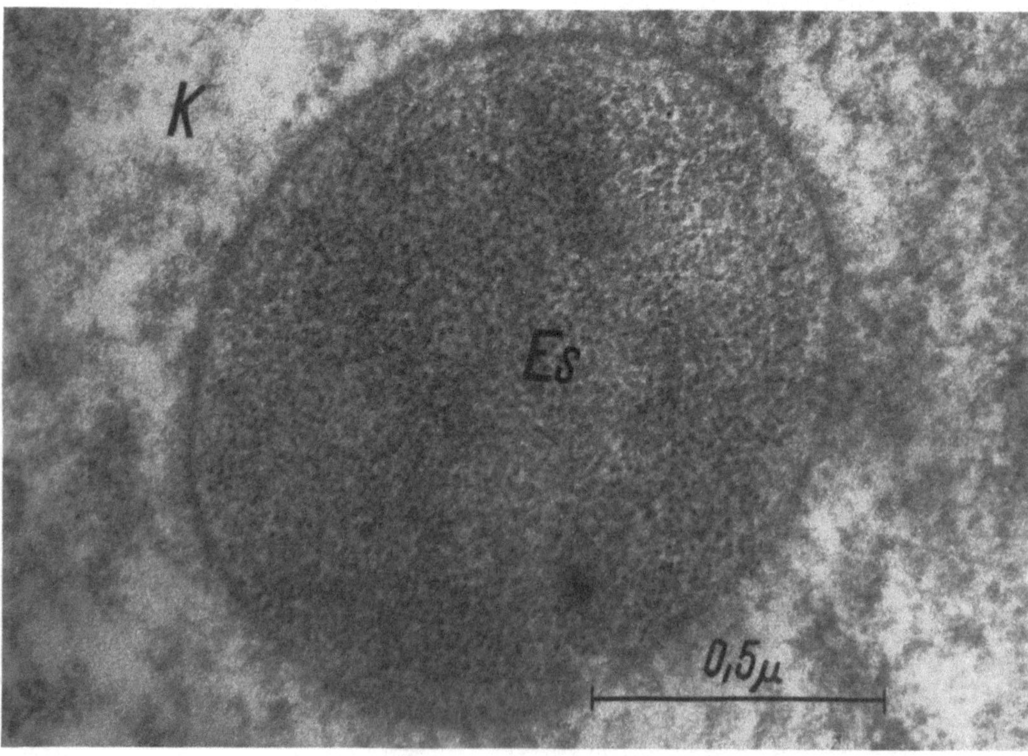

259 260

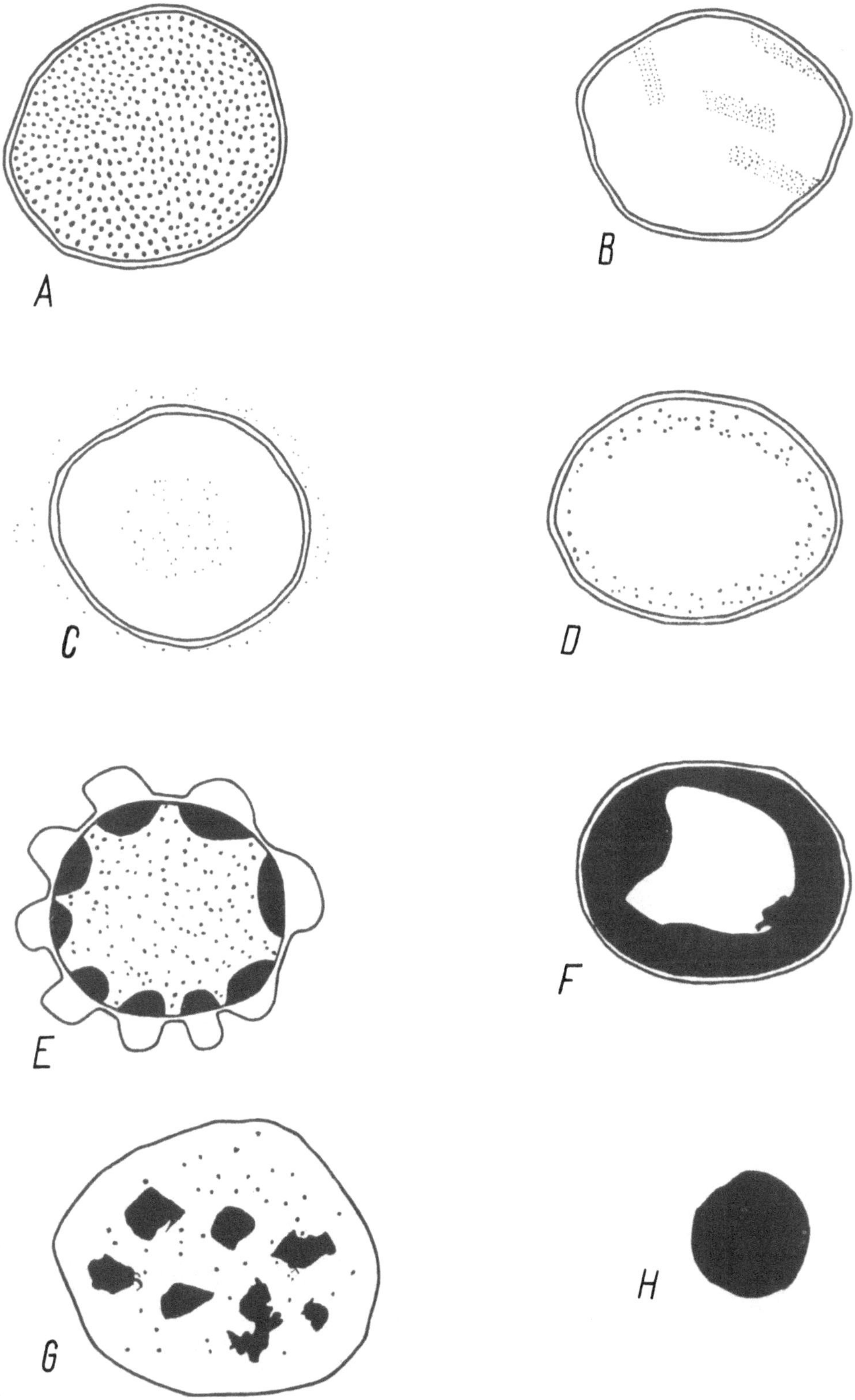
A
B
C
D
E
F
G
H

Die Gallenkapillaren und ihre Veränderungen

The bile capillaries and their variations

Желчные капилляры
и их изменения

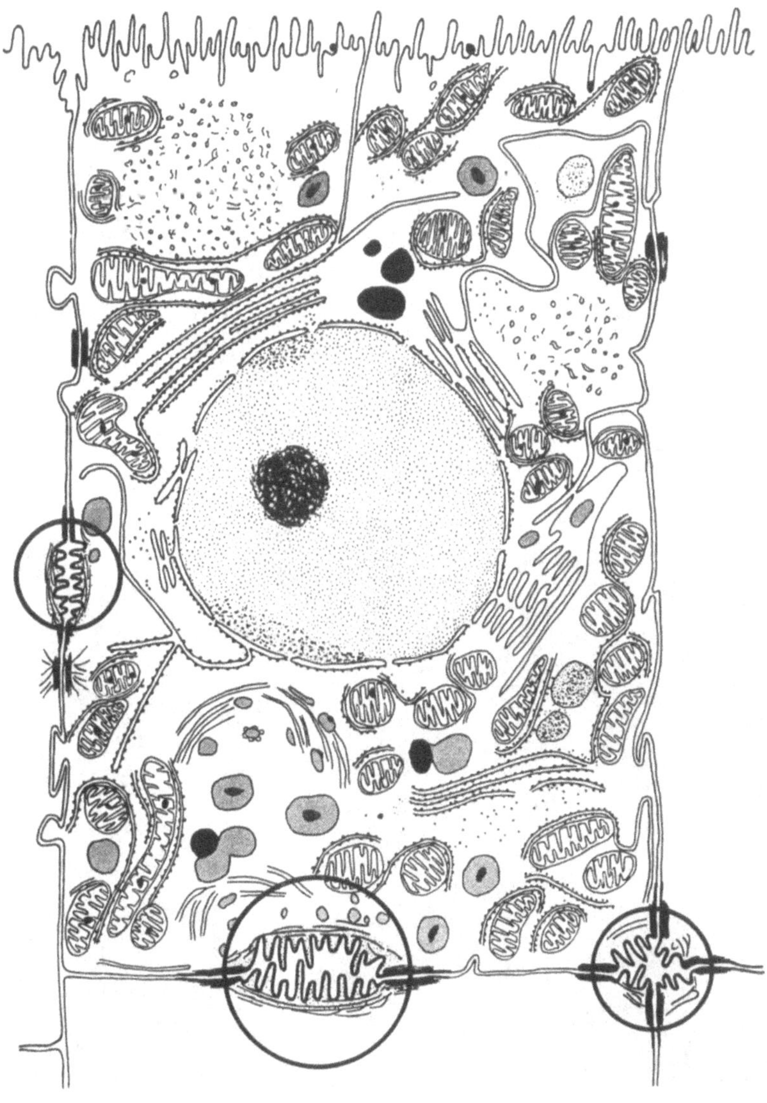

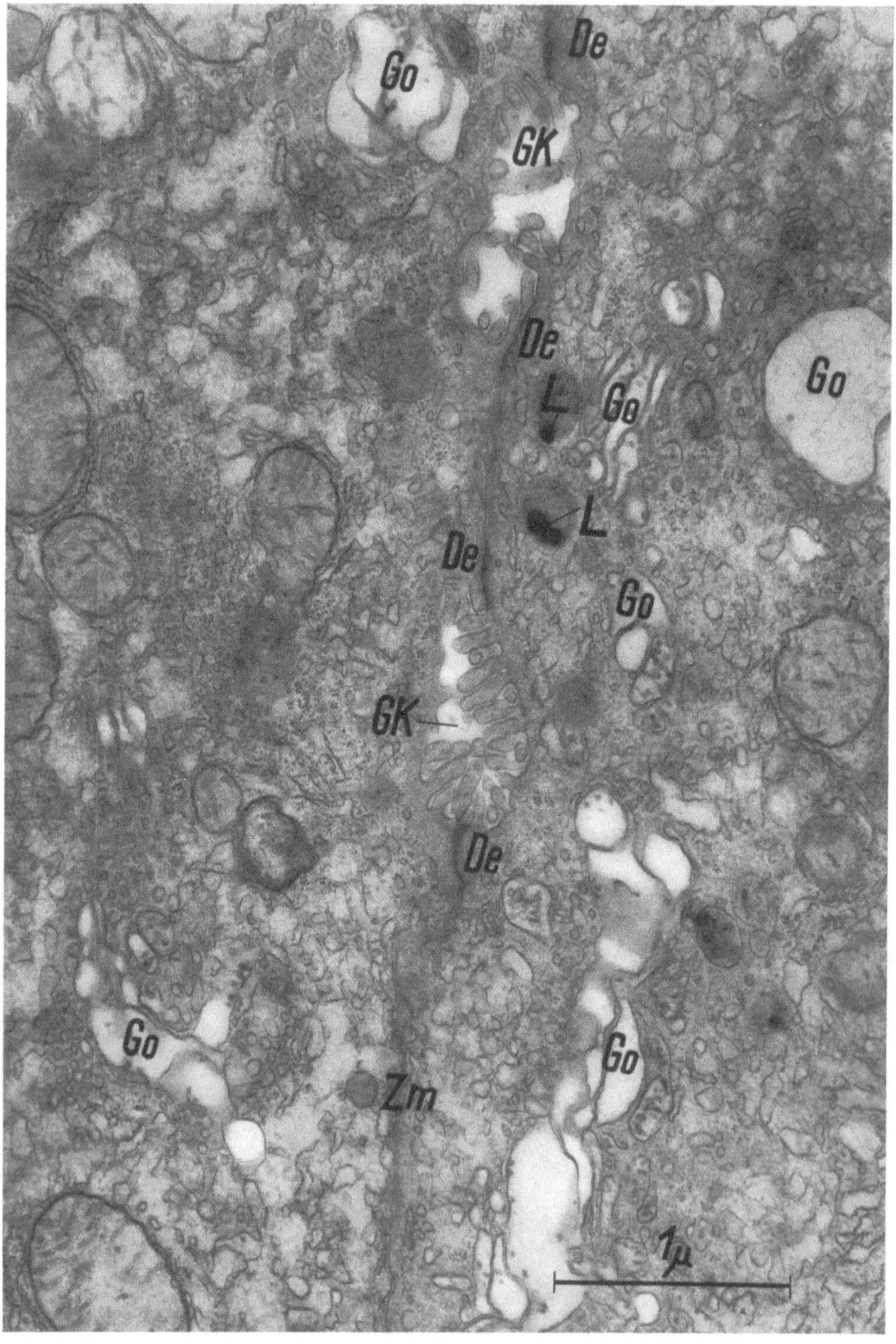
De
Go
GK
De
L
Go
Go
L
De
Go
GK
De
Go
Go
Zm
1μ

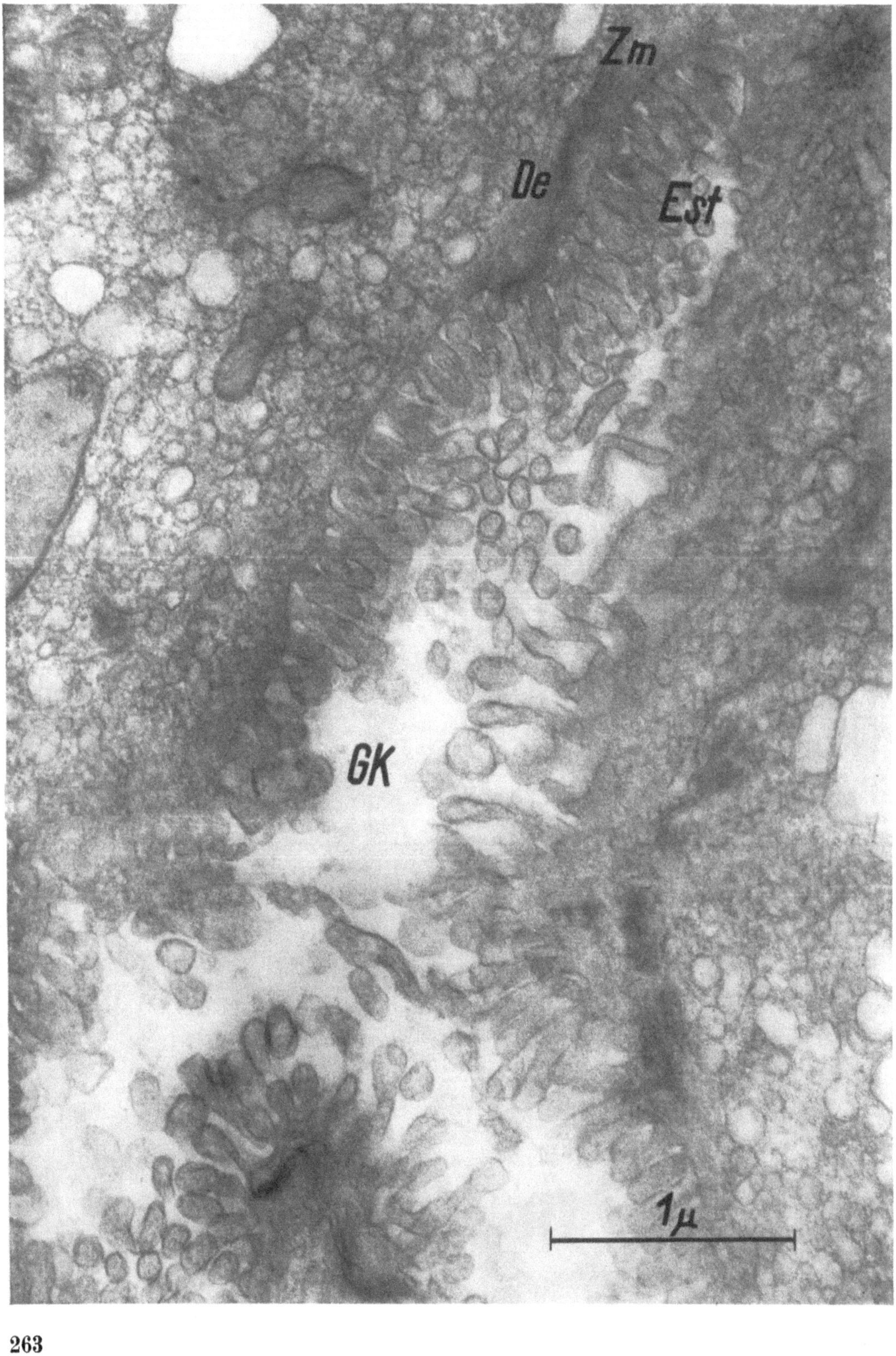
Zm
De
Est
GK
1μ

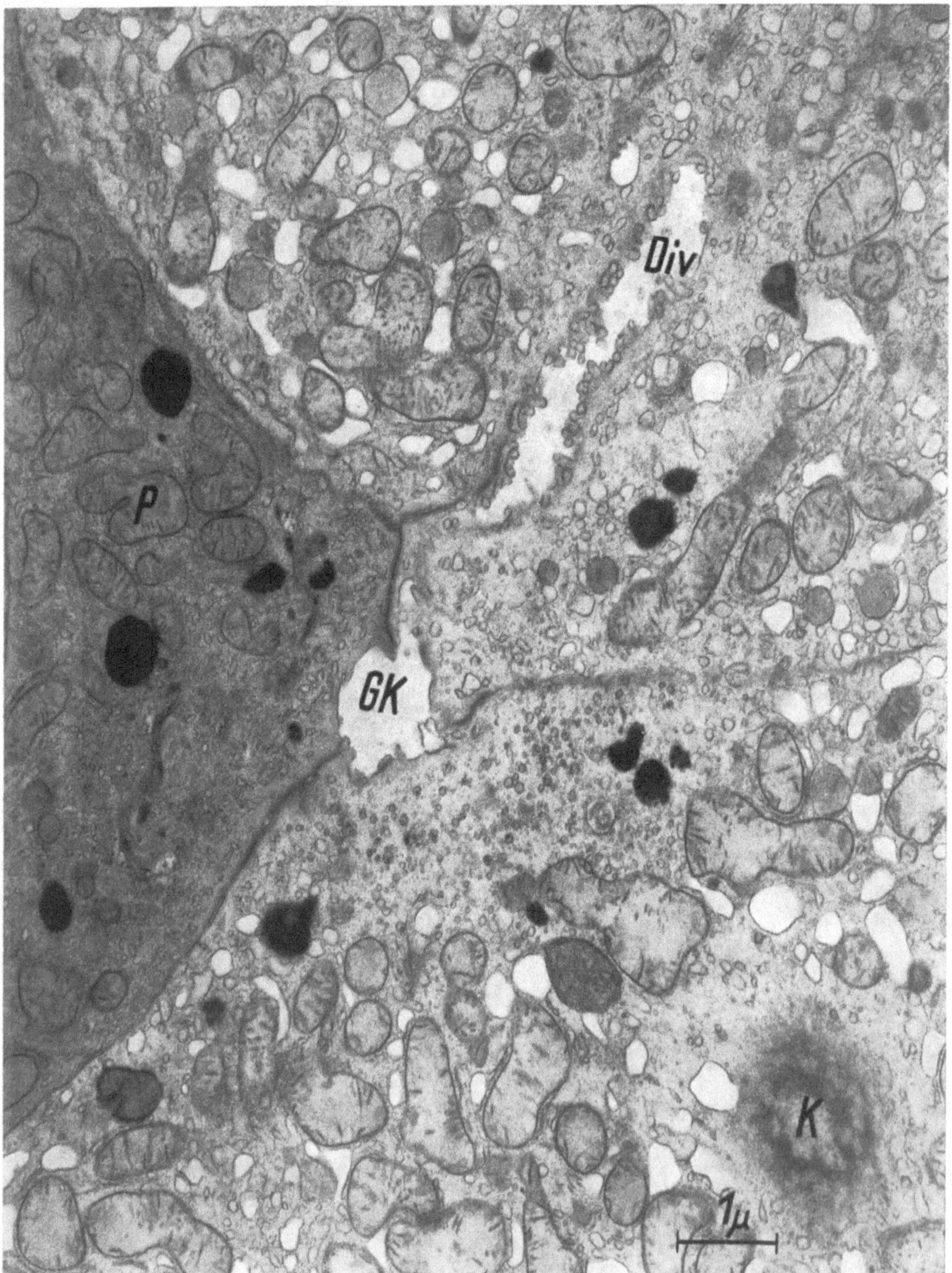
Div
P
GK
K
1µ

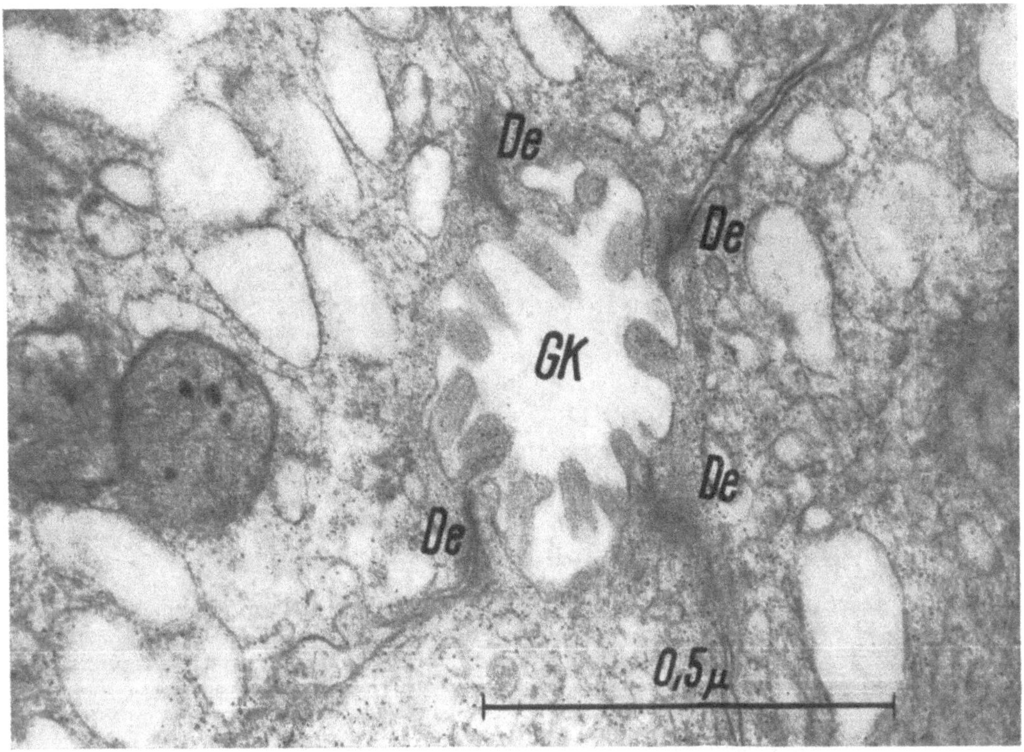

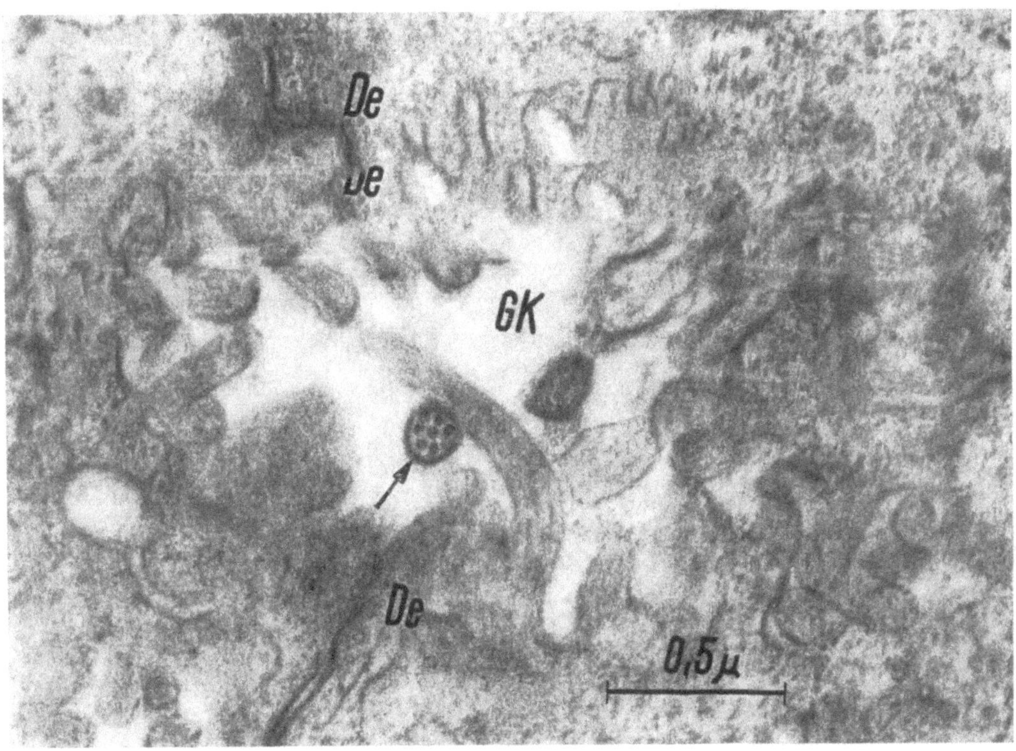

265 266

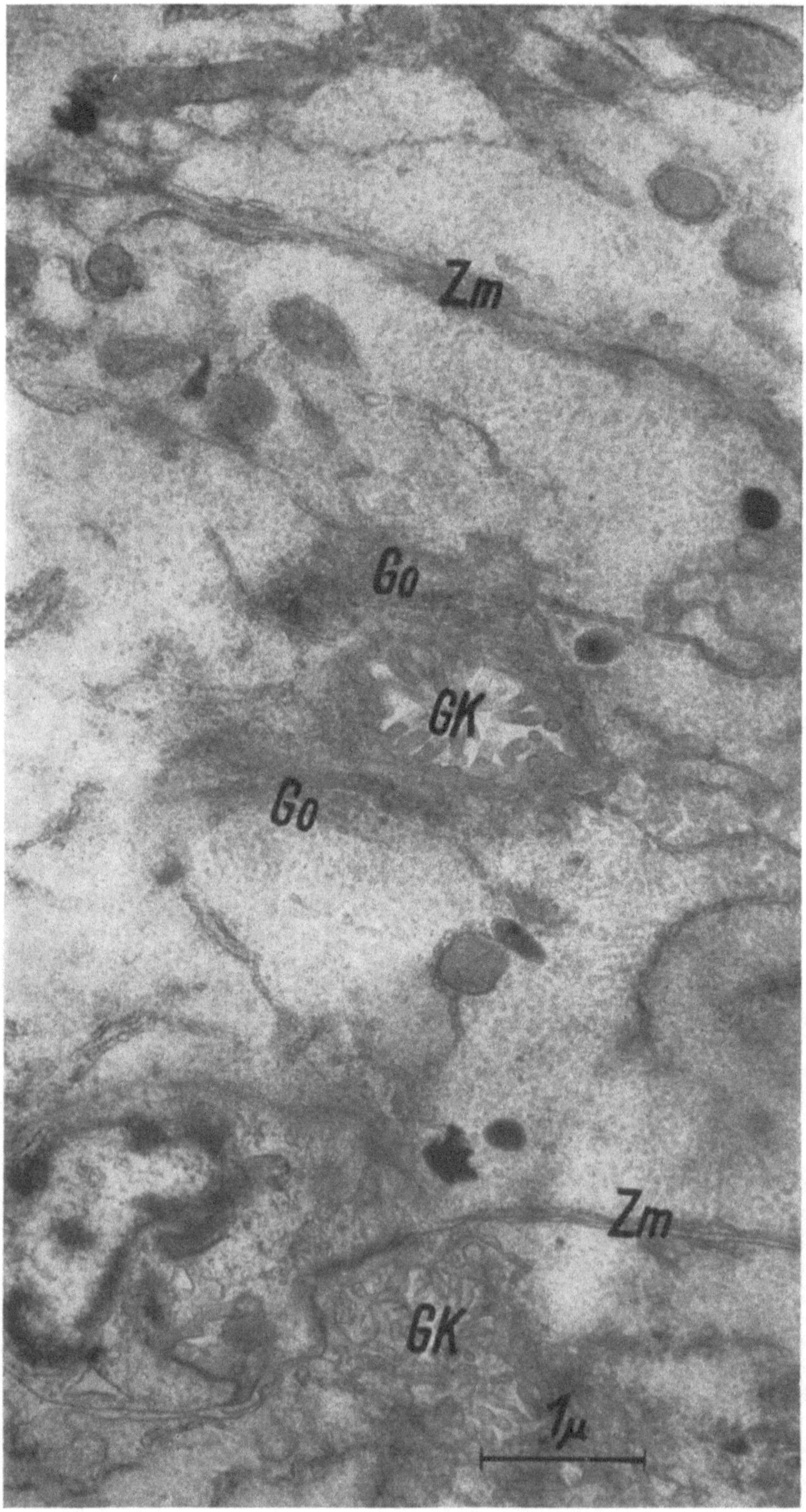
Zm
Go
GK
Go
Zm
GK
1μ

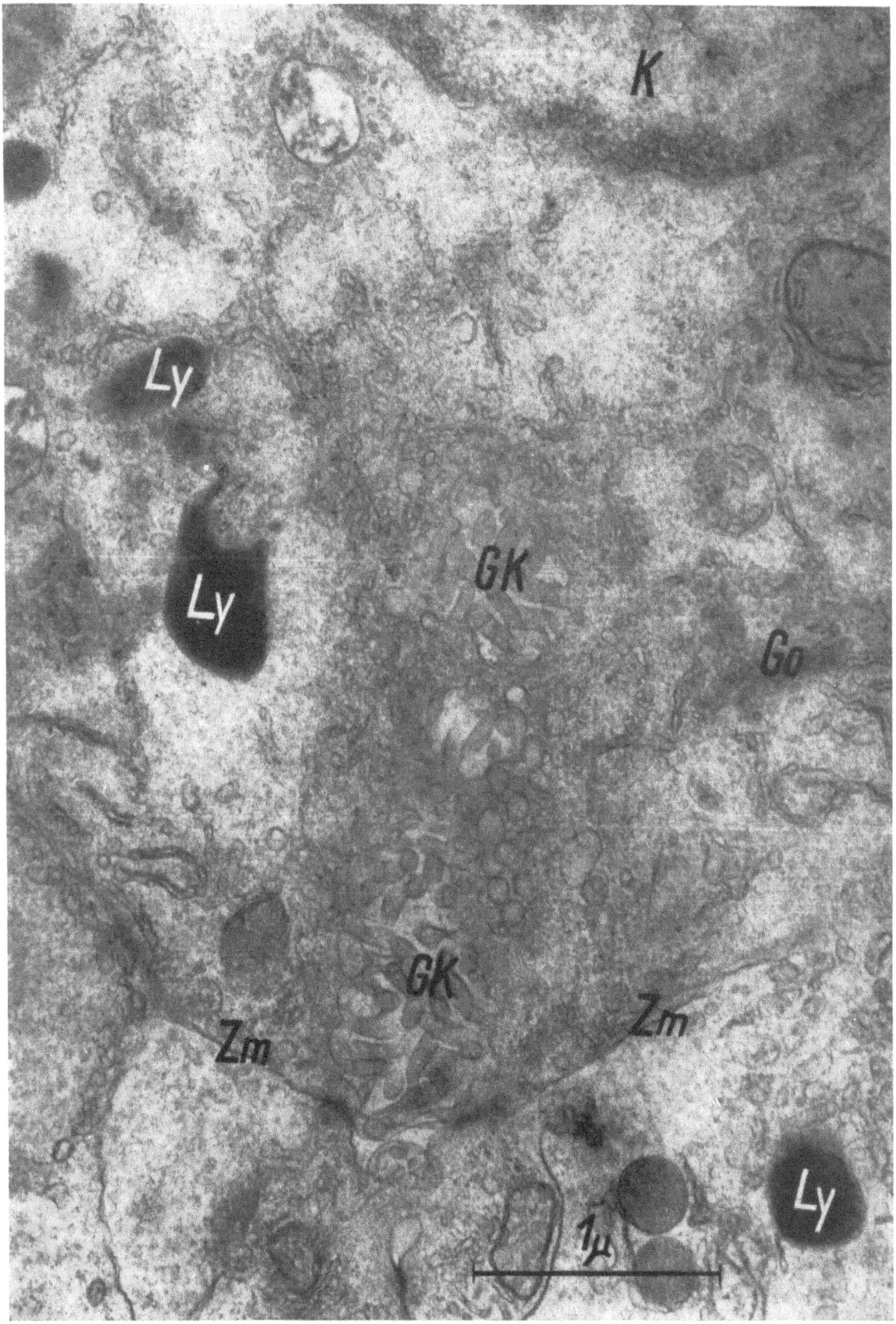
K
Ly
Ly
GK
Go
GK
Zm
Zm
1μ
Ly

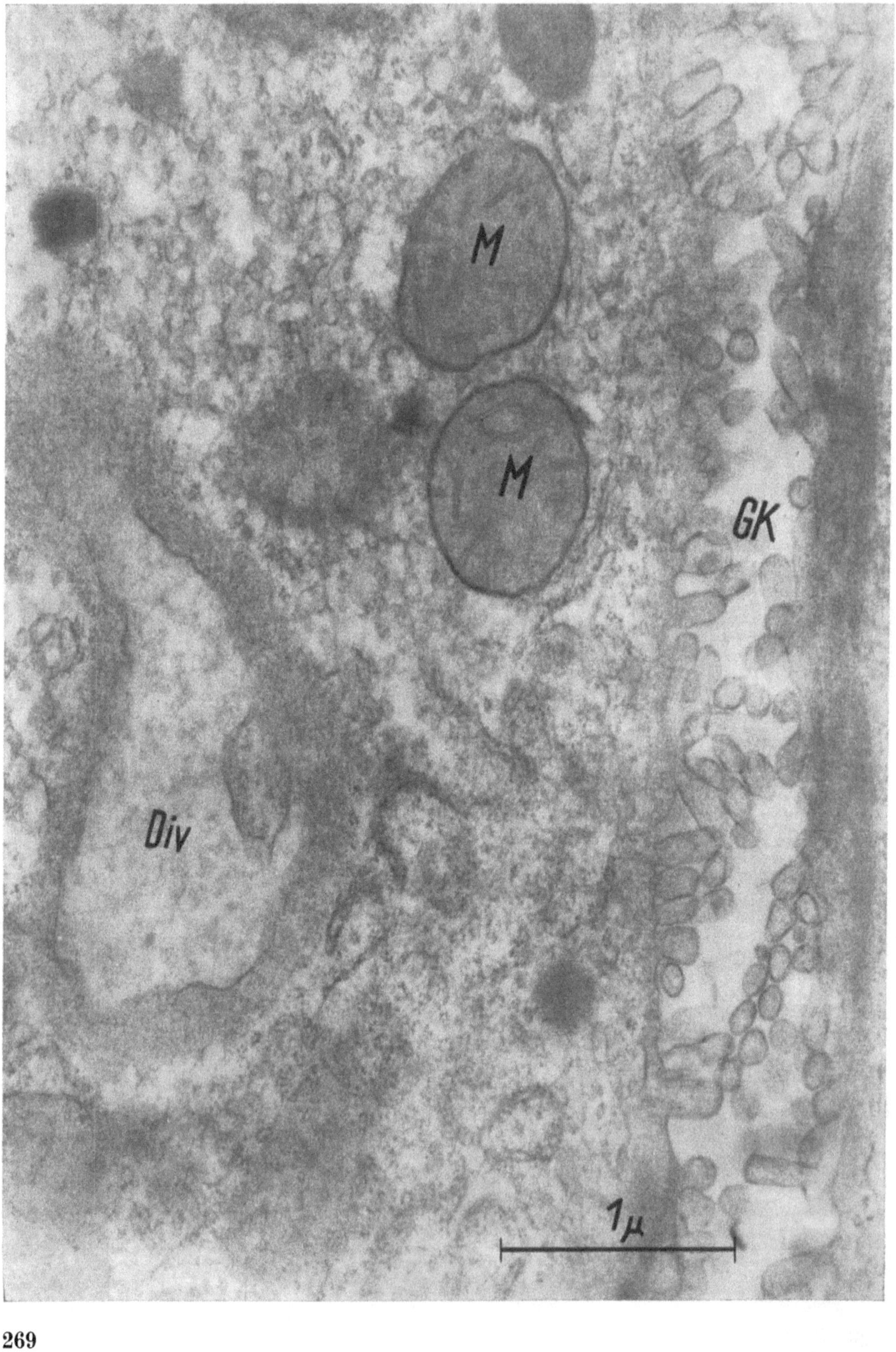
M
M
GK
Div
1μ

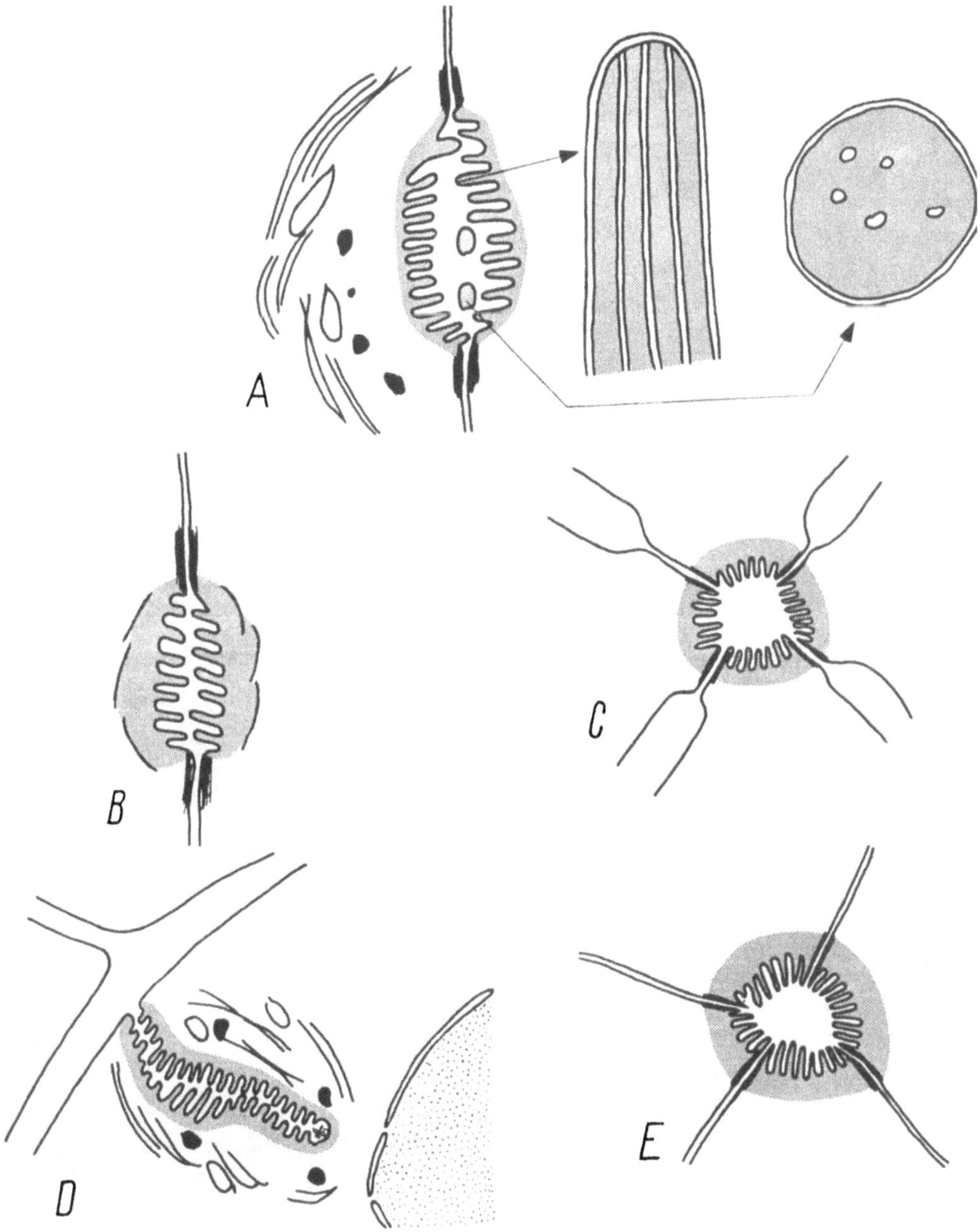
A
B
C
D
E

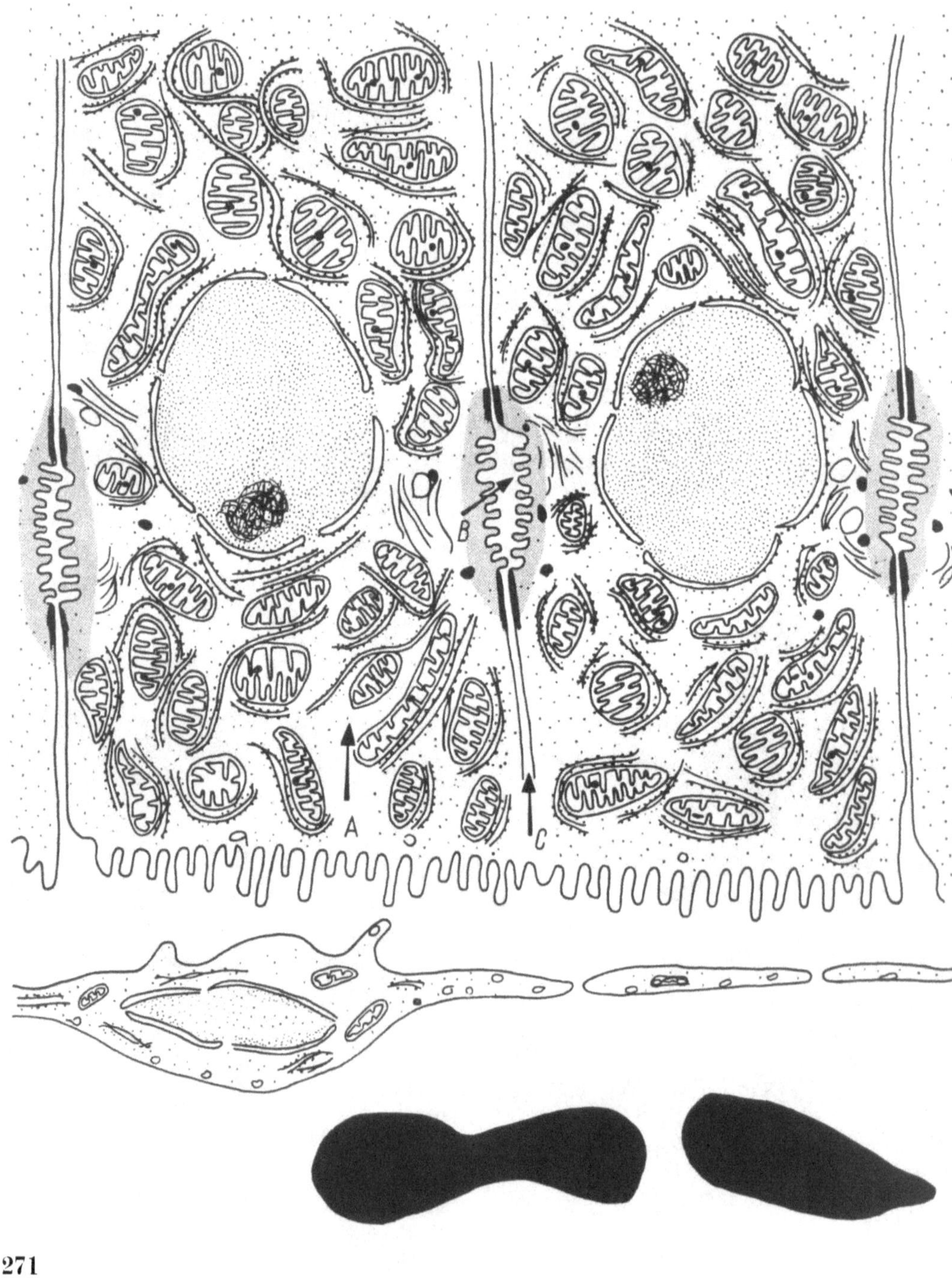
B
A
C

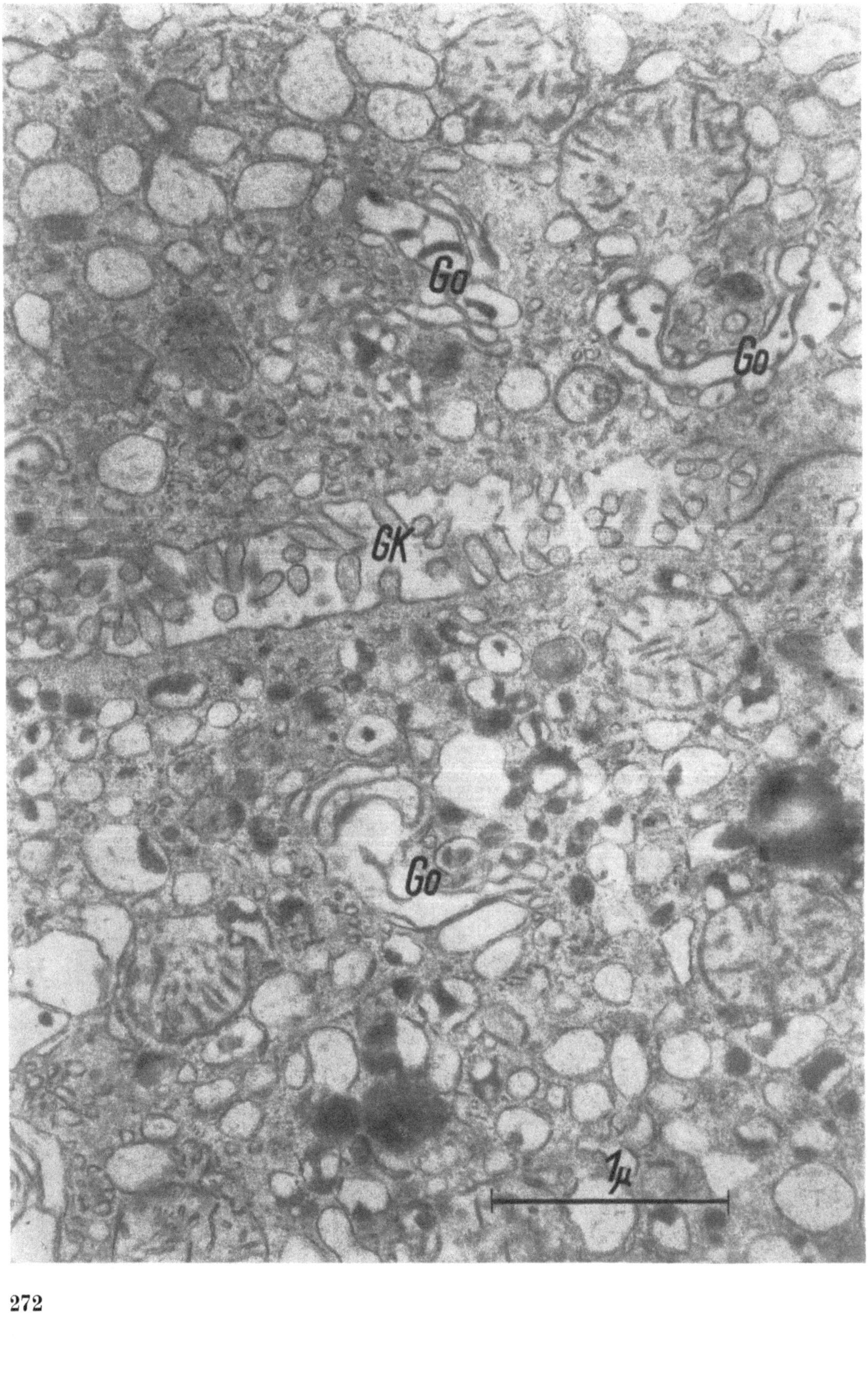
Go
Go
GK
Go
1μ

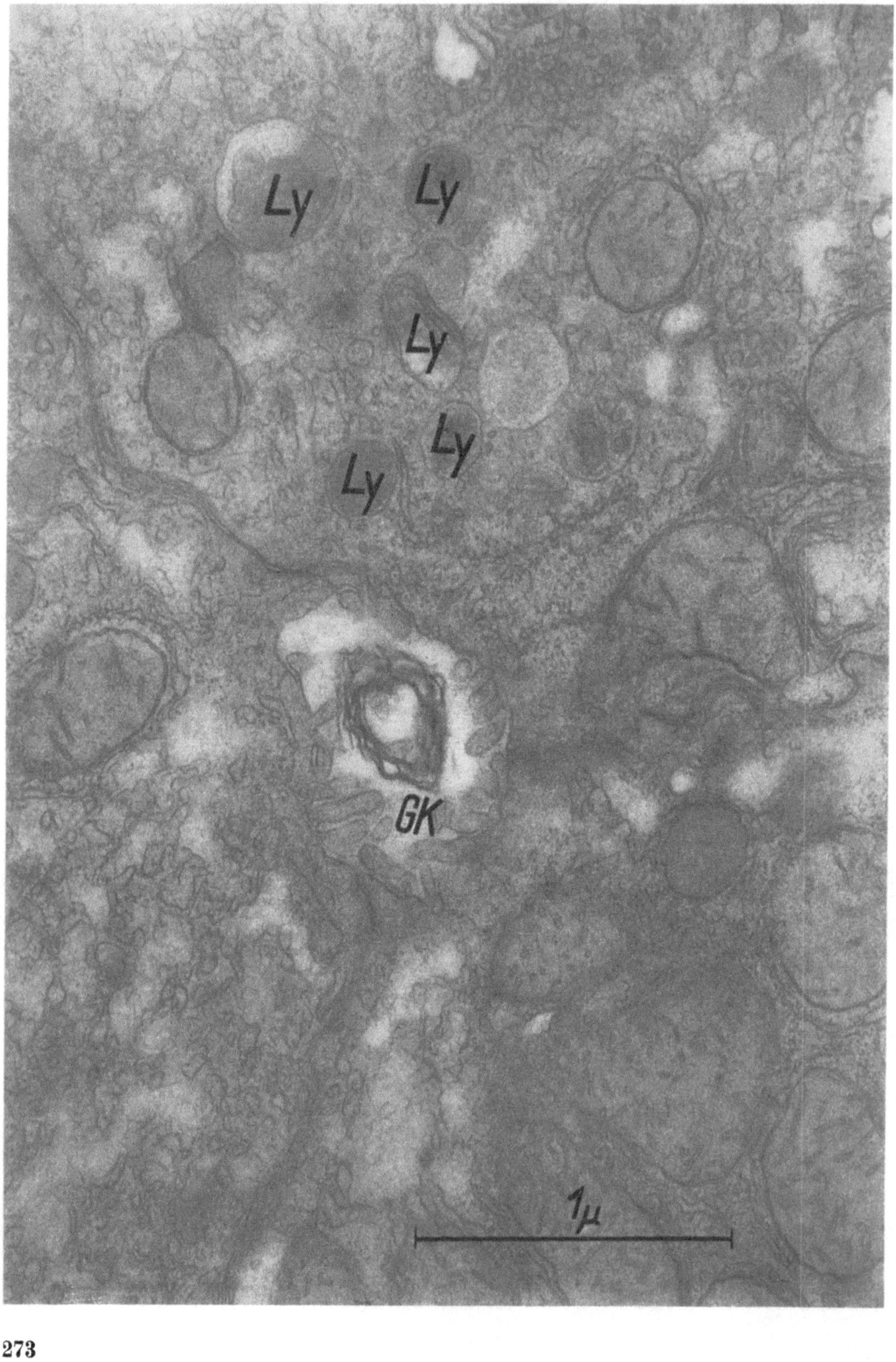
Ly
Ly
Ly
Ly
Ly
GK
1μ

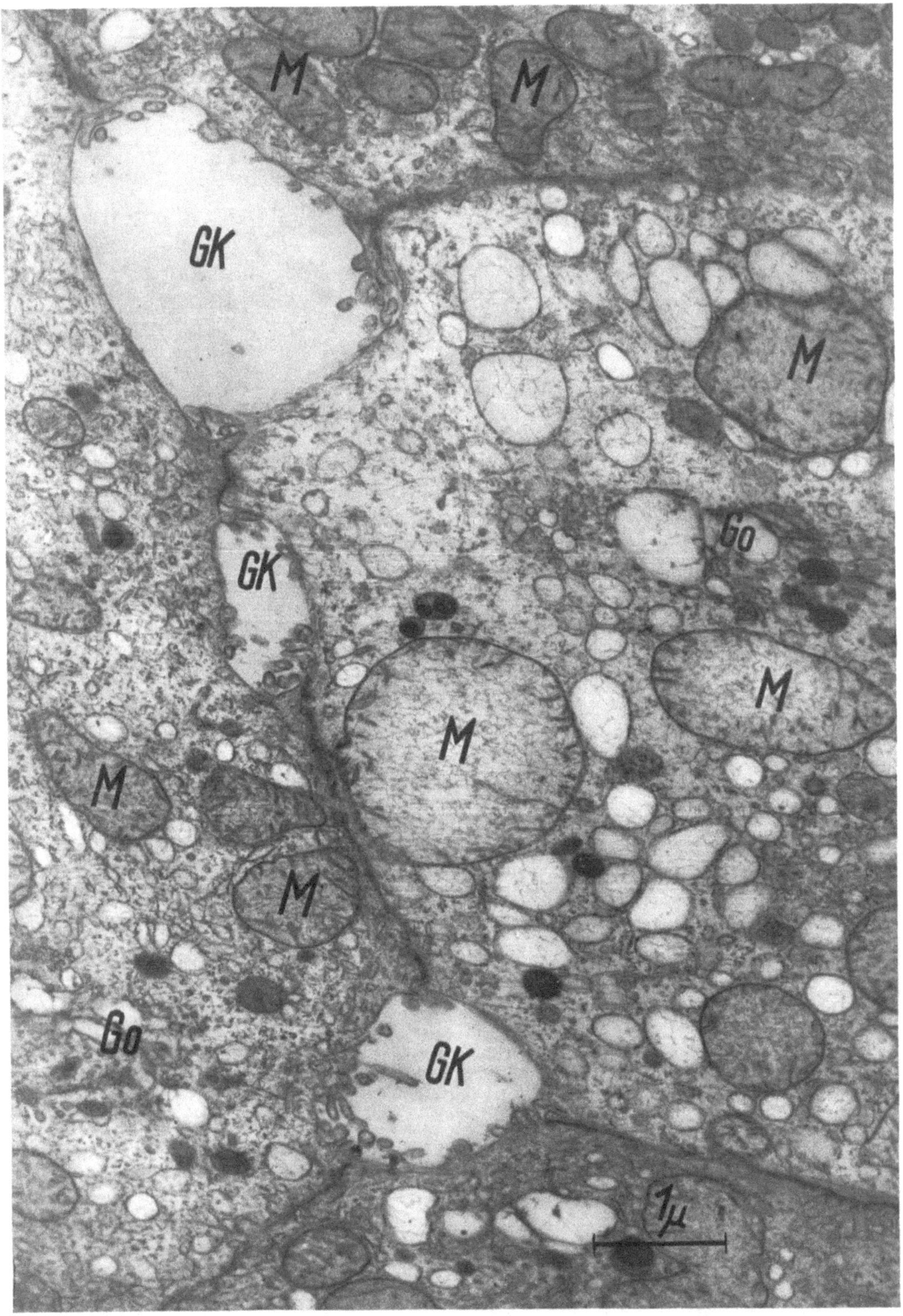
M
M
GK
M
Go
GK
M
M
M
M
Go
GK
1μ

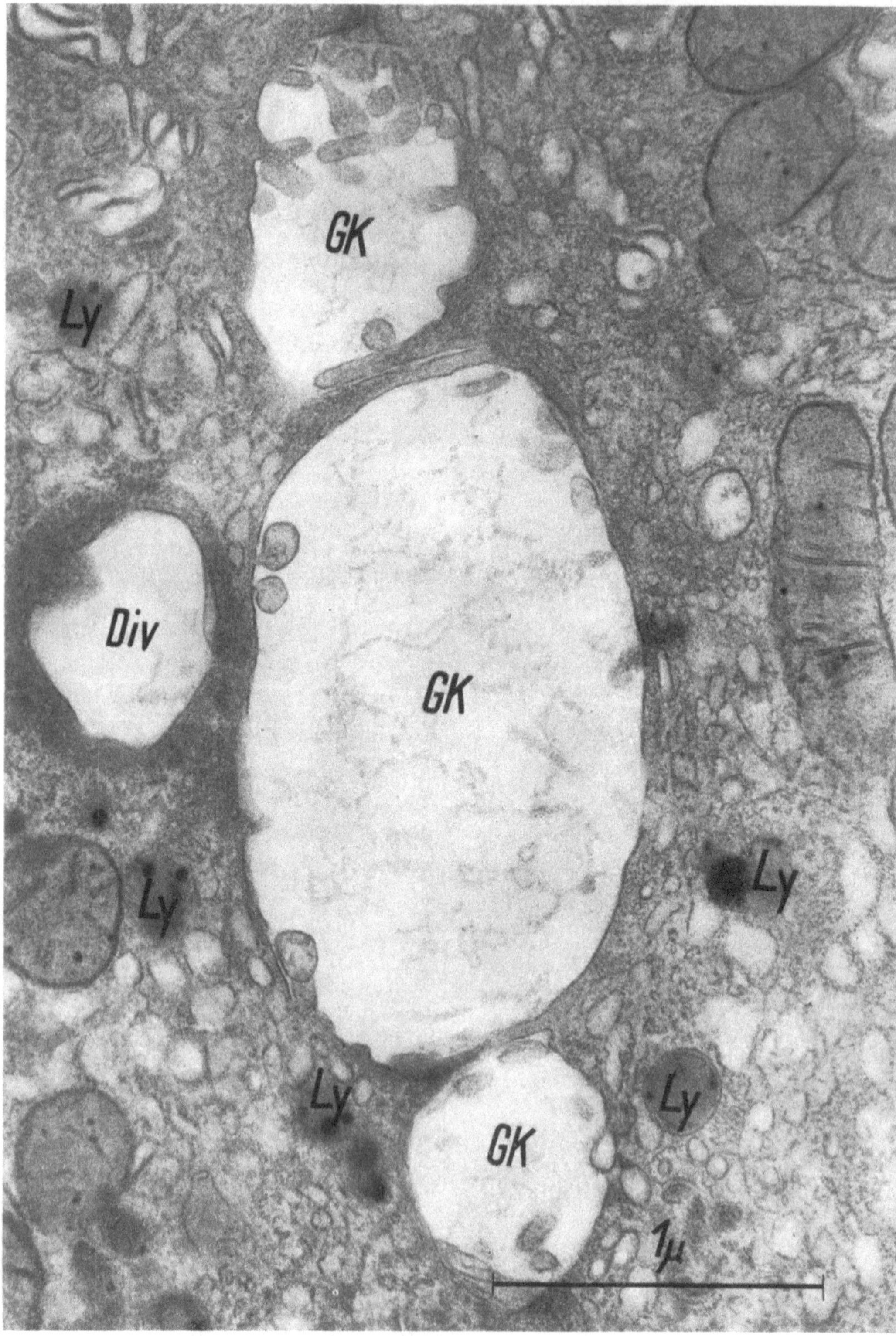
GK
Ly
Div
GK
Ly
Ly
Ly
Ly
GK
1μ

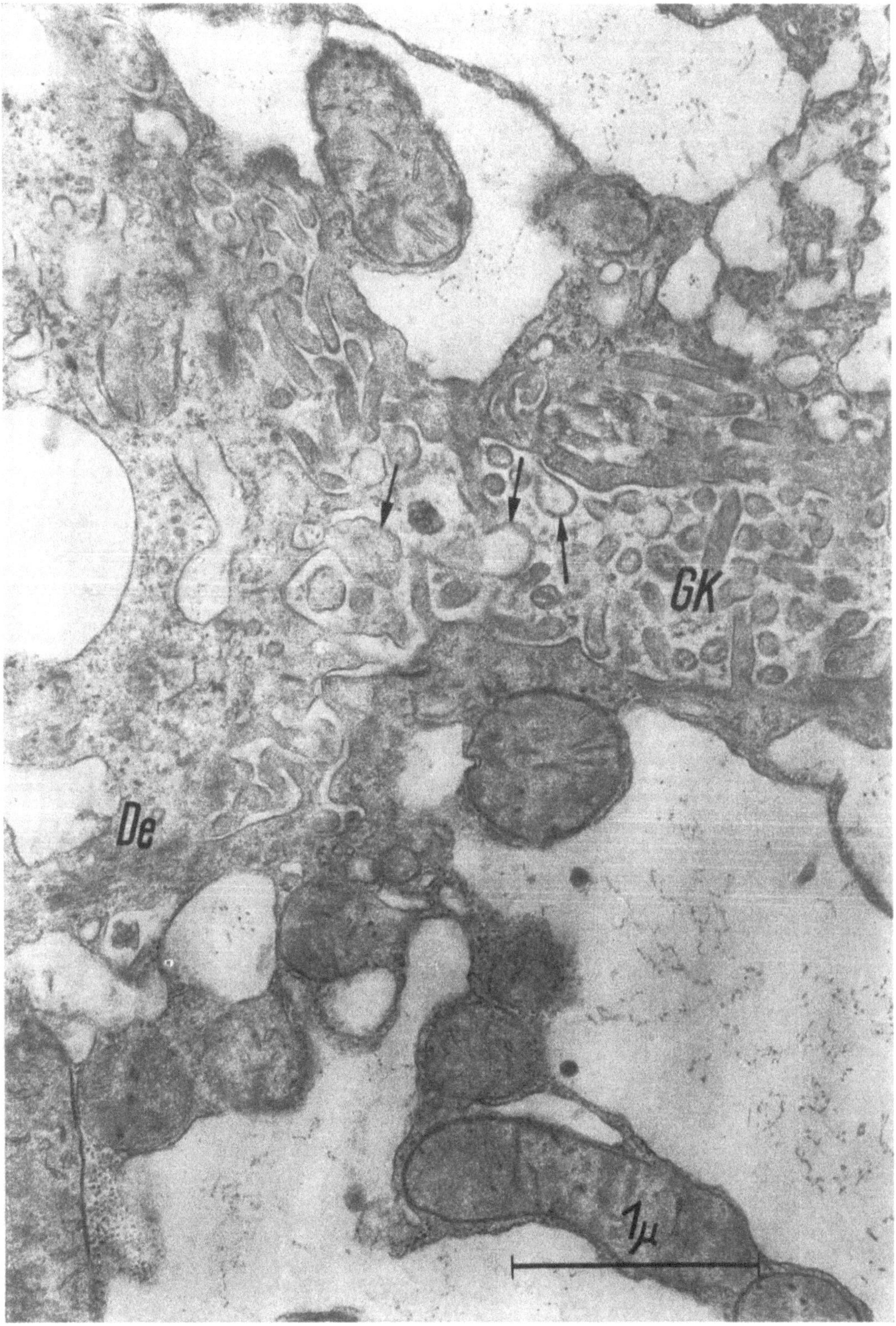
GK
De
1µ

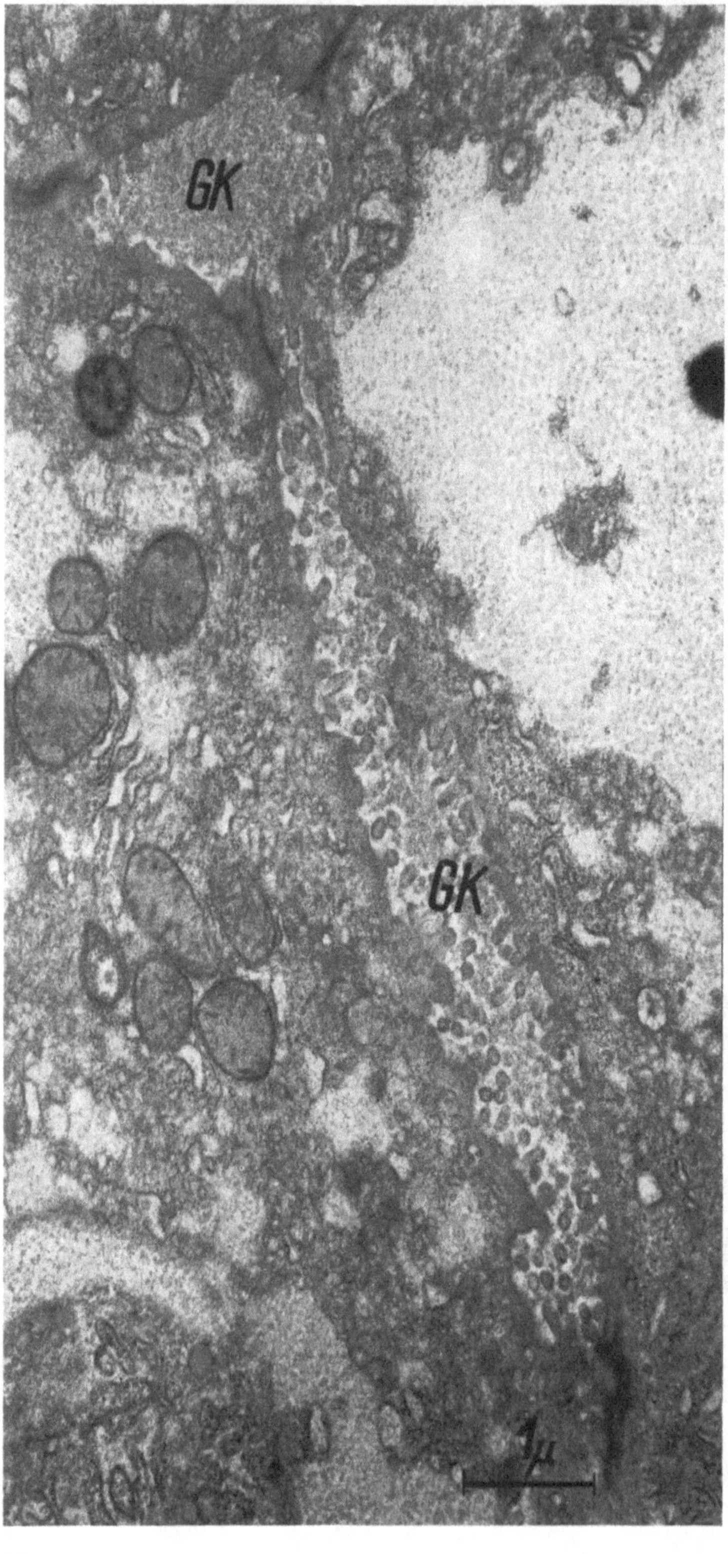
GK
GK
1μ

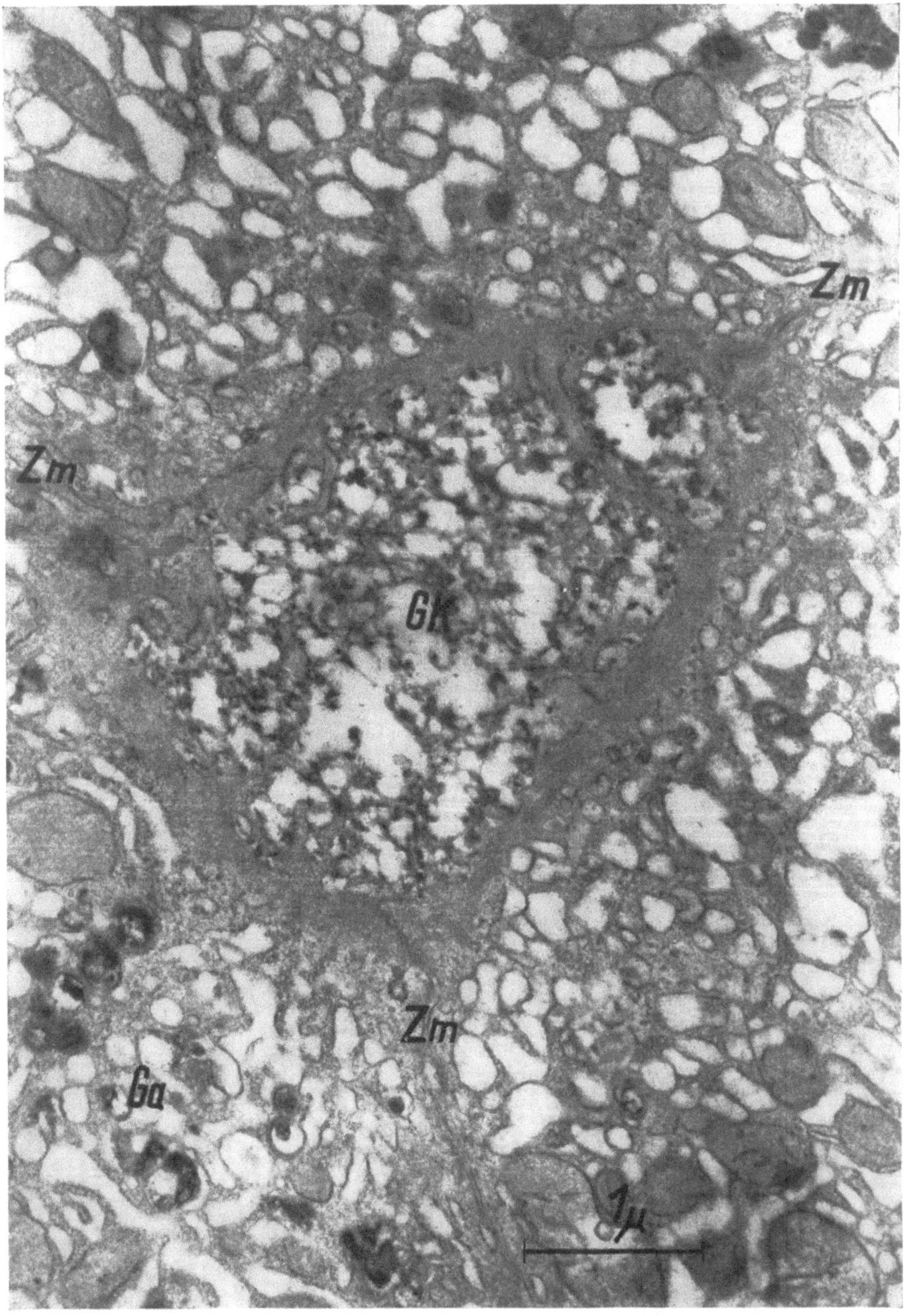
Zm
Zm
GK
Zm
Ga
1μ

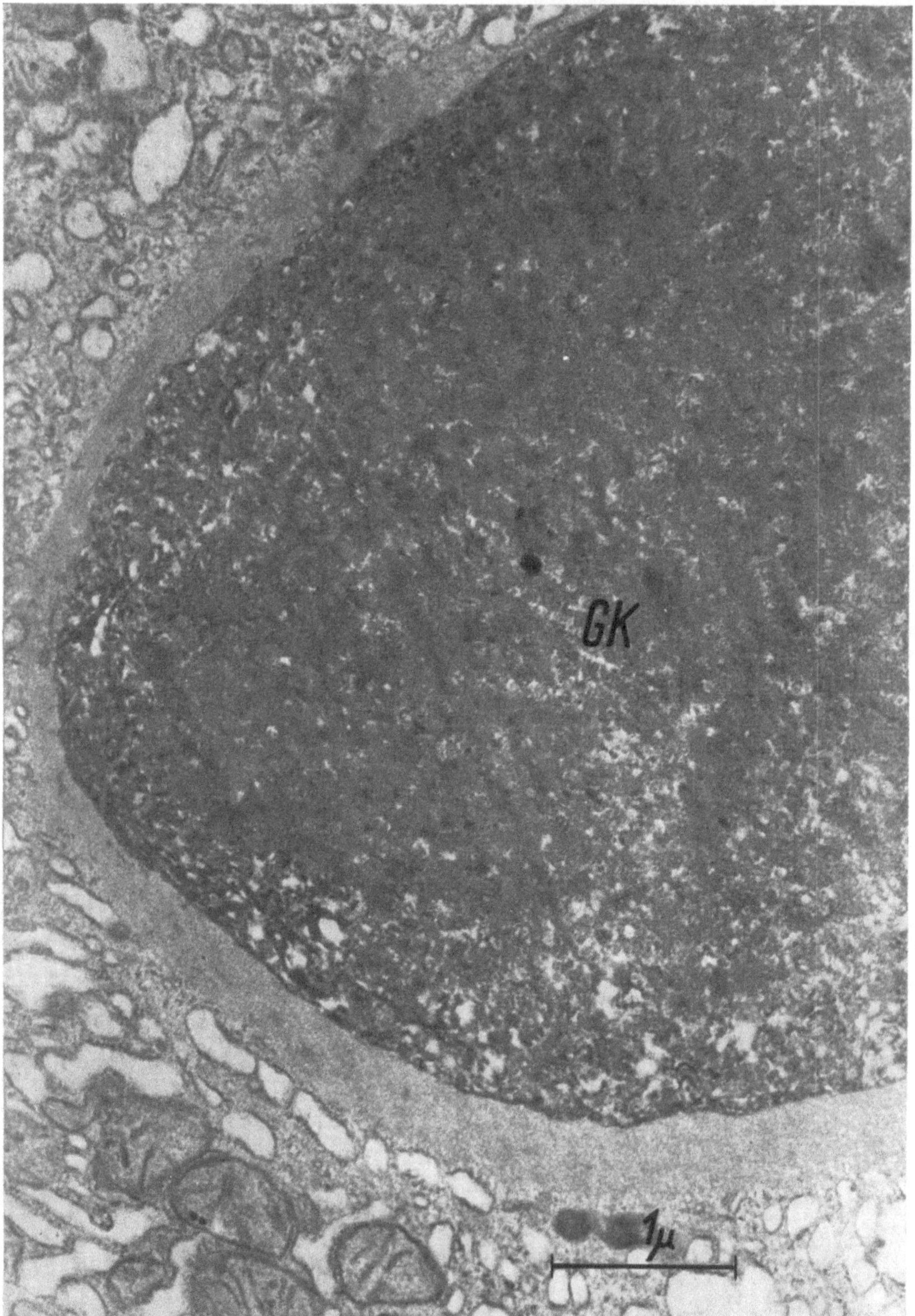

279

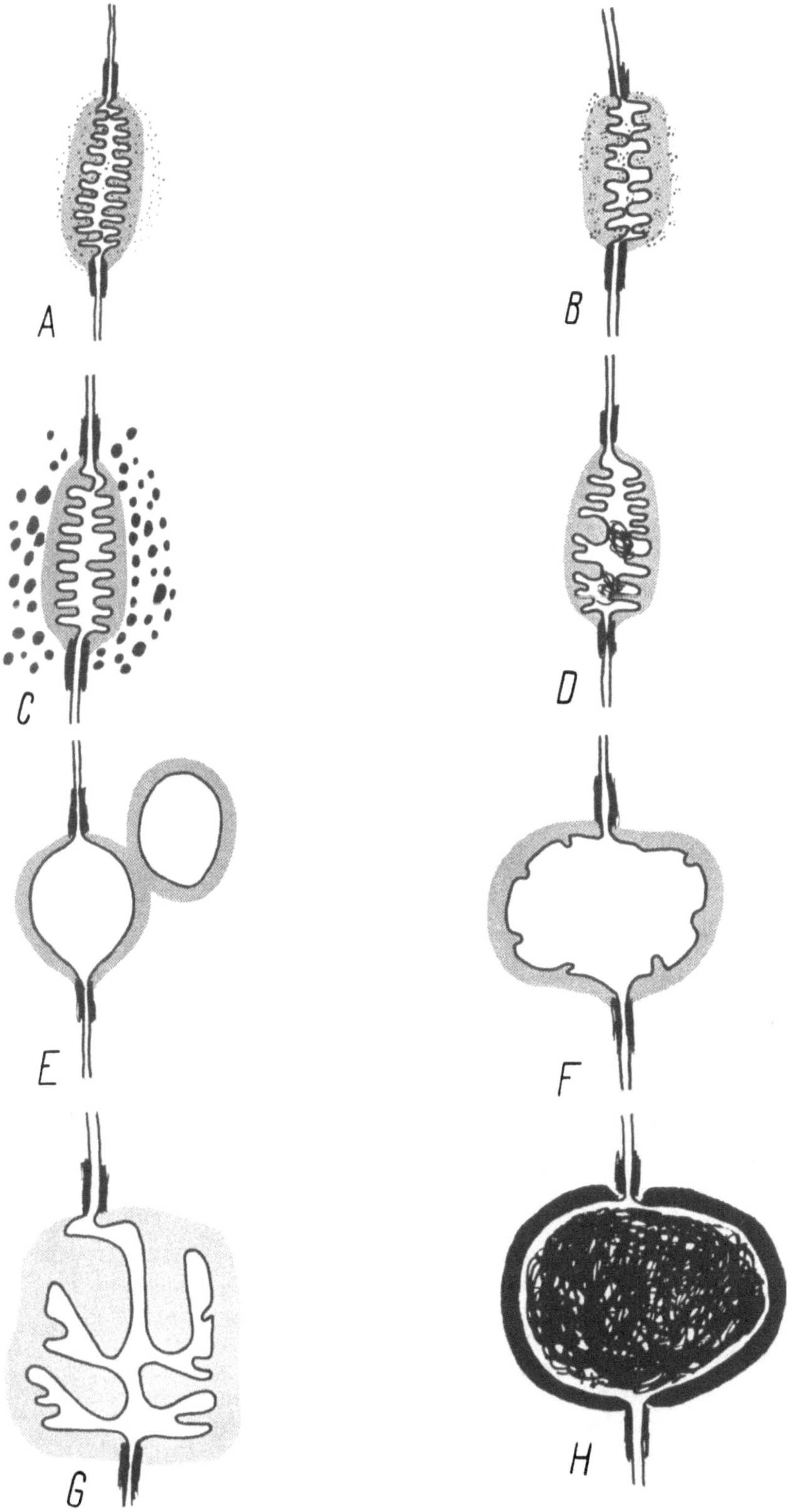
A
B
C
D
E
F
G
H

Das Periportale Feld
und die Veränderungen seiner Bestandteile

The periportal field
and alterations of its components

Перипортальное поле и
изменения его составных частей

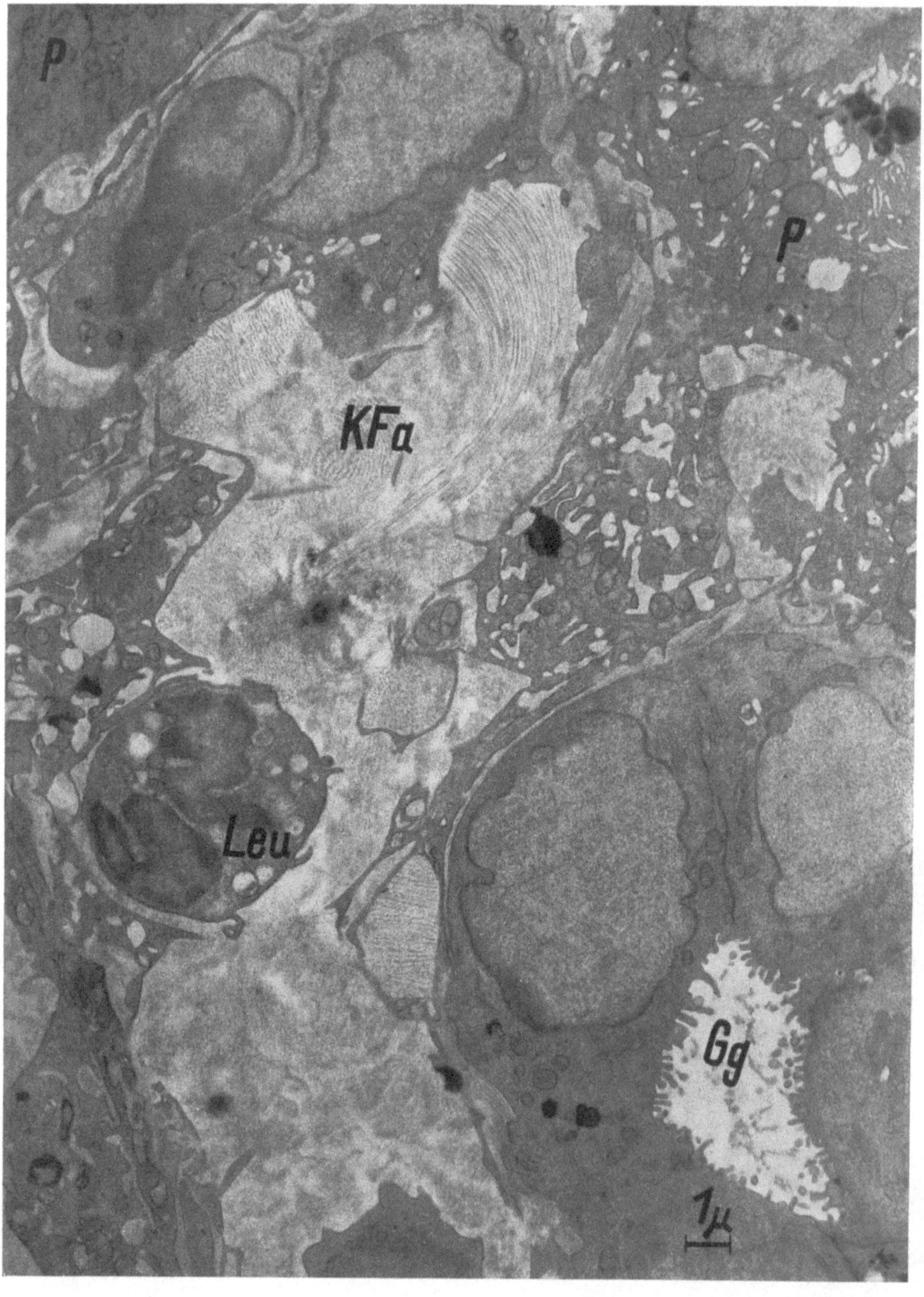
P
P
KFa
Leu
Gg
1μ

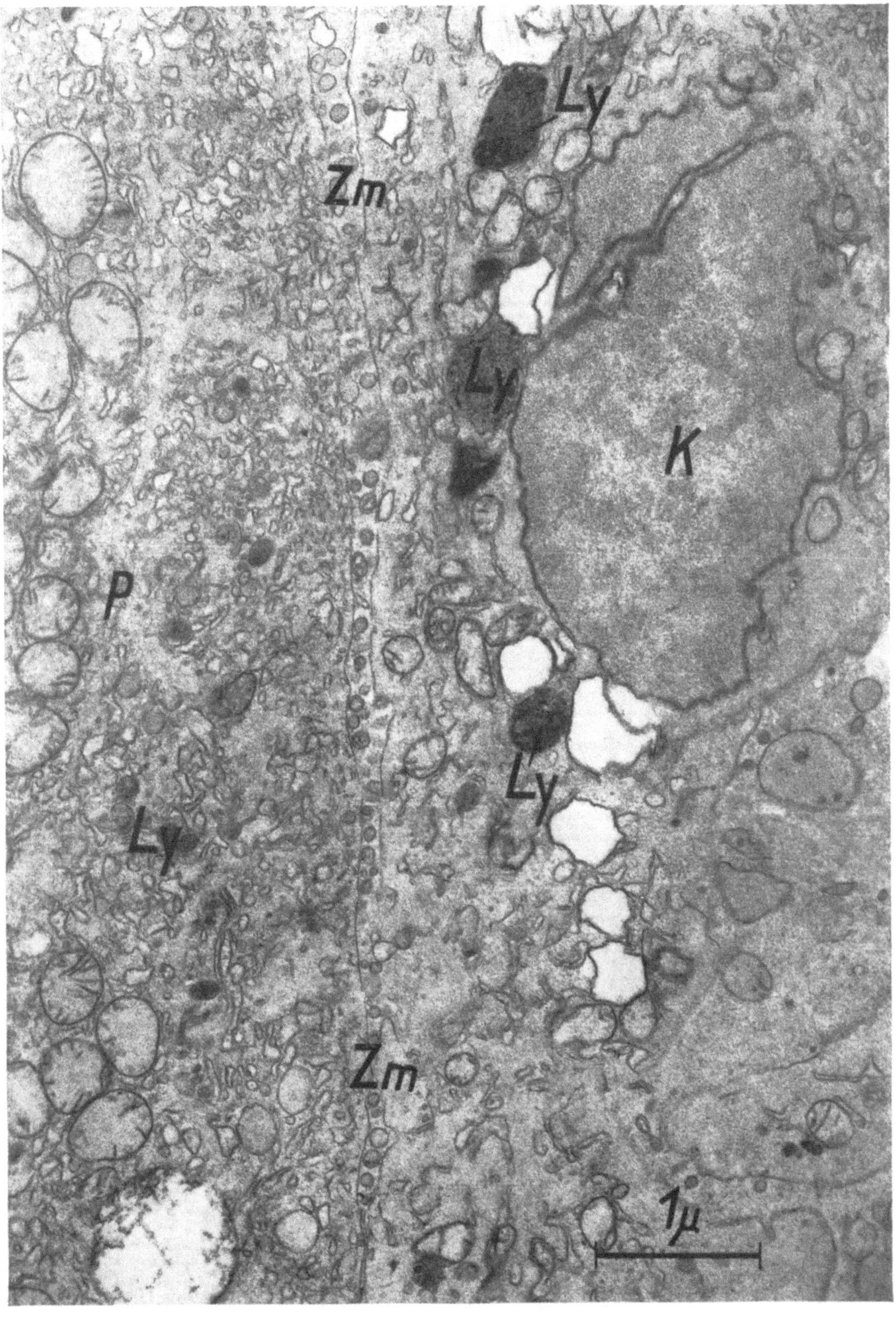
Ly
Zm
Ly
K
P
Ly
Ly
Zm
1µ

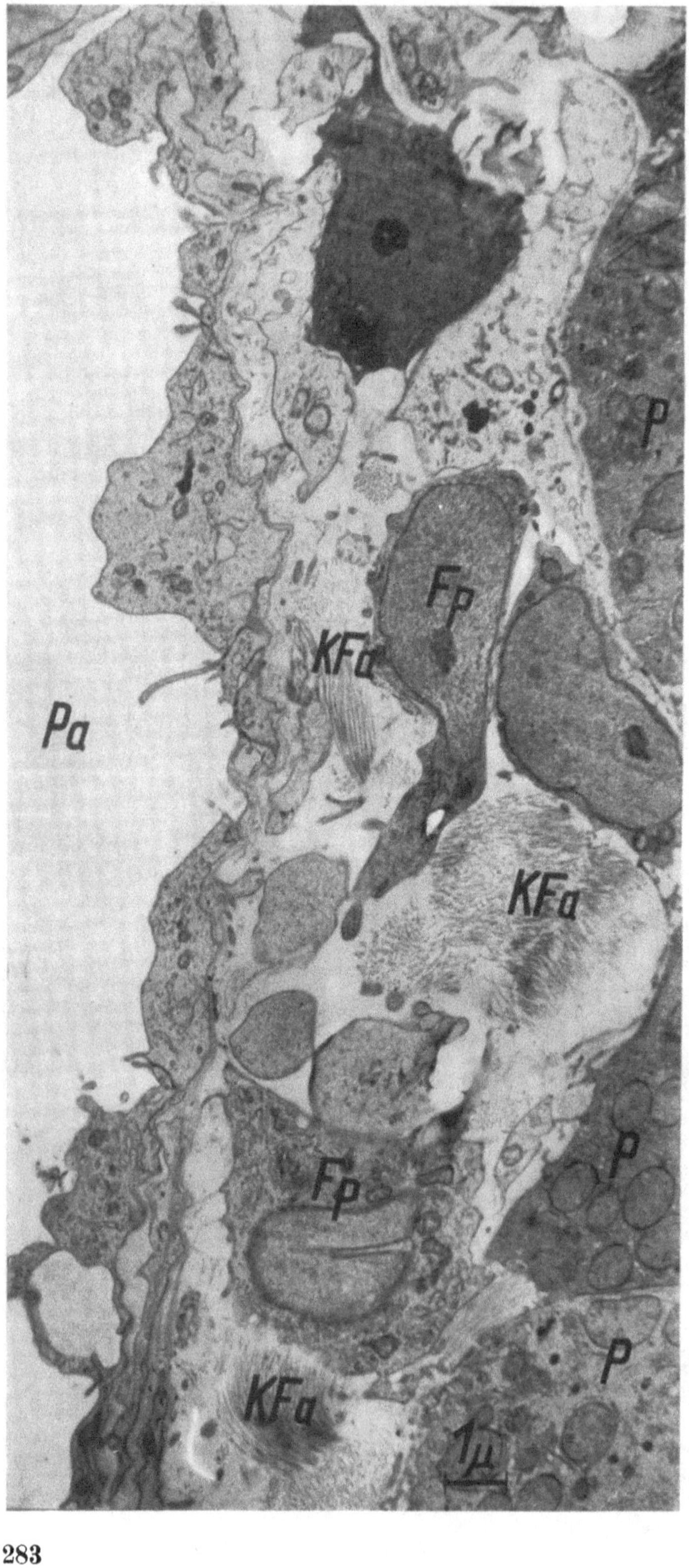
P
Fp
KFa
Pa
KFa
P
Fp
P
KFa
1µ

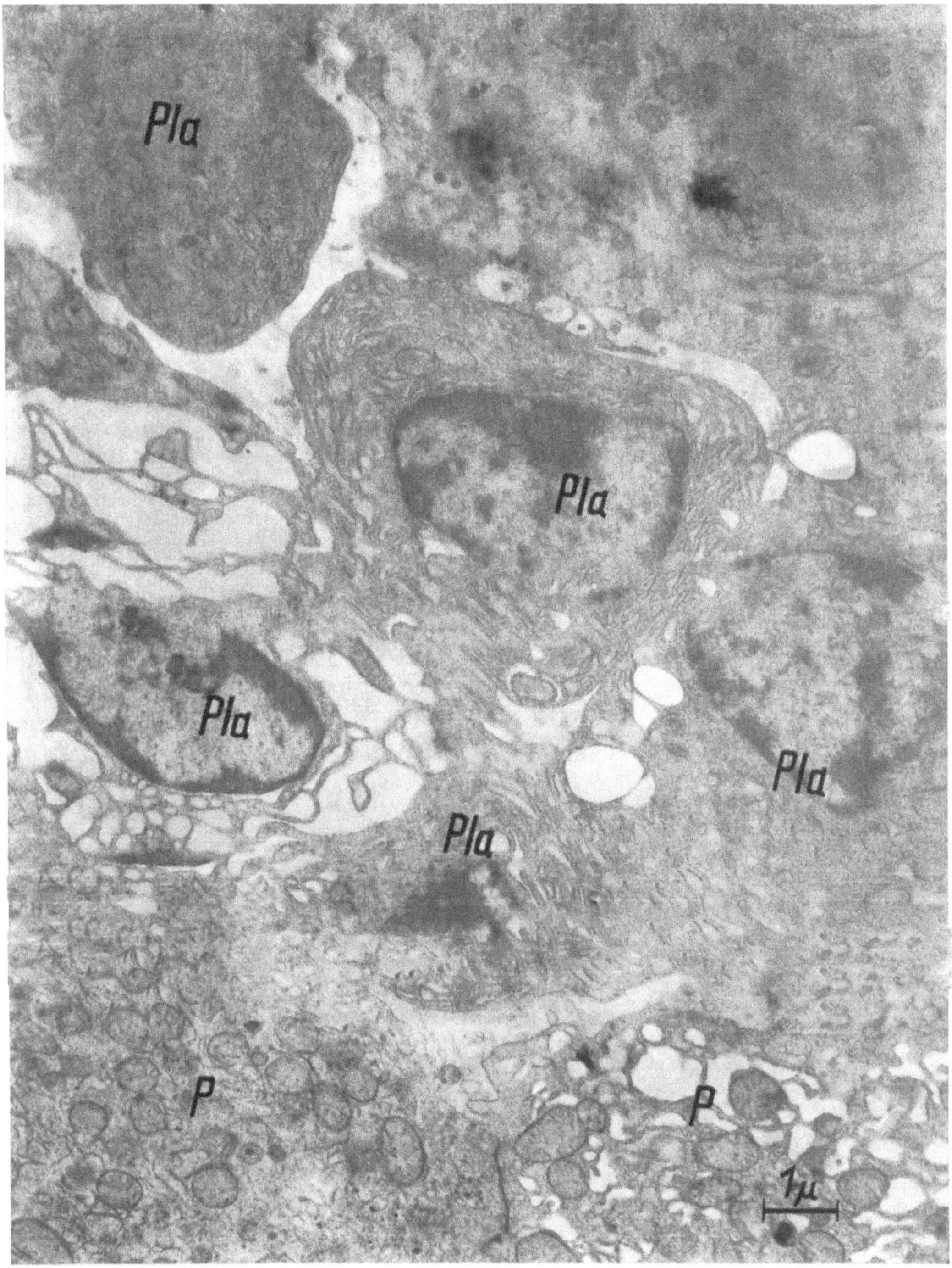
Pla
Pla
Pla
Pla
Pla
P
P
1μ

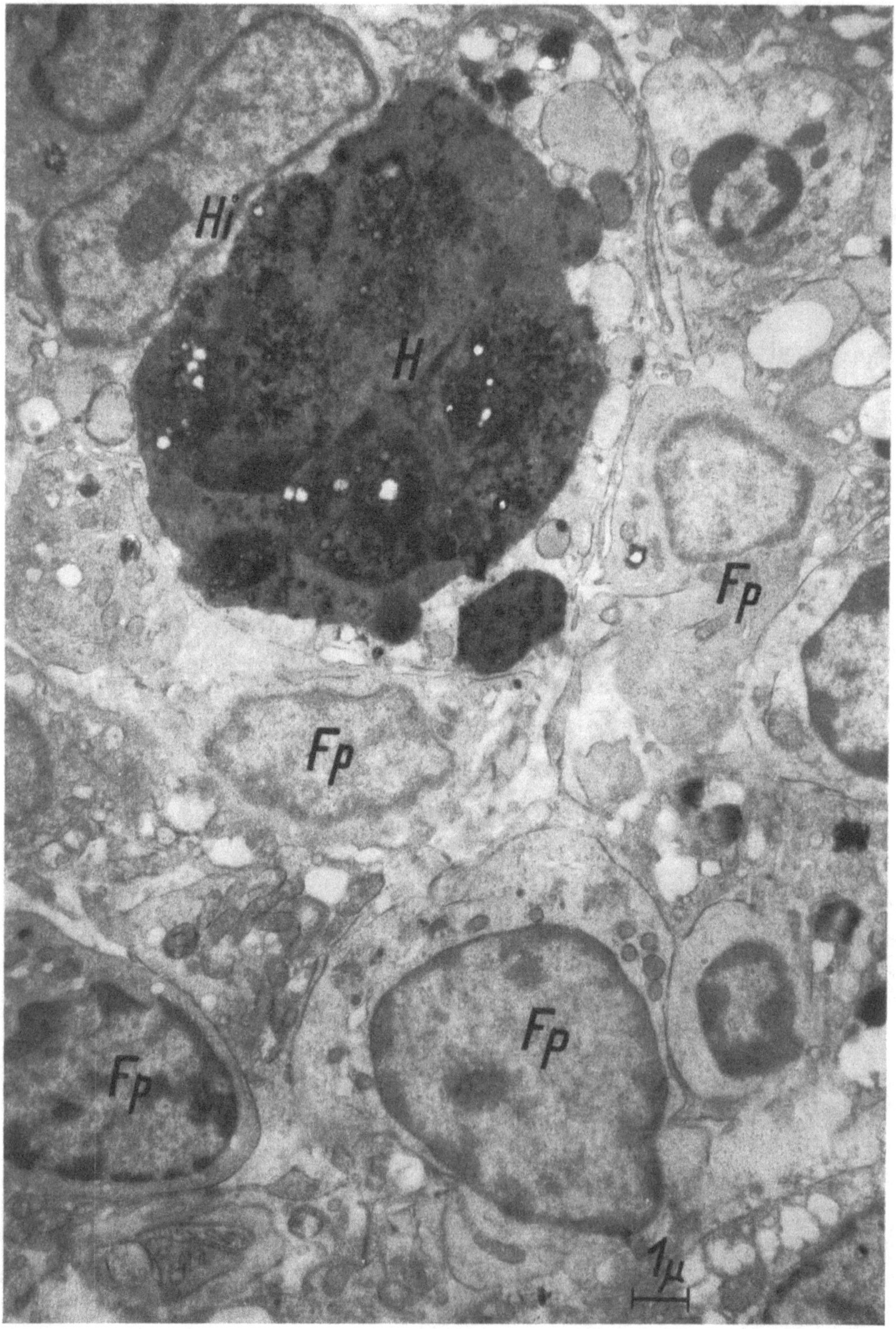
Hi
H
Fp
Fp
Fp
Fp
1μ

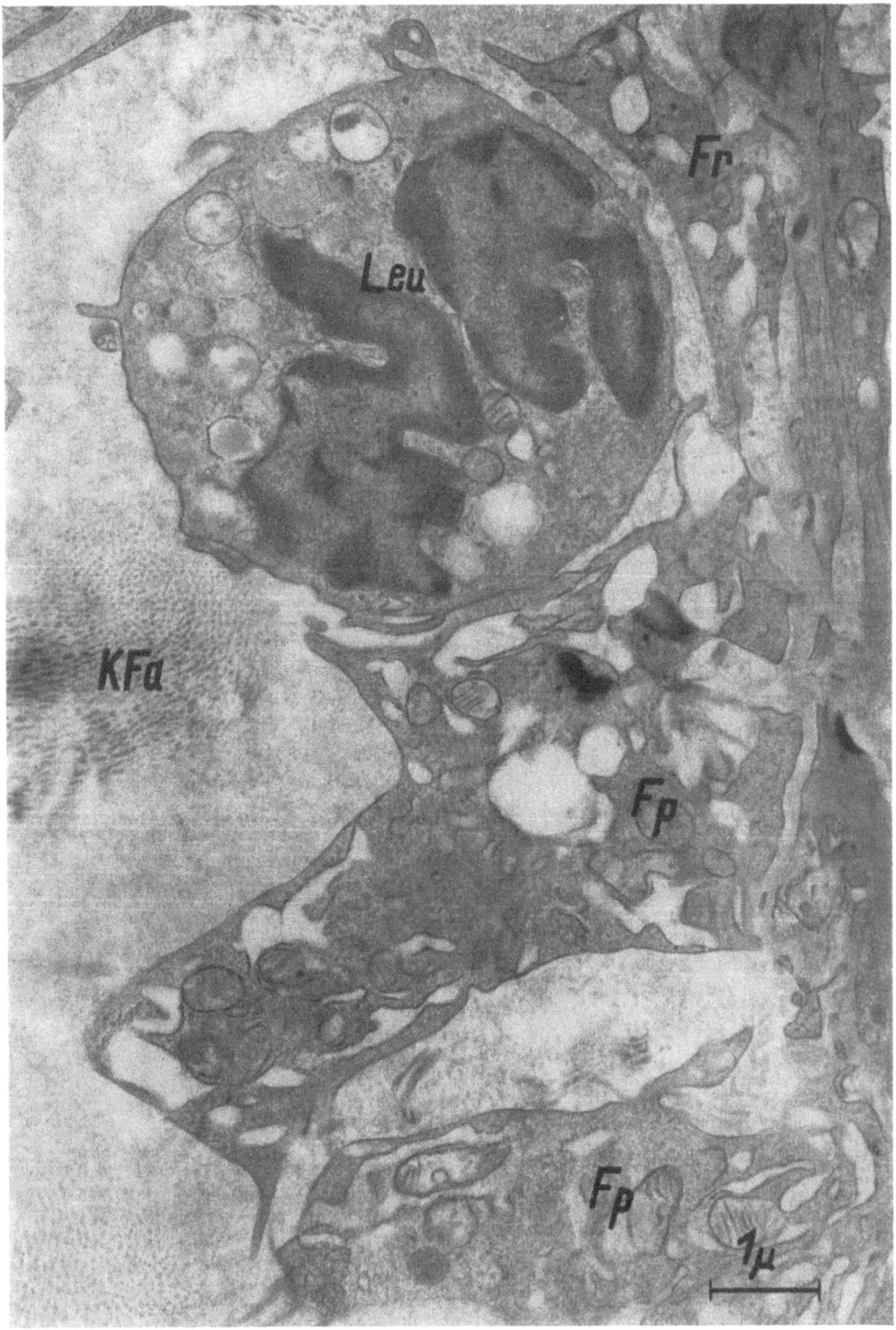
Fr
Leu
KFa
Fp
Fp
1μ

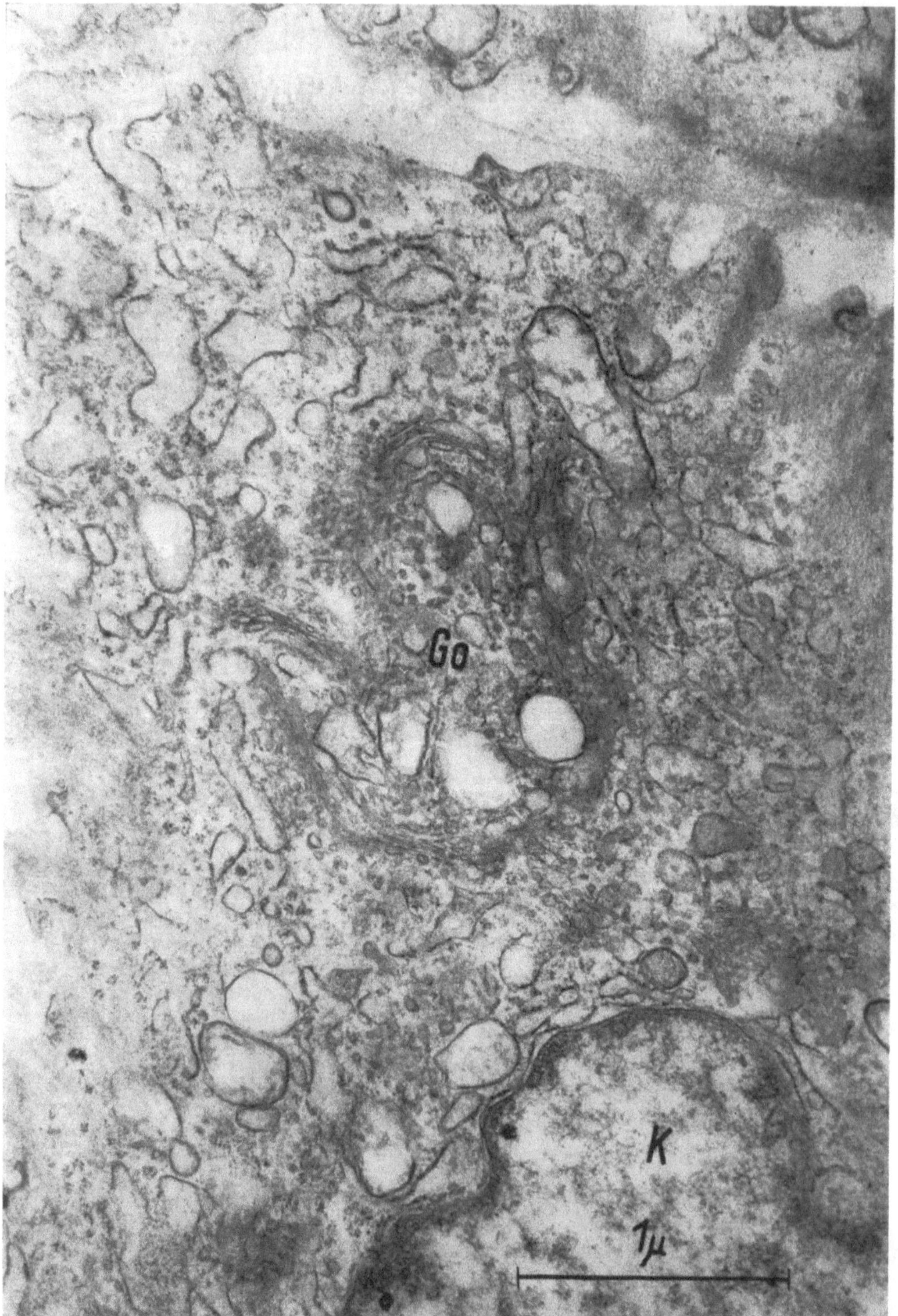

287

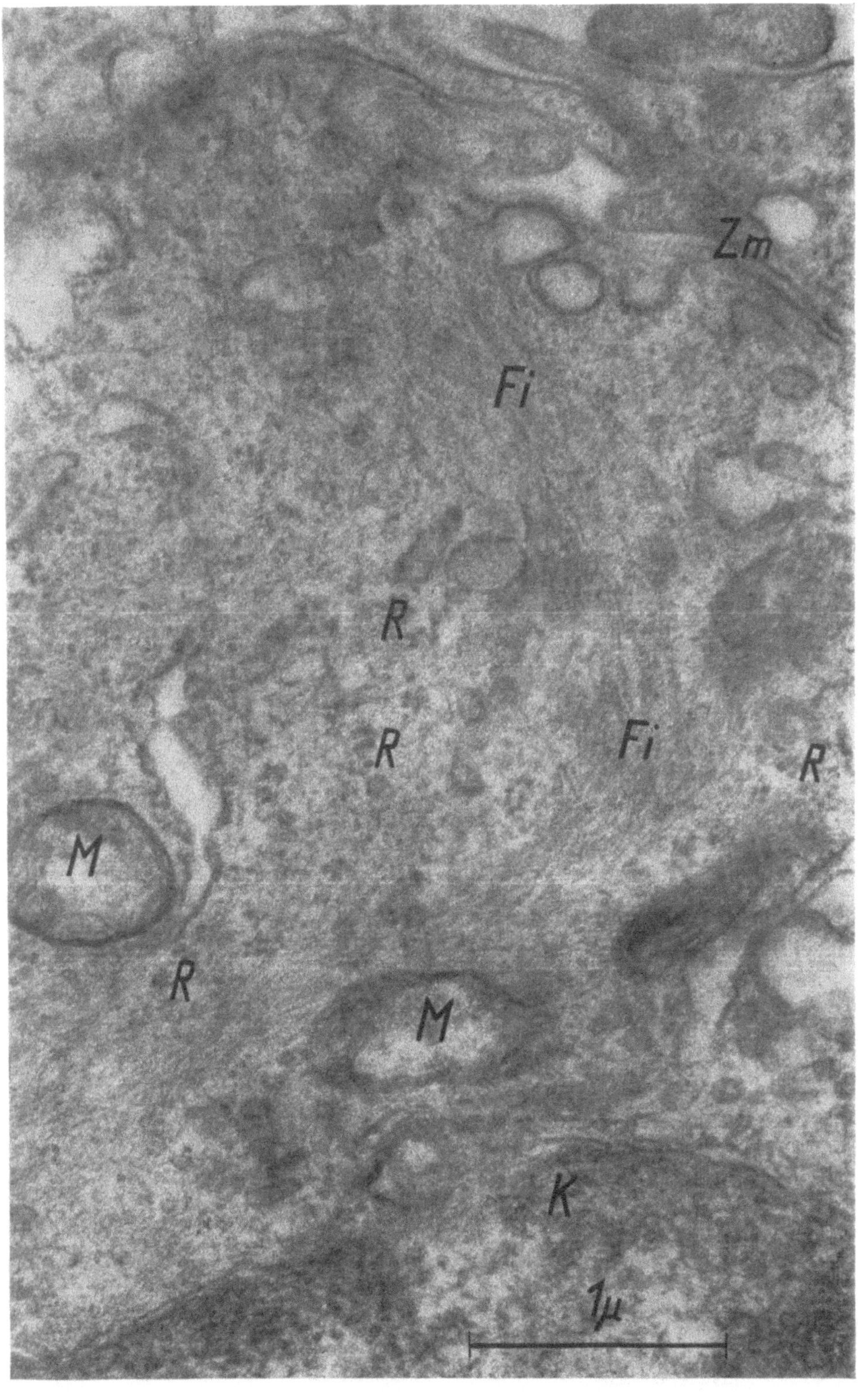
Zm
Fi
R
R
Fi
R
M
R
M
K
1μ

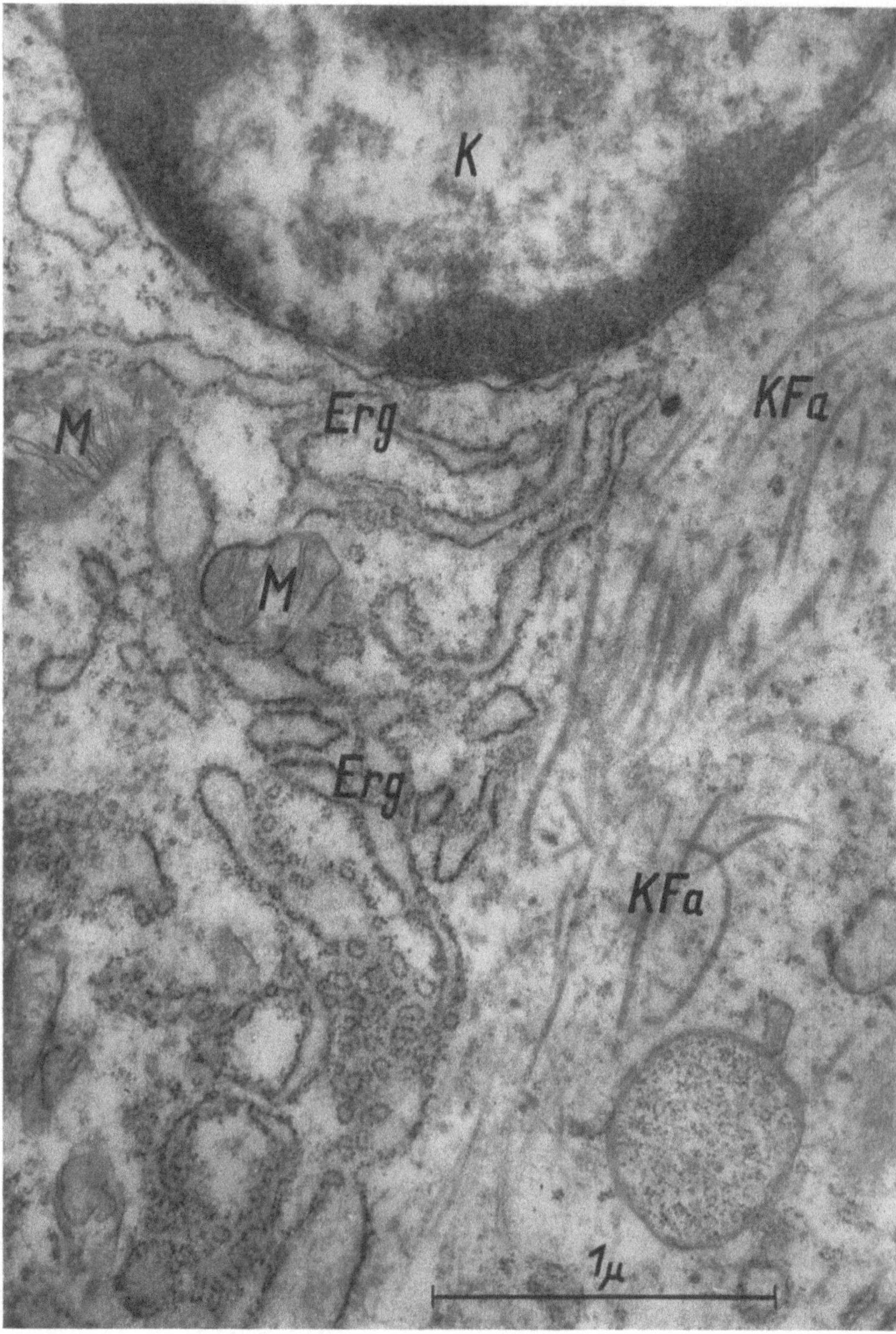
K
Erg
M
KFa
M
Erg
KFa
1μ

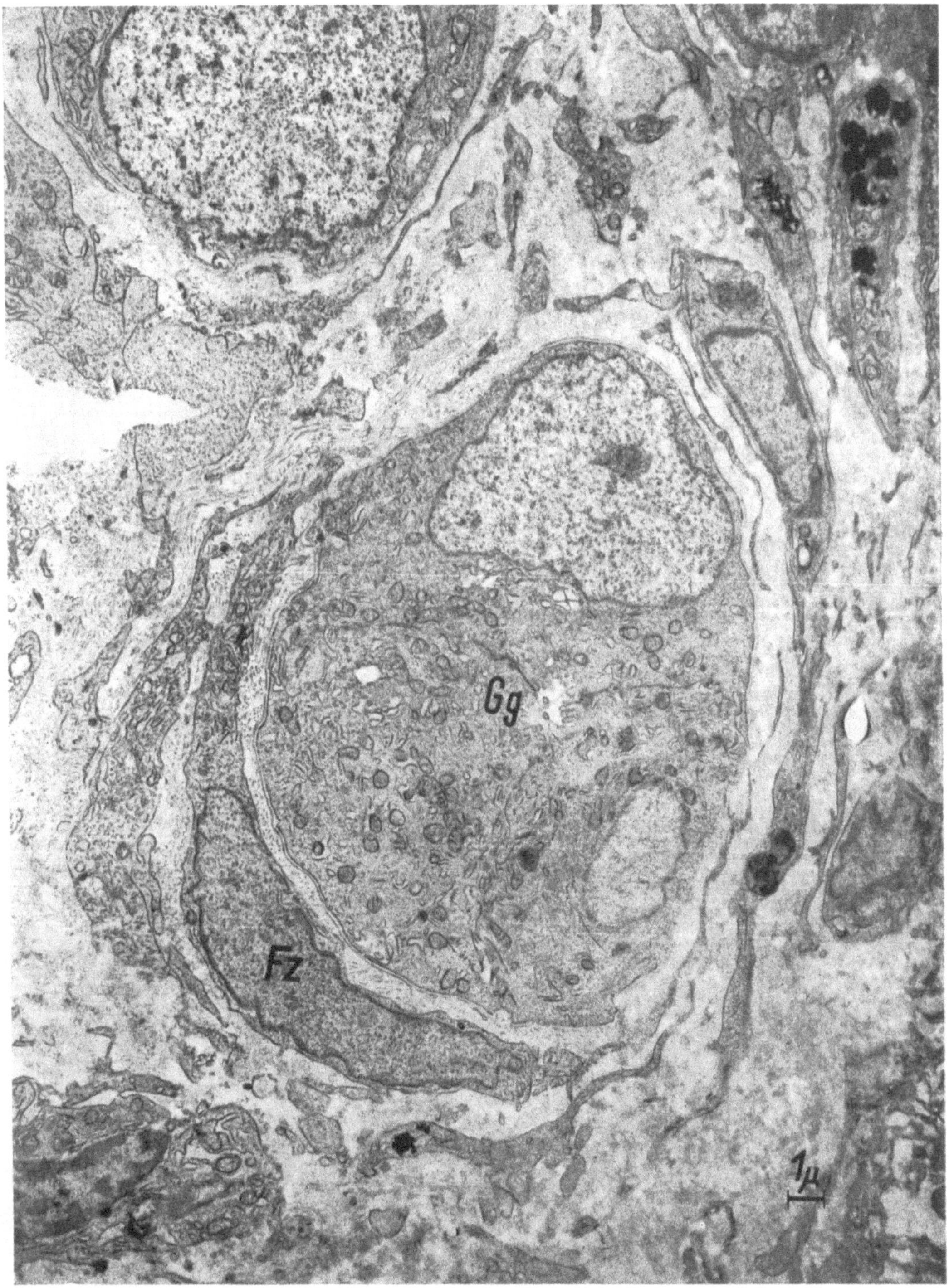
Gg
Fz
1μ

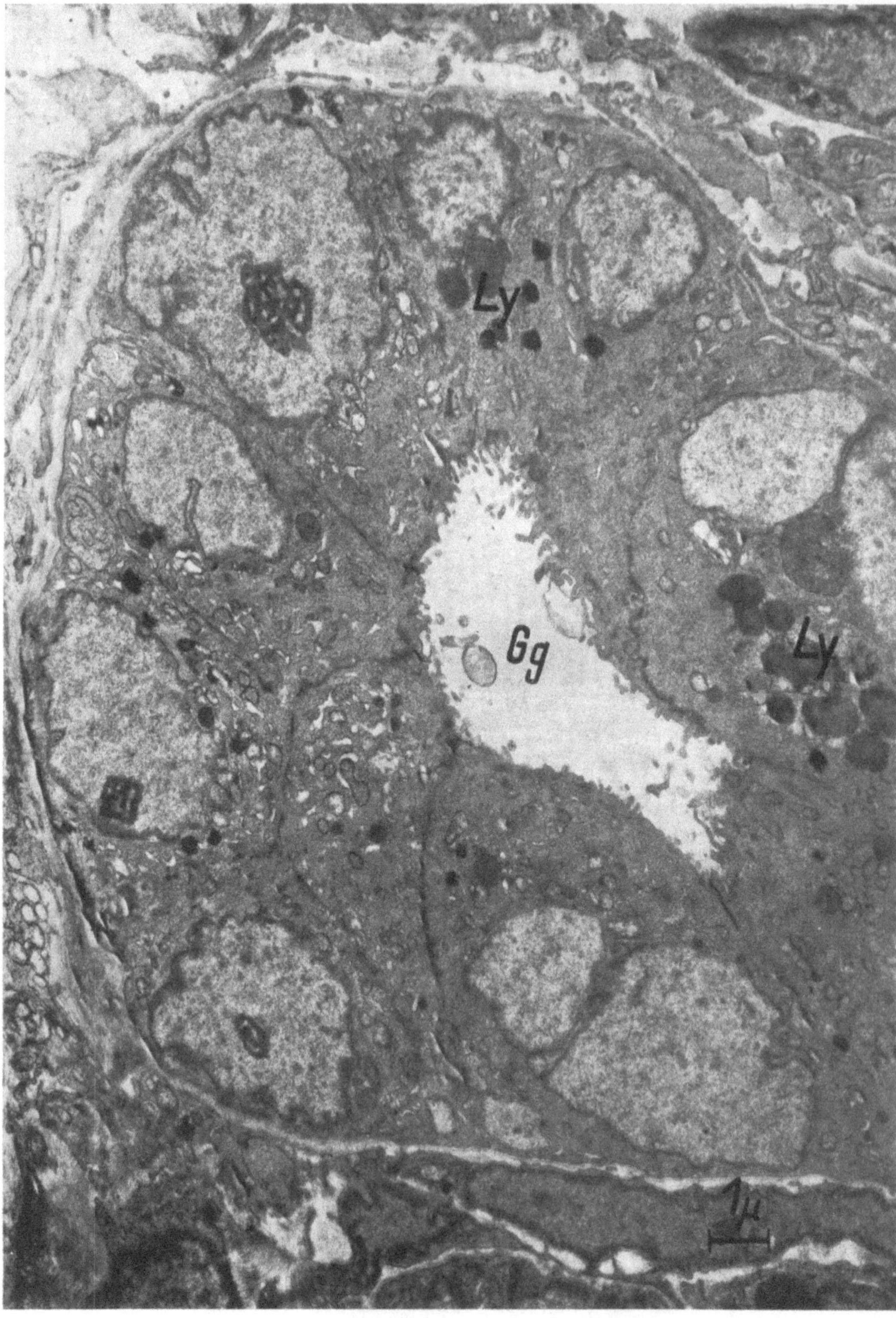

291

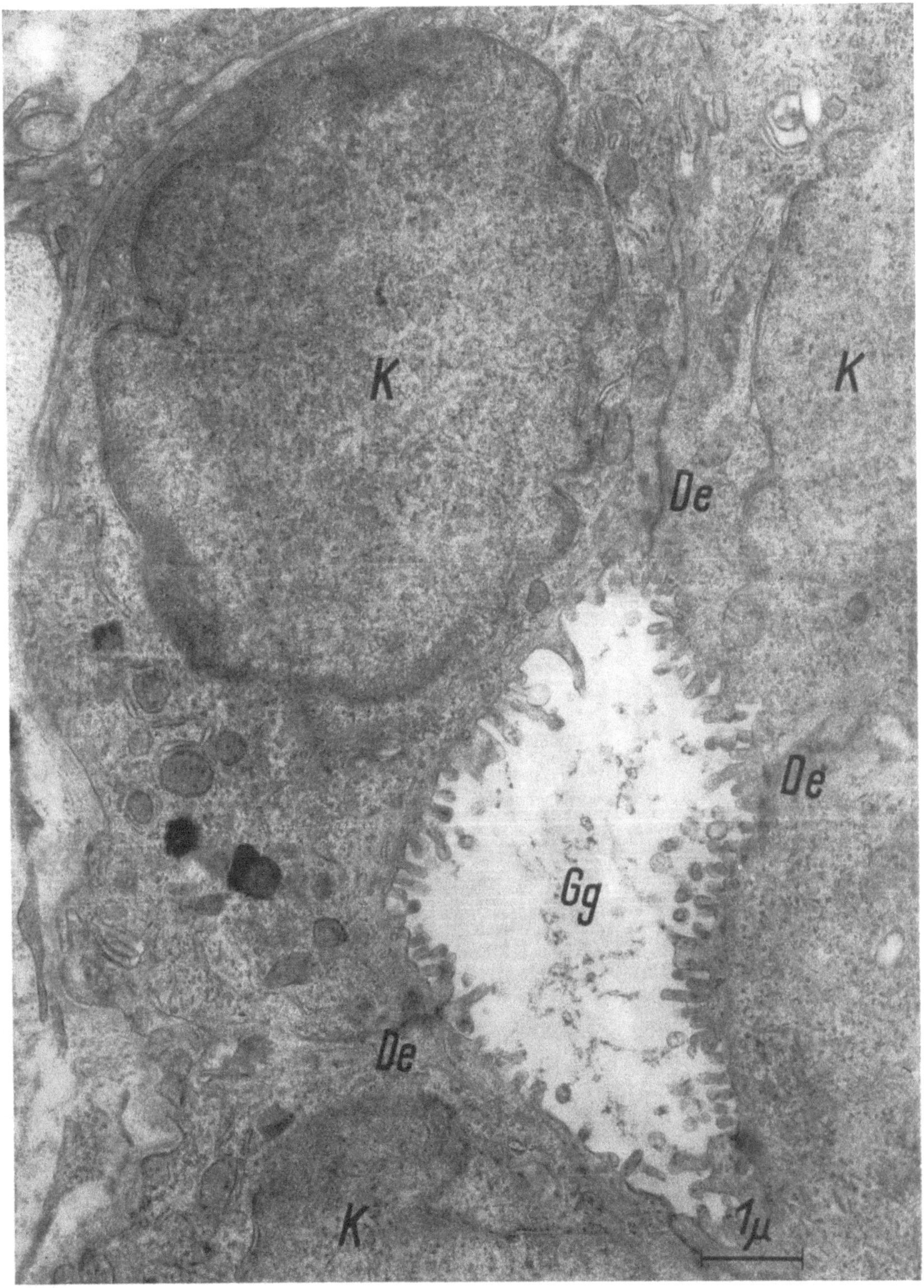
K
K
De
De
Gg
De
K
1μ

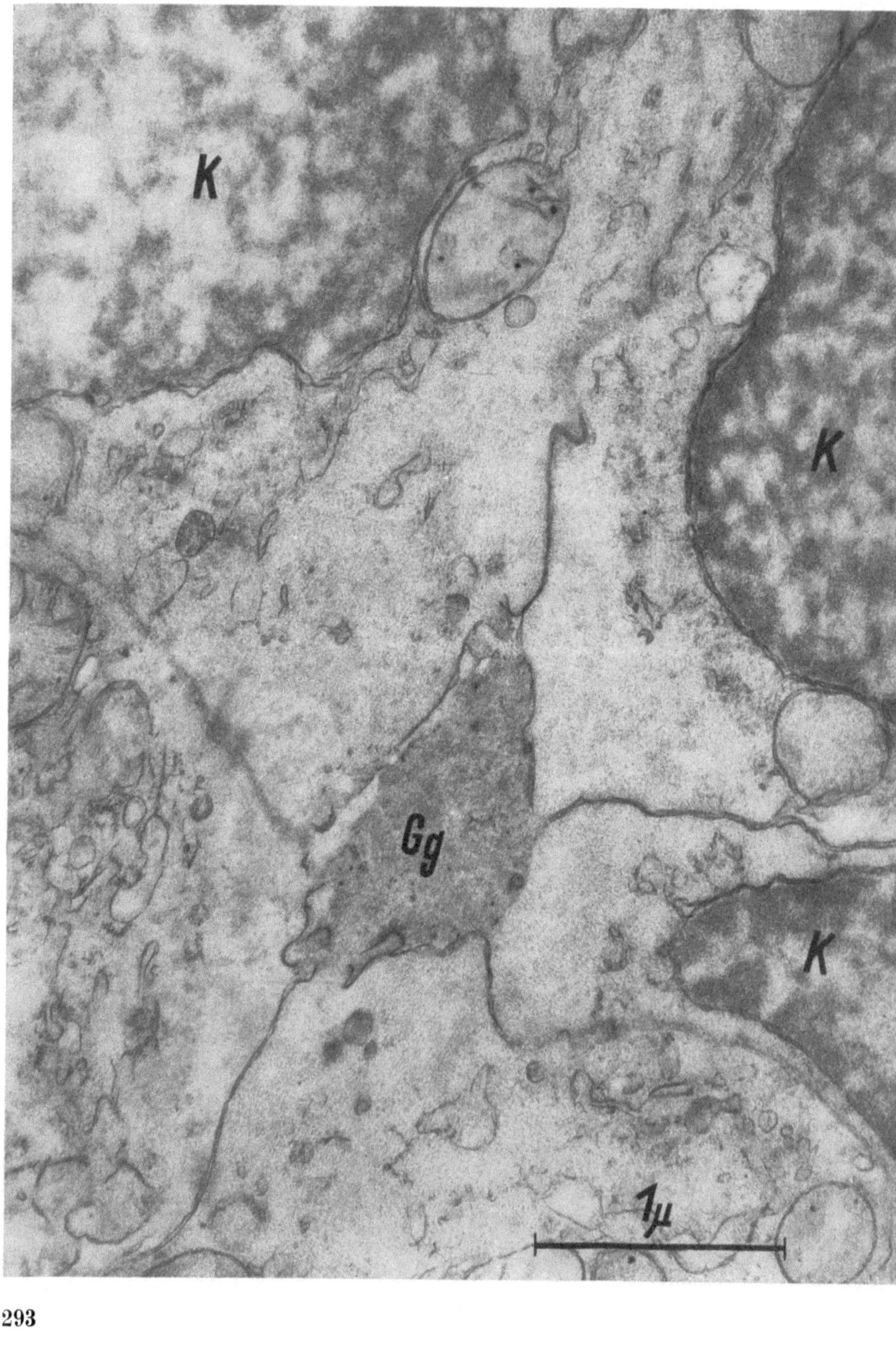

293

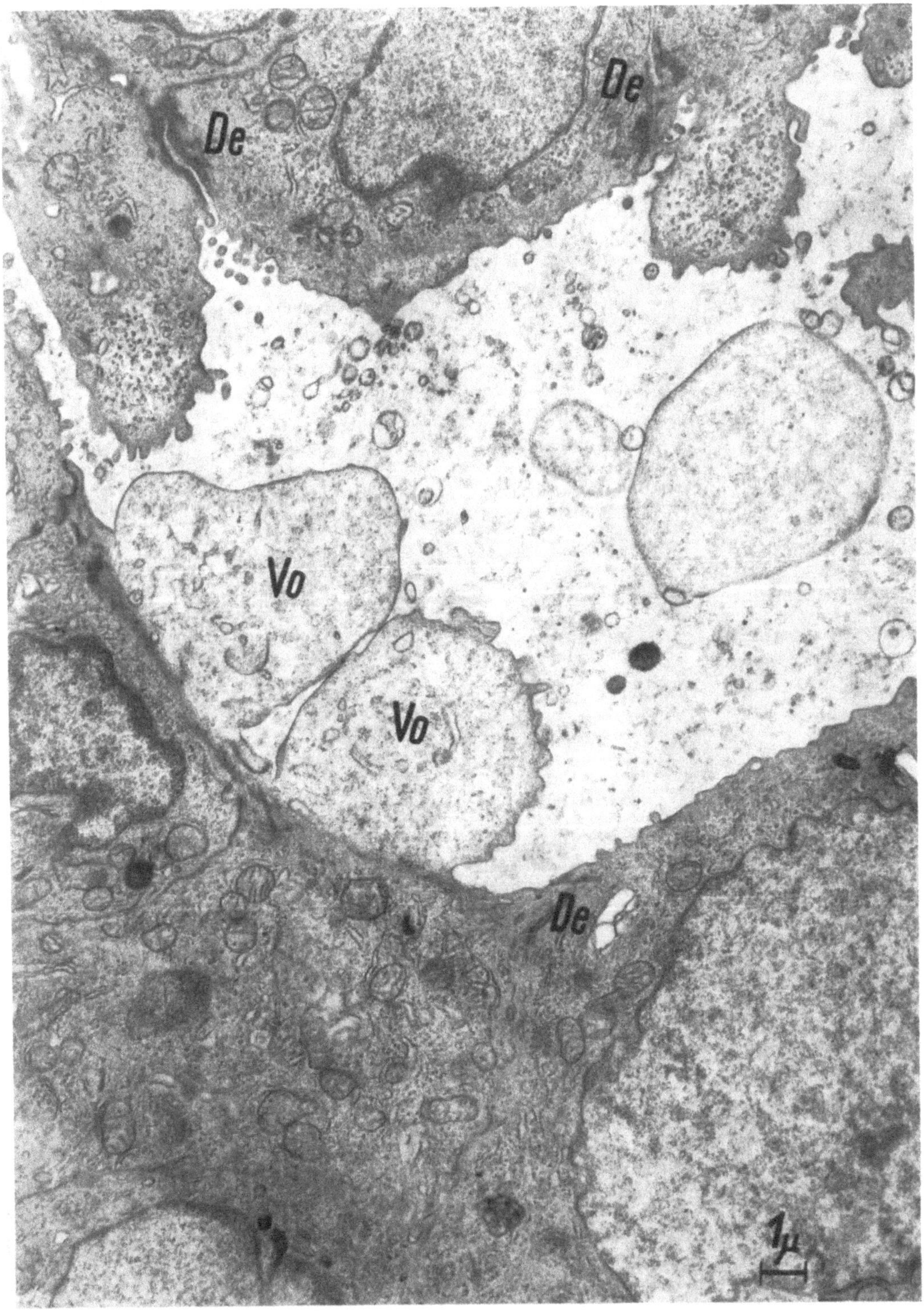
De
De
Vo
Vo
De
1μ

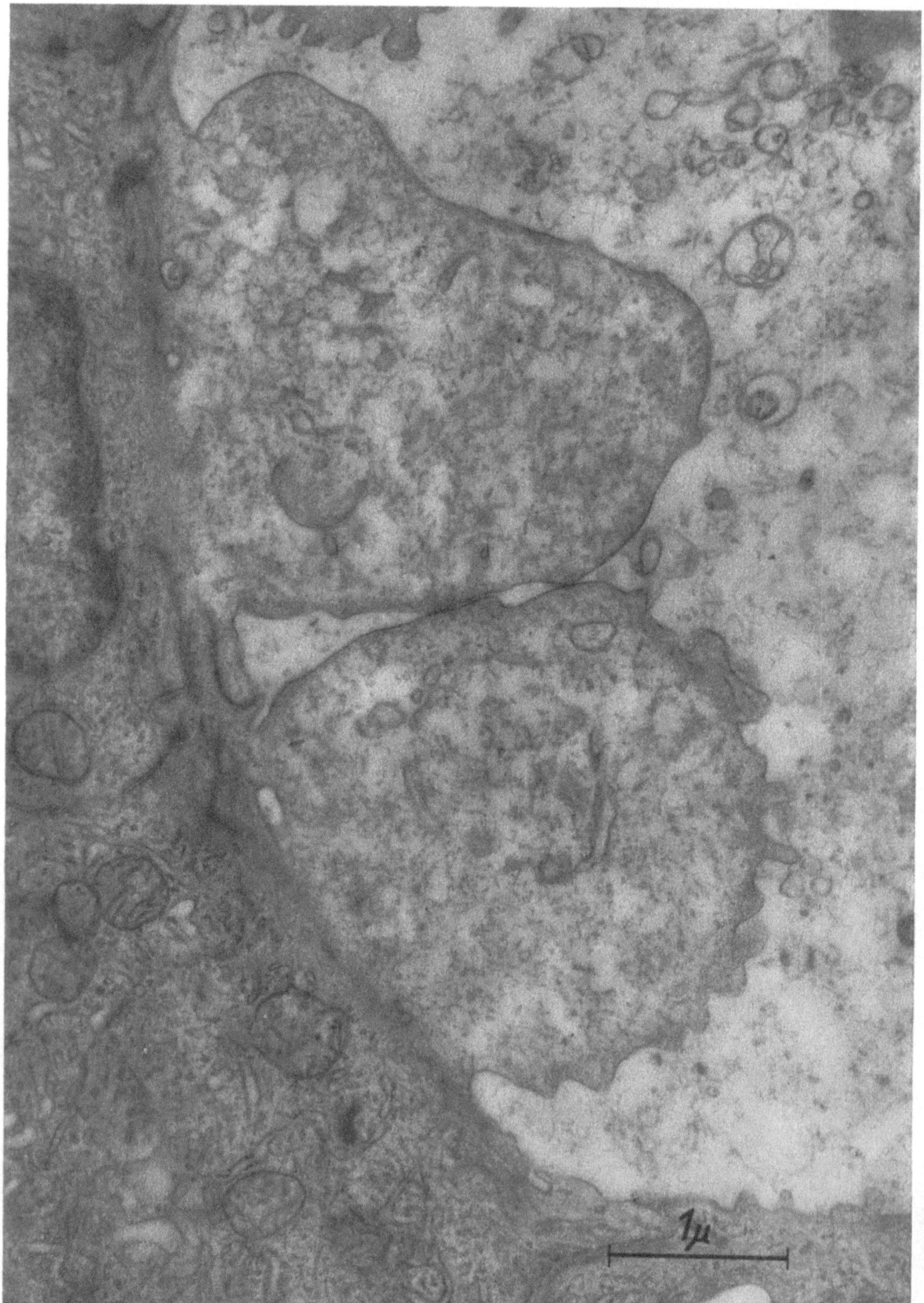
1μ

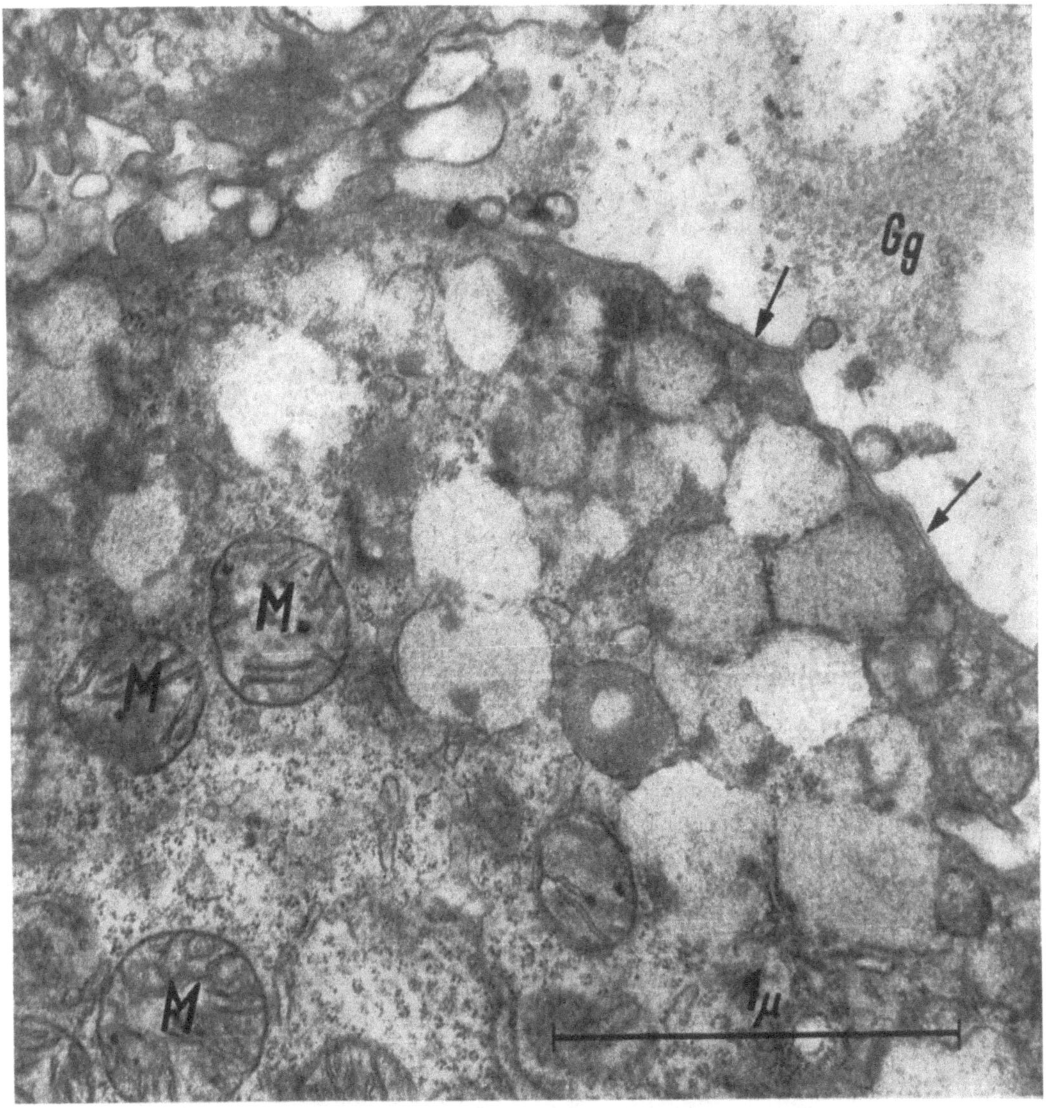
Gg
M.
M
M
1μ

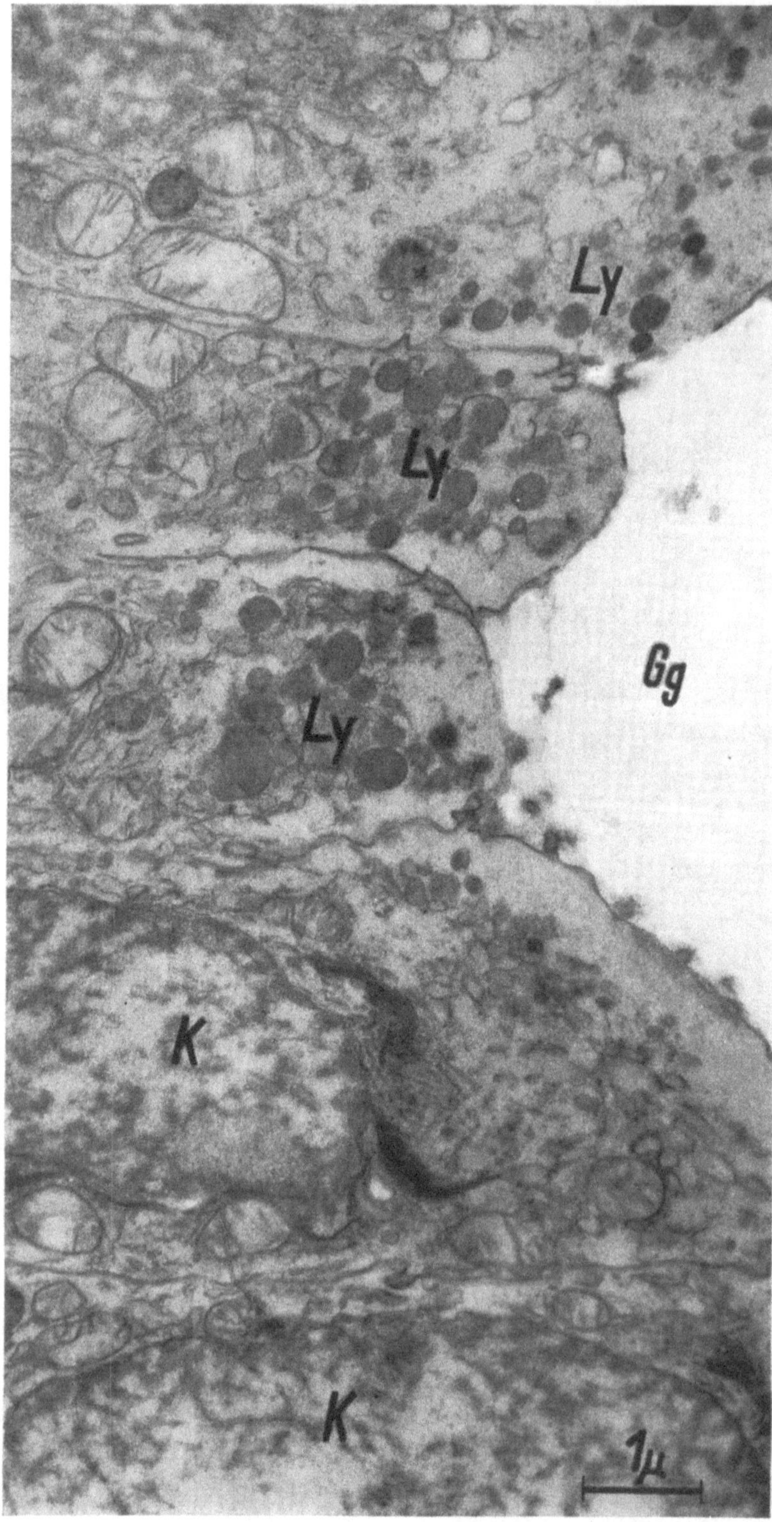
Ly
Ly
Gg
Ly
K
K
1μ

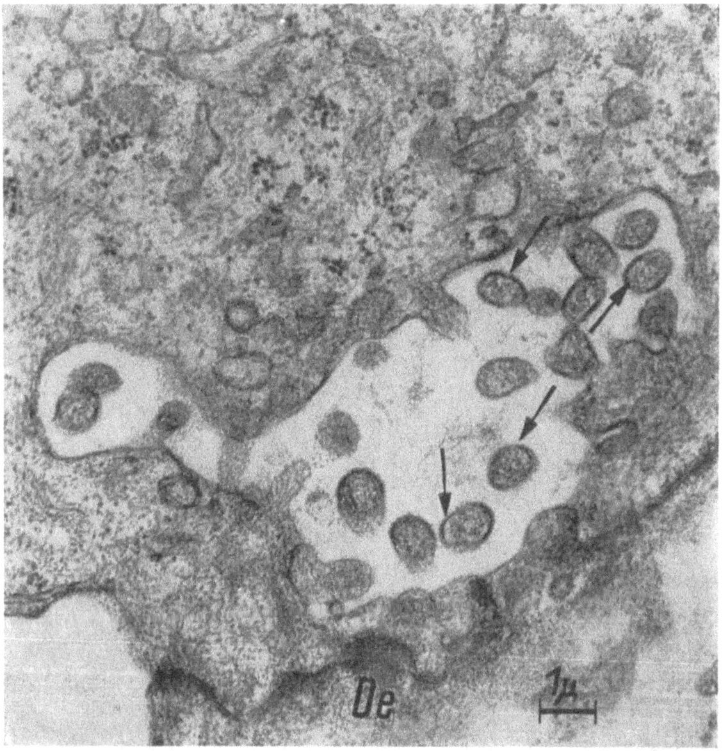

298

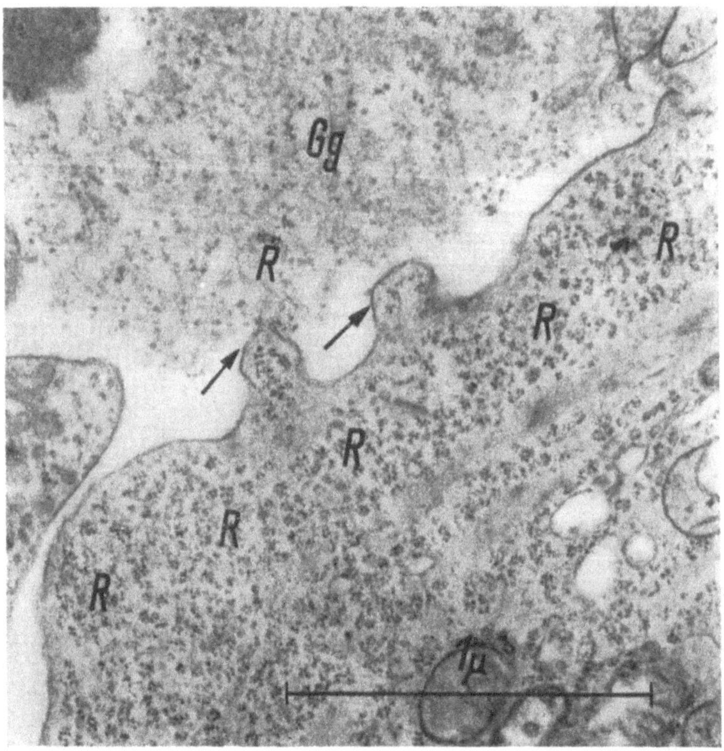

299

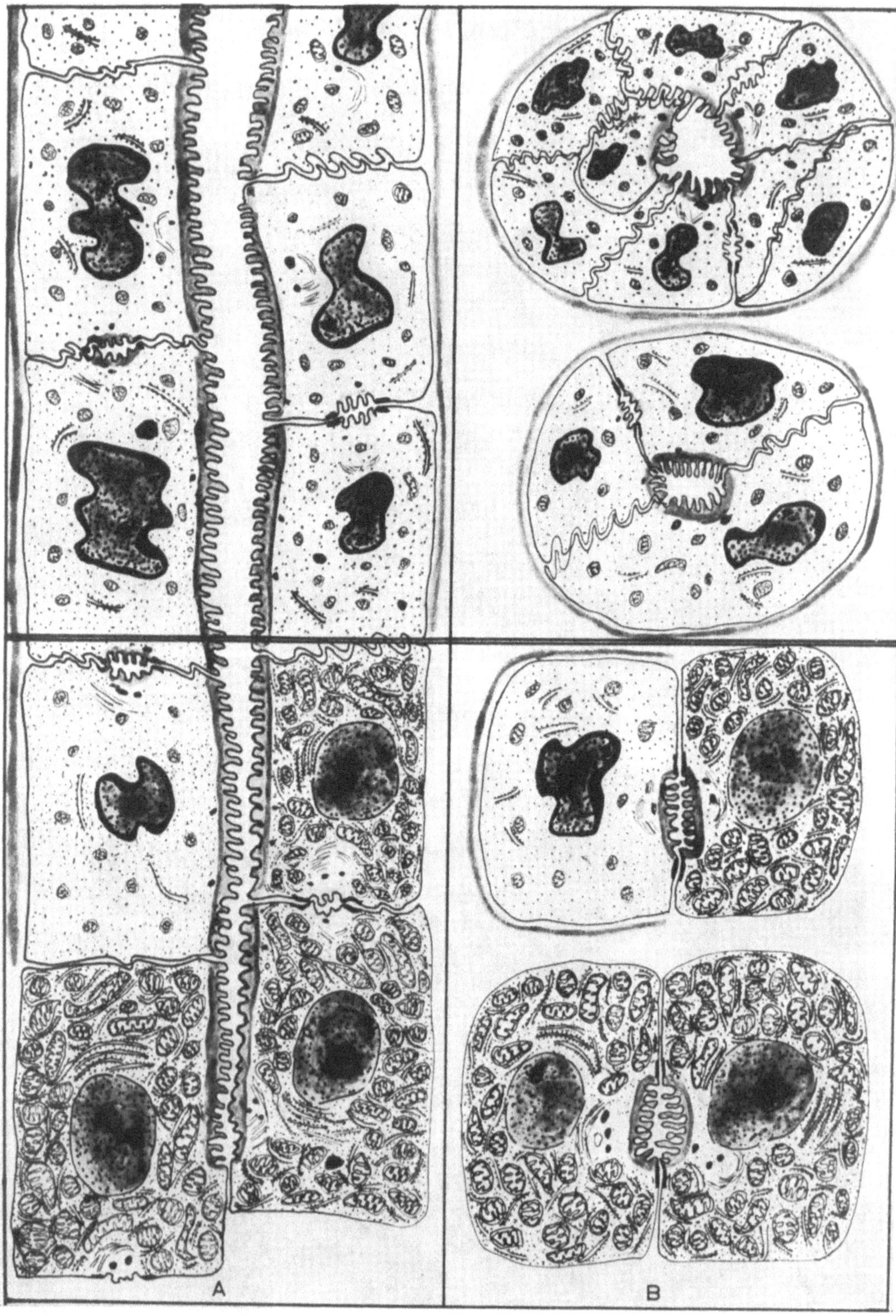
A
B

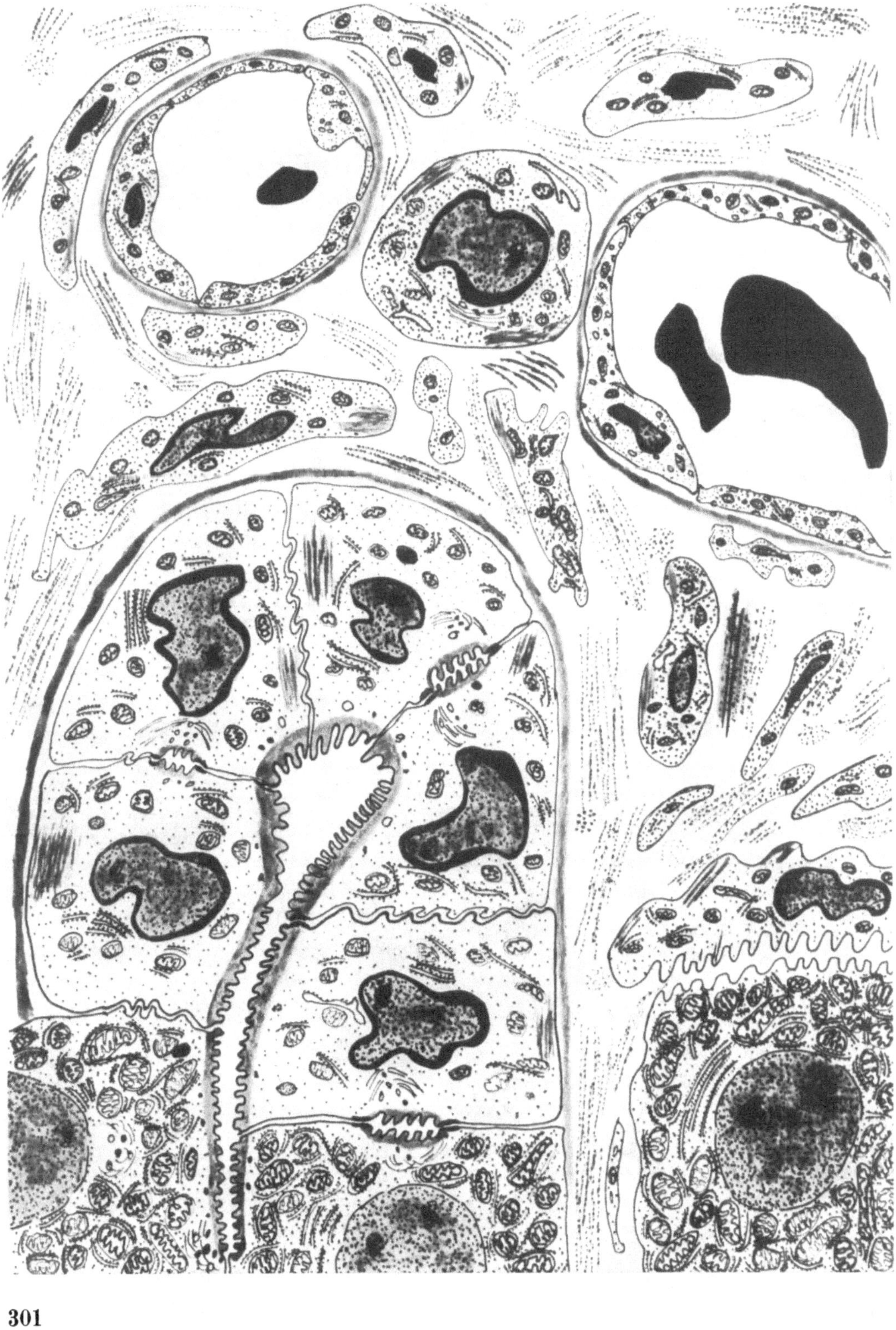

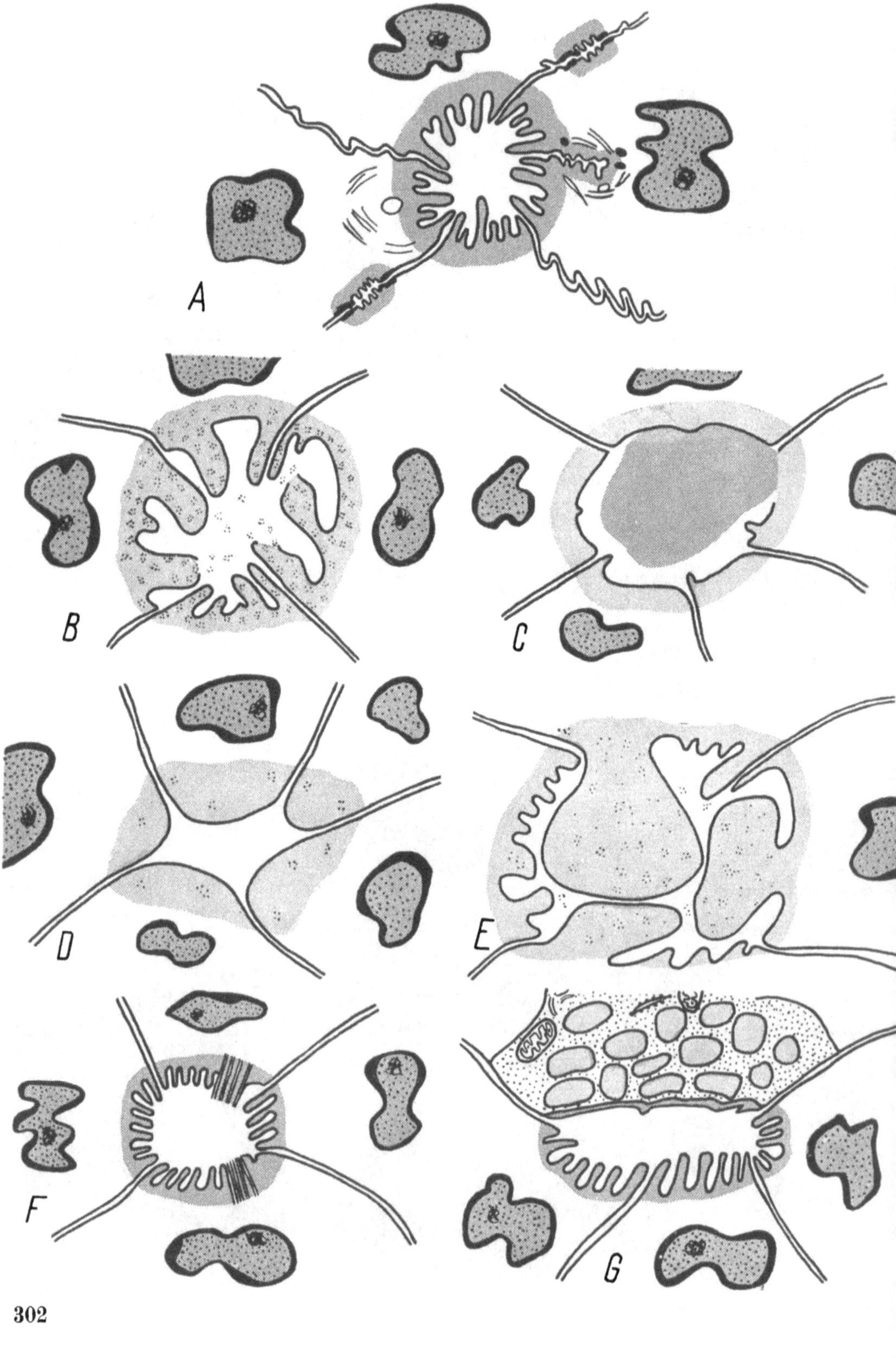
A
B
C
D
E
F
G

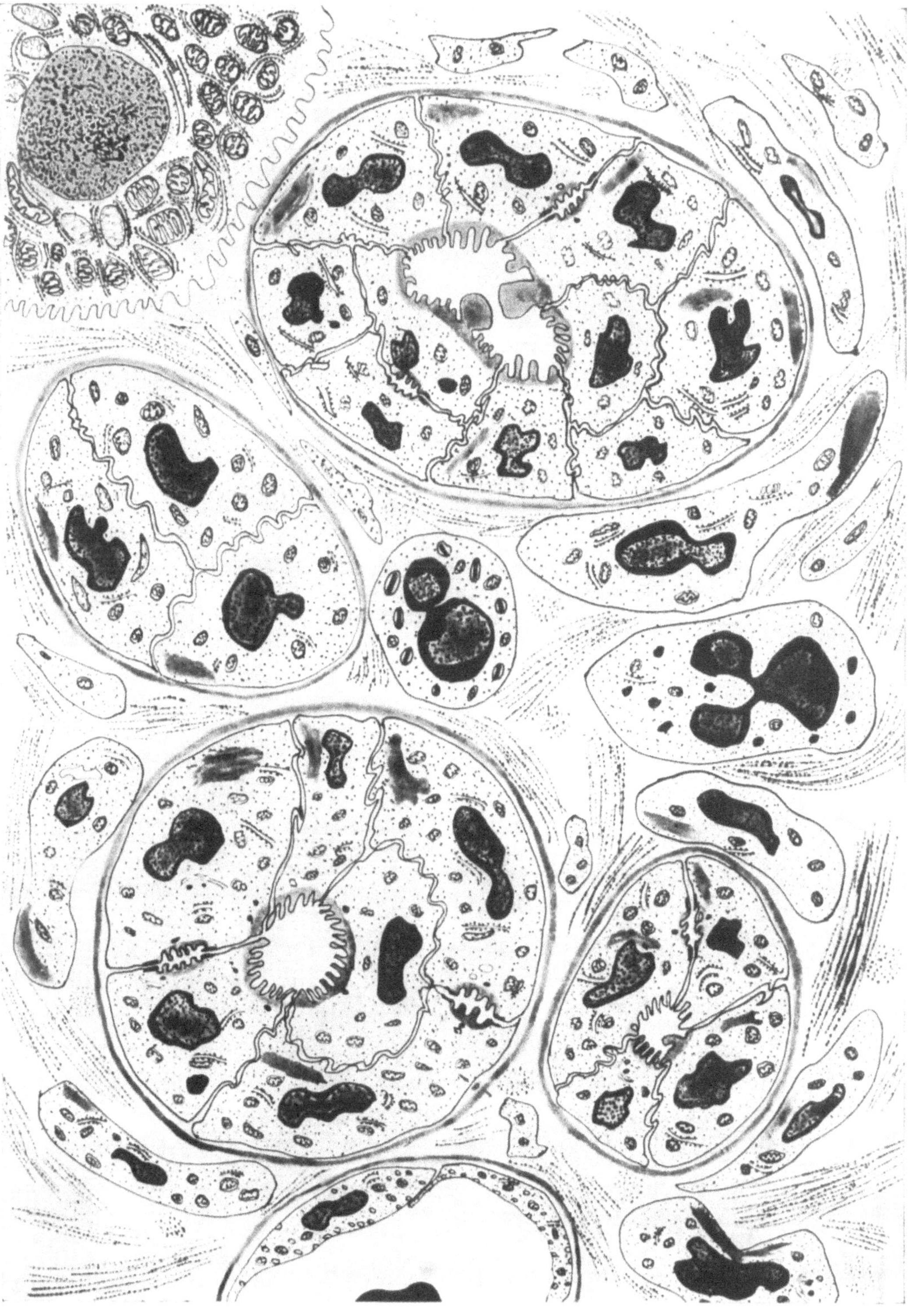

Die Leberzelle während der Proliferation

The liver cell during proliferation

Печеночная клетка во время пролиферации

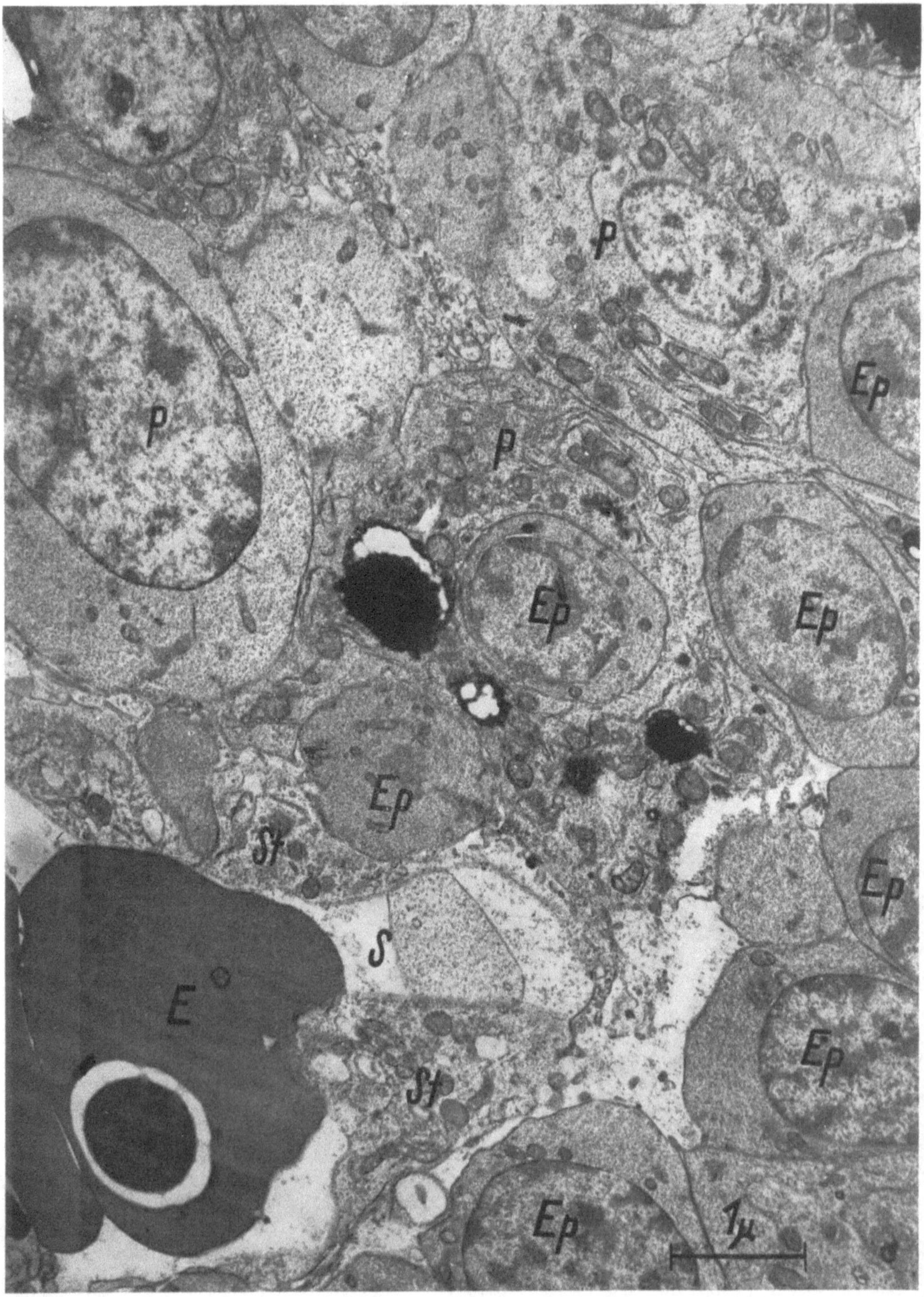
P
P
P
Ep
Ep
Ep
Ep
Ep
Ep
Ep
St
St
S
E
1μ

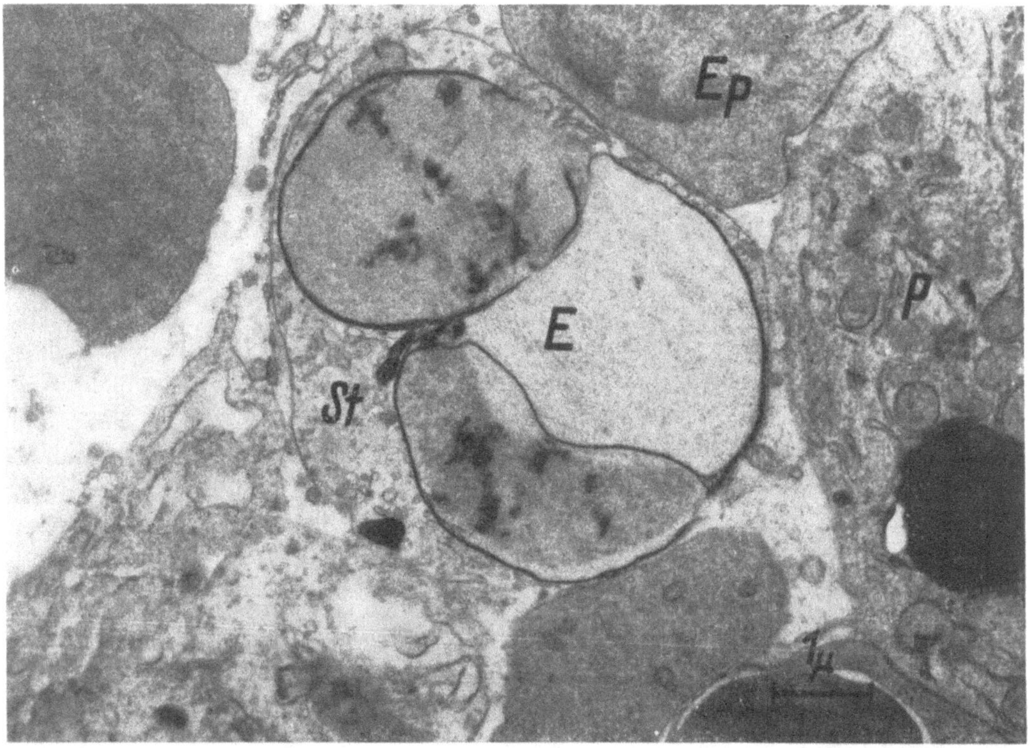

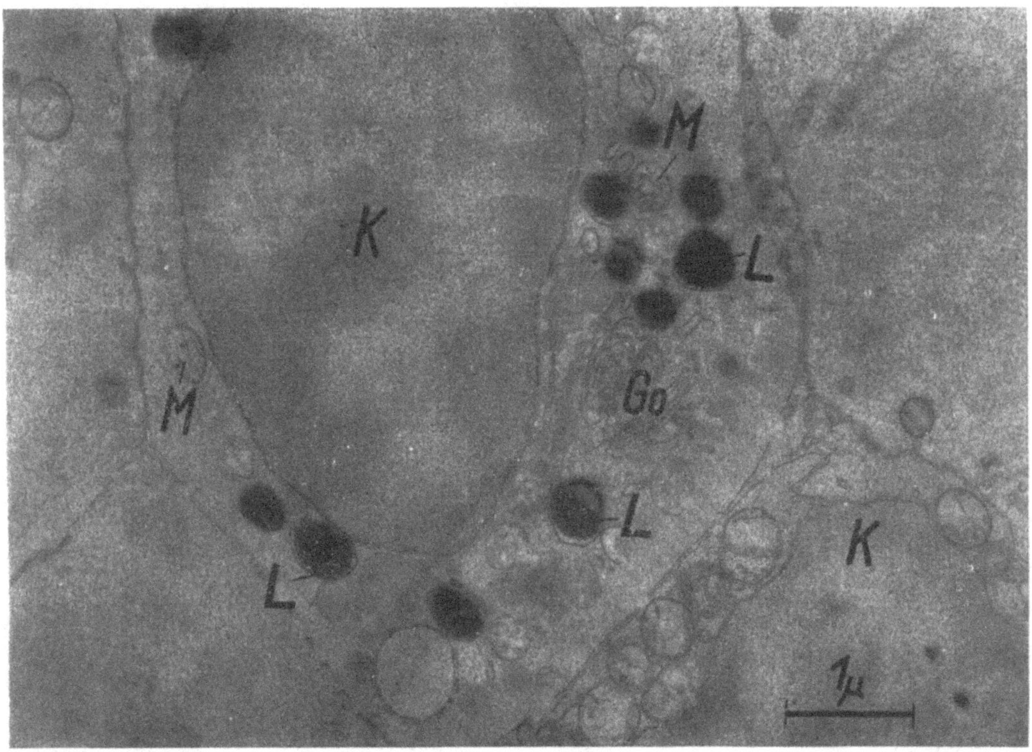

305 306

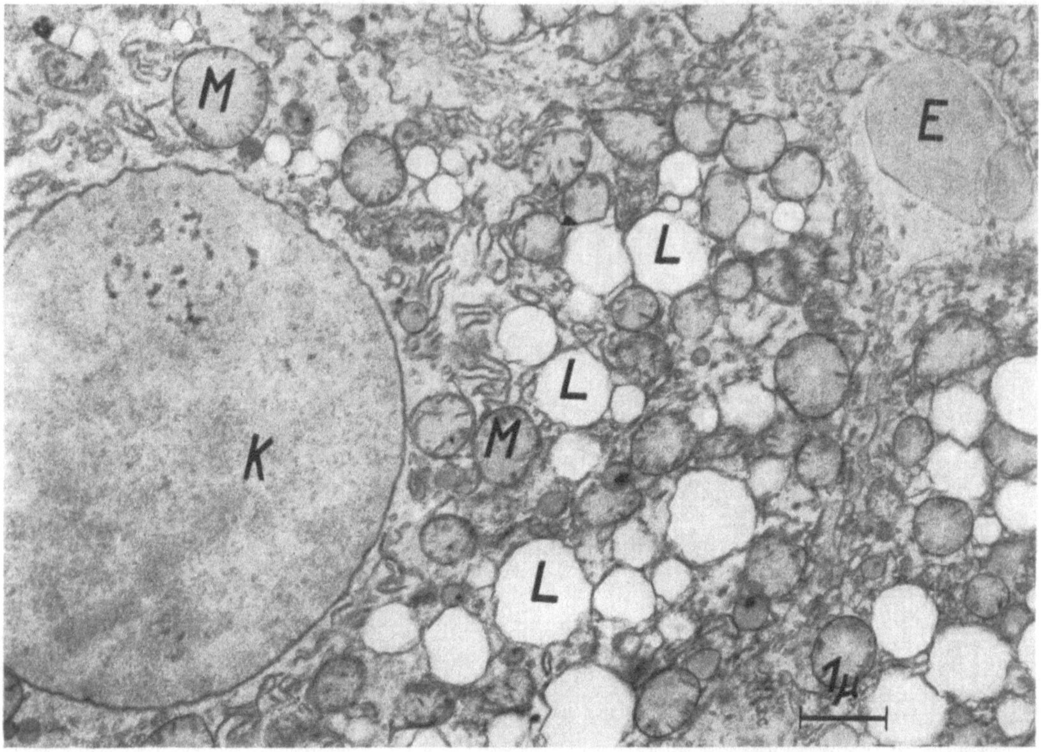

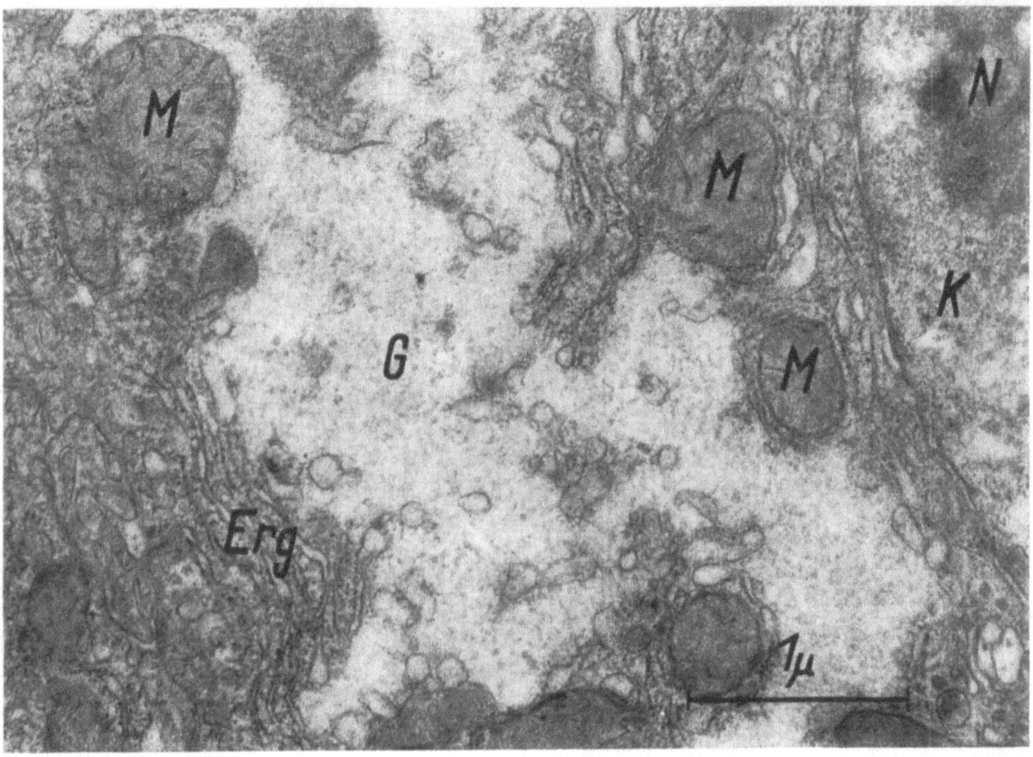

307 308

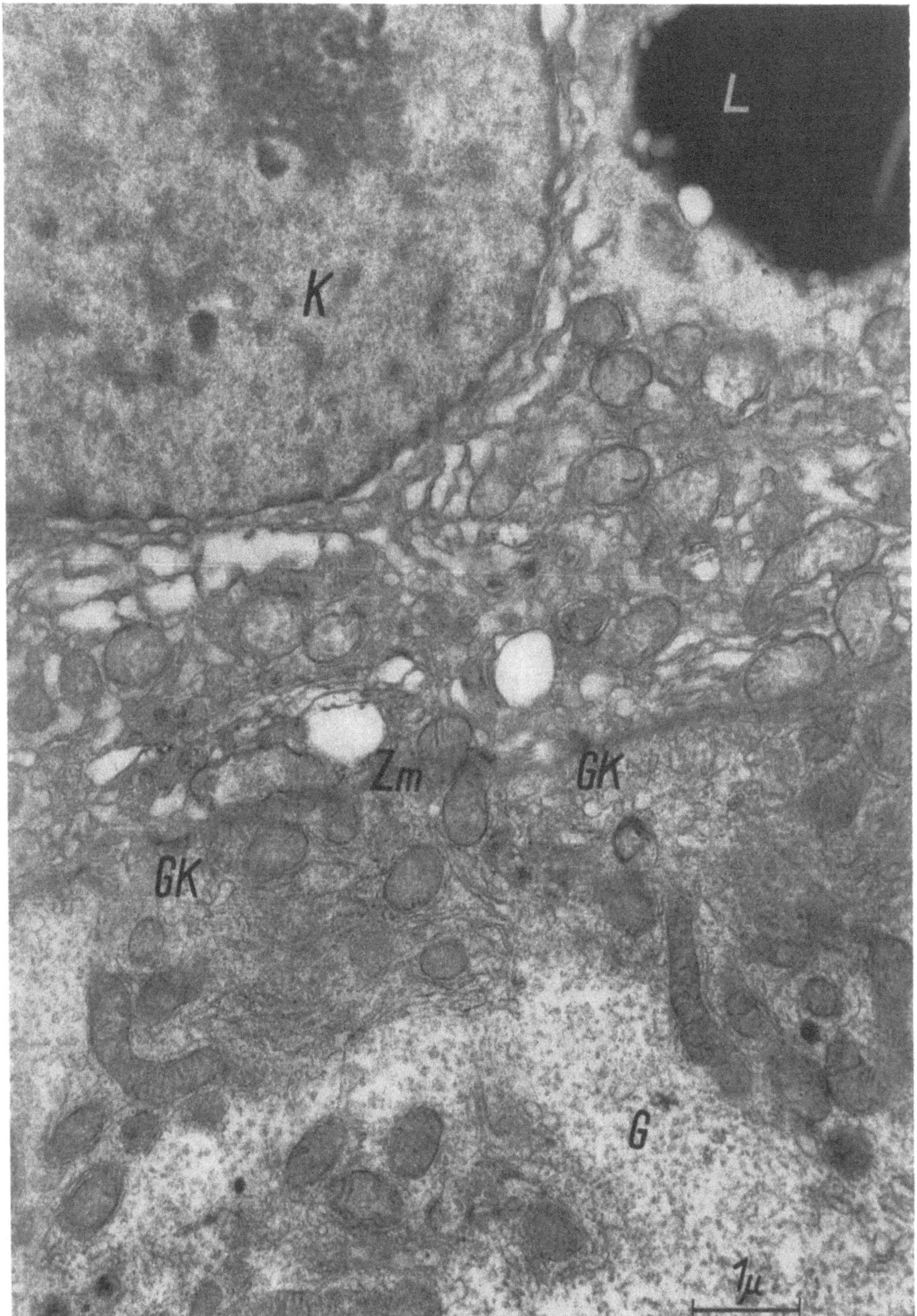
L
K
Zm
GK
GK
G
1μ

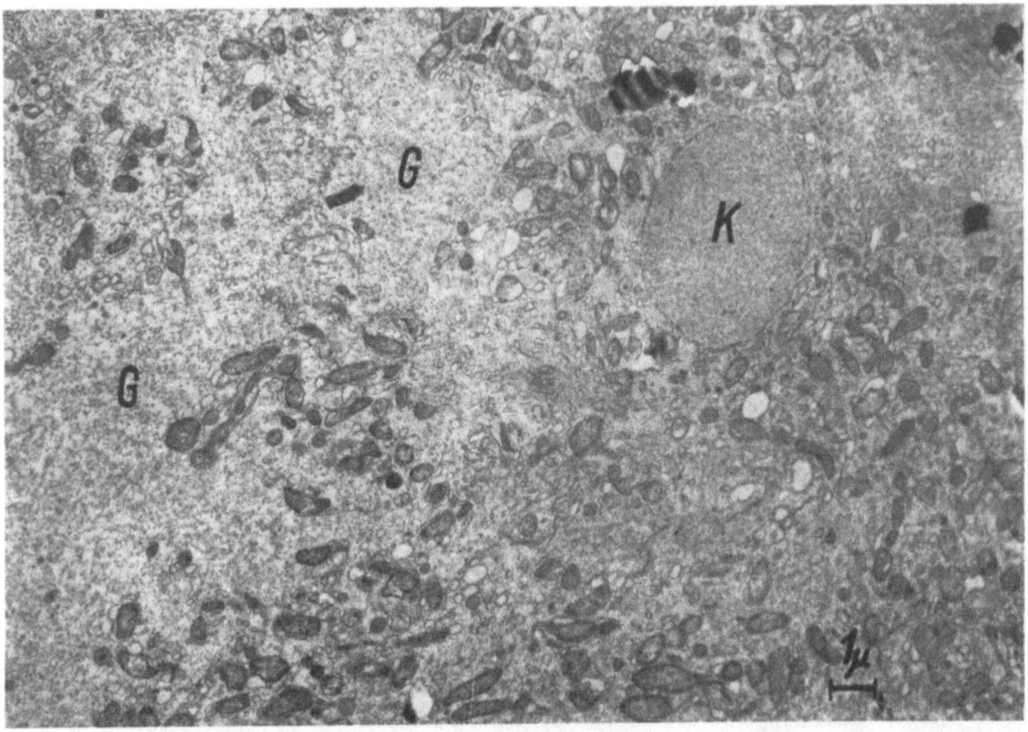

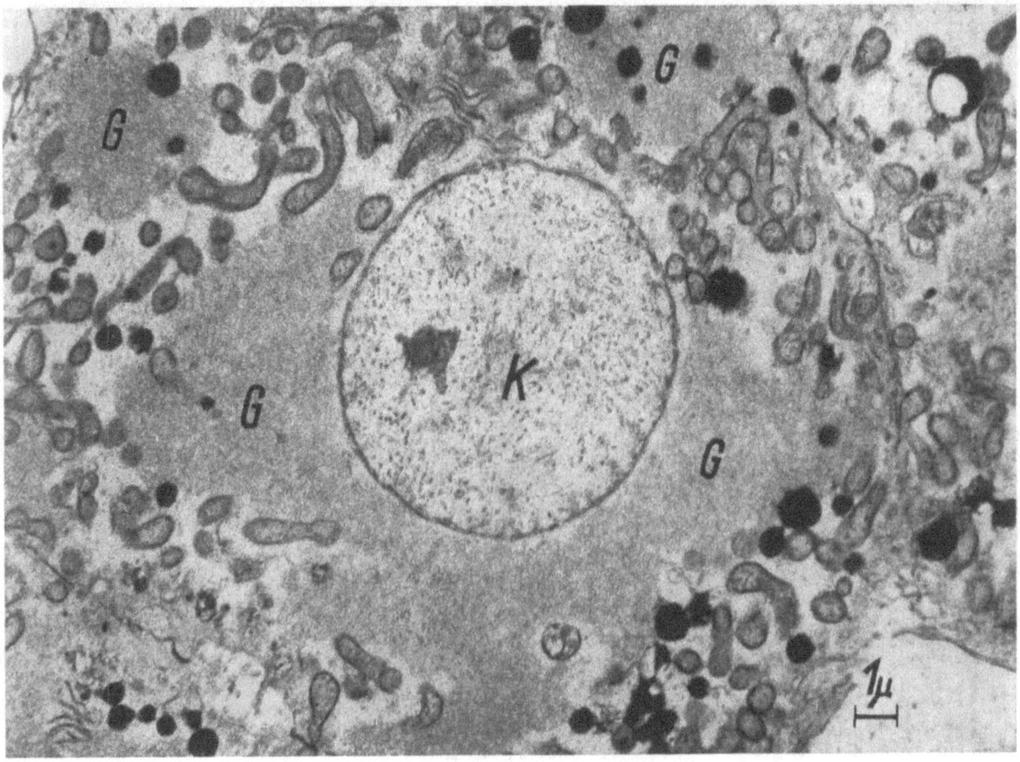

310 311

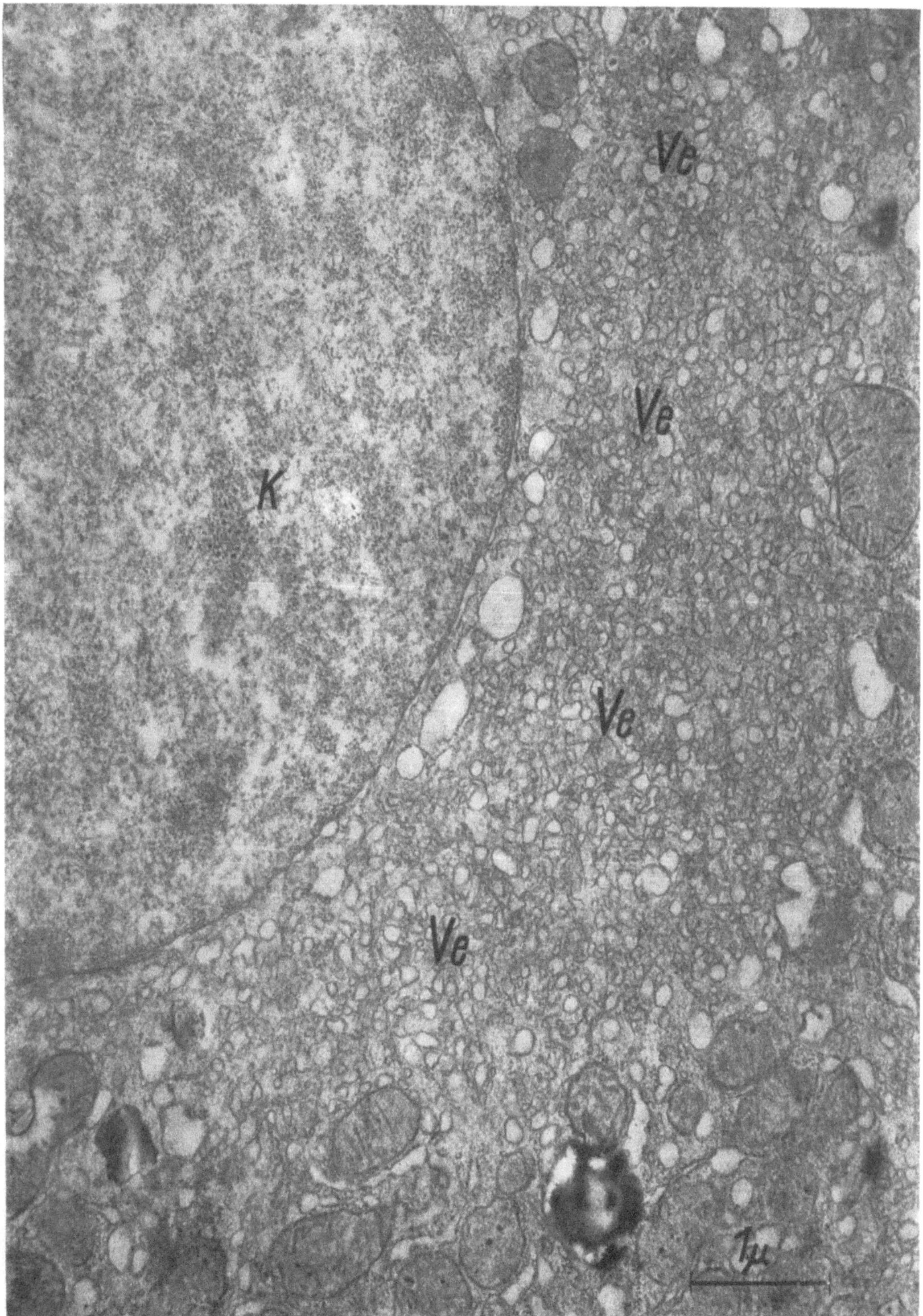
Ve
Ve
K
Ve
Ve
1µ

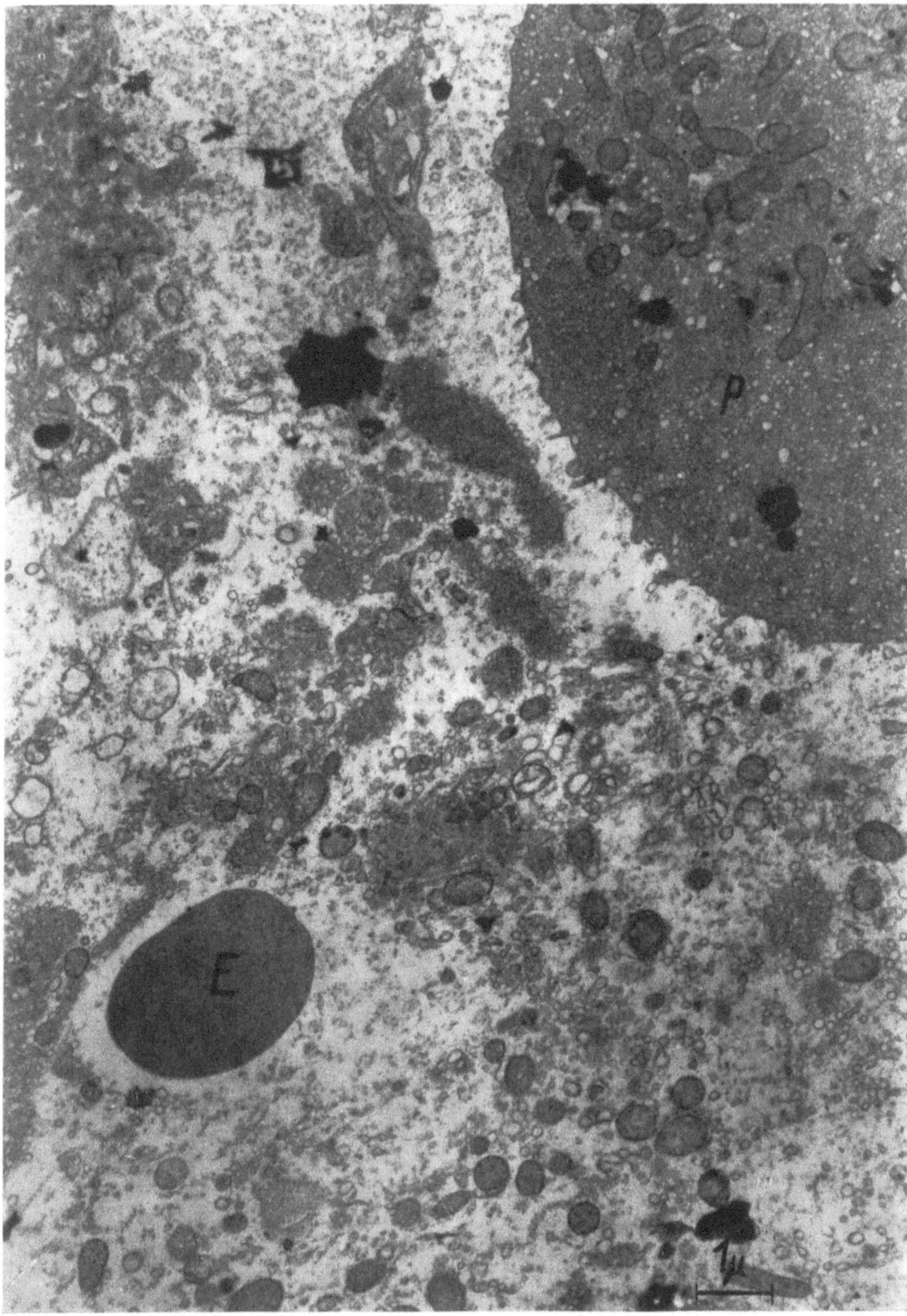
P
E
1µ

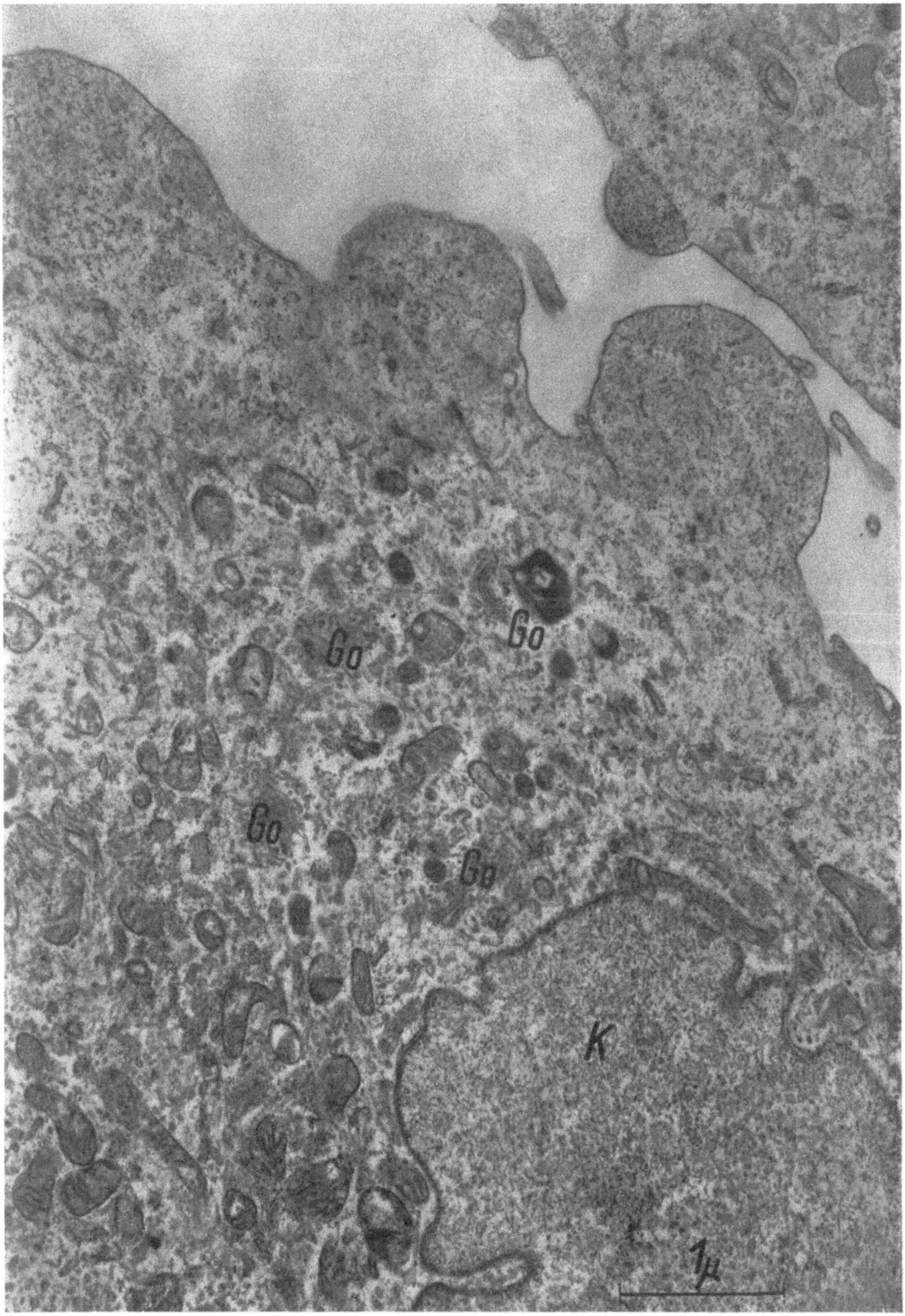
Go
Go
Go
Go
K
1μ

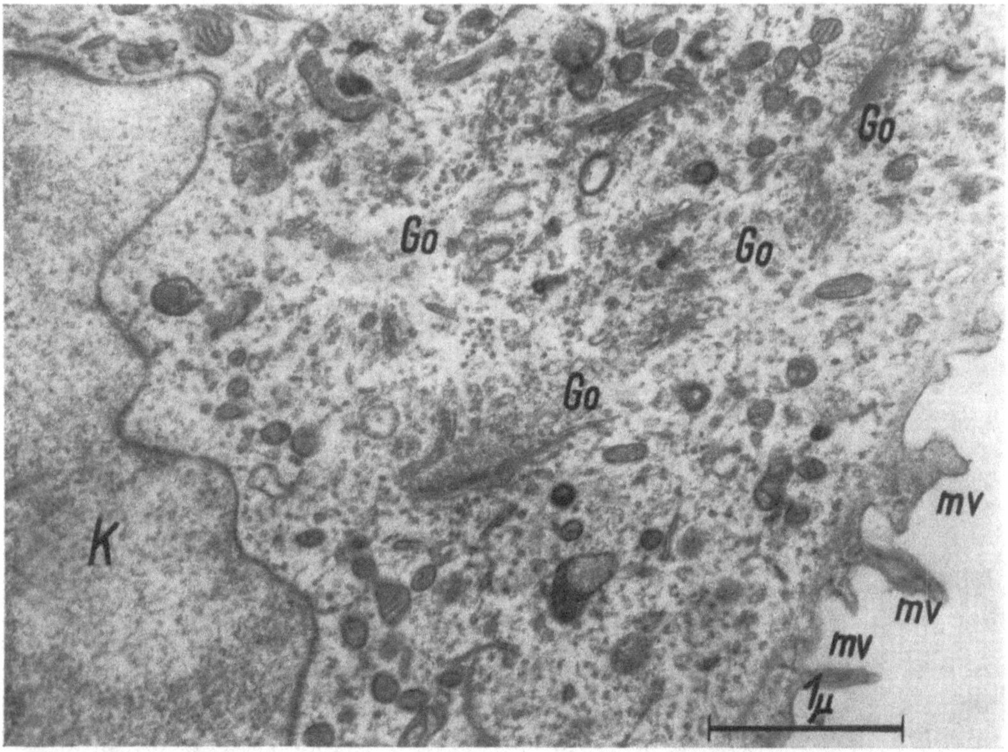

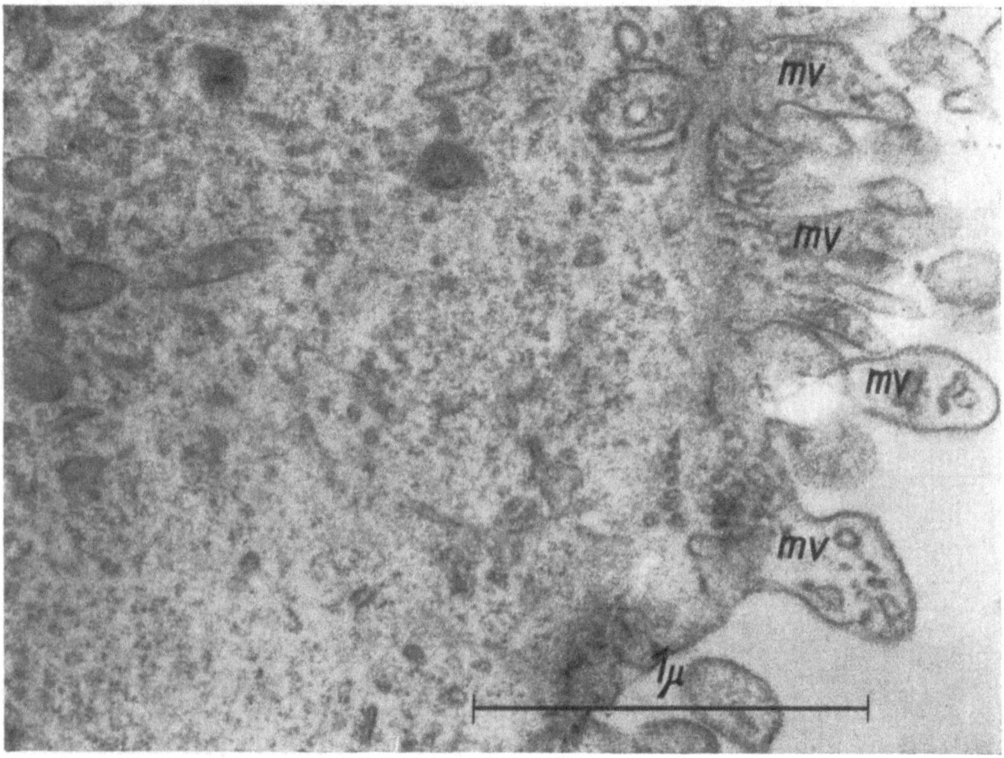

315 316

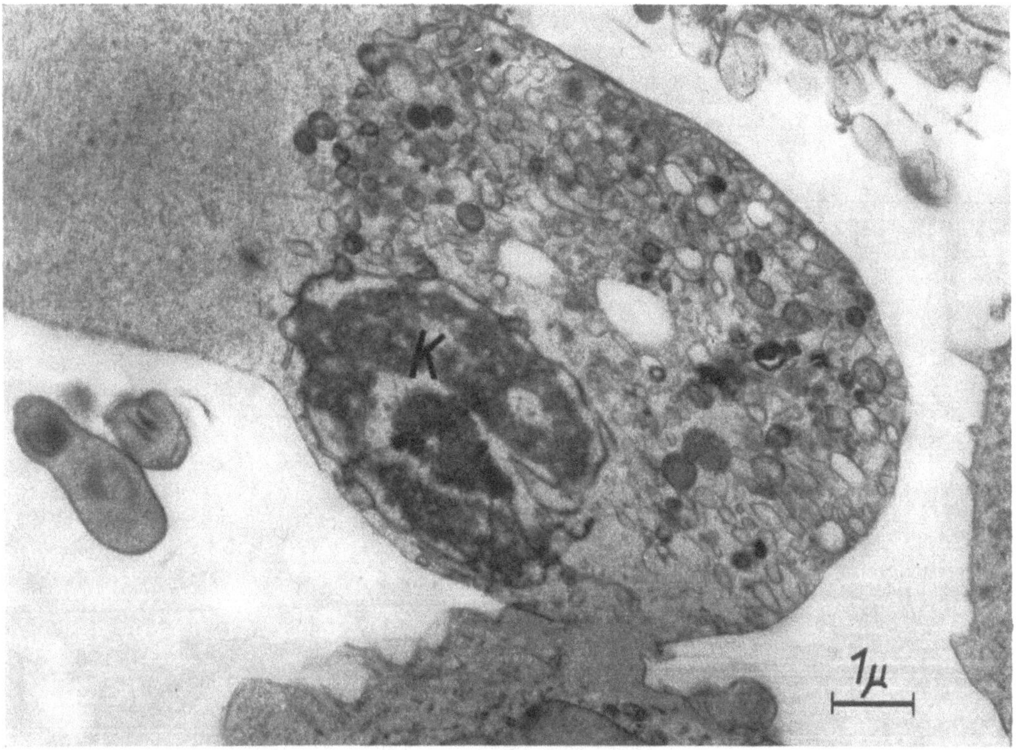

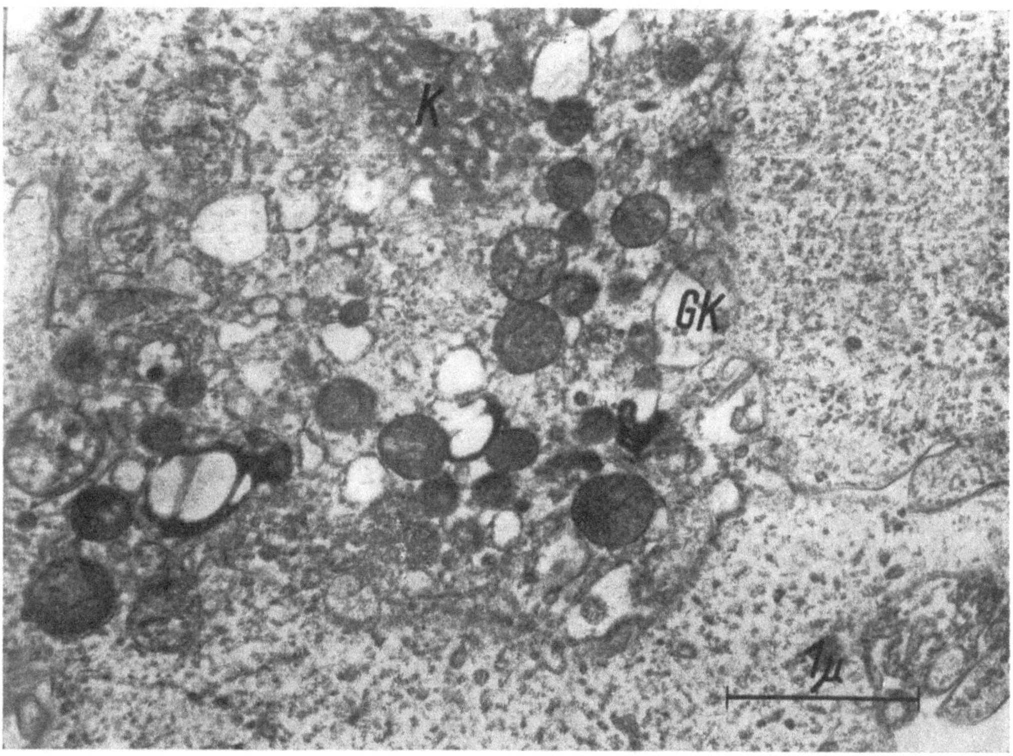

317 318

Mitosevorgänge in der Leber

Mitotic processes in the liver

Процесса митоза в печени

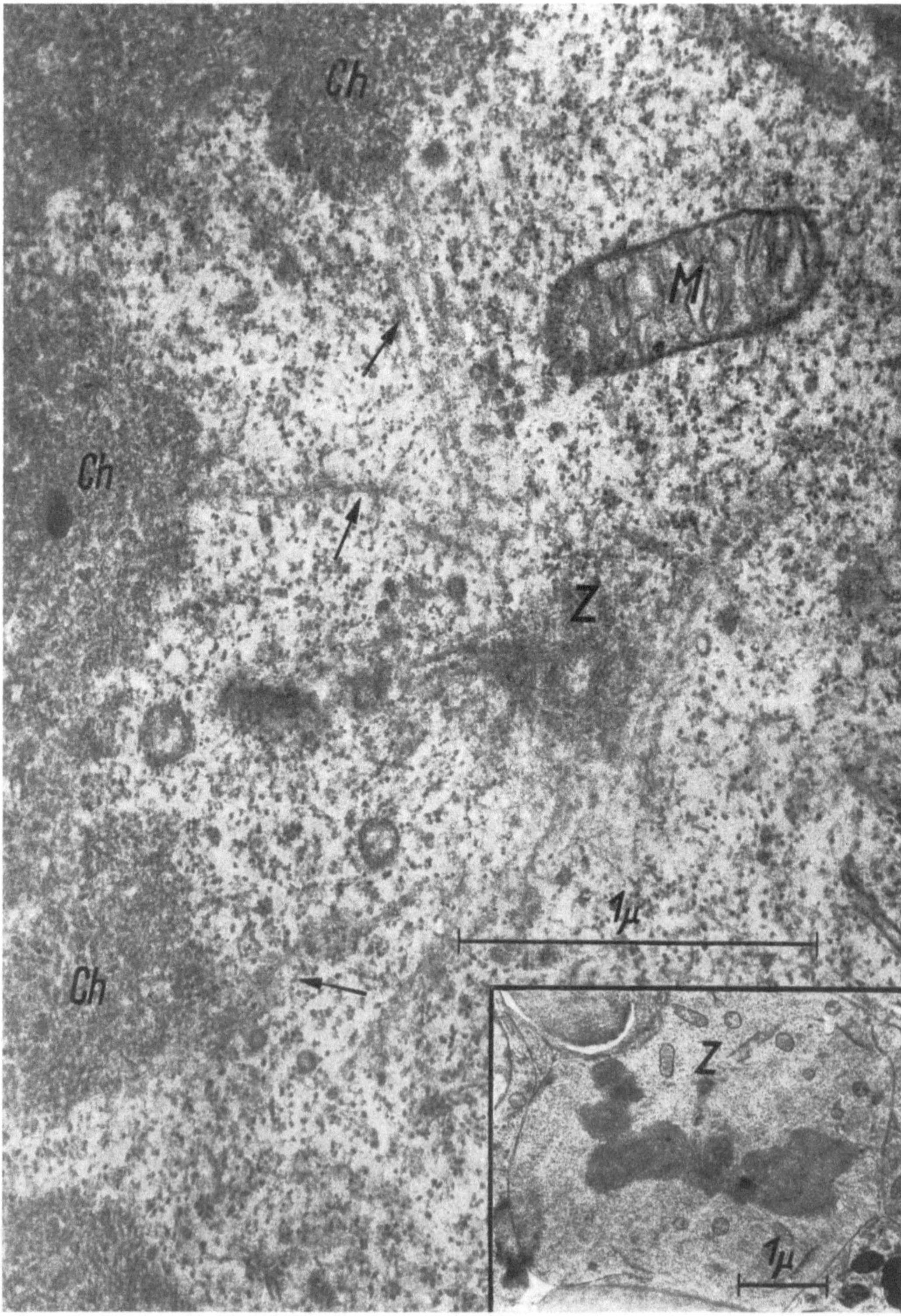

319

320

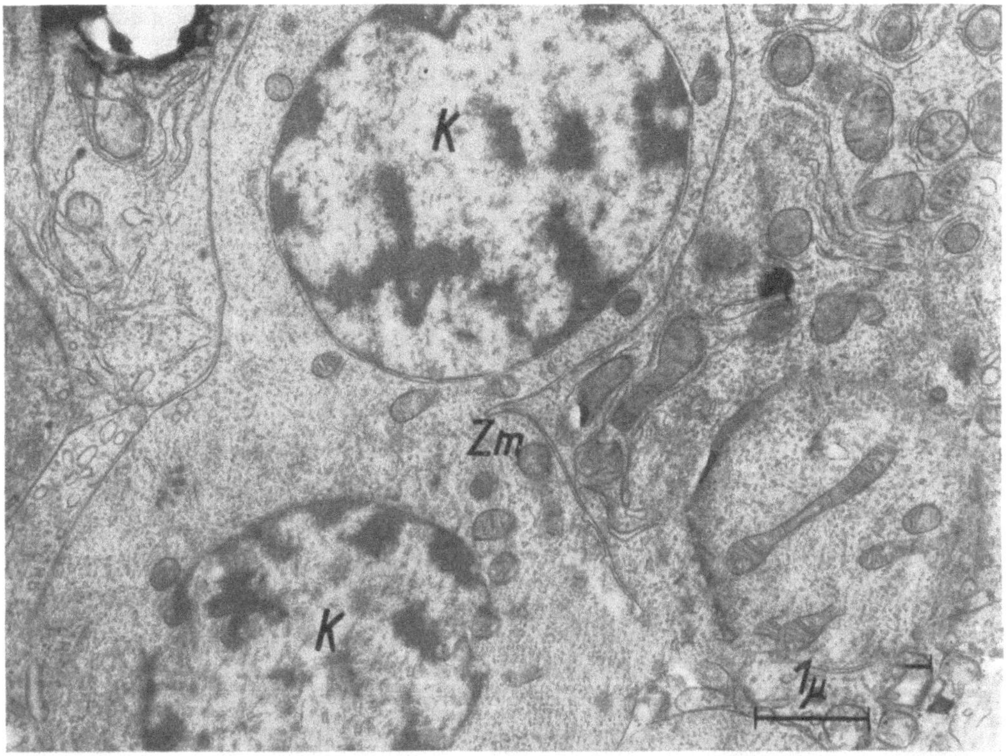

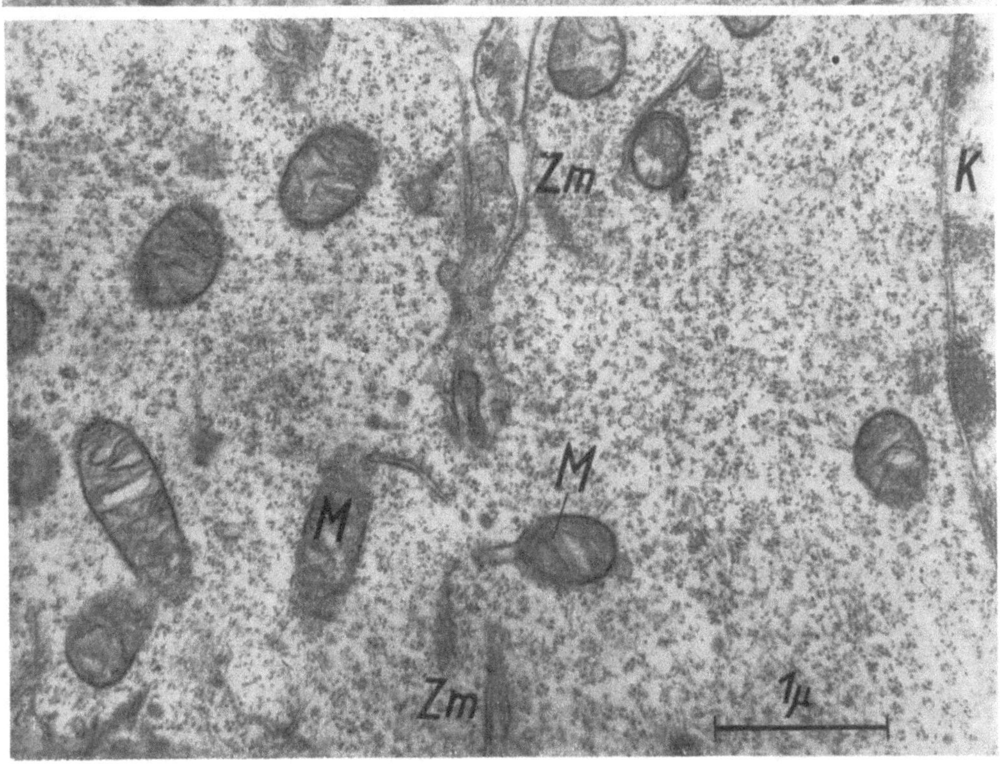

321 322

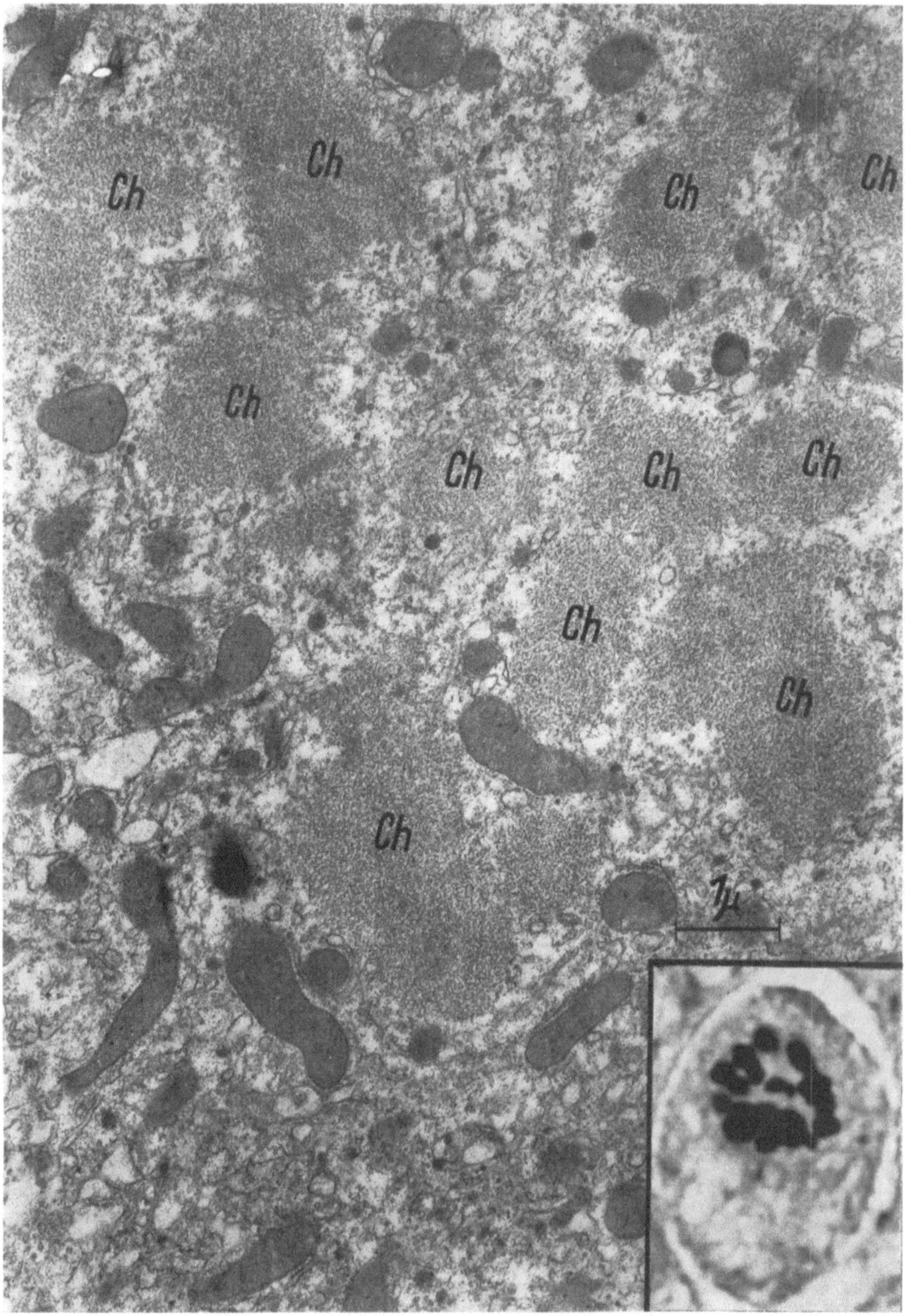

324

323

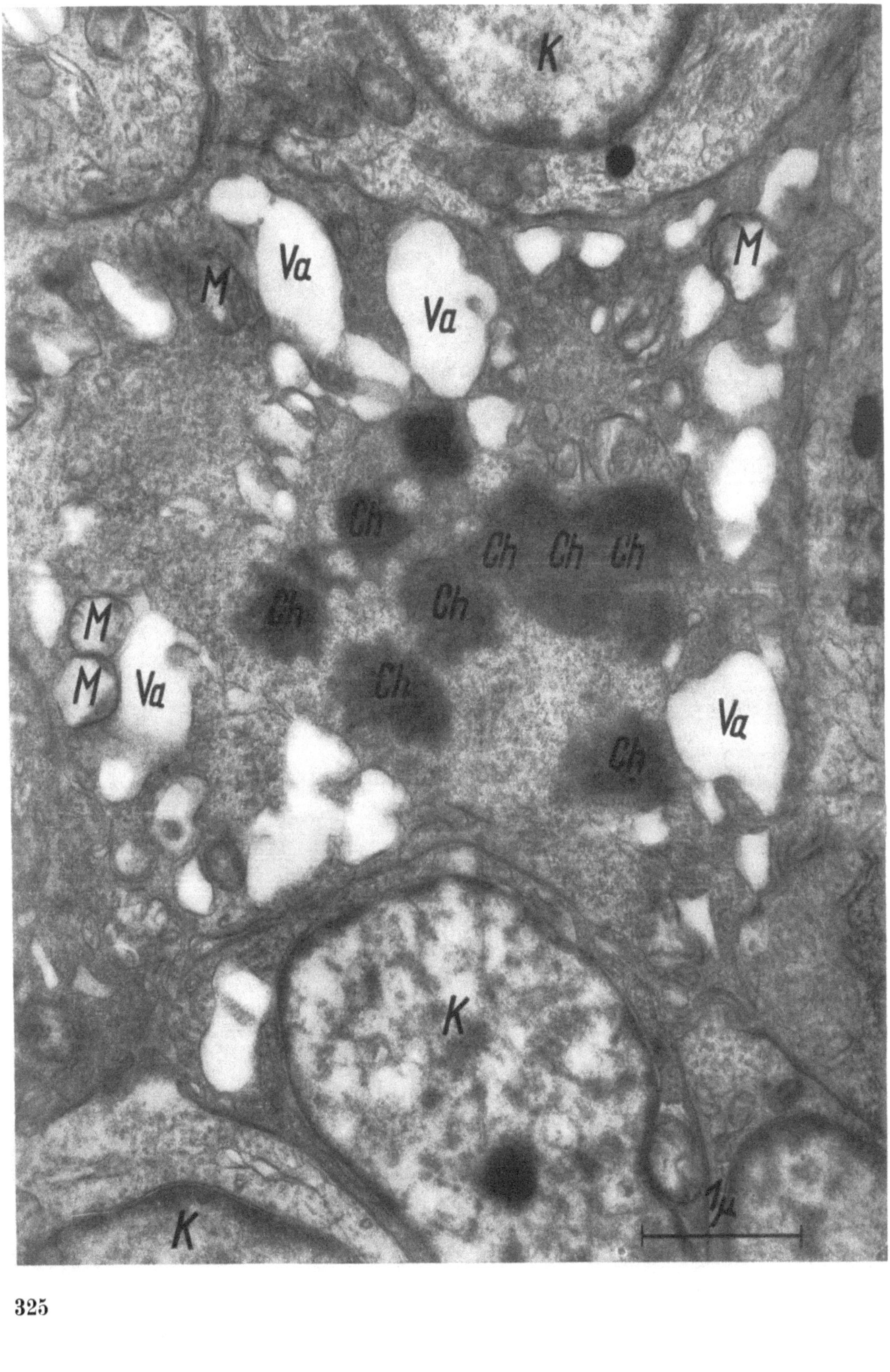
K
Va
M
Va
M
Ch
Ch
Ch
Ch
Ch
Ch
M
M
Va
Ch
Va
Ch
K
K
1μ

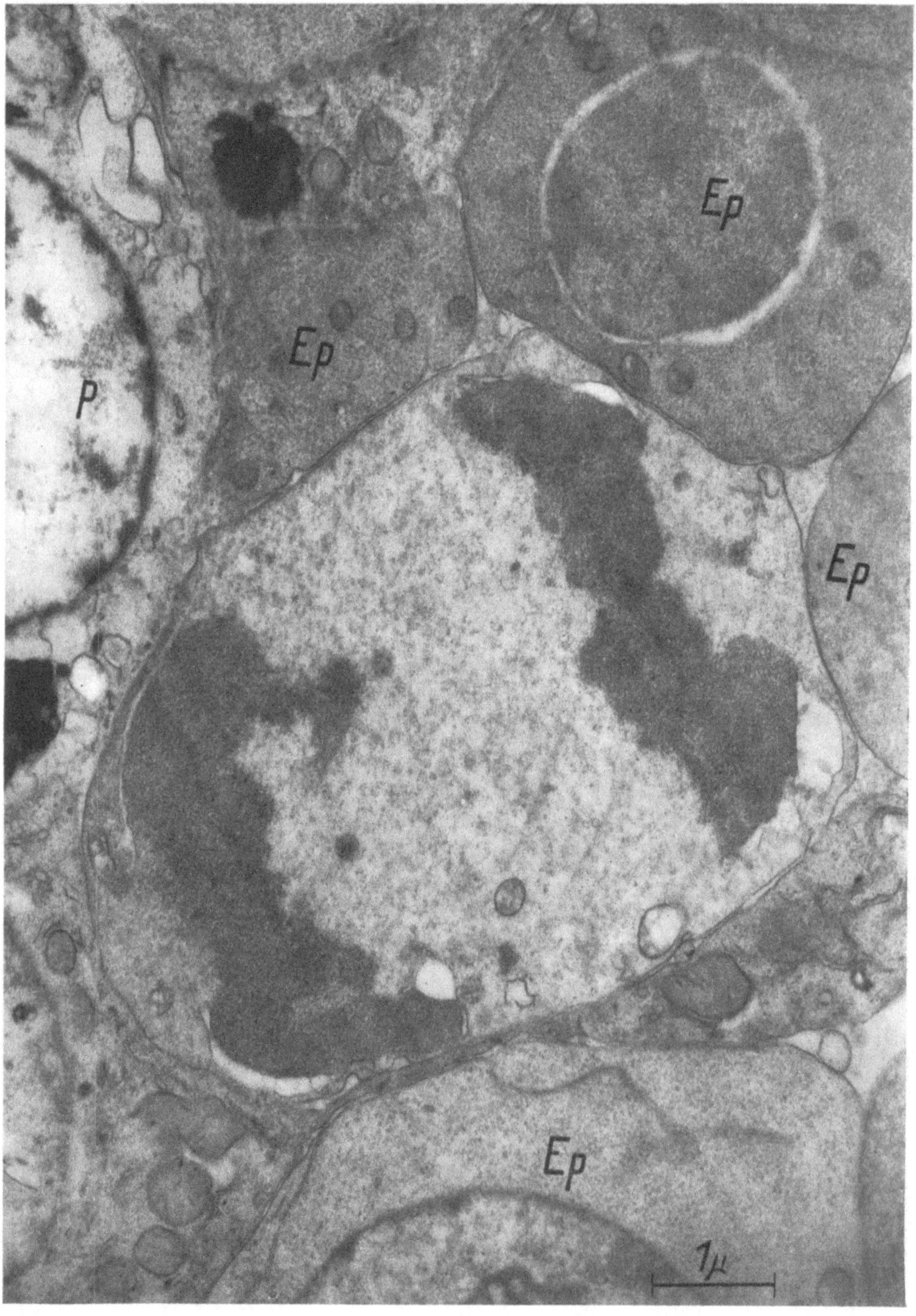
Ep
Ep
P
Ep
Ep
1μ

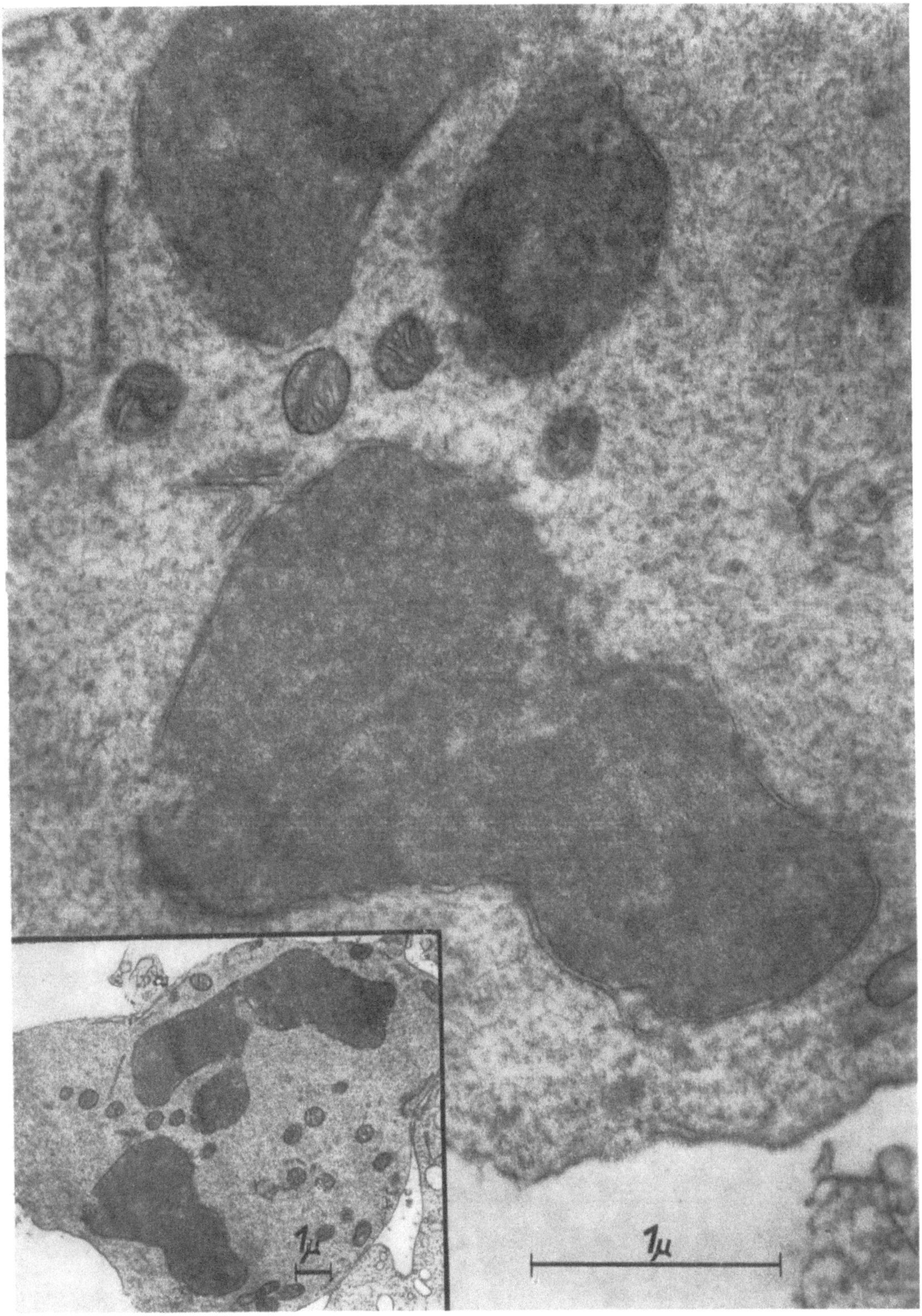

327

328

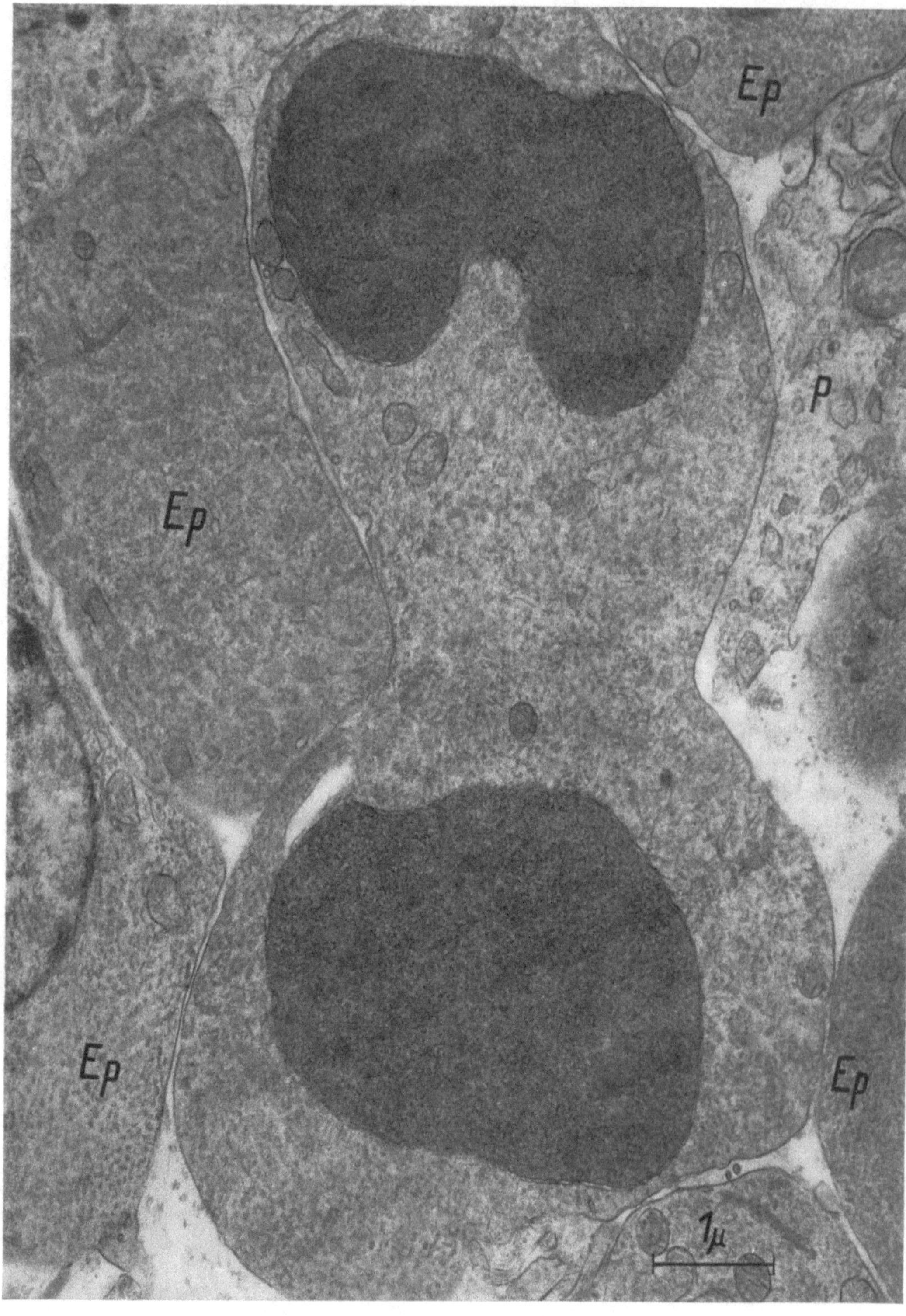
Ep
Ep
P
Ep
Ep
1μ

Die Wirkung von Ernährungsstörungen

The effect
of derangement of elementary functions

Влияние нарушенного питания

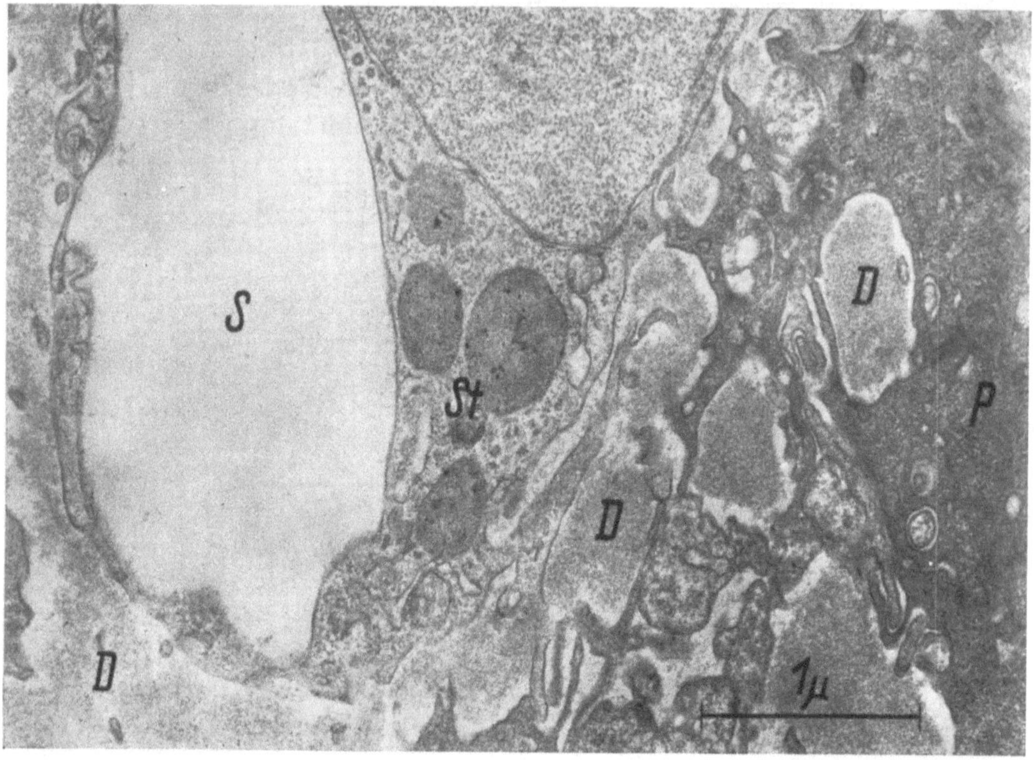

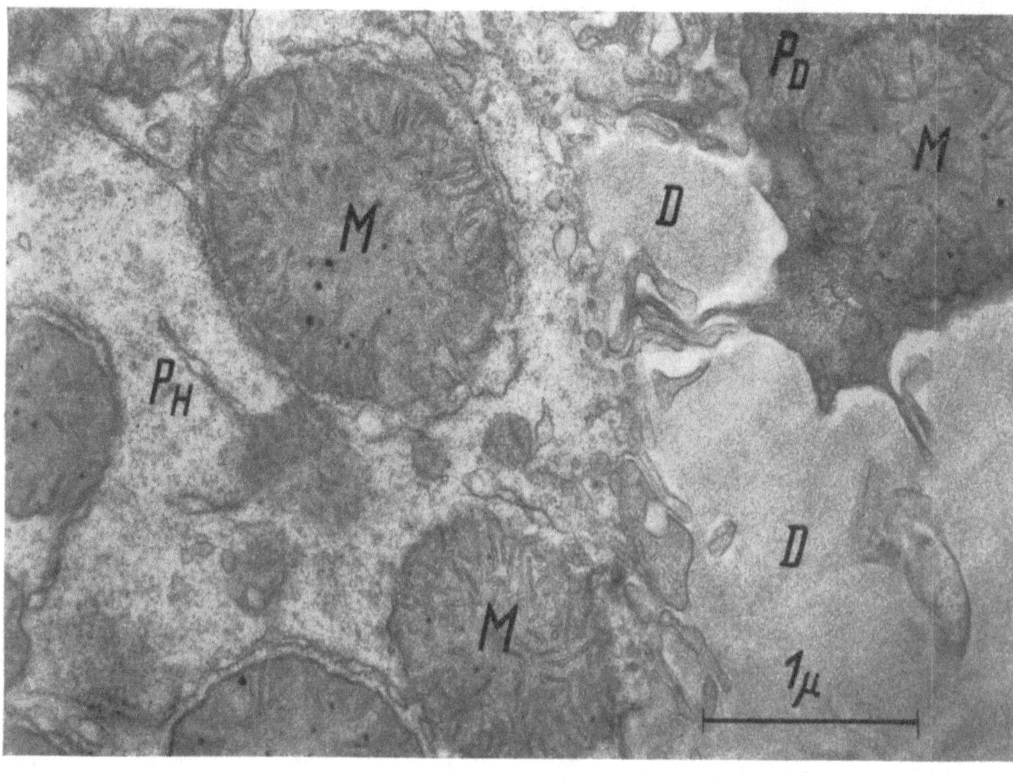

330 331

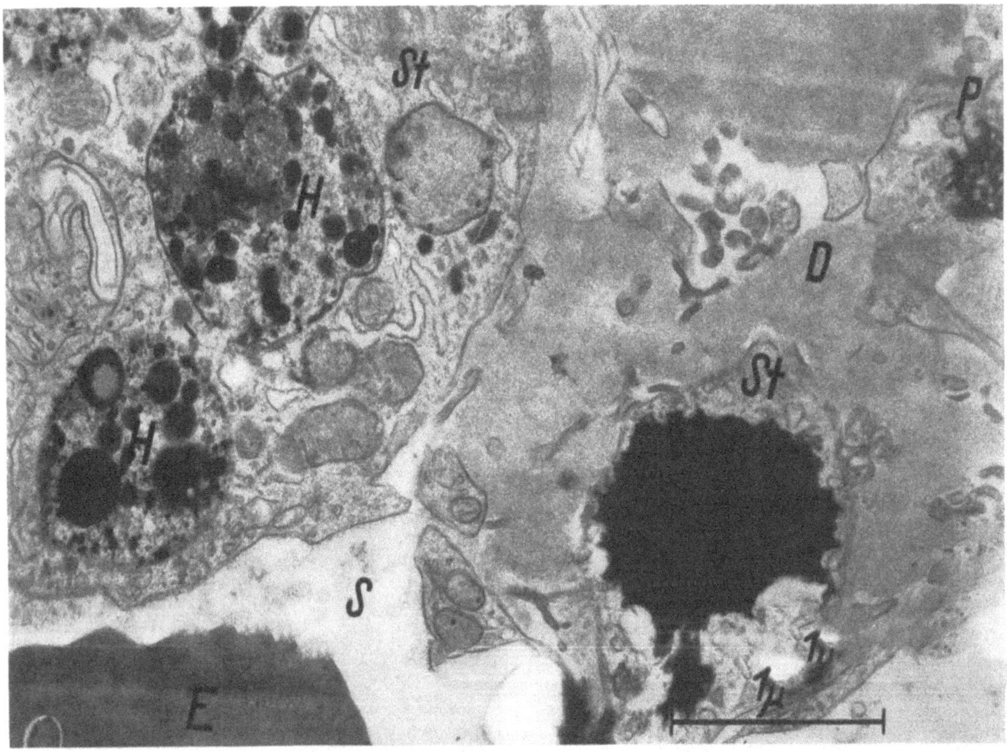

332

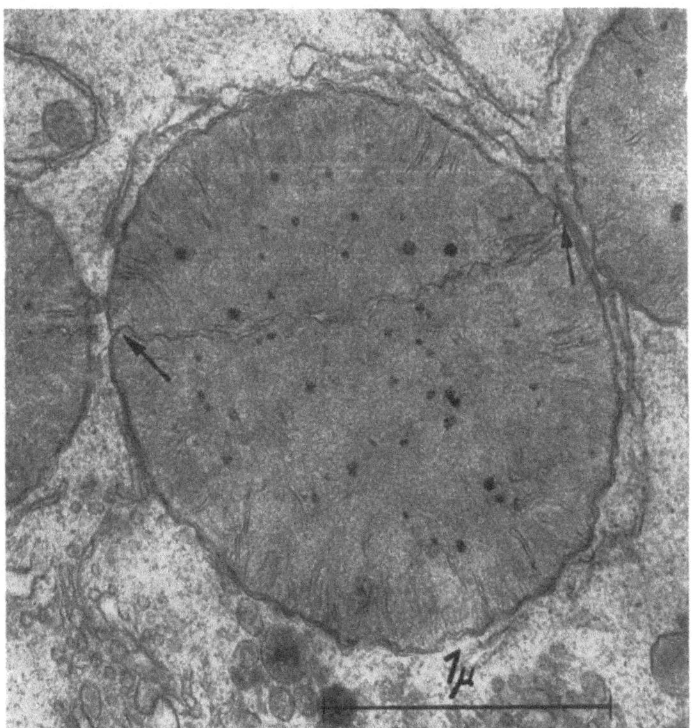

333

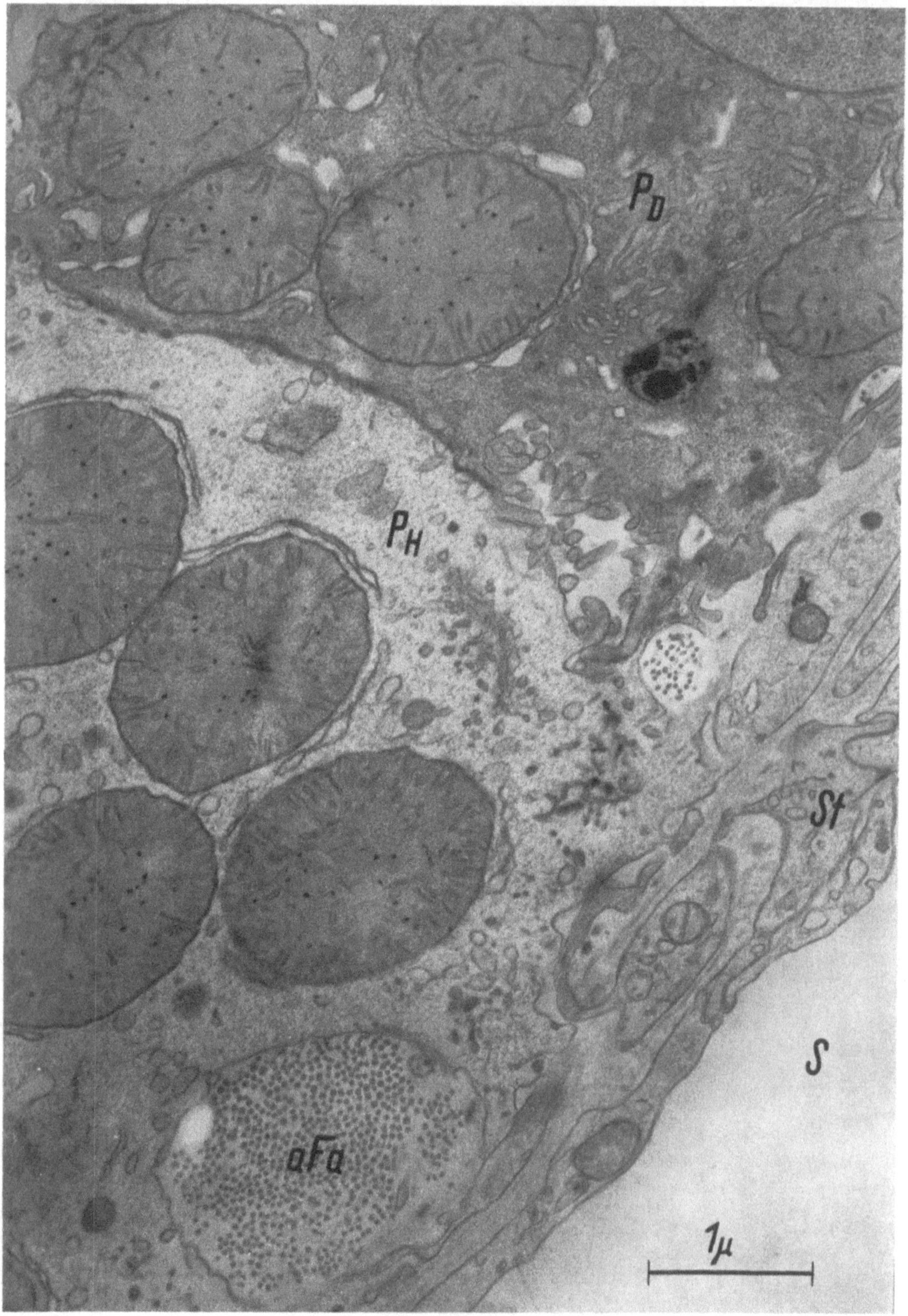
PD
PH
St
S
aFa
1μ

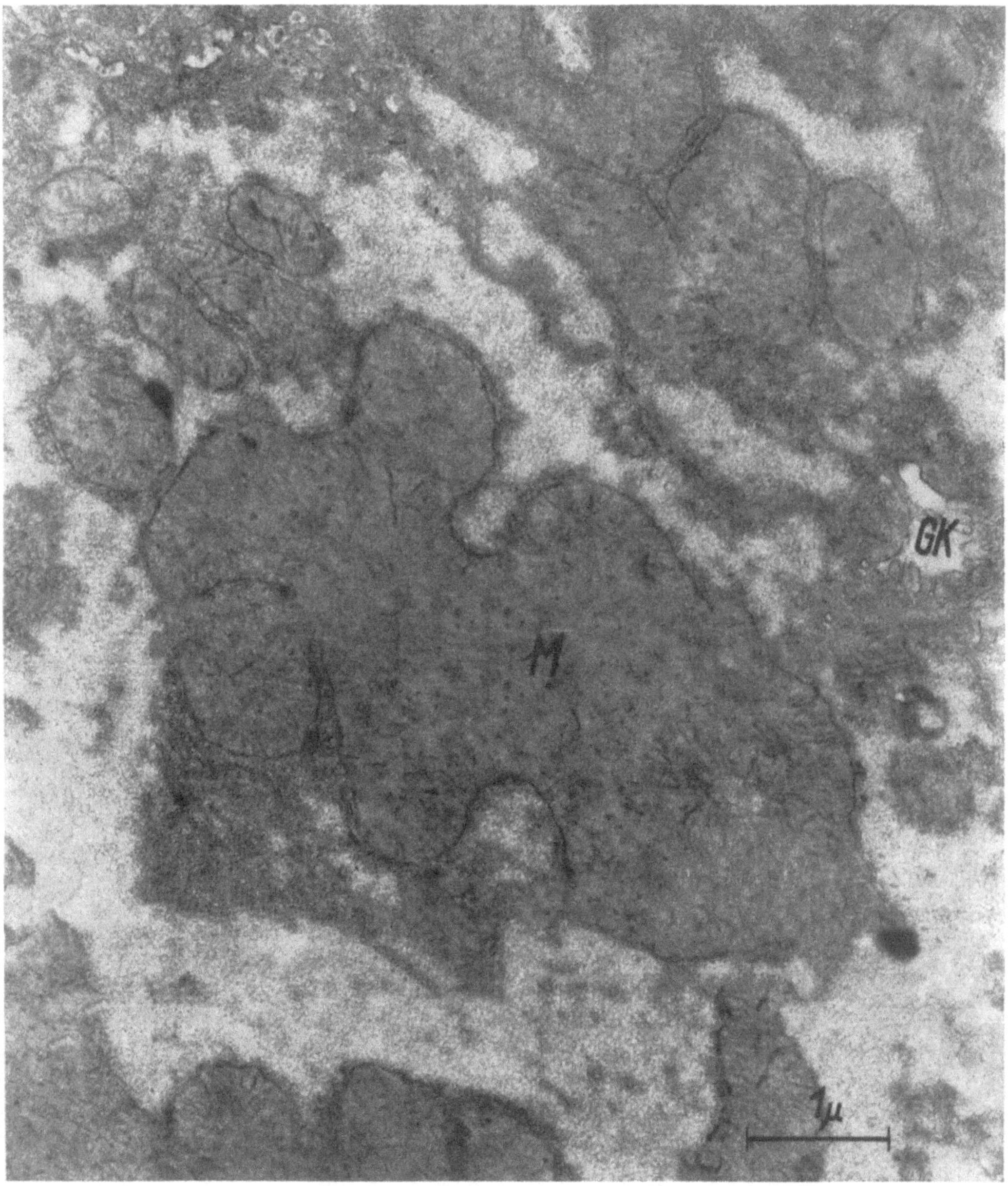

335

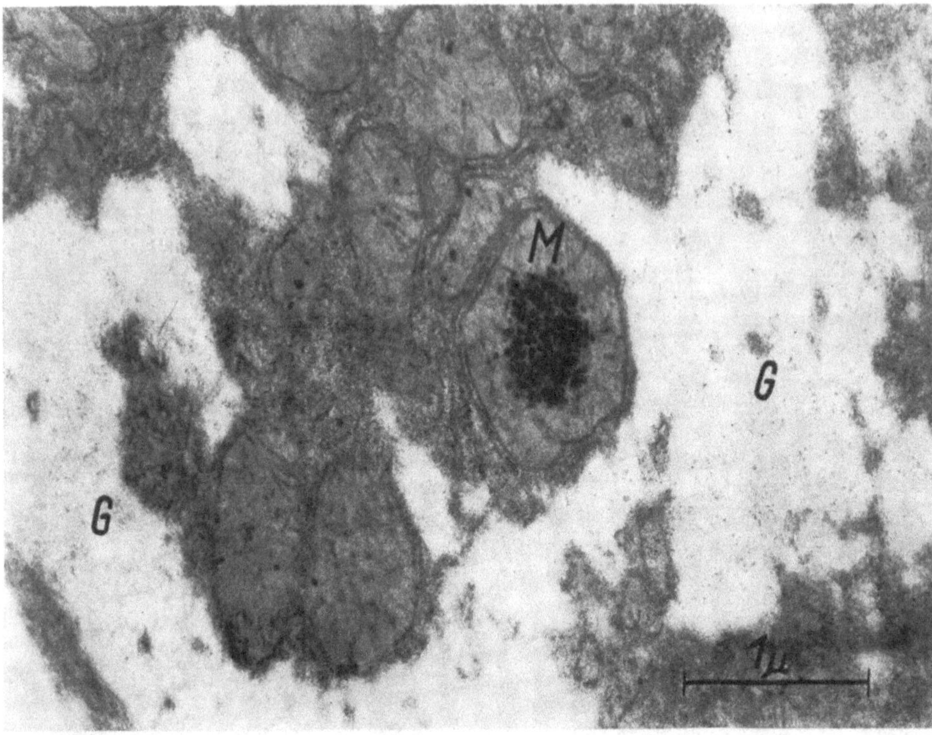

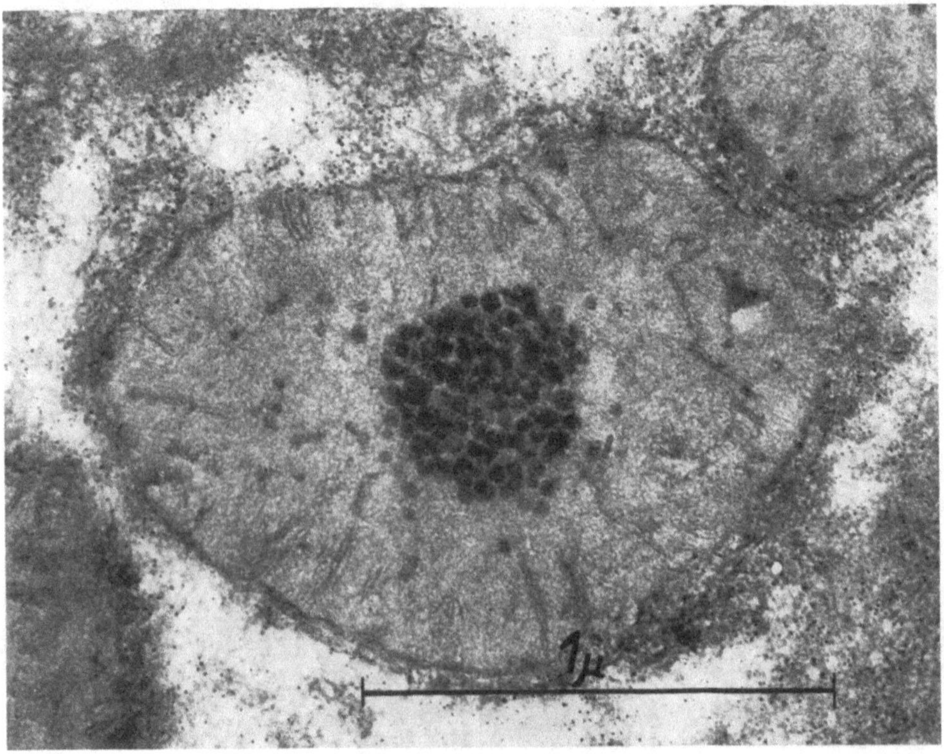

336 337

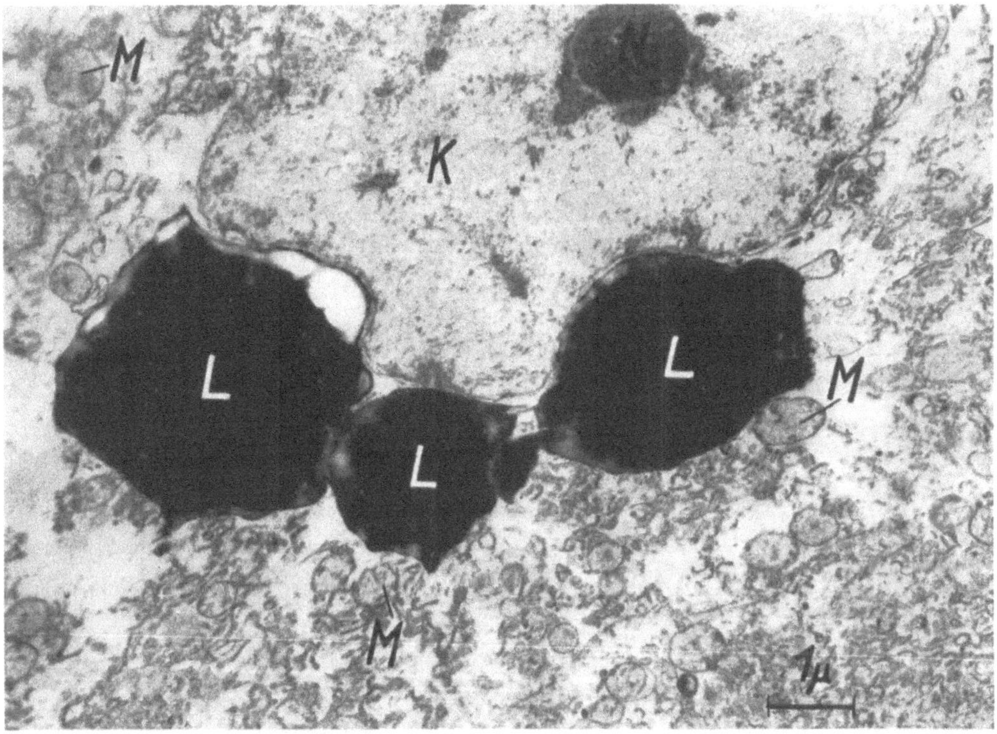

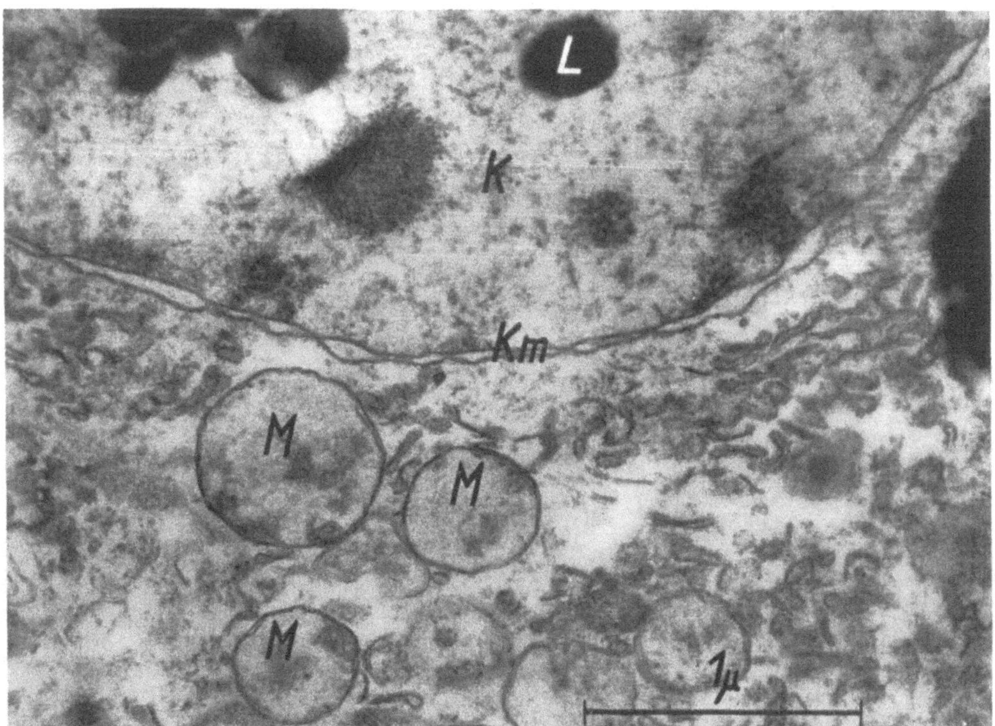

338 339

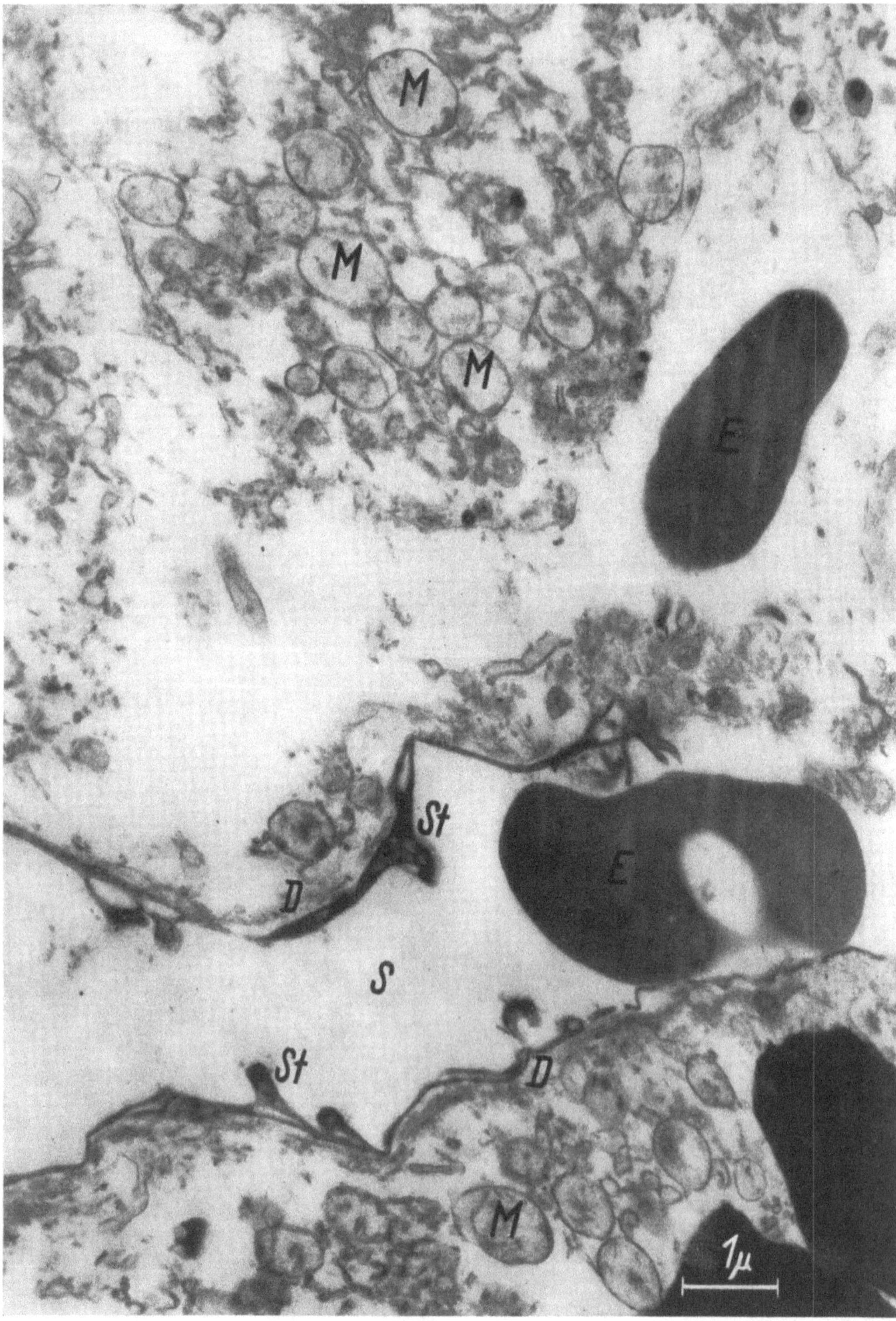
M
M
M
E
St
E
D
S
St
D
M
1μ

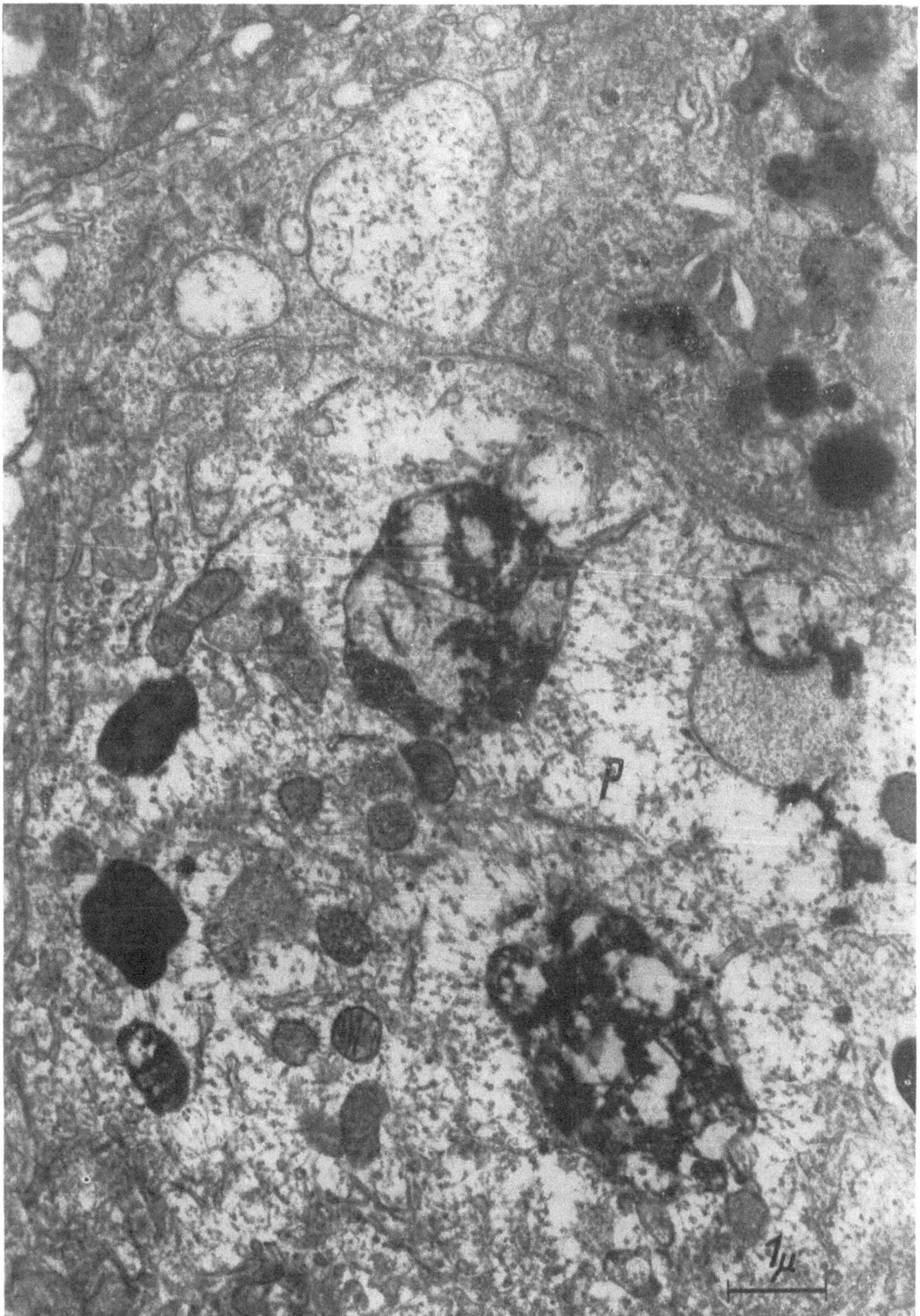
p
1μ

Intoxikationen

Intoxications

Отравления

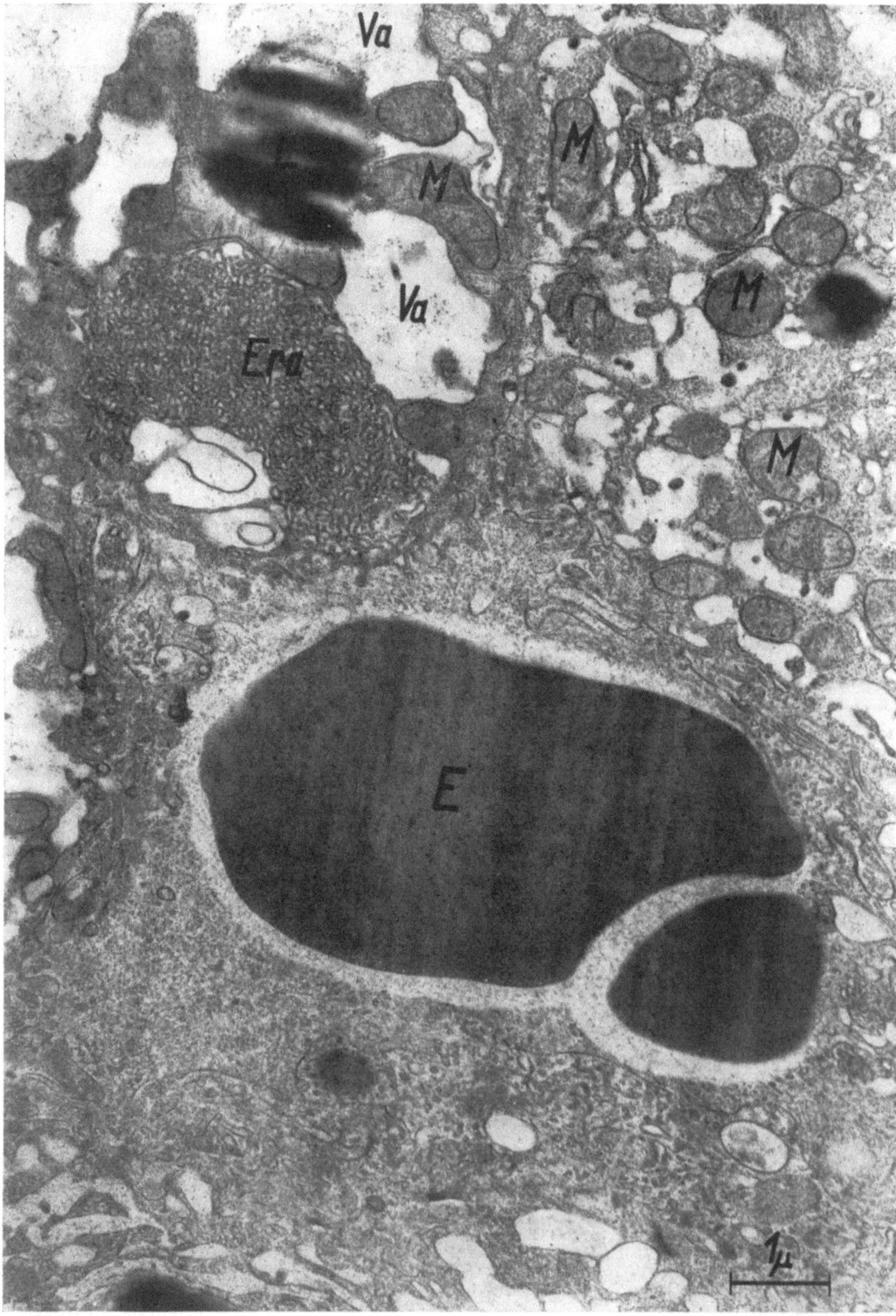
Va
M
M
Va
M
Era
M
E
1μ

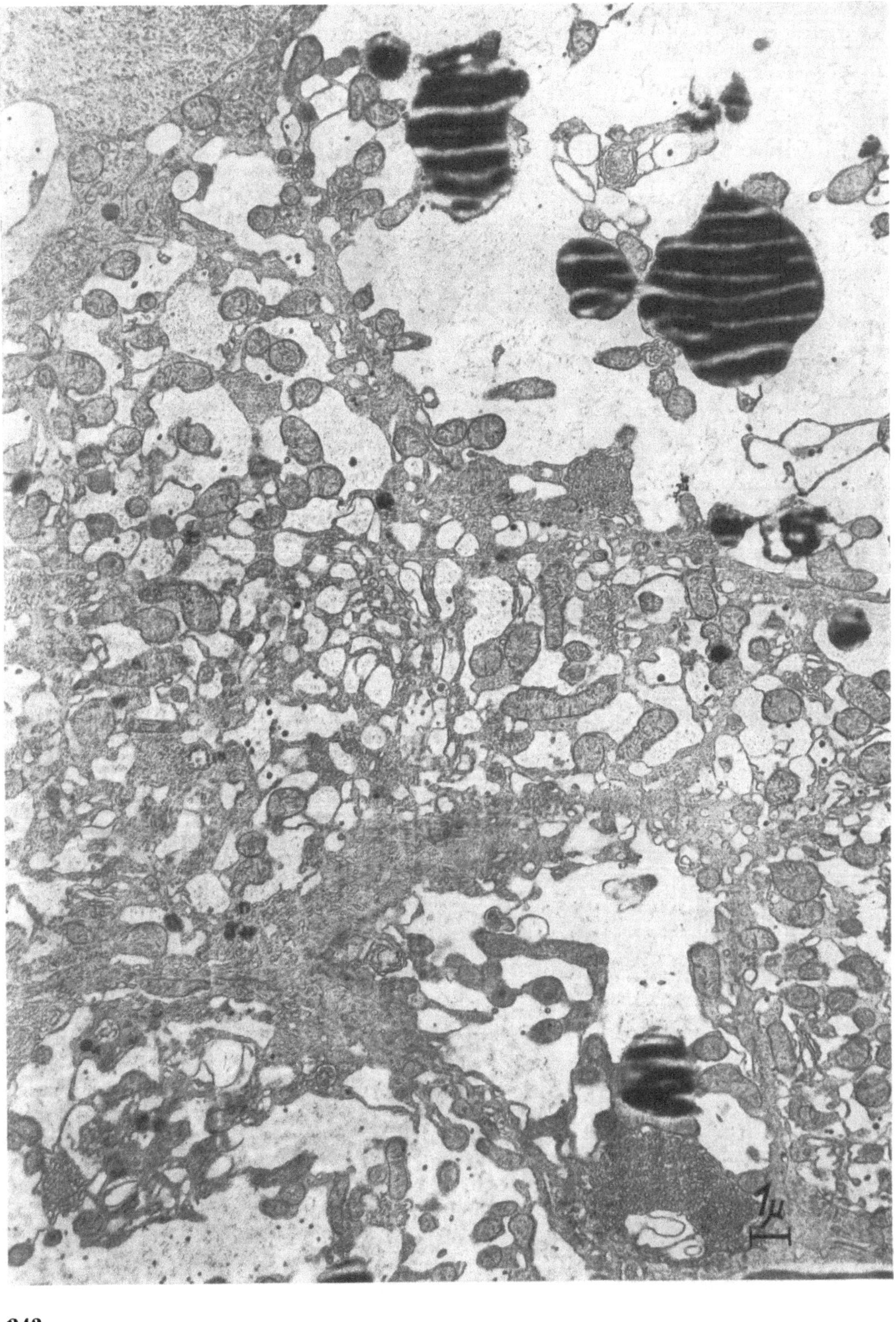

343

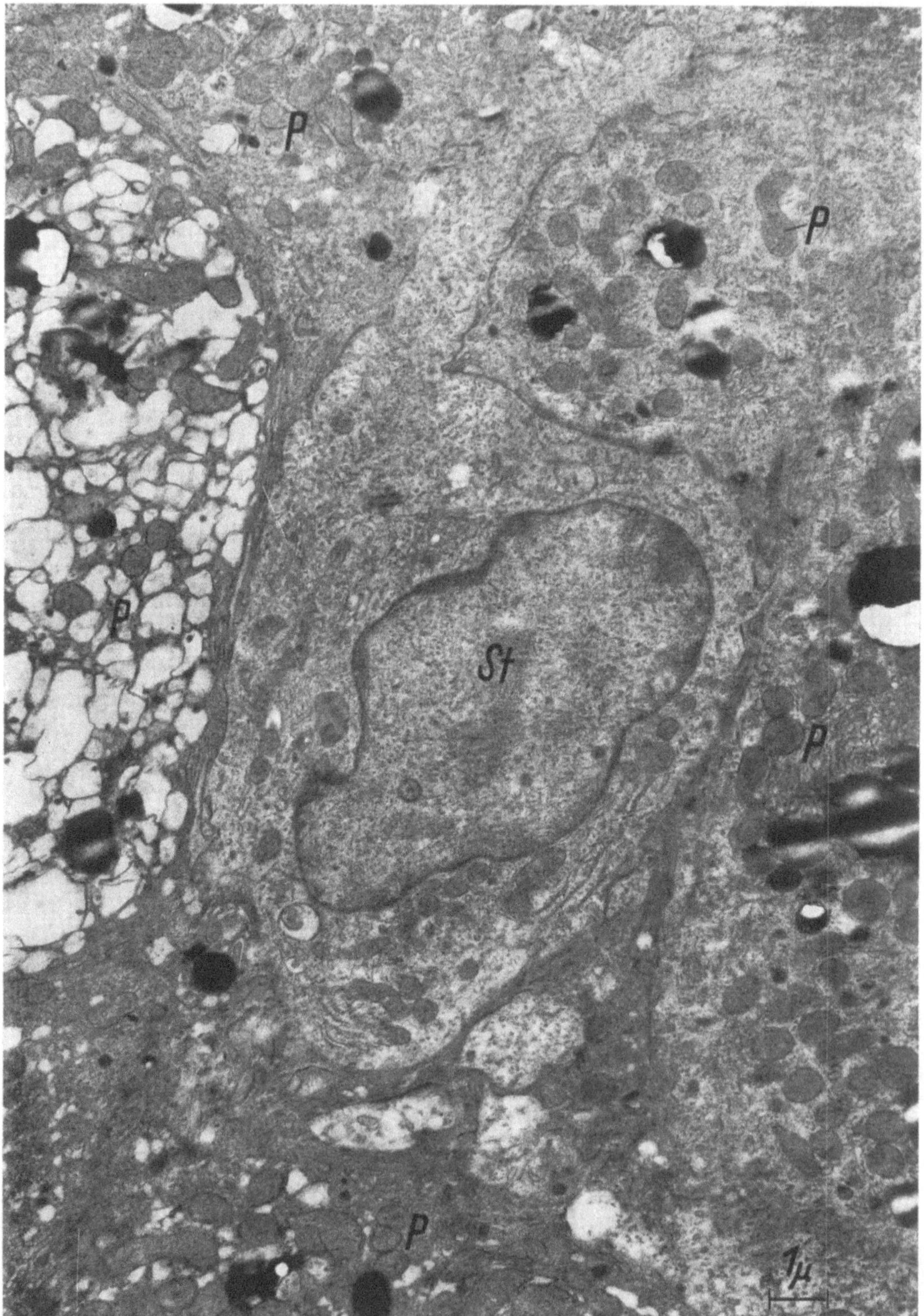
P
P
P
St
P
P
1μ

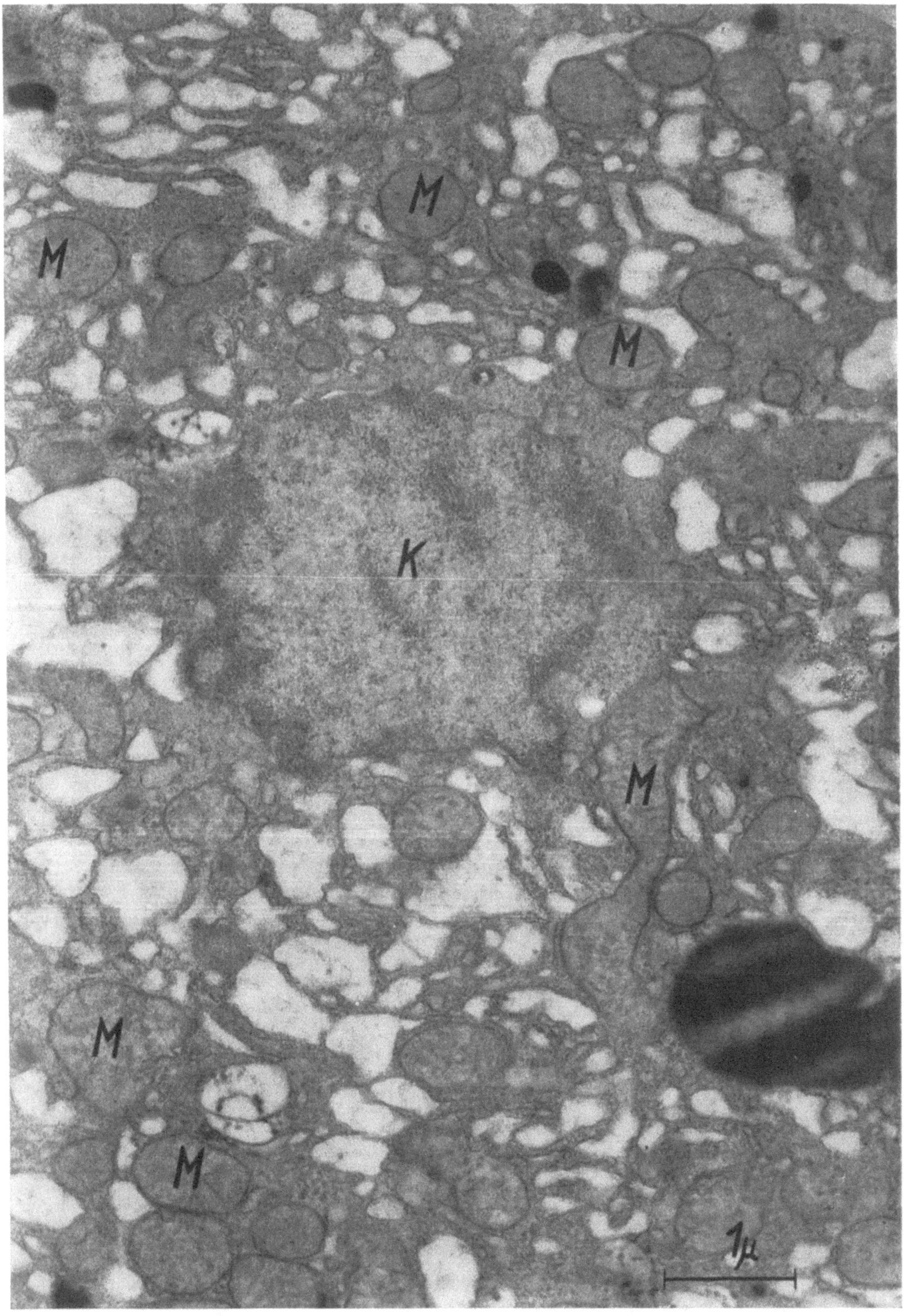

345

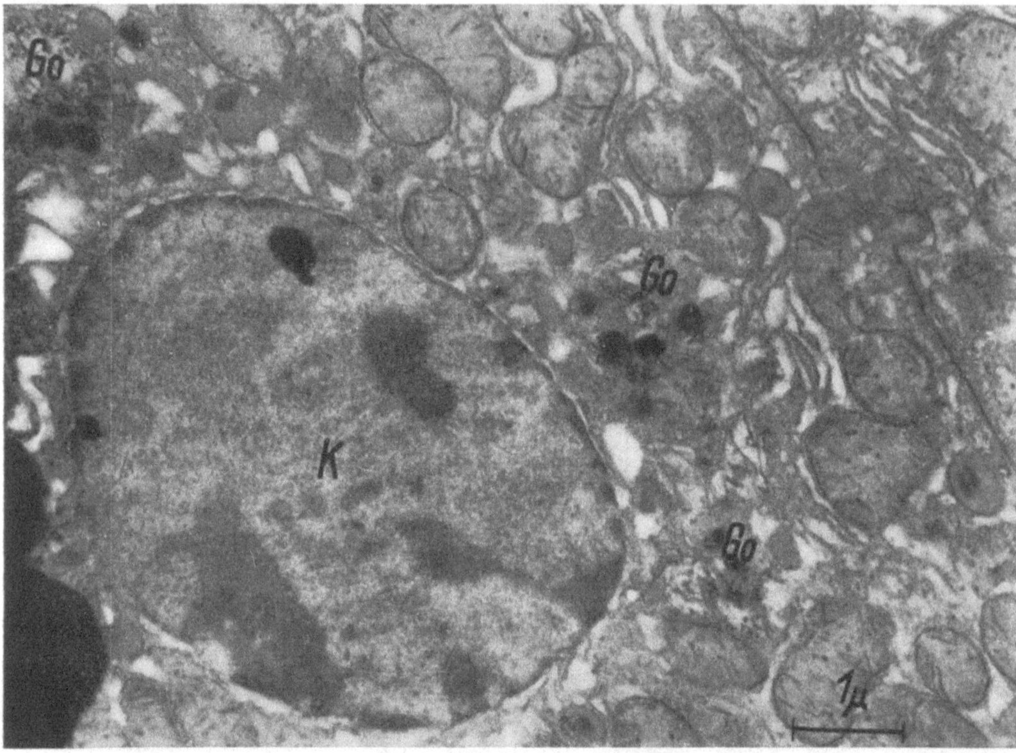

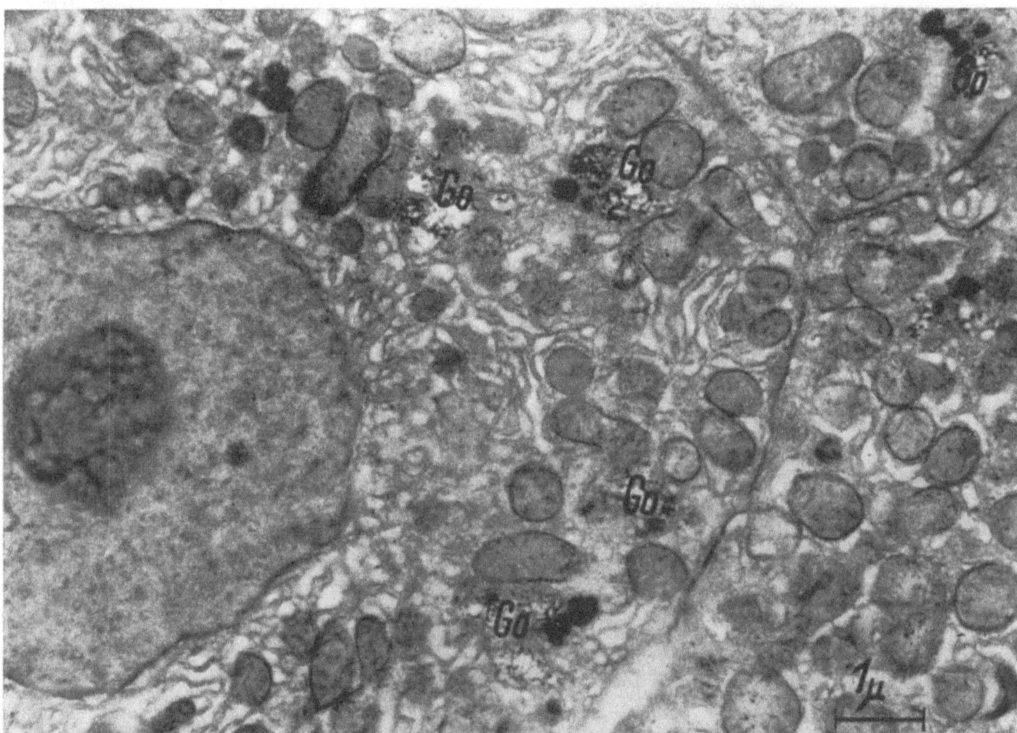

346 347

Die Nekrose und Autolyse

Necrosis and autolysis

Некроз и автолиз

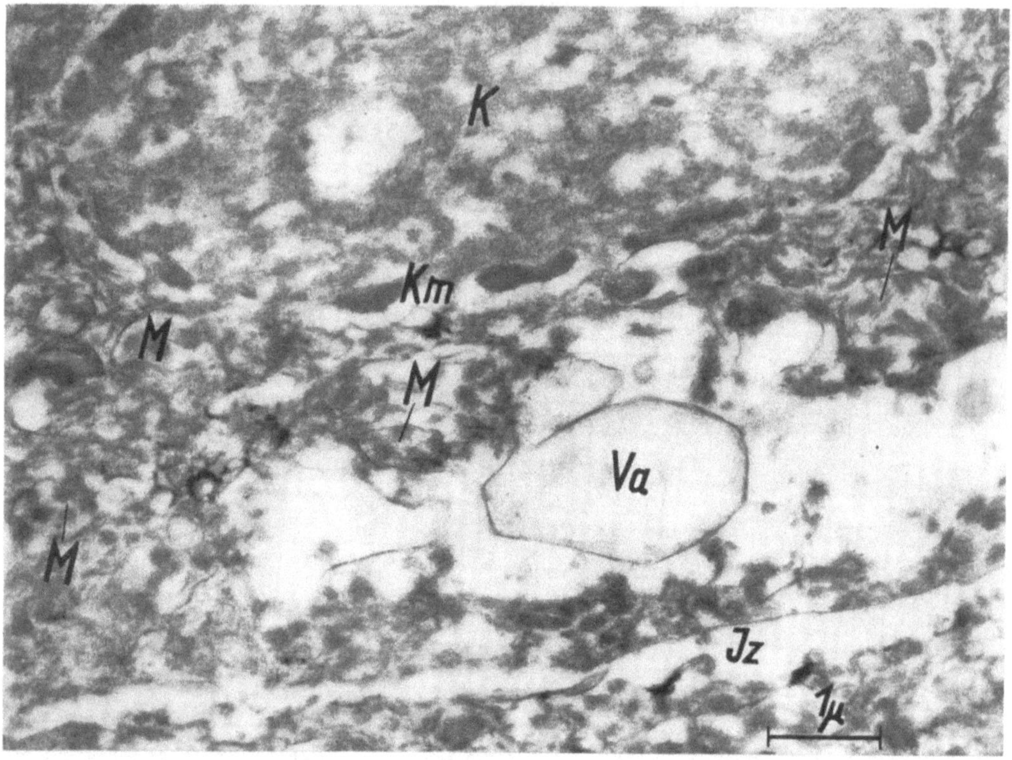

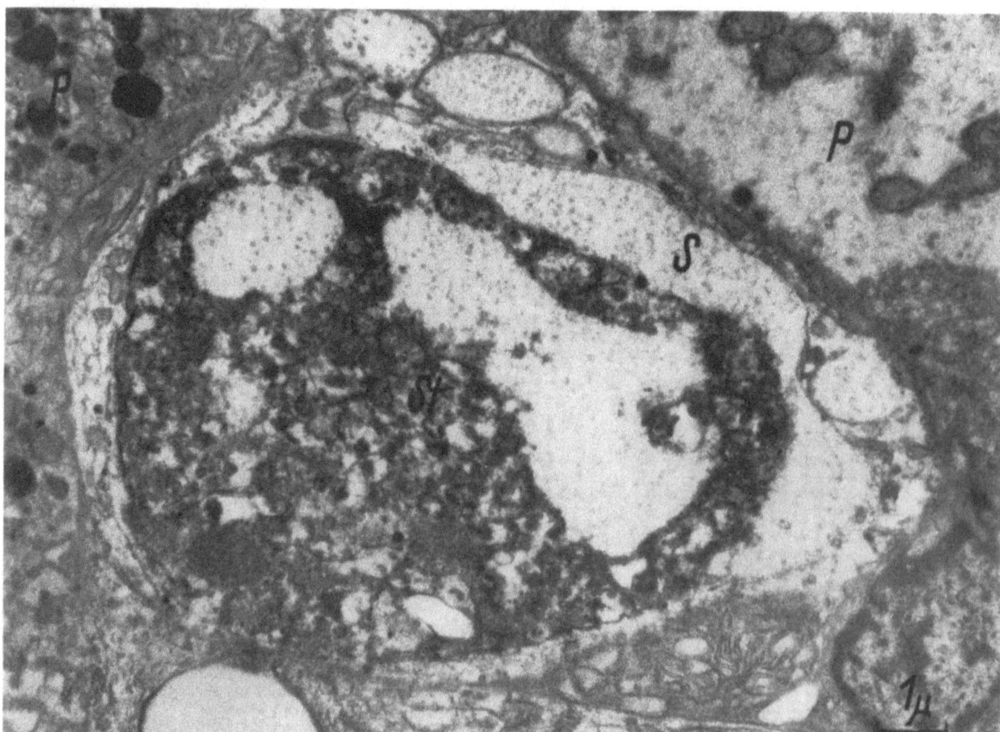

348 349

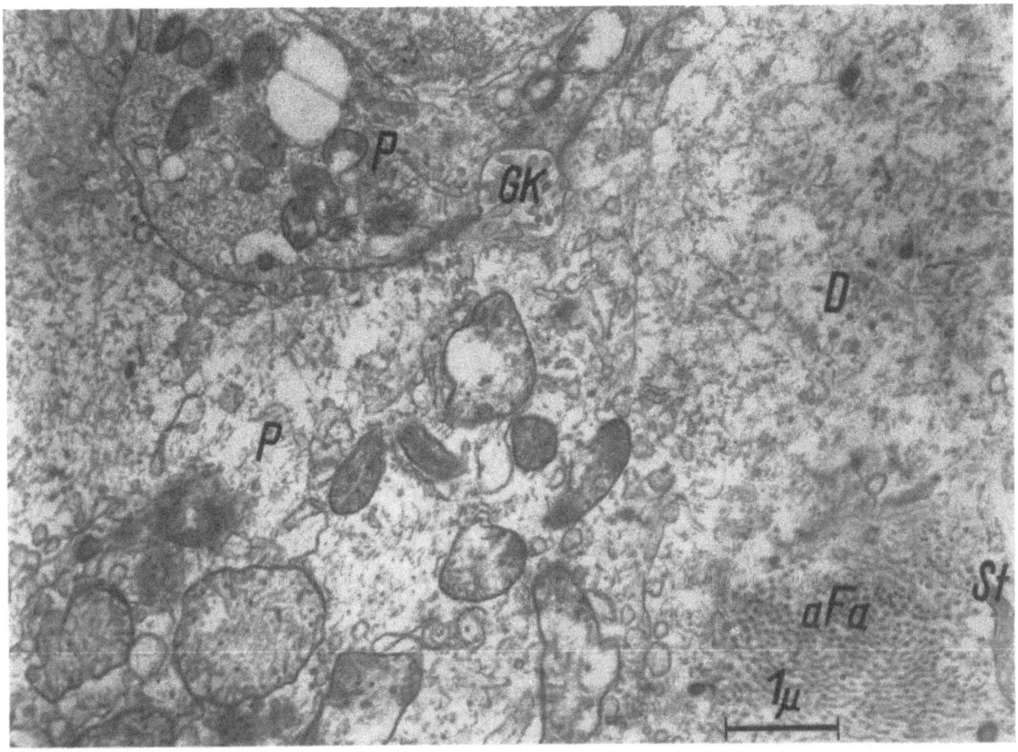

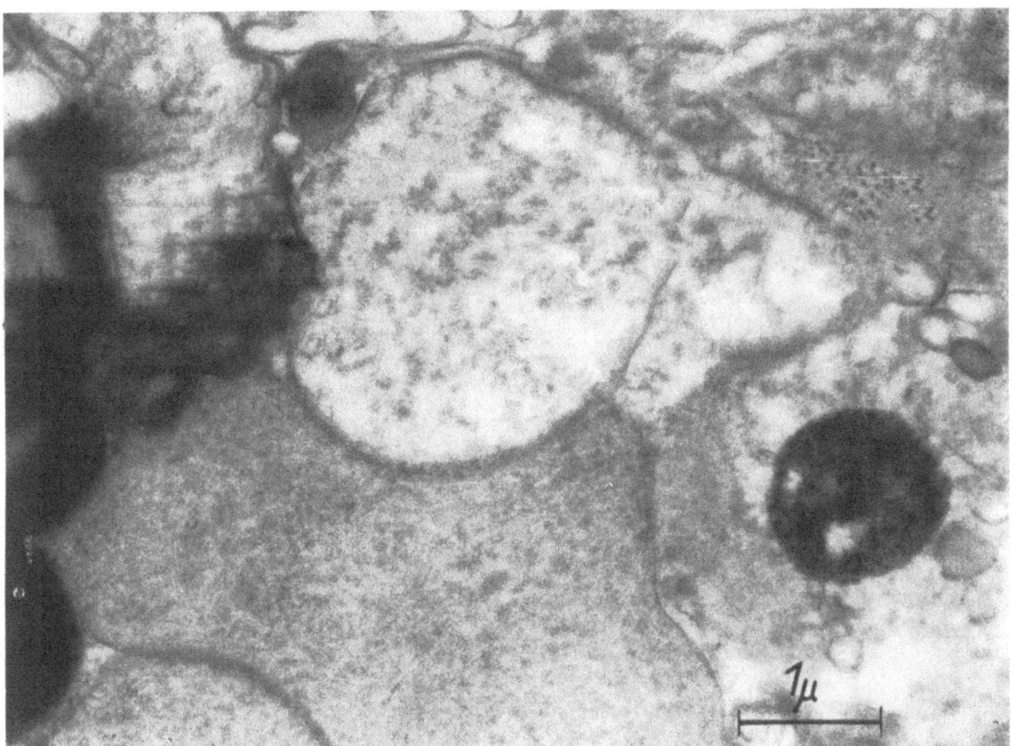

350 **351**

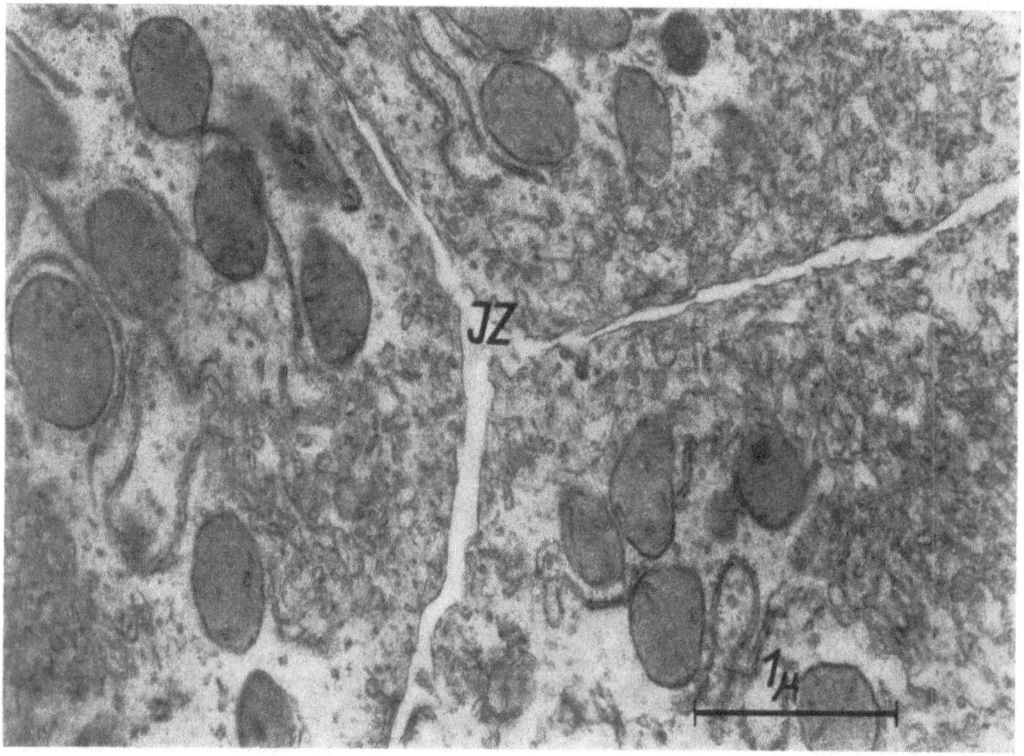

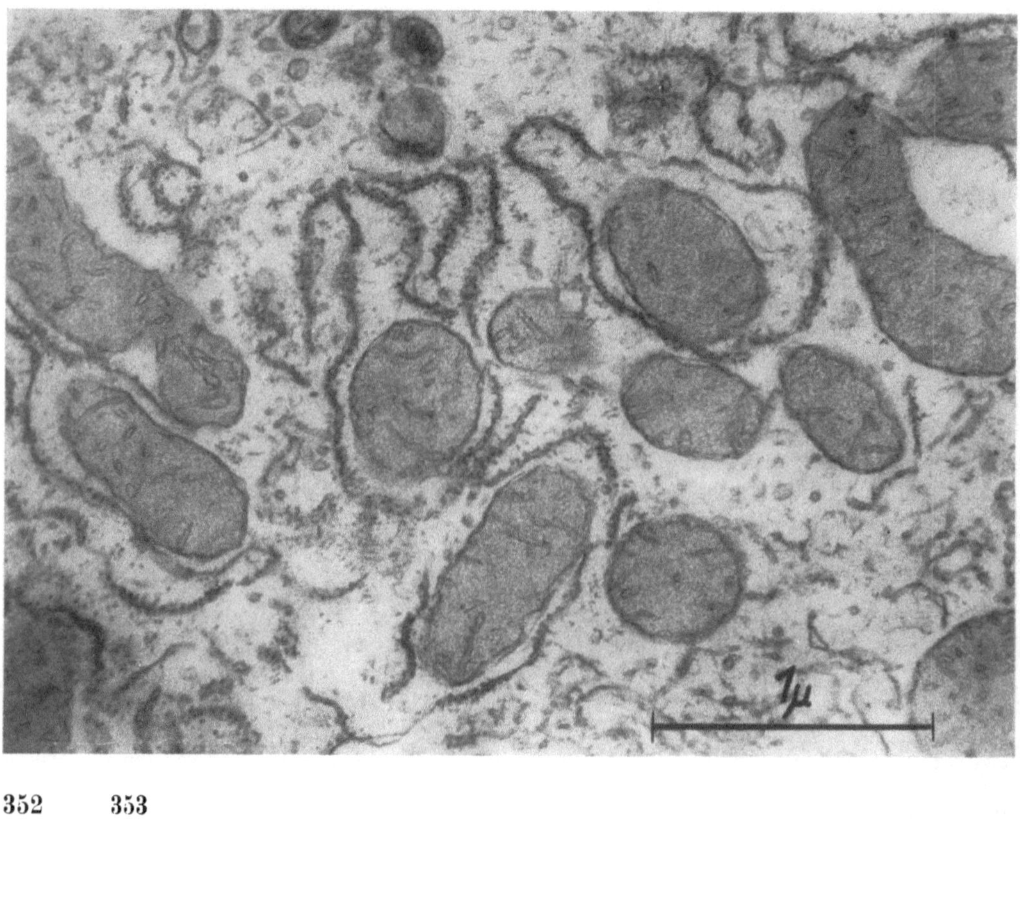

352 353

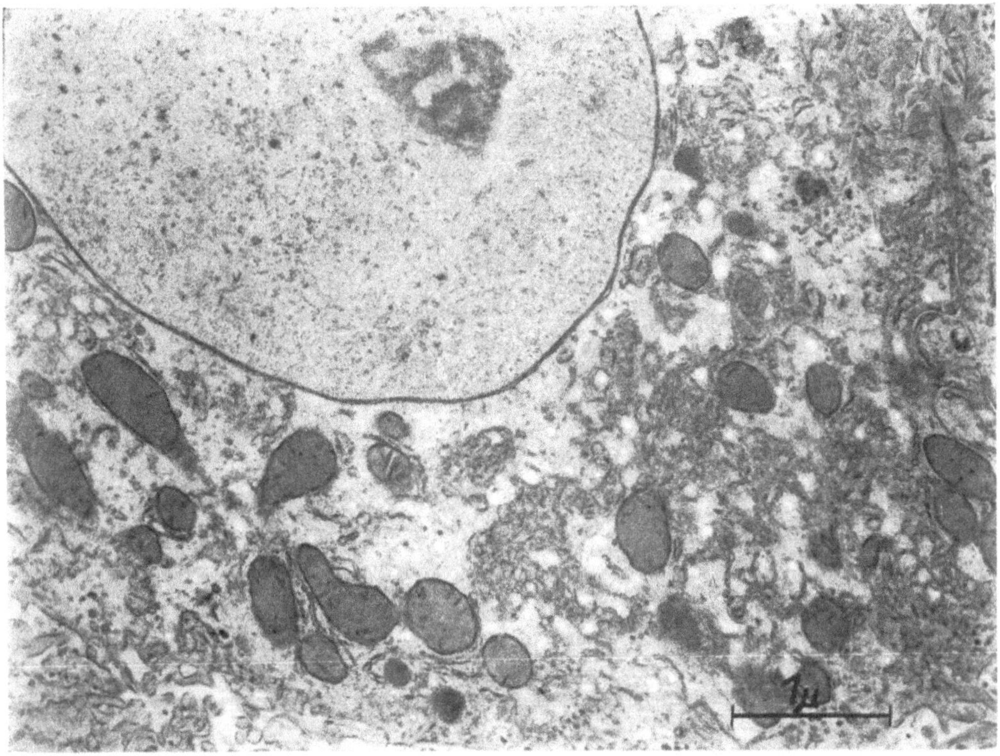

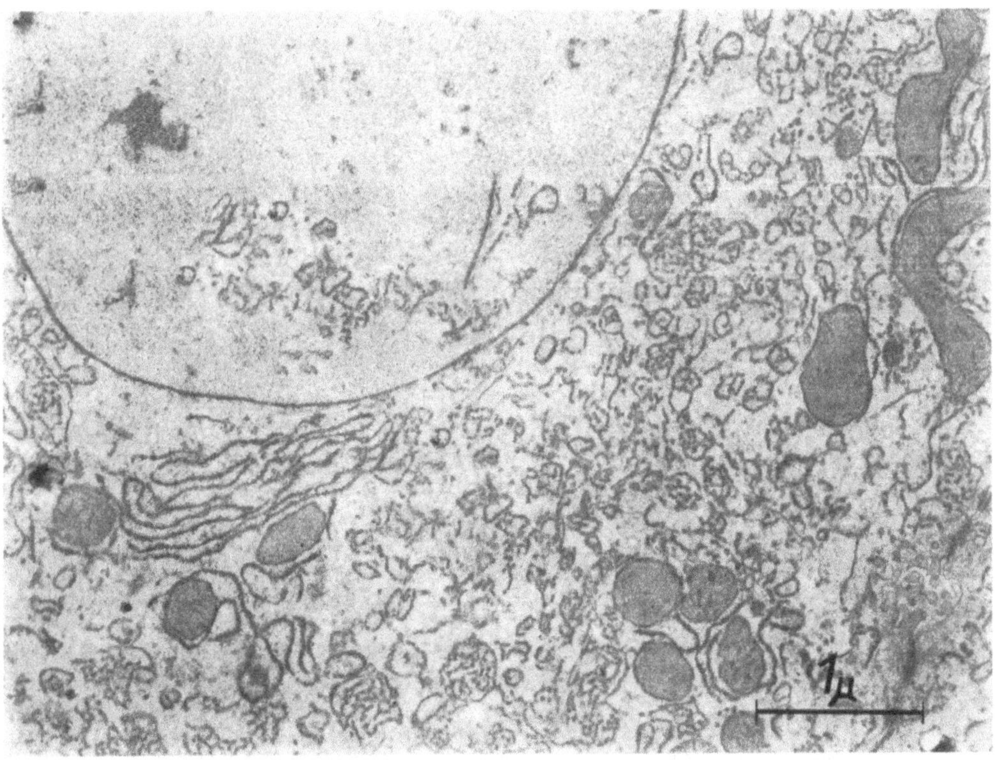

354 355

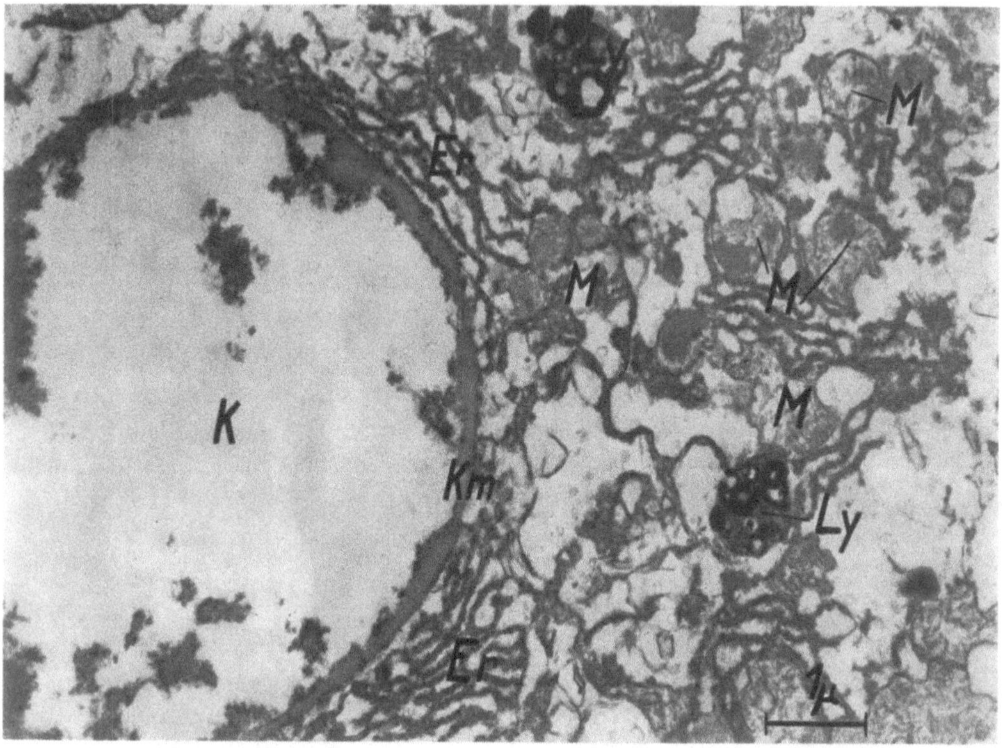

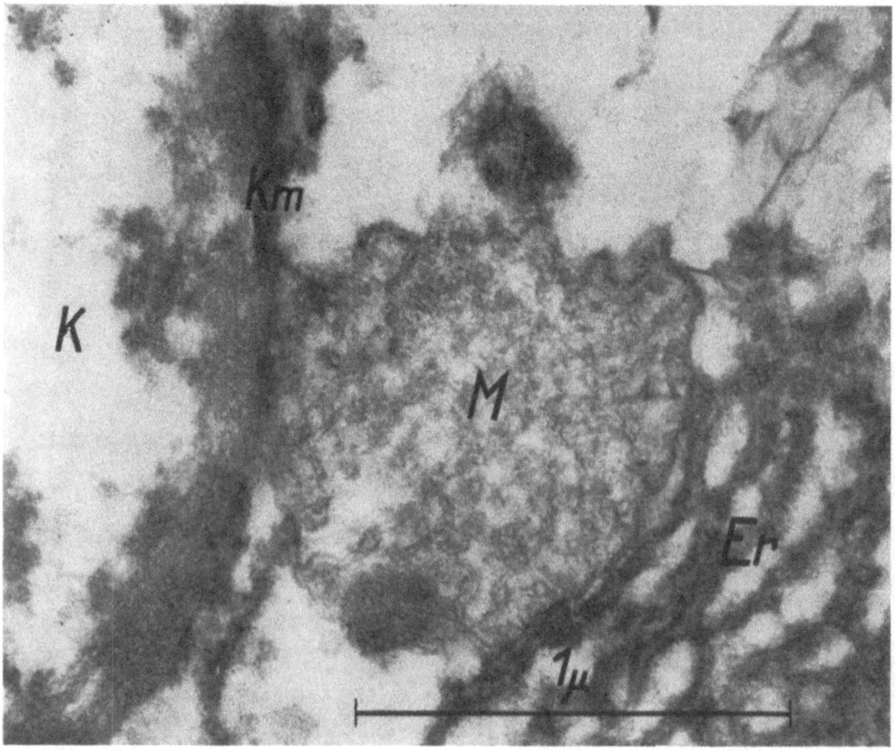

356 357

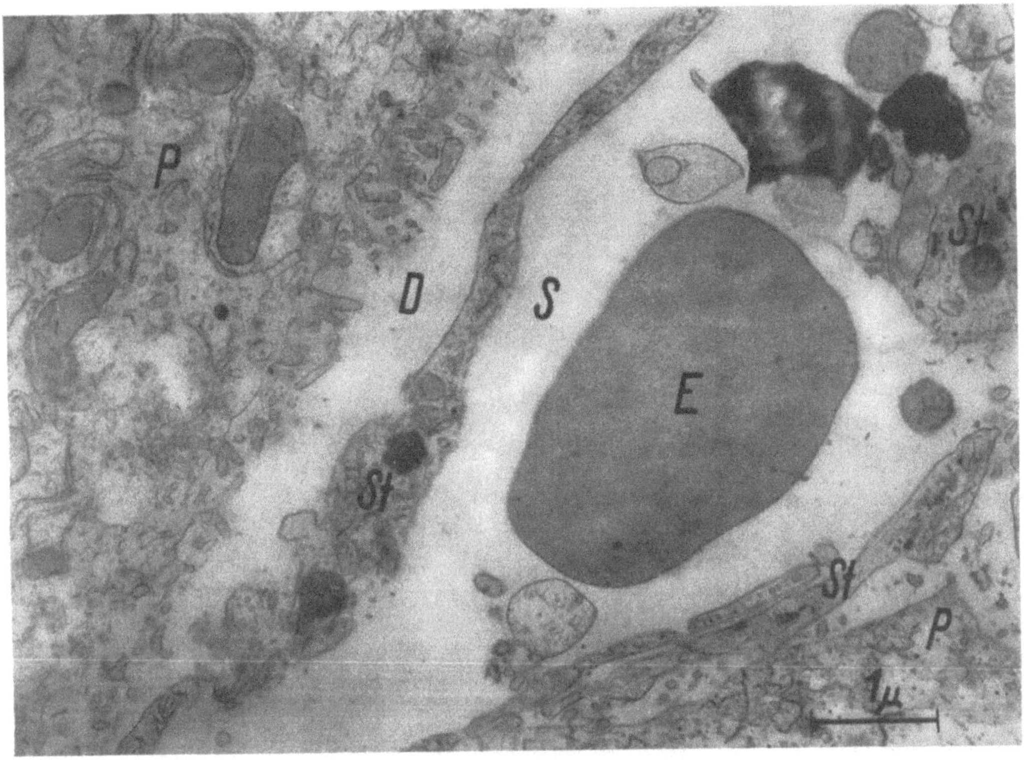

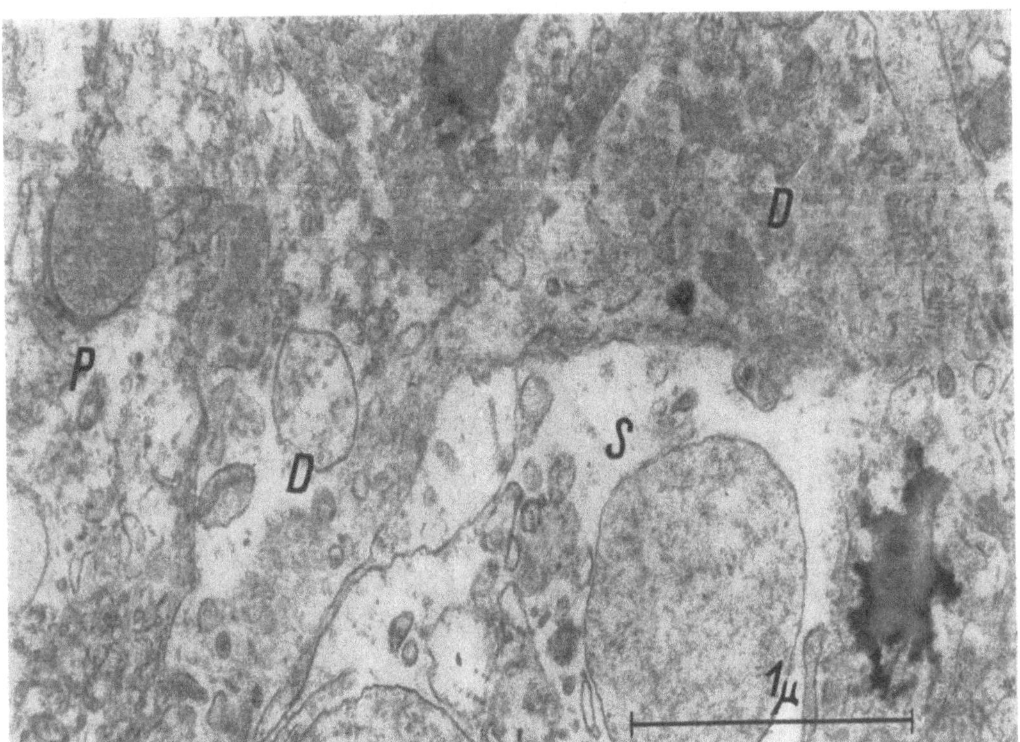

358 359

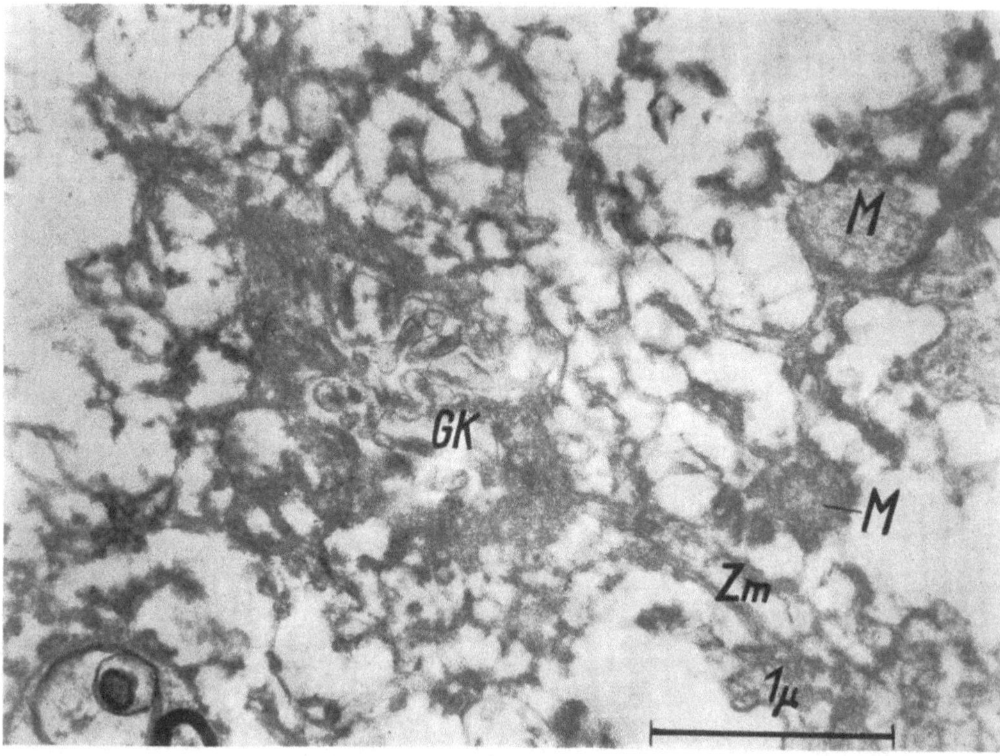

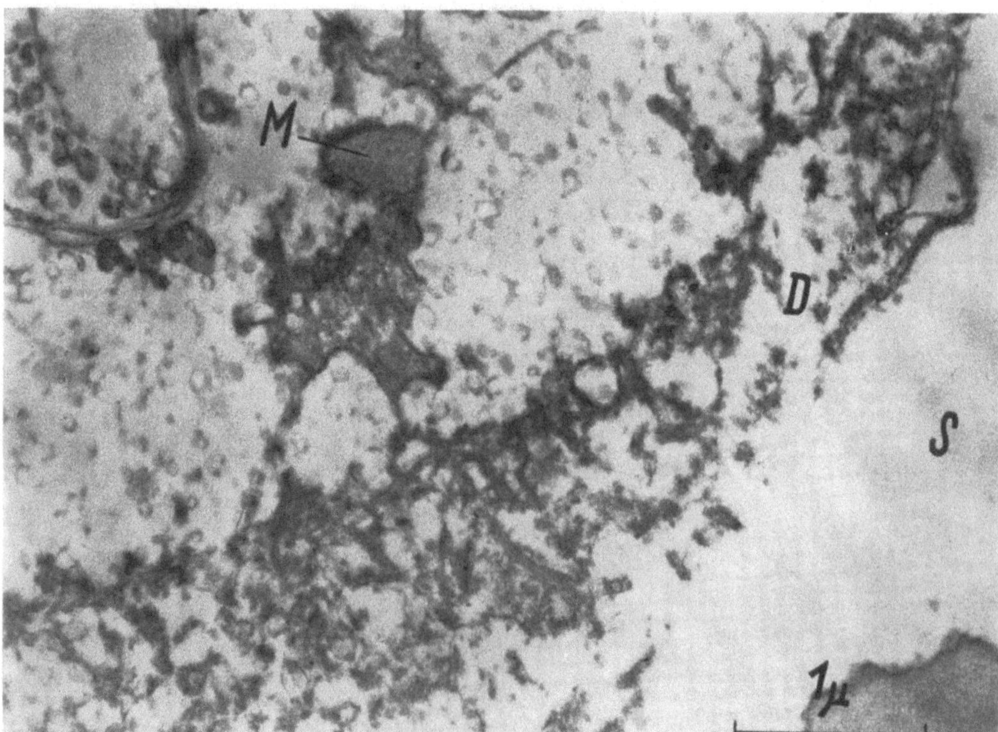

360 361

Allgemeine Zeichenerklärung

aFa	argyrophile Fasern
c	crista
C	Cytosom
D	Dissésche Raum
De	Desmosom
E	Erythrocyt
Erg	granuläre Form des endoplasmatischen Reticulum = Ergastoplasma
Era	agranuläre Form des endoplasmatischen Reticulum
Es	Einschlußkörper
Ew	Eiweiß
Fa	Fasern
Fe	Ferritin
G	Grundplasma
Gg	Gallengang
Gk	Gallenkapillare
Go	Golgi — Feld
H	Hämosiderin
IZ	Interzellularraum
K	Kern
kFa	kollagene Fasern
Km	Kernmembran
Kp	Kernpore
L	Fett
Ly	Lysosom
M	Mitochondrien
m	microbody
mv	Microvilli
N	Nucleolus
P	Parenchymzelle
Pc	Pinocytosebläschen
Pi	Pigment
R	Ribosomen
S	Sinusoid
St	Sternzelle
V	Verzahnung
Va	Vakuole
Ve	Vesikel
Z	Zentrosom
Zm	Zellmembran

Key to Al

aFa	argyrophil fib
c	crista
C	cytosome
D	Disse space
De	desmosome
E	erythrocyte
Erg	granular form
Era	agranular for
Es	inclusion body
Ew	protein
Fa	fibres
Fe	ferritin
G	ground plasm
Gg	bile duct
Gk	bile capillary
Go	Golgi field
H	haemosiderin
IZ	intercellullar s
K	nucleus
kFa	collagenous fi
Km	nuclear memb
Kp	nuclear pore
L	fat
Ly	lysosome
M	mitochondrion
m	microbody
mv	microvilli
N	nucleolus
P	parenchymal
Pc	pinocytosis ve
Pi	pigment
R	ribosomes
S	sinusoid
St	star cell
V	interdigitation
Va	vacuole
Ve	vesicle
Z	centrosome
Zm	cell membrane

ticulum = ergastoplasm
eticulum

Обьяснение сокращений

aFa	аргирофильные волокна
c	crista, гребень
C	цитосома
D	пространство Диссе
De	дезмосома
E	эритроцит
Erg	гранулярная форма эндоплазматического ретикулума = эргастоплазма
Era	негранулярная форма эндоплазматического ретикулума
Es	включение
Ew	белок
Fa	волокна
Fe	ферритин
G	основная плазма
Gg	желчный проток
Gk	желчный капилляр
Go	поле Гольджи
H	гемосидерин
IZ	межклеточное пространство
K	ядро
kFa	коллагенновые волокна
Km	ядерная мембрана
Kp	ядерная пора
L	жир
Ly	лизосома
M	митохондрии
m	microbody, микротельце
mv	microvilli, микроворсинки
N	Nucleolus, ядрышко
P	паренхимная клетка
Pc	пиноцитозные пузырьки
Pi	пигмент
R	рибосома
S	синусоид
St	звездчатая клетка
V	зубчатое сцепление
Va	вакуоль
Ve	везикул, пузырёк
Z	центросома
Zm	клеточная мембрана

Akademie-Verlag Berlin. David, Leberatlas — 5490